Springer-Lehrbuch

Hans-Herbert Wellhöner

Allgemeine und systematische

Pharmakologie und Toxikologie

Begleittext zum Gegenstandskatalog 2

5., korrigierte Auflage
Mit 48 Abbildungen und 41 Tabellen

Springer-Verlag
Berlin Heidelberg New York
London Paris Tokyo
Hong Kong Barcelona

Professor Dr. med. Hans-Herbert Wellhöner
Abteilung Toxikologie
Medizinische Hochschule Hannover
Konstanty-Gutschow-Straße 8
D-3000 Hannover 61

ISBN 3-540-52436-3 5. Auflage Springer-Verlag Berlin Heidelberg New York
ISBN 0-387-52436-3 5th edition Springer-Verlag New York Berlin Heidelberg

ISBN 3-540-19193-3 4. Auflage Springer-Verlag Berlin Heidelberg New York
ISBN 0-387-19193-3 4th edition Springer-Verlag New York Berlin Heidelberg

CIP-Titelaufnahme der Deutschen Bibliothek
Wellhöner, Hans-Herbert: Allgemeine und systematische Pharmakologie und Toxikologie : Begleittext zum Gegenstandskatalog 2 / Hans-Herbert Wellhöner. - 5., korrigierte Aufl. - Berlin ; Heidelberg ; New York ; London ; Paris ; Tokyo ; Hong Kong : Springer, 1990 (Springer-Lehrbuch)
ISBN 3-540-52436-3 (Berlin ...)
ISBN 0-387-52436-3 (New York ...)

Einbandgestaltung: W. Eisenschink, Heddesheim

Satzarbeiten: Appl, Wemding; Druck- und Bindearbeiten: Clausen & Bosse, Leck
2117/3145-543210 - Gedruckt auf säurefreiem Papier

Vorwort zur fünften Auflage

Die positive Resonanz auf die vierte Auflage hat schon nach nur 2 Jahren eine Neuauflage notwendig gemacht.
Die Gelegenheit wurde genutzt, um das Sachverzeichnis grundlegend zu überarbeiten und stark zu erweitern. Darüber hinaus wurden zahlreiche Anregungen und Korrekturvorschläge aufmerksamer Leser berücksichtigt.

Hannover, im Juli 1990 H.-H. Wellhöner

Vorwort zur vierten Auflage

„Bei der weldlichen Wiesenschafd giebt es ahle Woche was neies. Das wo gesting das riechtige war ist heunte sauduhm und sie erfienden iemer neie Schwiendel, damit das die Schtudenten neie Biecher kaufen miessen und disses heußt man den Fordschried der Wiesenschafd und kost fiel Gäld" [Ludwig Thoma: Jozef Filsers Briefwechsel]

Die vorliegende vierte Auflage wurde bereits unter Berücksichtigung der geplanten Neufassung des Gegenstandskatalog 2 für die allgemeine Pharmakologie und Toxikologie abgefaßt. Nach wie vor ist dieses Buch in erster Linie ein Lehrbuch für Studierende des ersten klinischen Studienabschnittes. Zusätzlich enthält es Daten zum schnellen Nachschlagen für den Arzt: Dosisbereiche für Erwachsene, Kinder, Greise, Niereninsuffiziente (wenn sich aus dem Lebensalter oder der Nierenfunktion besondere Probleme ergeben), die „ewig" gesuchten Infusionsgeschwindigkeiten, Bioverfügbarkeiten, Verteilungsvolumina, Plasmaproteinbindungswerte, pK-Werte, Molekulargewichte zum Umrechnen, sowie therapeutische und toxische Plasmakonzentrationen dort, wo ich sie nach zehnjähriger Erfahrung in der Praxis der klinischen Toxikologie für wichtig halte. Ich erkläre ausdrücklich, daß das Zahlenmaterial zur Inkorporation in Multiple-Choice-Fragen ungeeignet ist. Geeignet ist es für Überlegungen zum Kursus der Allgemeinen Pharmakologie.

In den letzten Jahren sind wenig Pharmaka mit ganz neuer chemischer Grundstruktur und großer therapeutischer Bedeutung auf den Markt gekommen. Hingegen war der Zugewinn an Erkenntnissen über pharmakologisch bedeutsame Wirkungsmechanismen auf molekularer Ebene besonders groß. Ich halte den molekularbiologischen Denk- und Methodenansatz auch in der Pharmakologie und Toxikologie für besonders zukunftsträchtig und habe den hier gewonnenen Ergebnissen entsprechend Platz eingeräumt.
Die zitierte Literatur stammt überwiegend aus den letzten sechs Jahren. Um das Literaturverzeichnis in Grenzen zu halten, habe ich viele Übersichtsarbeiten zitiert und auf die Dokumentation pharmakokinetischer Parameter nahezu ganz verzichtet. Ich danke in diesem Zusammenhang 12 pharmazeutischen Firmen, die mir bei der Suche nach solchen Daten behilflich waren und auf meine Anfrage hin auch pK-Werte gemessen haben.
Ich danke den studentischen Lesern der vorigen Auflage für ein halbes Hundert sehr nützlicher Hinweise und den Kollegen Resch/Hannover, Scholz/Hamburg, Schultz/Berlin und Sewing/Hannover für das kritische Gegenlesen mehrerer Kapitel. Alle verbliebenen Fehler, Unzulänglichkeiten und Unebenheiten habe ich allein zu verantworten. Meinen klinischen Kollegen danke ich für ihre immerwährende Neugier, und meiner Familie, den Bibliothekarinnen der Medizinischen Hochschule Hannover, Frau Repnow vom Springer-Verlag, vor allem aber den Mitarbeitern meiner Abteilung danke ich für die Geduld, mit der sie mich nahezu schweigend ertragen haben.

Hannover, im Juli 1988 H.-H. Wellhöner

Inhaltsverzeichnis

Pharmakologische Wirkungen auf die Blutgerinnung und die Fibrinolyse

Pharmakologische Wirkungen auf die Erythropoese

Pharmakologie des lymphocytären Systems

Hormone

Toxikologie

Allgemeine Pharmakologie

Arzneimittel, Pharmakon, Gift

WHO-Definition des Begriffes „Arzneimittel" („Drug")

Die WHO Scientific Group for Preclinical Testing of Drug Safety hat ein Arzneimittel (Drug) wie folgt definiert:
(A drug is) *„any substance or product that is used or intended to be used to modify or explore physiological systems or pathological states for the benefit of the recipient".*

Diskussion. Diese Definition eines Arzneimittels hebt im wesentlichen auf die *subjektive Absicht* ab, mit der ein Stoff eingesetzt wird. Allein die Absicht, einen Stoff zu diagnostischen oder therapeutischen Zwecken einzusetzen, genügt nach dieser Definition zur Qualifizierung des Stoffes als „Drug". Ob der Stoff für die Diagnose oder Therapie objektiv geeignet ist, ob er also in diesem Sinne auch wirksam ist, geht in die Definition nicht ein. Die WHO-Definition ist sinnvoll, wenn man juristische Gesichtspunkte möglichst weitgehend berücksichtigen will.
Die Definition eines Arzneimittels im (Bundes-)Gesetz über den Verkehr mit Arzneimitteln hebt ebenfalls auf die *Absicht* ab, mit der Stoffe oder Zubereitungen aus Stoffen zu therapeutischen oder diagnostischen Zwecken in oder am Körper „in den Verkehr gebracht" werden. Im Sinne dieses Gesetzes sind *keine* Arzneimittel: ärztliche, zahn- oder tierärztliche Instrumente, Lebensmittel, Tabakerzeugnisse, Kosmetika, Gegenstände zur Körperpflege, verschiedene zur äußeren Anwendung bestimmte Reinigungs- und Pflegemittel sowie für Tiere bestimmte Futtermittel und Futterzusatzstoffe.

Definition des Begriffes „Pharmakon"

Man bezeichnet einen *Stoff* (Element, chemische Verbindung) als *Pharmakon,* wenn er

- in einem *bestimmten biologischen System* (Mensch, Tier, Organ, Zelle), bei Zufuhr in bestimmten *Dosen,* auf bestimmten *Wegen* und in bestimmten *Zeitabständen,*
- zur *Prophylaxe, Diagnose* oder *Therapie*
- *geeignet* ist.

Notwendige Bedingungen für die Eignung sind:

- Die erwünschte prophylaktische, diagnostische oder therapeutische Wirkung muß als biologische Wirkung *erwiesen* sein.
- Die unerwünschten zusätzlichen Wirkungen dürfen den Einsatz des Stoffes für prophylaktische, diagnostische oder therapeutische Zwecke nicht ausschließen.

Diskussion. Im Gegensatz zur WHO-Definition eines Arzneimittels kann ein Pharmakon nicht aus mehreren chemischen Verbindungen bestehen, also *kein Stoffgemisch* sein. Weiterhin ist ein Stoff erst durch seine *erwiesene Eignung* für Prophylaxe, Diagnose oder Therapie als Pharmakon qualifiziert, nicht jedoch schon dadurch, daß man beabsichtigt, ihn für prophylaktische, diagnostische oder therapeutische Zwecke zu verwenden, auch nicht dadurch, daß man ihn traditionell für solche Zwecke einsetzt.
In der Definition eines Pharmakons wurde *vermieden,* von der Prophylaxe, Diagnose oder Therapie *von Krankheitszuständen* zu sprechen. Der Grund wird an folgenden Beispielen klar: Eine Schwangerschaft kann durch den Einsatz hormonaler Contraceptiva verhütet werden („Prophylaxe"), Abstillen ist durch Gabe von Bromocryptin möglich („Therapie"). Schwangerschaft und Lactation nach der Geburt sind jedoch keine Krankheitszustände. Sie haben mit Krankheitszuständen nur gemeinsam, daß sie unerwünscht sein können.
Pharmaka sind keine Agenzien, sondern nur *Stoffe.* Beispiel: Röntgenstrahlen sind sehr wirksame Agenzien, aber keine Pharmaka.
Die Definition einer Substanz als Pharmakon gilt nur für ein bestimmtes biologisches System. Auch die Änderung der *Dosis,* der *Applikationsform* oder der *Zeitabstände* zwischen den Einzeldosen kann die Eignung eines Stoffes als Pharmakon aufheben. Beispiel: Penicillin G ist bei parenteraler Zufuhr ein sehr geeignetes Pharmakon für die Therapie bestimmter Infektionskrankheiten, nicht jedoch bei oraler Zufuhr, bei Unterdosierung oder bei Injektion in zu großen Zeitabständen.

Definition des Begriffes „Gift"

In Analogie zur Definition eines Pharmakons kann man formulieren: Man bezeichnet einen *Stoff* (Element, chemische Verbindung) als *Gift,* wenn er

- ein bestimmtes *biologisches System*
- bei Zufuhr in bestimmten *Dosen,* auf bestimmten *Wegen* und in bestimmten *Zeitabständen*
- *schädigt.*

Diskussion. Ob ein Stoff als Pharmakon oder als Gift wirkt, ist zwar häufig nur eine Frage der Dosis; dennoch gibt es Stoffe, die auch in sehr kleinen Dosen von vornherein als Gifte wirken, also den Organismus schädigen. Beispiel hierfür sind Botulinustoxin oder cancerogene Substanzen, wie z. B. 3,4-Benzpyren. Deshalb ist es logisch unzulässig, die Toxikologie nur als „Pharmakologie hoher Dosen" oder „Pharmakologie extremer Bedingungen" zu betrachten. Die meisten Gesetze über die Aufnahme, die Verteilung, den Abbau, die Ausscheidung und die Wirkung von Stoffen in einem biologischen System gelten jedoch sowohl in der Pharmakologie als auch in der Toxikologie. Wenn deshalb in den nachfolgenden Abschnitten von Pharmakodynamik, Pharmakokinetik, Reaktion von Pharmaka mit

Receptoren, Metabolismus von Pharmaka usw. gesprochen wird, so ist davon auszugehen, daß die dort abgeleiteten Gesetze in entsprechender Form sinngemäß auch für Gifte gelten. Zusätzlich gibt es allgemeine Gesetze, die allein toxikologische Bedeutung haben. Beispiele hierfür sind Gesetze über die cancerogenen, teratogenen und mutagenen Wirkungen von Stoffen.

Arten der Bindung von Fremdstoffen an biologische Systeme

Sowohl auf seinem *Wege zum* „Ziel"-organ oder Zielgewebe als auch bei seiner *Wirkung auf* das Zielorgan (Zielgewebe) muß der Fremdstoff (Pharmakon oder Gift) mit Bestandteilen des biologischen Systems Bindungen eingehen.

Covalente Bindungen Sie haben eine besonders hohe Bindungsenergie (60–110 kcal/mol) und sind deshalb schwer zu lösen. Solche schwer lösbaren Bindungen werden (physikochemisch unzutreffend) in der Pharmakologie als *irreversible Bindungen* bezeichnet. Wenn sich eine solche covalente Bindung zwischen einem Fremdstoffmolekül und einem Makromolekül des Organismus ausbildet, treten unerwünschte Wirkungen erfahrungsgemäß besonders häufig auf. Beispiele: Die Ausbildung einer covalenten Bindung zwischen Fremdstoffen oder ihren reaktiven Metaboliten einerseits und Bestandteilen des biologischen Systems andererseits ist in der Regel Voraussetzung für eine teratogene, mutagene oder cancerogene Wirkung und auch für eine immunogene Wirkung, wenn der Fremdstoff oder sein reaktiver Metabolit Haptencharakter gewinnt.

Wasserstoffbrückenbindungen Sie werden in biologischen Systemen vornehmlich zwischen den Wasserstoffatomen in Hydroxyl- oder Aminogruppen und stark elektronegativen Atomen (z. B. $=O$ in Carbonylgruppen) gebildet. Sie haben in Wasser eine mittlere Bindungsenergie von 1 kcal/mol.

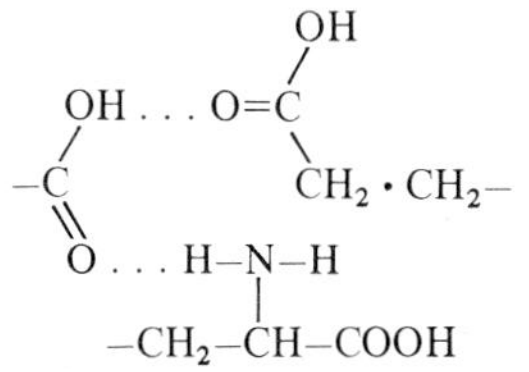

Hydrophobe Wechselwirkung Die hydrophobe Wechselwirkung entsteht zwischen nichtpolaren Molekülen, wenn sie von polaren Molekülen (Wassermolekülen) umgeben werden. Zwei in hydrophober Wechselwirkung stehende Moleküle werden durch polare Moleküle ihrer Umgebung gleichsam „aufeinandergepreßt". Die polaren Moleküle der Umgebung haben nämlich die Tendenz, durch Ausbildung von Wasserstoffbrückenbindungen untereinander eine Raumstruktur mit energetisch günstigsten Abständen herzustellen. Nichtpolare (hydrophobe) Moleküle drängen diese Raumstruktur auseinander. Die Einbuße an energetischer Optimalität ist für die polaren Moleküle noch am geringsten, wenn sie die nichtpolaren Moleküle zusammendrängen. Die Bindung hat eine Energie von 0,2–1,5 kcal/mol.

Ionenbindung Diese polare Bindung hat eine Energie von etwa 1 kcal/mol. Wie die Wasserstoffbrückenbindung wird sie zwischen Fremdstoffen und biologischem System besonders häufig ausgebildet.

Van-der-Waals-Kräfte Die Summe der Kräfte aus elektrostatischer Anziehung, elektrostatischer Abstoßung und Dipol-Dipol-Wechselwirkung wird als Van-der-Waals-Kraft bezeichnet. Sie hat eine Energie von etwa 1 kcal/mol.

Pharmakokinetik: Begriffe

Definition Die Pharmakokinetik hat die Gesetze für die Resorption, Verteilung und Elimination von Pharmaka zum Gegenstand.

Compartiment *Allgemein:* Ein Compartiment für ein Pharmakon ist ein für das Pharmakon mathematisch homogener Verteilungsraum. Insbesondere hat das Pharmakon an allen Punkten des Compartimentes die gleichen Löslichkeits- und Diffusionseigenschaften.

> ***Beispiel.*** Ein Pharmakon, das wir intravenös injizieren, wird sich in 15–30 s mit dem Blut vollständig durchmischen. Nach kurzer Zeit wird also seine Konzentration im Plasmawasser des Intravasalraumes überall dieselbe sein. Für das Pharmakon ist das Plasmawasser des Intravasalraumes ein homogenes Volumen, ein sog. Compartiment.

Körperwasser-Compartimente

Tabelle 1. Körperwassercompartimente in l/kg Körpergewicht

	Mann	Frau	Kind (3 Jahre)
Gesamtkörperwasser	0,60	0,50	0,65
– davon			
intracellulär	0,40	0,30	0,35
extracellulär	0,20	0,20	0,30
– davon			
interstitiell	0,16	0,16	0,25
intravasal (Plasma)	0,04	0,04	0,05

Resorption (Aufnahme) ***Vorbetrachtung.*** Wir stellen einige Beispiele vor und fragen jedes Mal, ob der Stoff als resorbiert gelten soll.

Beispiel 1. Ein Patient bekommt Amoxicillin oral verordnet. Amoxicillin wird teilweise resorbiert. Wir machen diese Aussage, weil wir Amoxicillin im Blut nachweisen können. Dies allein interessiert uns hier auch: Nur wenn Amoxicillin nach oraler Zufuhr im Blut erscheint, kann es in die Organe (z. B. Lunge, Niere) gelangen, wo die Infektion sitzt. Nach dieser Auffassung wird die Resorption als Vorgang aufgefaßt, bei dem ein Pharmakon in einem „Ziel"-compartiment erscheint, aus dem die Verteilung erfolgt. Das Zielcompartiment ist das Blut.
Beispiel 2. Ein Patient bekommt Ampicillin intramusculär injiziert. Der Begriff Resorption wird hier auch gebraucht, und zwar zu der Beschreibung des Vorganges „Übertritt von Ampicillin aus dem intramusculären Depot in das Blut". Wenn wir auch hier Resorption als einen Vorgang begreifen, bei dem ein Pharmakon im Zielcompartiment Blut erscheint, können wir sicher eine Definition finden, die dem Beispiel 1 *und* dem Beispiel 2 gerecht wird.
Beispiel 3. Noradrenalin wird nach oraler Zufuhr zwar in die Mucosazellen aufgenommen, aber zum erheblichen Teil bereits in der Darmwand abgebaut. Man sagt, daß dieser Teil Noradrenalin nicht resorbiert wird. Auch mit dieser Aussage unterstellt man eine Definition für Resorption, die am Zielcompartiment Blut orientiert ist.
Beispiel 4. Nach Inhalation von Benzpyren, nach Pinseln der Haut mit Benzpyren, nach Inhalation chromhaltiger Stäube entwickeln sich Carcinome an den Stellen, an denen die Stoffe aus dem Außenraum in körpereigenes Gewebe aufgenommen wurden. Das Zielcompartiment Blut mußte dazu nicht erreicht werden. Es ist eigentlich nichts anderes geschehen als im Beispiel 3. Wenn wir aber wie im Beispiel 3 aussagen, daß die cancerogenen Stoffe nicht resorbiert wurden (da sie ja zur Entfaltung ihrer Wirkung das Blut nicht erreichen mußten), so kommt folgende merkwürdige Aussage zustande: „Einige cancerogene Stoffe lösen an der Stelle lokaler Einwirkung Tumoren aus. Diese Stoffe werden jedoch nicht resorbiert."

Schlußfolgerung. Der Begriff Resorption ist als ein Ergebnis teleologischer Begriffsbildung entstanden. Deshalb ist die nachträgliche Generalisierung widerspruchsfrei nicht möglich. Der Widerspruch ließe sich nur auflösen, wenn man nie von „Resorption" allein spräche, sondern Start- und Zielcompartiment immer mitanführen würde. Die Aussage müßte grundsätzlich die Form haben: „Die Resorption aus ... (z. B. dem Darm) in ... (z. B. das Blut) hat folgende Charakteristika: ...".

Wenn schlicht von „Resorption" gesprochen wird, so versteht man darunter einen Sonderfall, und zwar den häufigsten Sonderfall.

Definition. *Unter Resorption eines Pharmakons versteht man die Aufnahme eines Pharmakons aus dem Raum außerhalb des Organismus oder aus Depots innerhalb des Organismus in das Blut.*
Bei dieser Definition liegt das Schwergewicht in der Aussage, *wohin* das Pharmakon gelangt *(in das Blut),* nicht in der Aussage, woher es kommt.

Biologische Verfügbarkeit

Vorbetrachtung. Die Angabe, ein Pharmakon werde nach oraler Zufuhr zu 50% resorbiert, veranlaßt Unwissende oft zu dem vorschnellen Schluß, daß man die bei intravenöser Zufuhr therapeutisch wirksame Dosis für die orale Zufuhr nur verdoppeln müsse, um die gleiche therapeutische Wirkung zu erreichen. Dieser Schluß ist aus mehreren Gründen selten gerechtfertigt.

○ *Galenik.* Pharmaka werden meist zusammen mit einem Trägermaterial dem Patienten verabfolgt. Der Grund wird sofort klar, wenn man bedenkt: Die Einzeldosis für viele Pharmaka ist so gering (Beispiel: Erhaltungsdosis für Digoxin 0,5 mg/Tag verteilt auf zwei Tabletten), daß man nur unter Verwendung eines *Arzneiträgers* (für unser Beispiel: Tablettenmasse) eine handliche *Darreichungsform* herstellen kann. Die Frage ist jedoch, ob z. B. der verwendete Arzneiträger oder das zur Darreichungsform führende technologische Verfahren einen Einfluß haben könnte auf die Menge des aus der Arzneiform resorbierten Pharmakons und auf die Geschwindigkeit der Resorption aus der Arzneiform. Für eine Reihe wichtiger Pharmaka sind solche Einflüsse bekannt geworden (Dicumarolderivate, Diphenylhydantoin, Herzglykoside, Tolbutamid u. a.).

● *„First pass effect"* (präsystemische Elimination). Das Pharmakon passiert bei seiner Resorption nach oraler Gabe zuerst die Darmwand und dann (bei hoher Konzentration im Pfortaderblut) die Leber. Dabei kann durch Metabolismus ein großer Teil des Pharmakons unwirksam gemacht werden, bevor es den großen Kreislauf erreicht. Beispiele: *In der Darmwand* erleiden einen erheblichen Wirkungsverlust Isoprenalin, Terbutalin, L-Dopa, Chlorpromazin; *in der Leber* erleiden einen erheblichen Wirkungsverlust Propranolol, Lidocain, Imipramin. Diesen Vorgang des Wirkungsverlustes bei Erstpassage durch Darmwand und Leber nennt man „first pass effect" oder präsystemische Elimination.

○ *Resorptionsgeschwindigkeit.* Angenommen, ein Pharmakon wird schnell durch die Nieren ausgeschieden (oder allgemeiner: wird schnell eliminiert), aber nur langsam aus dem Gastrointestinaltrakt resorbiert. Bei intravenöser Injektion (Zufuhr schneller als Ausscheidung) besteht dann für einige Zeit eine therapeutisch ausreichend hohe Konzentration im Blut, die aber bei oraler Zufuhr (in unserem Eingangsbeispiel: der doppelten Dosis) nicht erreicht wird. Bei oraler Zufuhr bestünde nur für längere Zeit eine zu niedrige Konzentration im Blut.

Der Therapeut benötigt einen Begriff, der ihm mehr Auskunft gibt als der Begriff Resorption. Dies ist der Begriff der biologischen Verfügbarkeit.

Definition. Die *biologische Verfügbarkeit* gibt an, in welchem Umfang (und wie schnell) ein Pharmakon im Plasma des allgemeinen Kreislaufs erscheint, wenn es in einer bestimmten Darreichungsform und in einer bestimmten Arzneiform dem Organismus zur Resorption zugeführt wurde.
Derzeit wird die biologische Verfügbarkeit zahlenmäßig als Prozentwert angegeben. Dieser Wert sagt über die Schnelligkeit der Resorption nichts aus. Man hilft sich durch Angabe zweier zusätzlicher Parameter: Zeit bis zum Gipfel der Plasmakonzentrationskurve und Höhe des Gipfels.

Distribution (Verteilung)

Vorbetrachtung. Unter Verteilung im weitesten Sinne versteht man den Wechsel eines Pharmakons von einem Compartiment in das andere. Auch hier hat sich durch eine teleologische Begriffsbildung der häufigste und wichtigste Sonderfall der Verteilungsvorgänge als „die Verteilung" in den Vordergrund geschoben. Dieser besonders wichtige Fall ist der Übergang eines Pharmakons *aus dem Blut* in ein Organ. Genau besehen geht das Pharmakon so lange nicht aus dem Blut in ein Organ über, wie es an Plasmaeiweißkörper oder corpusculäre Bestandteile gebunden ist. Der Übergang erfolgt nur aus dem Plasmawasser.

Definition. Unter *Verteilung* eines Pharmakons versteht man seinen Übergang aus dem Plasmawasser in die einzelnen Compartimente des Organismus.
Unter *Rückverteilung* eines Pharmakons versteht man den Übergang eines Pharmakons aus einem Compartiment in das Plasmawasser (Beispiel: Thiopental).

Biotransformation

Definition. *Unter Biotransformation eines Pharmakons versteht man seine biochemische Umwandlung im Organismus.*

Diskussion zu Giftungsprozessen. In der Definition ist nicht etwa von „Entgiftung" die Rede. Ausdrücklich ist die Möglichkeit offen gelassen, daß durch biochemische Vorgänge die Wirksamkeit eines Pharmakons im Sinne einer Schädigung des Organismus zunehmen kann. In der Tat ist richtig: Die metabolische Umwandlung von Pharmaka kann zu Abbauprodukten führen, deren Toxicität im Vergleich zum Ausgangsprodukt geringer ist („Entgiftung") oder größer ist („Giftung").

Beispiele für „Giftungs"-Prozesse:
Bestimmte Industriechemikalien werden im Organismus zu cancerogenen bzw. mutagenen Epoxiden metabolisiert.
Die Acetylierungsprodukte von Sulfonamiden sind toxischer als die Sulfonamide.

Bestimmte Abbauprodukte der Anaesthetica aus der Reihe der halogenierten Kohlenwasserstoffe sind toxisch, die Anaesthetica selbst sind es weit weniger.
Ethylendiglycol → Aldehyd → Aldehydsäure → Oxalsäure
Parathion→Paraxon
Methanol→Formaldehyd→Ameisensäure

Exkretion (Ausscheidung) *Unter Ausscheidung versteht man die Abgabe eines Pharmakons bzw. seiner Metaboliten aus dem biologischen System in den Außenraum.* Die Ausscheidung erfolgt in der Regel über die Nieren, weniger häufig über den Darm, die Galle, die Haut oder die Lungen.

Elimination *Elimination ist die Gesamtheit aller Prozesse, die zur Abnahme der Menge eines Pharmakons im Organismus führt,* d.h. Biotransformation plus alle Arten der Ausscheidung (Exkretion).

Bestimmende Faktoren für die Membranpassage von Pharmaka und Giften

Möglichkeiten für die Permeation Bei Resorption, Verteilung und Elimination müssen Pharmaka und Gifte durch Membranen wandern, um von einem Compartiment in ein anderes zu gelangen. Hierfür stehen folgende Mechanismen zur Verfügung:

- ● Passive Diffusion lipophiler Moleküle durch die Lipidgebiete einer Membran. Dieser Mechanismus wird sehr häufig genutzt.
- ● Passive Diffusion hydrophiler Moleküle durch Poren in einer Membran. Dieser Vorgang wird häufig genutzt.
- ○ Erleichterte Diffusion mit Hilfe eines in der Membran befindlichen Trägers (Carriers). Dieser Mechanismus wird in der Pharmakologie und Toxikologie selten genutzt (Beispiel: Aciclovir).
- ○ Endocytotische und exocytotische Prozesse sind für die Membranpermeation höhermolekularer Stoffe (z.B. von Insulin, Transferrin, Tetanustoxin und Botulinustoxin) bedeutsam.
- ● Aktiver Transport durch die Membran. Dieser Mechanismus ist wichtig bei der Sekretion saurer und basischer Stoffe in den Nierentubuli.

Parameter der passiven Diffusion Wenn die Medien zu beiden Seiten einer Trennmembran die gleiche Löslichkeit für ein Pharmakon haben, dann ist die passive Diffusion des Pharmakons eine Funktion seines *Konzentrationsgradienten* über die Membran, seines *Diffusionskoeffizienten* in der Membran und seines *Diffusionsweges* in der Membran. Der Diffusionsweg wird durch die Dicke der Membran bestimmt. Die Unterschiede in der Dicke der Membranen zwischen den Compartimenten im Organismus sind für pharmakokinetische Überlegungen in der Praxis von geringer Bedeutung und werden deshalb hier nicht weiter diskutiert. - Wenn die Medien zu beiden Seiten der Membran nicht die gleiche Löslichkeit für ein Pharmakon haben, so wird der *Unterschied in der Löslichkeit* ein weiterer Parameter der passiven Diffusion.

Einflüsse auf den Konzentrationsgradienten

Konvektion der Compartimente

Beispiel. Wenn unmittelbar nach einem Herzinfarkt Morphin zur Schmerzbekämpfung in den M. glutaeus max. injiziert würde, so träte der Effekt nur sehr verzögert ein, denn unmittelbar nach einem Herzinfarkt ist der M. glutaeus max. meist schlecht durchblutet. Das Pharmakon würde aus dem Capillaraußenraum durch die Capillarwand in den Capillarinnenraum diffundieren, bis Innen- und Außenraum die „gleiche" Konzentration hätten. Erst mit Besserung der Kreislaufsituation würden sich die Capillaren öffnen, das intracapilläre Morphin würde abtransportiert (Konvektion des Compartiments Intravasalraum), und die Nettodiffusion wäre erneut in die Capillaren hineingerichtet.

Erkenntnis: Konvektion der Compartimente optimiert den Konzentrationsgradienten und fördert dadurch den Stoffaustausch.

Unterschiedlicher pH in den Compartimenten

Beispiel: Morphin ist im Plasmawasser beim physiologischen pH des Blutes von 7,40 nur teilweise ionisiert; der nichtionisierte Anteil beträgt 25% (Berechnung mit Formel (3) S. 12, pK_a* von Morphin: 7,87). Dieser Anteil kann durch die Lipidgebiete der zwischen Capillaren und Magenlumen befindlichen Membranen im Magen diffundieren. Da der pH im Magenlumen stark sauer ist (Männer: 2,0; Frauen: 2,6), ionisiert das diffundierte Morphin im Magensaft nahezu vollständig. Dadurch aber bleibt der Diffusionsgradient für *nicht*ionisiertes Morphin erhalten; es kommt zu einer erheblichen Anreicherung von ionisiertem Morphin im Magensaft.

Erkenntnis: Wenn der pH zu beiden Seiten der Membran unterschiedlich ist, so hat dies Einfluß auf den Konzentrationsgradienten pH-abhängig ionisierbarer Stoffe.

Unterschiedliche Löslichkeit eines Pharmakons in den Compartimenten
Ein stark lipidlösliches Pharmakon (z. B. Halothan) sei in einem wäßrigen Compartiment (Plasmawasser) gelöst. Es wird sich in

* Der pK_a-Wert eines Pharmakons gibt an, bei welchem pH-Wert je 50% des Pharmakons ionisiert und nichtionisiert (besser: protoniert und nichtprotoniert) existieren.

einem benachbarten Lipidcompartiment (ZNS) weit stärker anreichern als in einem benachbarten wäßrigen Compartiment.
In diesem Zusammenhang machen wir uns klar, daß lipidlösliche Substanzen in der Lipidphase der Muttermilch z.T. sehr stark angereichert werden.

Erkenntnis: Die Nettodiffusion lipidlöslicher Substanzen erfolgt aus einem wäßrigen Compartiment in ein Lipidcompartiment besser als umgekehrt. *Ein Maß für diese asymmetrische Kraft ist der Verteilungskoeffizient* Öl/Wasser.

Der Verteilungskoeffizient Öl/Wasser. Wenn man eine chemische Verbindung in ein Gefäß einbringt, das Öl und Wasser enthält, danach lange genug schüttelt, so wird sich ein Teil der Verbindung im Öl und ein Teil im Wasser lösen. Die Konzentration im Öl und die Konzentration im Wasser werden nach Einstellung des Gleichgewichtes zueinander in einem bestimmten Verhältnis stehen. Man nennt dieses Verhältnis den Verteilungskoeffizienten Öl/Wasser.

Einflüsse auf den Diffusionskoeffizienten

Einfluß des Verteilungskoeffizienten Öl/Wasser. Mit Zunahme des Verteilungskoeffizienten Öl/Wasser wird die Diffusion eines Stoffes durch die Lipidgebiete einer Trennmembran zunächst gefördert, denn der Stoff diffundiert zunehmend leichter in die Lipidmembran ein. Wächst jedoch der Verteilungskoeffizient über ein bestimmtes Maß hinaus, so erfolgt der Stoffübertritt von einem wäßrigen Compartiment in das andere zu Beginn des Diffusionsprozesses sehr langsam und erreicht erst nach Ablauf einer beachtlichen Zeit seine Endgeschwindigkeit. Ursache hierfür ist, daß der Stoff zu Beginn des Diffusionsprozesses zwar leicht in die Lipidmembran eindiffundiert, aber wegen seines hohen Verteilungskoeffizienten zunächst von der Lipidphase der Membran festgehalten und nicht wieder an das zweite wäßrige Compartiment abgegeben wird. Erst wenn das Lipidcompartiment der Trennmembran aus dem ersten wäßrigen Compartiment genügend Stoff aufgenommen hat, kommt die „Weiterdiffusion" in das zweite wäßrige Compartiment richtig in Gang. Man nennt dieses Phänomen einen Trap-Effekt (Fallen-Effekt).

Hydrophile (polare) Substituenten bei Lipidschichtdiffusion. Ob ein nichtionisierter Stoff leicht oder verzögert durch die Lipidgebiete einer Trennmembran diffundiert, läßt sich häufig durch Betrachtung seiner chemischsen Struktur abschätzen. Bei neuen oder in Erprobung befindlichen Stoffen sowie bei Vergiftung mit wenig untersuchten Chemikalien kann dies sehr hilfreich sein. Hinderlich für eine Lipidschichtdiffusion sind polare Gruppen im Molekül, die die Wasserlöslichkeit verbessern. Dies sind u.a. $-OH$, $-COOH$, $-CO-$, $-NH_2$, $-SH$. Im Stoffwechsel existiert für viele Pharmaka und Gifte ein hocheffizienter Mechanismus, mit dem lipidlösliche Stoffe wasserlöslich und damit exkretionsfähig gemacht werden: An den Ausgangsstoff oder an seinen Metaboliten wird Glucuronsäure gekoppelt. Dadurch ist der Fremdstoff mit soviel polaren Gruppen „versehen", daß er nunmehr in den Nierentubuli nicht mehr durch Lipidschichtdiffusion rückresorbiert werden kann. Umgekehrt kann man die Lipidlöslichkeit von Stoffen verbessern, wenn man die polaren Gruppen alkyliert oder verestert.

> *Beispiel: Morphinderivate.*
> Codein passiert die Blut-Hirn-Schranke besser als Morphin, denn im Codeinmolekül ist eine der OH-Gruppen des Morphins methyliert. Heroin passiert die Blut-Hirn-Schranke sehr gut, denn im Heroinmolekül sind beide OH-Gruppen des Morphins verestert.
> *Beispiel: Catecholamine.*
> Noradrenalin passiert die Blut-Hirn-Schranke nicht. Es hat zwei ringständige OH-Gruppen, eine OH-Gruppe in der Seitenkette, eine NH_2-Gruppe. Ephedrin und Amphetamin haben keine ringständigen OH-Gruppen mehr; sie passieren bereits die Blut-Hirn-Schranke. Am günstigsten sind die Passagebedingungen für Methamphetamin *(Pervitin):* Es enthält keine OH-Gruppen mehr, und die Aminogruppe der Seitenkette ist methyliert.

Durchmesser und Flächendichte der Poren bei Porendiffusion

Wenn die Zellen nicht völlig dicht aneinanderliegen, sondern wenn sich zwischen den Zellgrenzen Poren befinden, können auch solche Stoffe passiv durch die Grenzschicht diffundieren, die nur einen niedrigen Verteilungskoeffizienten Öl/Wasser haben, wenn ihr Durchmesser nicht größer als der Porendurchmesser ist.
Viele große Poren befinden sich in der Membran der ***Nierenglomeruli.*** Sie lassen Stoffe bis zu einem Molekulargewicht von 15000 ungehindert passieren. An dieser Stelle wollen wir bemerken, daß die bei ***Hämodialyse heute üblichen Membranen*** je nach Typ Moleküle bis zu einem Molekulargewicht von 3000 oder 6000 passieren lassen.
Besonders viele Poren befinden sich in den ***Capillaren*** (Ausnahme: Capillaren im ZNS). Sie haben einen Durchmesser von etwa 3,0 nm. Moleküle (Proteine) bis zu einem Molekulargewicht von maximal 60000 können durch solche Poren permeieren.
Auch die Porenzahl in der ***Placentarschranke*** ist hoch, jedoch sind die Poren klein: Für Moleküle mit einem höheren Molekulargewicht als 1000 ist die Diffusion bereits erschwert (nicht ausgeschlossen!)
In die ***Muttermilch*** kommen hydrophile Pharmaka nur noch schwer, da die Porenzahl gering ist.
Noch geringer ist die Porenzahl im ***Magen-Darm-Trakt:*** Erst hinter dem Magenausgang besteht eine geringe Möglichkeit für die passive Diffusion hydrophiler Pharmaka.
Die ***Haut,*** die ***Nierentubuli*** und die ***Blut-Hirn-Schranke*** besitzen nahezu keine Poren und sind für schlecht lipidlösliche Pharmaka schlecht durchlässig bzw. undurchlässig.

pK_a und pH bei Lipidschichtdiffusion. Nur die nichtionisierte Form eines Pharmakons oder Giftes kann durch die Lipidgebiete einer Trennmembran diffundieren. Für die Berechnung dieses nichtionisierten Anteiles muß uns der pK_a der Substanz bekannt sein. Wir gehen von der Gleichung von Henderson und Hasselbalch aus:

$$pK_a - pH = \log \frac{\text{Protonendonator-Form}}{\text{Protonenacceptor-Form}} \qquad (1)$$

Durch algebraische Umformung erhält man den nichtionisierten Anteil eines sauren Pharmakons n_S (z. B. Barbiturate, Salicylate.

$$n_S = \frac{1}{1 + 10^{(pH - pK_a)}} \qquad (2)$$

und für den nichtionisierten Anteil n_B eines basischen Pharmakons (z. B. Lidocain, Amphetamin)

$$n_B = \frac{1}{1 + 10^{(pK_a - pH)}} \qquad (3)$$

Anwendung 1: Lidocain hat einen pK_a von 7,86, es existiert unterhalb dieses pH-Wertes vermehrt als (Kat-)Ion, ist also ein basisches Pharmakon. Nach Gleichung (3) berechnen wir den nichtionisierten Anteil von Lidocain bei physiologischem Gewebs-pH von 7,4 zu 26%. Nur dieser Anteil steht für die Diffusion durch die Membran eines Neurons zur Verfügung. Wenn das Gewebe entzündet ist, kann der pH auf 6,0 sinken. Dann ergibt die Rechnung nach (3), daß der nichtionisierte diffusible Anteil von Lidocain auf 1,4% abgesunken ist. Die Diffusion wird erheblich langsamer erfolgen, die Konzentration von Lidocain im intracellulären Raum wird erheblich langsamer ansteigen, die Lokalanaesthesie wird somit sehr verzögert einsetzen.

Anwendung 2: Je höher der Lipidanteil einer Membran ist und je weniger Poren sie hat, desto geringer ist die Wahrscheinlichkeit, daß *quarternäre Verbindungen* (die vollständig ionisiert sind) eine solche Membran überwinden. Beispiele: d-Tubocurarin, Succinylcholin, Guanethidin oder N-Butyl-Scopolamin, dringen praktisch nicht in das ZNS ein.

Anwendung 3: Glucuronidierung. Paracetamol ist eine schwache Säure mit einem pK_a von 10; beim physiologischen pH von 7,4 sind nur 0,25% ionisiert, die renale Ausscheidung dieser Verbindung ist deshalb schlecht. Das Glucuronid von Paracetamol aber hat einen pK_a von 3,5 und ist bei pH 7,4 zu mehr als 99,9% ionisiert – es wird sehr gut renal ausgeschieden.

Anwendung 4: Forcierte saure oder alkalische Diurese. Die tubuläre Rückresorption ist um so besser und damit die renale Aus-

scheidung eines Pharmakons um so schlechter, je höher der Anteil der nichtionisierten, lipophilen Form des Pharmakons in der Tubulusflüssigkeit ist. Zur Beschleunigung der renalen Exkretion von Salicylaten und Barbituraten muß man daher den Urin durch Infusion von Natriumbicarbonat alkalisch machen. In seltenen Fällen empfiehlt sich auch das Ansäuern des Urins z.B. durch Infusion von 0,1 mol/l HCl zur Elimination von Basen (z.B. Amphetamin). Der pH des Urins kann auf Werte zwischen 4,5 und 8,3 gebracht werden.
Anwendung 5: Resorption aus dem Darm. Der pH im oberen Dünndarm beträgt etwa 5,5. Erfahrungsgemäß müssen wenigstens 0,3% eines Pharmakons nichtionisiert im Darm existieren, wenn eine Resorption durch Lipidschichtdiffusion erfolgen soll. Deshalb werden Säuren mit einem $pK_a < 3$ und Basen mit einem $pK_a > 8$ kaum noch resorbiert.

Resorption

Zufuhr über die Lungen

Gase. Für die Schnelligkeit der Diffusion eines Gases sind maßgebend: der gas-spezifische *Diffusionskoeffizient,* die Größe der verfügbaren *Alveolaroberfläche,* die *Dicke der Capillar- und Alveolarwand,* die Konzentrationsdifferenz des Gases in der Alveolarluft und im Blut des kleinen Kreislaufs. Auf diese Konzentrationsdifferenz haben u.a. einen Einfluß die *Größe der Durchblutung* (Abtransport gasangereicherten Blutes) und die Qualität und Quantität der *Respiration* (Antransport gasreicher Frischluft): Bei einer oberflächlichen schnellen Atmung wird die Totraumventilation so groß sein, daß zwischen der Konzentration eines Pharmakons in der Alveolarluft und seiner Konzentration in der Außenluft erhebliche Unterschiede entstehen.
Im Vergleich zu anderen Applikationsformen erfolgt die Resorption über die Lungen sehr schnell (Anaesthesie durch wenige Atemzüge eines halothanhaltigen Gasgemisches).
Hauptsächliche Bedeutung haben die über die Lunge ablaufenden Resorptionsvorgänge von Gasen bei der Inhalationsanaesthesie und bei Gasvergiftungen.

Dämpfe. Es gelten dieselben Ausführungen wie bei Gasen. Resorption von Stoffen in dampfförmigem Zustand ist hauptsächlich in der Gewerbetoxikologie von Bedeutung.

Aerosole. Die Resorption von Pharmaka aus Aerosolen ist um so besser, je tiefer die Tröpfchen des Aerosols in das Tracheobronchialsystem eindringen. Hierzu müssen die Tröpfchen genügend klein und die Inspirationen genügend tief sein. Ein wichtiges Beispiel für die Anwendung von Aerosolen sind die der Asthmatherapie dienenden Aerosole, die β-Sympathomimetica enthalten. Ist man hingegen

an der Therapie einer Tracheitis oder Laryngitis interessiert, müssen die Tröpfchen möglichst groß sein, um sich bereits am Anfang des Tracheobronchialsystems abzusetzen.
Die Resorption hydrophiler Pharmaka aus Aerosolen geschieht leicht, da viele Poren in den Membranen vorhanden sind.

Stäube. Die Inhalation von Stäuben führt in der Regel nicht zur Resorption, d.h. die inhalierten Feststoffe werden nicht gelöst und in die Blutbahn übernommen. Es erfolgt eine Inkorporation „nur" in die Zellen am Ort (Silicose, Asbestose), wodurch jedoch schwere Erkrankungen entstehen können.

Zufuhr über die Haut

Auch bei der Haut spielen aktive Transportvorgänge für die Resorption von Pharmaka keine wesentliche Rolle, wohl aber die Lipidlöslichkeit der Pharmaka. Dies hat seinen Grund darin, daß einer der möglichen Resorptionswege längs der Haarfollikel und Talgdrüsen verläuft und daß lipidlösliche Pharmaka diesen Weg besonders gut befahren können. Der Weg über die Schweißdrüsen spielt keine wesentliche Rolle. Der (dritte) Weg direkt durch die Epidermis und das Corium in die Capillaren hinein hat mehr Bedeutung. Die Resorption mancher Pharmaka auf diesem Wege kann man beschleunigen durch vorherige Behandlung mit *Keratolytica*. Pathologische Veränderungen der Haut können die Gängigkeit dieses Weges verbessern oder verschlechtern.

Einfluß der Durchblutung. Wenn eine percutane Resorptionsfähigkeit für ein Pharmakon besteht, so kann die Resorption mit durchblutungsfördernden Maßnahmen beschleunigt werden. Man verwendet hierzu äußere Wärmequellen oder Arzneimittel, die die Durchblutung lokal fördern (Rubefacientien).
In den letzten Jahren wurde versucht, Arzneimittel in Salben oder andere geeignete Träger einzuarbeiten und in dieser Form über die Haut zu applizieren. In Deutschland am besten bekannt sind Glyceroltrinitrat-Pflaster. Im Ausland wurde auch β-Estradiol und Hyoscin (Antiemeticum) in dieser Zubereitungsform erprobt. Der Konzentrationsverlauf im Plasma ist in der Regel flach, was erwünscht sein kann.

Zufuhr über die Schleimhäute

Nase. Bietet man Pharmaka zur Resorption durch die Nasenschleimhäute an, so hat man den Vorteil, daß proteolytische Enzyme des Gastrointestinaltraktes hier kaum wirksam sind. In Sonderfällen kann dies sehr nützlich sein: Beim Diabetes insipidus wird antidiuretisches Hormon geschnupft. Nasale Applikationen zur Vermeidung von Injektionen ist auch bei Rauschmitteln üblich. Besonders Cocain wird geschnupft. Durch die gefäßconstringierende Wirkung kann es dabei zu Nekrosen des Septums kommen.
Nasentropfen zum „Öffnen" der verstopften Nase enthalten Stoffe, die nicht nur lokal wirken, sondern auch resorbiert werden. Resorptive Vergiftungen sind bei Kindern durch Menthol, Naphazolin und Xylometazolin möglich.

Mundhöhle. Die Resorption aus der Mundhöhle hat drei therapeutisch nutzbare Besonderheiten:
Sie erfolgt für nichtionisierte Pharmaka sehr *schnell.* Hiervon macht man z. B. bei der Therapie des Angina-pectoris-Anfalles mit Nitraten Gebrauch.
Sie läßt sich willkürlich *steuern.* Durch Entleeren und Ausspülen der Mundhöhle kann der Patient die Wirkung des Arzneimittels beenden. Sie erfolgt unter *Umgehung des Pfortaderkreislaufes.*

Harnblase. Bei Verwendung von Lösungen, die Lokalanaesthetica enthalten oder bei Eindringen größerer Mengen eines Lokalanaestheticums in die Blase anläßlich diagnostischer Prozeduren kann die Resorption so stark werden, daß die Symptome systemischer Vergiftung auftreten. Dies gilt insbesondere, wenn eine Cystitis besteht, die Durchblutung also stark erhöht ist.

Vagina und Uterus. Gefürchtet war in Zeiten der Kurpfuscher-„Seifenaborte" die Resorption von seifenartigen Lösungsmitteln mit nachfolgender Hämolyse und Störungen der neuromusculären Übertragung. Auch Prostaglandinderivate werden nach vaginaler Applikation oder Applikation in das Cavum uteri nicht unwesentlich resorbiert: Druckanstieg im kleinen Kreislauf und Erbrechen treten auch bei dieser Applikationsform auf. Vaginal applizierte Stoffe werden unter Umgehung des Pfortaderkreislaufes resorbiert.

Resorption aus dem Gastrointestinaltrakt

Einige resorptionsbeeinflussende Faktoren haben besonders im Magen-Darm-Trakt Bedeutung. Dazu gehören:

Schnelligkeit der Magen-Darm-Passage. Die Resorption aus dem Magen-Darm-Trakt hängt bei vielen Pharmaka von der Geschwindigkeit der Magen-Darm-Passage ab. Als Faustregel kann gelten, daß mit dem Einfluß dieses Faktors um so mehr zu rechnen ist, je unvollständiger die Resorption aus dem Gastrointestinaltrakt im Mittel ist. Die Ursache hierfür kann man leicht einsehen: Wird ein Pharmakon schon während der Passage durch ein kurzes Darmstück vollständig resorbiert, so steht als „Reserve" ein nachfolgendes längeres Darmstück noch zur Verfügung; ist die Resorption aber schon unter physiologischen Bedingungen sehr unvollständig, so wird jede Beschleunigung oder Verzögerung der Darmpassage sich über die Kontaktzeit auf das Ausmaß der Resorption auswirken. Diese Erkenntnis sei an einem wichtigen Beispiel in ihrer Bedeutung erläutert: Herzglykoside werden mit unterschiedlichen Prozentsätzen aus dem Gastrointestinaltrakt resorbiert. Die möglichst vollständige Resorption von Herzglykosiden ist ein Vorteil, da Beschleunigung oder Verzögerung der Magen-Darm-Passage sich auf die Resorption dann weniger auswirken werden. In der Tat ist für Herzglykoside mit kleiner Resorptionsquote auch festgestellt worden, daß bei gleichbleibender Tagesdosis toxische Symptome auftraten, wenn sich die Darmpassage verlangsamte (Obstipation).

Verdünnung oder Bindung des Pharmakons durch Darminhalt. Ein Musterbeispiel für eine Bindung ist die Reaktion von Tetracyclin mit gleichzeitig verabfolgten Eisenverbindungen, Calcium- oder Aluminiumsalzen (Milch, Antacida) unter Bildung von Komplexverbindungen, die nicht resorbiert werden.

Dispersion des Pharmakons. Die galenische Zubereitung vieler Arzneistoffe bestimmt wesentlich ihren Dispersionsgrad. Herzglykosid-Tabletten gleichen nominellen Gehaltes hatten ganz verschieden starke Wirkungen, weil die galenische Zubereitung unterschiedlich war und daher die Resorptionsquoten sehr verschieden ausfielen.

Verteilungskoeffizient Öl/Wasser, Polarität, Ionisationsgrad. Auch im Gastrointestinaltrakt gilt, daß nichtionisierte Verbindungen besser resorbiert werden als ihre ionisierten Formen. Die Resorption von Ionen ist unterschiedlich gut: Bei einwertigen Ionen ist sie noch am besten.
Ein hoher Verteilungskoeffizient Öl/Wasser ist für die Resorption günstig, es gibt jedoch eine optimale Größe für den Koeffizienten.

Anwendung 1: Schwache Säuren werden in den oberen Darmabschnitten besser resorbiert als in den unteren, weil sie im sauren pH der oberen Darmabschnitte vornehmlich in der nichtionisierten Form vorliegen. Analoge Überlegungen zeigen für schwache Basen, daß diese in den unteren Darmabschnitten besser resorbiert werden als in den oberen.
Anwendung 2: In der Reihenfolge Digitoxin, Digoxin, Strophantin werden Herzglykoside zunehmend schlechter aus dem Gastrointestinaltrakt resorbiert. Die Substitution mit polaren OH-Gruppen nimmt in der gleichen Reihenfolge bei den genannten Herzglykosiden zu.

Widerstand des Pharmakons gegen enzymatischen Abbau. In diesem Zusammenhang ist besonders wichtig, daß Polypeptide und Proteine im Gastrointestinaltrakt in der Regel vollständig abgebaut und nicht als ganze Moleküle resorbiert werden. Von der Regel gibt es wichtige Ausnahmen: so wird Botulinustoxin zu einem Prozentsatz unzerstört resorbiert, der zur Vergiftung ausreicht. Der enzymatische Abbau betrifft auch niedermolekulare Verbindungen. Praktische Bedeutung hat dies z. B. bei Sympathomimetica.

Resorption durch aktiven Transport. Resorption durch aktiven Transport findet man im Gastrointestinaltrakt für wenige, aber wichtige Stoffe. Ein arzneitherapeutisch wichtiges Beispiel ist die Eisenresorption.

Resorption nach Zufuhr in das untere Rectum. Vorteilhaft ist, daß die Pharmaka nicht über die Pfortader in die Leber gelangen. Ein erheblicher Nachteil, der noch immer viel zu wenig bekannt ist, besteht darin, daß der Resorptionsquotient nach rectaler Applikation vieler Pharmaka außerordentlich ***streut.*** Wenn es auf eine verläßliche und exakte Resorption ankommt, ist die rectale Zufuhr nicht zu empfehlen. Beispiele: Nicht empfehlenswert bei Antibiotica, Herzglykosiden.

Rückresorption und enterohepatischer Kreislauf. Manche Stoffe werden über die Galle ausgeschieden und im Darm erneut resorbiert. Beispiel: Digitoxin. Rückresorption kann auch eintreten, wenn nicht die unveränderten Pharmaka, sondern deren Glucuronide in den Darm oder durch die Galle ausgeschieden werden. In diesem Fall kann das Glucuronid im Darm durch bakterielle β-Glucuronidasen hydrolysiert und das freiwerdende Pharmakon rückresorbiert werden.

Zufuhr durch Injektion

Die Pauschalvorstellung, wonach intravasale Injektionen grundsätzlich mit mehr Risiken und Nebenwirkungen belastet seien als intramusculäre oder subcutane Injektionen, ist falsch. Eine subcutane Injektion kann unerträglich schmerzhaft sein, eine intramusculäre Injektion kann zu Nekrosen führen. In der Regel ist es dem Arzt nicht freigestellt, welche Injektionsform er benutzen will. Deshalb sollte man z. B. Lösungen, die zur intramusculären Injektion bestimmt sind, auch dann nicht intravenös injizieren, wenn der Wirkstoff frei von akuten Nebenwirkungen ist und die Lösung wäßrig ist. Begleitstoffe, Stabilisatoren und Lösungsvermittler können sich in der Lösung befinden und bei intravenöser Injektion unerwünschte Wirkungen verursachen.

Subcutane Injektion. Die Schnelligkeit des Wirkungseintritts nach subcutaner Injektion hängt von der Durchblutung ab. In der Regel erfolgt die Resorption im Vergleich zur intramusculären Injektion langsamer. Die subcutane Injektion ist nicht immer möglich, besonders dann nicht, wenn die injizierte Lösung starke Schmerzen auslöst.

Intramusculäre Injektion. Die Schnelligkeit der Resorption nach intramusculärer Injektion hängt in noch stärkerem Maße als nach subcutaner Injektion von der Durchblutung ab. Anwendung: Bei bestehendem Schock möglichst keine Pharmaka intramusculär (auch nicht subcutan!) injizieren, denn solange der Schock besteht, werden die Pharmaka kaum resorbiert und damit auch kaum wirksam, bildet sich aber der Schock zurück, so werden die Pharmaka wegen der nun rasch besser werdenden Durchblutung der Muskulatur zur Unzeit massiv resorbiert und können den Zustand eventuell wieder verschlechtern. Bei gut durchbluteter Muskulatur kann die Resorption bemerkenswert schnell erfolgen; die Wirkung tritt schneller als nach subcutaner, aber langsamer als nach intravenöser Injektion ein. Vorteil der intramuskulären Injektion ist, daß auch stärker gewebsirritierende Pharmaka injiziert werden können. Nachteilig ist, daß nur relativ kleine Flüssigkeitsmengen applizierbar sind.

Intravenöse Injektion. Es ist falsch anzunehmen, nach intravenöser Injektion müsse die Wirkung sofort eintreten: So hat nach Injektion von Phenobarbital beim Status epilepticus die Wirkung erst nach etwa 15 min ihr Maximum erreicht. Dies ist Folge der langsamen Verteilung (kleiner Öl/Wasserkoeffizient). Richtig ist, daß nach intravenöser Injektion die Wirkung schneller als nach subcutaner oder intramusculärer Injektion eintritt. Zur intravenösen Injektion sind auch gewebsirritierende Stoffe geeignet, wenn man ein Gefäß ausreichenden Kalibers punktiert, andernfalls riskiert man das Entstehen einer Thrombose. Intravenös über mehrere Tage zu applizierende Dauerinfusionen sollen durch einen Katheter erfolgen, dessen Spitze im fließenden Blutstrom liegt. Nachteilig bei der intravenösen Injektion ist der oft brüske Wirkungseinsatz mancher Pharmaka, der sich aber durch eine adäquate Injektionstechnik vermeiden läßt. Nachteilig ist ferner, daß nach intravenöser Injektion die Wirkung des Pharmakons kürzer ist als nach subcutaner oder intramusculärer Injektion, da eine Resorption aus einem Depot nicht stattfindet.

Intraarterielle Injektion. Die intraarterielle Injektion kommt nur ausnahmsweise, so bei lebensrettenden Schnellinfusionen und bei röntgendiagnostischen Spezialverfahren zur Anwendung. Unbeabsichtigt erfolgt sie meist, wenn bei der Venenpunktion die V. cubitalis verfehlt wird. Die Folgen können dabei außerordentlich schwerwiegend sein und die Amputation der betroffenen Extremität notwendig machen.

Verteilung

Plasmaproteinbindung

Nach intravasaler Injektion oder Resorption befinden sich die Pharmaka zunächst im Plasmawasser. Von da aus verteilen sie sich auf die verschiedenen Compartimente des Organismus. Die Verteilung auf das Compartiment „Plasmaeiweißkörper“ ist hierbei insofern ein besonderer Vorgang, weil eine Diffusion durch strukturierte Grenzschichten dabei nicht stattfindet.

- Menschliches Plasmaalbumin hat mehrere Bindungsstellen für Pharmaka. Bevorzugt, aber keinesfalls ausschließlich werden lipophile saure Pharmaka gebunden. Beispiele sind: Phenytoin, Clofibrat, Salicylat, Diazoxid, Phenylbutazon, Rifampicin, Furosemid.
- Die Bindungsstellen sind insofern wenig spezifisch (weit weniger als die noch zu besprechenden Receptoren), als für jede dieser Bindungsstellen eine Vielzahl von Stoffen existiert, die gebunden werden können, deren chemische Struktur jedoch stark voneinander abweicht.
- Die zu einer Bindungsstelle „gehörenden“ Pharmaka können sich gegenseitig aus der Bindung verdrängen.

- ○ Die Plasmaprotein-Bindungsstellen können durch einige Pharmaka bereits im therapeutischen Dosierungsbereich gesättigt werden.
- ○ Die Plasmaproteinbindung ist reversibel.
- ○ Weder das Plasmaprotein noch das Pharmakon wird durch die Plasmaproteinbindung verändert.
- ○ An Plasmaeiweiß gebundene Pharmaka können nicht aus dem Intravasalraum austreten. Sie werden insbesondere auch nicht ausgeschieden.
- ○ An Plasmaeiweiß gebundene Pharmaka werden nicht metabolisiert.
- ○ An Plasmaeiweißkörper gebundene Pharmaka wirken nicht, auch nicht im Intravasalraum.

Klinische Bedeutung. Theoretisch muß die Wirkung eines Stoffes mit starker Plasmaproteinbindung erheblich zunehmen, wenn er durch einen anderen Stoff aus dieser Bindung verdrängt wird. Die kritische Auswertung der klinischen Erfahrung zeigt jedoch, daß die Konsequenzen selten so dramatisch sind. Hierfür sind vor allem zwei Vorgänge von Bedeutung: Erstens wird eine größere Konzentration von freiem Pharmakon im Plasmawasser in aller Regel auch zu einer entsprechend höheren renalen Elimination führen. Zweitens steht für den aus der Plasmaproteinbindung verdrängten Stoff nicht nur das intravasale Compartiment, sondern in aller Regel ein erheblich größeres Verteilungsvolumen (z. B. auch der extracelluläre Raum) zur Verfügung. Der durch das größere Verteilungsvolumen eintretende Verdünnungseffekt wird aber dann eine geringere Rolle spielen, wenn ein Pharmakon nicht nur aus seiner Bindung an Plasmaproteine, sondern auch aus seiner Bindung an Gewebsproteine verdrängt wird.

Deutlicher macht sich die Bedeutung der Plasmaproteine bei Urämie oder bei Zuständen von Hypalbuminämie bemerkbar. Bei solchen Zuständen hat z. B. Propranolol in „üblicher“ Dosierung eine unerwartet starke Wirkung. Bei Urämie ist die Bindungsfähigkeit der Plasmaproteine für Pharmaka aus unbekannten Ursachen deutlich reduziert.

Bei Einstellung eines Epileptikers mit Phenytoin beobachtet man gelegentlich einen steilen Wirkungsanstieg oberhalb einer bestimmten Dosierung. Dann sind die Bindungsproteine für Phenytoin annähernd abgesättigt, und zusätzlich zugeführtes Phenytoin erscheint nahezu ausschließlich als freies Phenytoin im Plasmawasser.

Gewebsproteinbindung Die Gewebsproteinbindung ist der Plasmaproteinbindung vergleichbar, nur verläuft sie wegen ihrer Abhängigkeit von der Durchblutung langsamer. Beispiel für ihre Bedeutung ist ihr bestimmender Einfluß auf die Rückverteilung von Thiopental.

Speicherung im Fettgewebe Die Speicherung im Fettgewebe erfolgt meist langsam, ist aber bei lipophilen Substanzen außerordentlich langsam reversibel und schafft Depots, die sich evtl. in Jahren nicht leeren. Beispiel ist die Speicherung von DDT im Fettgewebe.

Ablagerung im Knochen Die Ablagerung im Knochen ist oft mit einer chemischen Bindung verbunden. Toxikologisch bedeutsam ist die Ablagerung von Tetracyclinen und der Einbau von Metallen (z. B. Blei). Radioaktive Elemente der Erdalkaligruppe des Periodischen Systems sind besonders gefährlich.

Passage in den Liquor und in das ZNS *(Blut-Liquor-Schranke und Blut-Hirn-Schranke* Die Gefäßkapillaren sind fast überall für Pharmaka gut durchlässig, da sie in der Wandung Poren in der Größenordnung von 3,0 nm haben. Eine Ausnahme bilden die Kapillaren im ZNS: Sie sind von einer dichten Gliazellschicht umgeben, die sich wie eine Lipidbarriere verhält. Diese Abdichtungsfunktion nimmt am Plexus chorioideus das dort vorhandene kubische Epithel wahr. Die Schranke ist so dicht, daß eine wichtige Regel aufgestellt werden kann:

- Quarternäre Verbindungen können die Blut-Hirn-Schranke schlecht oder nicht passieren.

Diese Regel wird häufig benutzt, um durch Abwandlung eines Pharmakons seine peripheren Wirkungen allein zu behalten und seine zentralen Nebenwirkungen auszuschalten. So hat Scopolamin eine starke zentrale Wirkung, Scopolamin-butylbromid (Buscopan®) wirkt nur noch peripher parasympatholytisch.
An einigen Stellen ist die Blut-Hirn-Schranke nicht völlig dicht; dies hat aber kaum praktische Bedeutung.

Passage in die Muttermilch Der Übergang von Stoffen in die Muttermilch geschieht besonders bei guter Lipidlöslichkeit. Bedeutung haben nicht nur Arzneimittel, an deren Schädlichkeit die Stillende noch am ehesten denkt, sondern auch Alkohol, Nicotin, DDT und Bestandteile von Schlankheitsmitteln (Antrachinonderivate, „Appetitzügler").

Passage durch die Placentarschranke Die Placentarschranke ist nicht sehr dicht. Pharmaka passieren die Placenta in der Regel sehr viel besser, als es dem behandelnden Arzt lieb ist. Z. B. hat Diazepam im fetalen Plasma eine höhere Konzentration als im mütterlichen.

Biotransformation (Metabolismus)

Die biochemische Umwandlung von Pharmaka im Organismus verfolgt primär keine Ziele. Sie verfolgt z. B. nicht das Ziel, Pharmaka weniger wirksam zu machen. Dies ist nur das statistisch überwiegende Ergebnis biochemischer Umwandlungsprozesse. Dasselbe gilt für die Frage nach der besseren Löslichkeit der Umwandlungsprodukte. In der statistisch überwiegenden Zahl der Fälle ist die Wasserlöslichkeit der Endprodukte des biochemischen Umbaus besser als die der Ausgangsstoffe, aber bei bestimmten Sulfonamiden ist die Wasserlöslichkeit ihrer Acetylierungsprodukte sehr schlecht. Es ist deshalb bedenklich, biochemische Reaktionen in die Klassen „Entgiftungsreaktionen" und „Reaktionen zur Löslichkeitsverbesserung" aufzuteilen. Korrekt ist die Aufteilung in *Transformations- und Konjugationsreaktionen*. Die Konjugationsreaktion kann entweder primär erfolgen oder sich an eine Transformationsreaktion anschließen. Ein häufiger Ablauf ist beispielsweise Oxidation (Transformationsreaktion) mit nachfolgender Glucuronidierung (Konjugationsreaktion).

Wichtige Enzyme für den Metabolismus von Pharmaka sind im glatten endoplasmatischen Reticulum lokalisiert. Da dies eine membranöse Struktur ist, sein Lipidgehalt folglich hoch ist und weil auch die Bindungsstelle für das Substrat am Enzym hydrophoben Charakter hat, kann man sich ableiten: Ein hoher Verteilungsquotient Öl/Wasser wird dem Metabolismus solcher Pharmaka dienlich sein, die durch membrangebundene Enzyme abgebaut werden. So wird das lipophile Digitoxin zu einem beachtlichen Teil metabolisiert, nicht jedoch das stark polar substituierte Strophantin.

Oxidation durch Cytochrom-P-450-Enzyme [50, 230, 302, 352, 462, 484]

Transformationsreaktionen

Grundvorgänge. Die Cytochrom-P-450-Enzyme werden im rauhen endoplasmatischen Reticulum synthetisiert und im glatten endoplasmatischen Reticulum „angesiedelt". Sie sind Hämoproteine, in denen das Eisen zwischen der zwei- und dreiwertigen Form wechseln kann. An das Eisenatom kann CO angelagert werden, wonach die Enzyme charakteristische Absorptionsmaxima bei 450 nm haben; Genetisch bilden sie eine Superfamilie mit wenigstens fünf Familien und einer wenigstens zweistelligen Zahl von Mitgliedern. Für den klinischen Gebrauch beim Menschen gruppiert man sie nach ihrer Induzierbarkeit durch verschiedene Stoffe. Die wichtigste Gruppe ist die durch Phenobarbital induzierbare, die zweitwichtigste die durch polycyclische Aromaten induzierbare.

Die Cytochrome P450 benötigen sowohl NADPH als auch molekularen Sauerstoff (O_2), um Pharmaka oder Gifte oxidieren zu können. Von den beiden Sauerstoffatomen des O_2 wird das eine zur Oxidation des Substrates (Pharmakons oder Giftes) eingesetzt, das andere wird im System unter Bildung von H_2O reduziert. Wegen dieses Mechanismus wurde für die Cytochrome P450 die Bezeichnungen „mischfunktionelle Oxygenasen" und „Monooxygenasen" eingeführt.

Mit den Bezeichnungen XH für eine nichtoxidierte Verbindung und XOH für die entsprechende oxidierte Verbindung läßt sich die Oxidation durch mischfunktionelle Oxygenasen schreiben als

$$XH + (NADPH + H^+) + O_2 \rightarrow XOH + NADP^+ + H_2O.$$

Auf einer bestimmten Stufe der Reaktionskette wird O_2 gebunden, danach ein Elektron auf das gebundene O_2 übertragen. Anstelle des

O_2 können Halogenkohlenstoffverbindungen gebunden werden Auch auf sie wird danach ein Elektron übertragen. Die entstehenden Verbindungen lösen sich vom Cytochrom P-450 (das Enzymmolekül wird dabei in der Regel funktionsuntüchtig) und bilden Radikale hoher Reaktivität. Am besten ist dies am Beispiel von Tetrachlorkohlenstoff untersucht.
Das Cytochrom-P-450-System hat seine Hauptaktivität in der Leber, jedoch ist es auch im Darmepithel, in der Niere, in der Nebenniere und in der Lunge funktionell bedeutsam.

Spezielle Formen der Oxidation mit Cytochrom P450.
Oxidation aliphatischer Seitenketten: Hierbei entstehen Alkohole (Beispiel: Aliphatische Substituenten bei Barbituraten. - Die Seitenkettenoxidation braucht nicht endständig zu erfolgen.
Hydroxylierung aromatischer Verbindungen: Sie ist ein sehr häufig auftretender Mechanismus. Als Zwischenprodukt können Epoxide (S. 25) entstehen.
N-Oxidation von primären Aminen führt zu Hydroxylaminen: $R-NH_2+O \rightarrow NHOH$. Diese Verbindungen können zur Methämoglobin-Bildung Anlaß geben.
Oxidation halogenhaltiger Verbindungen: Eine beachtliche Zahl halogenhaltiger Verbindungen kann zu Halogencarbonylverbindungen oxidiert werden, die begierig mit Thiolgruppen der umgebenden Proteine (z. B. mit SH-Enzymen) weiterreagieren. Ein einfaches Beispiel:

$$\mathrm{H-\underset{\underset{Cl}{|}}{\overset{\overset{H}{|}}{C}}-Cl \xrightarrow{O} H-\overset{\overset{O}{\|}}{C}-Cl+HCl}$$

Dealkylierung von sekundären und tertiären Aminen und Dealkylierung von Äthern (jeweils unter Bildung der Alkylaldehyde als Abbauprodukte), Bildung von *Sulfoxiden* (z. B. bei den Phenothiazinen) und *Desulfurierung* sind weitere Oxidationen, die durch das Cytochrom-P-450-System vermittelt werden. Die Dealkylierung sekundärer oder tertiärer Amine führt oft *nicht* zu einer wesentlichen Abnahme der Wirkung. So sind die Desalkyl-Metaboliten vieler Antiarrhythmica praktisch so cardiotoxisch wie die Quellensubstanzen und gefährden den Patienten bei bestehender Niereninsuffizienz erheblich.

Oxidation durch andere Enzyme. In diesem Zusammenhang ist besonders die *Alkoholdehydrogenase* und die *Aldehyddehydrogenase* zu erwähnen, die beide an anderer Stelle ausführlich besprochen werden.

Tabelle 2. Oxidation durch mischfunktionelle Oxygenasen

Reaktion	Stoff	Metabolit
Oxidation aliphatischer Ketten	$R-CH_3$ $R_1-CH_2-R_2$	$R-CH_2OH$ $R_1-CHOH-R_2$
Ringoxidation	C_6R_5H	C_6R_5OH
N-Oxidation	$R-NH_2$ R_1-NH-R_2	$R-NHOH$ $R_1-NOH-R_2$
Sulfoxidation	R_1-S-R_2	R_1-SO-R_2
Dealkylierung	$R_1-O-CH_2R_2$ $R_1-NH-CH_2R_2$	R_1OH+R_2CHO $R_1NH_2+R_2CHO$
Desaminierung	$R_1-CH(NH_2)-R_2$	$R_1-CO-R_2+NH_3$
Desulfurierung	$R=S$	$R=O$

Die *Monoaminoxidase* ist ein Mitochondrienenzym. Sie hat besondere Bedeutung für den Abbau der Catecholamine, des Serotonins und anderer Tryptophanderivate.

Reduktion. Reduktionsvorgänge spielen eine vergleichsweise geringe Rolle. Beispiel ist die Reduktion der Nitrogruppe bei Chloramphenicol (mikrosomal).

Hydrolyse. *Die Esterasen* kommen sowohl gewebsständig als auch frei im Plasma vor. Sie haben eine unterschiedliche Affinität zu verschiedenen Pharmaka.
Die Säureamid-Hydrolasen sind gewebsständig und kommen besonders in der Leber vor (Beispiel: Hydrolyse von Säureamid-Lokalanaesthetica).
Die Epoxidhydratasen sind mikrosomale Enzyme, die dicht neben den Monoxygenasen lokalisiert sind. Sie hydrolysieren die bei der Oxidation durch Monoxygenasen häufig entstehenden, hochreaktiven und deshalb potentiell mutagenen oder cancerogenen Epoxide zu den ungefährlichen Diolen (S. 62).

Konjugationsreaktionen

Glucuronidierung. Die Glucuronidierung ist die häufigste Konjugationsreaktion. Mit nichtmikrosomalen Enzymen wird zunächst Uridindiphosphatglucuronsäure (UDPGA) bereitgestellt. UDPGA wird mit Hilfe mikrosomaler Glucuronyltransferasen auf reaktionsfähige Gruppen übertragen, wobei β-Glucuronide entstehen. Hydroxylgruppen bilden *Etherglucuronide* (häufigste Reaktion), Carboxylgruppen bilden *Esterglucuronide;* auch mit Aminogruppen und Sulfhydrylgruppen erfolgt Glucuronidbildung. Glucuronide werden durch das Säuresekretionssystem der Nierentubuli ausgeschieden. Sie sind wegen der vielen hydrophilen Gruppen in der Glucuronsäure hervorragend wasserlöslich und werden deshalb tubulär nicht rückresorbiert. – Glucuronidierung begünstigt auch die Ausscheidung einer Verbindung durch die Galle. Es besteht die Gefahr, daß die so in den Darm abgegebenen Glucuronide durch bakterielle Glucuronidasen wieder hydrolysiert werden. In diesem Fall kann die nicht mehr am Glucuronid hängende Substanz rückresorbiert werden (Beispiel Digitoxin).

Sulfatierung (nichtmikrosomales Enzymsystem). Aromatische und aliphatische OH-Gruppen reagieren dabei mit PAPS (=3′-Phosphoadenosin-5′-phosphosulfat). Es entstehen gut wasserlösliche und damit renal gut ausscheidbare Verbindungen.

Acetylierung (nichtmikrosomal). Die Acetylierung betrifft Aminogruppen und geschieht durch enzymatischen Umsatz mit Acetyl-Coenzym A. Beispielsweise werden acetyliert: Sulfonamide, Isonicotinsäurehydrazid, Hydralazin.

- Genetisch bedingt kann die Acetylase in der Leber sehr langsam gebildet werden. Dann ist der Metabolismus von INH, Dihydralazin und Procainamid erheblich herabgesetzt.

Kopplung mit Glycin (nichtmikrosomal). Diese Reaktion findet man bei aromatischen Verbindungen, die Carboxylgruppen enthalten. Der Mechanismus ist praktisch umgekehrt wie bei der Acetylierung: Coenzym A bindet zunächst mit dem Pharmakon, und dieser aktivierte Komplex reagiert mit der Aminogruppe der Glycins (oder der Glutaminsäure). Salicylsäure und auch PAS können auf diese Art metabolisiert werden.

Methylierung. Die Übertragung von Methylgruppen erfolgt aus S-Adenosylmethionin unter Mitwirkung der Methyltransferasen. Aminogruppen, Hydroxylgruppen und Sulfhydrylgruppen können so methyliert werden. Wichtige Beispiele sind: Abbau der Catecholamine mit COMT, Bildung von Adrenalin aus Noradrenalin. Methyltransferasen sind z. T. mikrosomale Enzyme.

Konjugation mit Glutathion. Verschiedene Verbindungen können mit Glutathion konjugiert werden. Die Konjugation mit den hochreaktiven Epoxiden, die als Folgeprodukte der Oxidation durch Monoxygenasen entstehen können, hat unter den bekannten Reaktionen die größte Bedeutung. Die Kopplung mit Glutathion bildet hierbei gleichsam die zweite Verteidigungslinie, wenn das System der Epoxidhydratasen nicht ausreicht. Wird der Glutathionschutzmechanismus auch überfahren, so ist mit einer Kopplung des reaktiven Metaboliten an Funktionsbestandteile der Zelle zu rechnen (s. auch Paracetamolvergiftung).

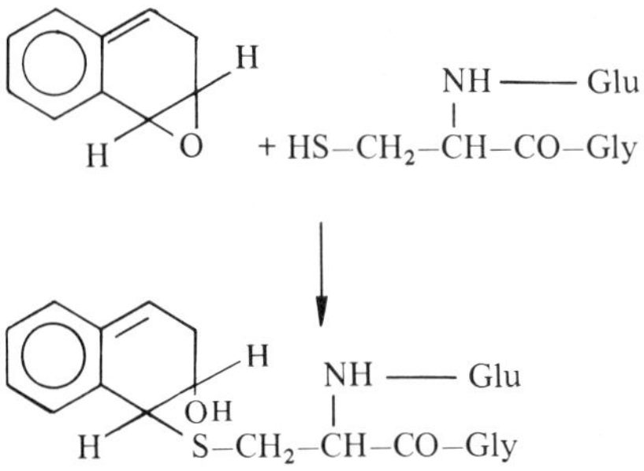

Metabolische Konkurrenz Das mikrosomale Enzymsystem hat eine begrenzte Kapazität. Höhere Dosen eines Pharmakons, das noch dazu langsam metabolisiert wird, also langsam durch das System geschleust wird, müssen die Eigenschaft haben, körpereigene Stoffe oder andere Pharmaka vom Enzymsystem fernzuhalten. Tatsächlich ist dies der Fall; Nichtbeachtung dadurch bedingter geringerer Inaktivierung hat zu schweren Vergiftungserscheinungen geführt. Metabolische Konkurrenz kann an oxidierenden, glucuronidierenden und anderen Enzymsystemen auftreten. Beispiele für Abbauhemmung zeigt die Tabelle 3.

Tabelle 3. Metabolische Konkurrenz

Hemmung des Abbaus von	durch Enzymbesetzung mit
Phenytoin	Sulthiam, Phenobarbital, Phenylbutazon, Phenothiazine, Benzodiazepine, Disulfiram
Antidiabetica vom Sulfonylharnstofftyp	Phenylbutazon, Oxyphenbutazon, Dicumarolderivate

Enzyminduktion ***Vorgang.*** Bei längerdauernder kontinuierlicher Zufuhr von Pharmaka kann sich die Aktivität des metabolisierenden Enzymsystems erhöhen. Man nennt den Vorgang Enzyminduktion. Alle Teile des mikrosomalen metabolisierenden Systems sind, wenn auch in unterschiedlichem Maße, betroffen. Als Mechanismus wird eine Derepression am Gen vermutet.

Folgen für den eigenen Abbau. Die Enzyminduktion beschleunigt in der Regel den Abbau der induzierenden Substanz. Somit ist die Enzyminduktion eine wesentliche Ursache für die Entwicklung einer Toleranz (S. 75).

Folgen für den Abbau körpereigener Substanzen. In aller Regel wird eine Enzyminduktion zur Folge haben, daß nicht nur das induzierende Pharmakon, sondern auch andere Stoffe schneller metabolisiert werden. Tabelle 4 zeigt Beispiele hierfür:

Tabelle 4. Enzyminduktion

Beschleunigung des Abbaus von	durch Enzyminduktion mit
Bilirubin	Phenobarbital, DDT
Cortisol	Phenytoin (Nebenwirkung Hirsutismus!)
Oestradiol	Phenobarbital
Vitamin D	Phenytoin

Folgen für den Abbau anderer Pharmaka. Die eben angestellten Überlegungen gelten auch für den Abbau anderer Pharmaka. Oft läßt sich beobachten, daß zunächst eine Hemmung in Form einer metabolischen Konkurrenz eintritt, die mit einsetzender Enzyminduktion aber wieder zurückgeht und endlich in eine Beschleunigung übergeht.
Die Zahl der Beispiele aus der Literatur kann ganze Seiten füllen. Tabelle 5 zeigt eine Auswahl der wichtigsten Beispiele:

Tabelle 5. Enzyminduktion

Beschleunigung des Abbaus von	durch Enzyminduktion mit
Digitoxin	Phenobarbital, Phenylbutazon, Rifampicin
Dicumaroltyp-Anticoagulantien	Phenobarbital, Chloralhydrat, Glutethimid, Griseofulvin
Phenytoin	Phenobarbital
Äthinyloestradiol in oralen Contraceptiva	Rifampicin, eventuell auch mit Phenytoin

Ausscheidung (Exkretion)

Renale Ausscheidung Für die renale Ausscheidung haben drei Mechanismen Bedeutung: glomeruläre Filtration, tubuläre Sekretion, und tubuläre Rückresorption nichtionisierter Moleküle.

Glomeruläre Filtration. Der glomerulären Filtration unterliegen Stoffe unabhängig von ihrer Ladung. Der glomerulären Filtration förderlich ist:

- *Eine geringe Plasmaeiweißbindung* der Pharmaka, denn Plasmaeiweißmoleküle sind zu groß, um die Glomeruli zu passieren.

- *Eine hinreichend kleine Molekülgröße* der Pharmaka. Beim Menschen macht sich die Molekülgröße erst bei Molekulargewichten oberhalb von 15000 bemerkbar.
- *Eine gute Nierendurchblutung,* damit der „Nachschub" an filtrationspflichtigen Substanzen nicht versiegt.
- *Eine große Filtrationsfläche.* Sie wird zu klein, wenn eine zeitweilige Reduktion der Durchblutung gleichzeitig auf vielen Glomerula wirksam ist.
- *Ein großer Filtrationsdruck.* Der Filtrationsdruck ist die Differenz zwischen Blutdruck einerseits, onkotischem Druck und Druck in der Bowman-Kapsel andererseits.

Tubuläre Sekretion. Die tubuläre Sekretion erfolgt im proximalen Tubulus. Es existieren zwei getrennte Sekretionssysteme. Das erste System sezerniert organische Säuren (aktiver Transport). Es kann durch Probenecid gehemmt werden. Das zweite System sezerniert Basen und ist durch Probenecid nicht hemmbar. Zwei zur tubulären Sekretion anstehende Säuren oder zwei zur tubulären Sekretion anstehende Basen konkurrieren um das jeweilige System, da die Systemkapazitäten begrenzt sind.
Einige Verbindungen, die tubulär sezerniert werden: Probenecid, Salicylate, PAS, Penicilline, Thiazid-Diuretica, Phenylbutazon, Sulfonamide, Glucuronide (sie sind saure Metaboliten).

Tubuläre Rückresorption. Tubulär rückresorbiert werden nichtionisierte Substanzen. Für Pharmaka ist die Rückresorption ein passiver Vorgang, nämlich eine Rückdiffusion, die von der Lipidlöslichkeit des Pharmakons bestimmt wird. Hieraus folgt:

- Ionisierte Pharmaka werden schlecht rückresorbiert. Will man also die Rückresorption eines Barbiturates einschränken, so muß man den Urin alkalisch einstellen, damit ein möglichst großer Anteil des Barbiturates ionisiert ist. Das gleiche gilt bei einer Salicylatvergiftung. Will man hingegen eine Morphinvergiftung behandeln, so ist eine saure Urinreaktion vorteilhaft, da Morphin eine Base ist, die im Sauren stärker ionisiert ist.

Niereninsuffizienz und Dosierung. Bei Pharmaka, die zu mehr als 30% durch renale Ausscheidung eliminiert werden, muß die Dosierung reduziert werden, wenn eine Niereninsuffizienz besteht. Die Dosierung erfolgt in der Regel nach Tabellen.

Biliäre Ausscheidung Eine Ausscheidung über die Galle kommt für Stoffe in Frage, die ein Molekulargewicht zwischen 300 und 500 haben und außerdem polaren Charakter (Ionisation oder polare Substitution) aufweisen. Während die Zahl der nichtmetabolisierten Pharmaka, die diese Bedingungen erfüllen, nicht sehr groß ist, sind viele Glucuronide und Sulfate gallengängig. Glucuronide werden im Darm z.T. durch β-Glucuronidasen aus Bakterien wieder gespalten, danach Pharmaka in wirksamer Form rückresorbiert (Beispiel: Herzglykoside).

Intestinale Ausscheidung Die Ausscheidung von Stoffen über das Darmepithel ist selten. Sie wird für Herzglykoside und Thallium diskutiert.

Pulmonale Ausscheidung Sie hat vornehmlich für Inhalationsanaesthetica, aber auch für Kohlenmonoxid quantitative Bedeutung. Für sie gelten allein die Gesetze der passiven Diffusion.

Ausscheidung im Speichel In jüngster Zeit wird versucht, die Bestimmung von Antiepileptica und anderen Stoffen im Plasma durch Bestimmung dieser Stoffe im Speichel zu ersetzen. Hierbei ist zu bedenken, daß zwischen den Konzentrationen im Plasmawasser und im Speichel keine feste, sondern eine pH-abhängige Beziehung besteht. Unter Ruhebedingungen ist im Speichel der pH 6,5, nach Stimulation steigt der pH bis 7,4. Wenn man bei Gewinnung des Speichels die pH-Bedingungen standardisieren kann, hat die Speichelanalyse gegenüber der Plasmaanalyse Vorteile.

Mathematische Pharmakokinetik

Schema des offenen Eincompartimentmodells Vorgegeben sei ein einzelnes Compartiment, z.B. der Intravasalraum. Das Pharmakon werde direkt (durch intravasale Injektion) in das System eingeführt. Das Absinken der Konzentration des Pharmakons sei eine Folge von Metabolismus oder Ausscheidung (aber nicht Folge einer Diffusion in ein anderes Compartiment mit Tendenz zur Gleichgewichtseinstellung!).

Jetzt injizieren wir die Menge (Dosis) D eines Pharmakons in das Compartiment, das ein Volumen V haben soll. Die Konzentration y_0 des Pharmakons unmittelbar nach der Injektion ist dann sehr einfach

$$y_0 = \frac{D}{V} \tag{4}$$

Weil V das Volumen des Compartiments ist, auf das sich das Pharmakon verteilt, heißt V das *Verteilungsvolumen.*

Die Konzentration y des Pharmakons zur Zeit t nach der Injektion ist, wenn die Eliminationsgeschwindigkeit stets proportional zur noch vorhandenen Konzentration ist (*lineares* Einkompartimentmodell):

$$y = y_0 e^{-\alpha t} \tag{5}$$

α ist eine für das Pharmakon spezifische *Eliminationskonstante.* Man kann aus (5) errechnen, nach welcher Zeit die Anfangskonzentration y_0 auf die Hälfte abgefallen ist. Diese Zeit nennt man die Halbwertszeit $t_{0,5}$ des Pharmakons im Compartiment:

$$t_{0,5} = \frac{0,693}{\alpha} \tag{6}$$

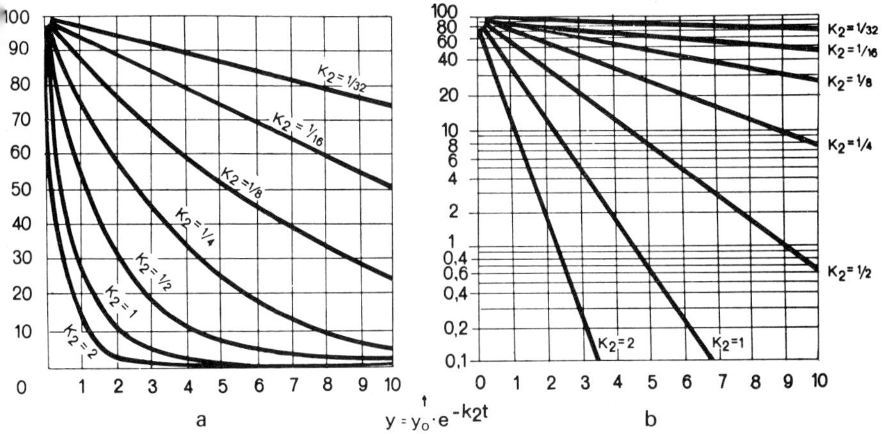

Abb. 1. Elimination aus einem Eincompartimentsystem, die ideal einer Differentialgleichung erster Ordnung folgt (sog. „Kinetik erster Ordnung“). Kurvenschar im linearen **(a)** und im halblogarithmischen **(b)** Raster. Die Eliminationskonstante k_2 gibt die Neigung der jeweiligen Kurve an. (Aus: Gladtke E, von Hattingberg HM [1973] Pharmakokinetik. Springer, Berlin Heidelberg New York)

Plasmahalbwertszeit

Unter der Plasmahalbwertszeit versteht man diejenige Zeit, in der die Plasmakonzentration eines Pharmakons (oder Giftes) auf die Hälfte des Anfangswertes sinkt (Abb. 1).

Die Plasmahalbwertszeit hängt unter anderem von Begleiterkrankungen des Patienten (Leberfunktionsstörungen, Niereninsuffizienz, Herzinsuffizienz usw.) ab, ferner vom Lebensalter und anderen Faktoren. Ihre Angabe ohne Kommentar ist nur sinnvoll, wenn für den gesamten klinischen Dosisbereich (und bei den durch Lebensalter oder Begleiterkrankungen vorgegebenen Bedingungen) die Elimination jederzeit proportional der Plasmakonzentration ist.

Verweildauer. Bei einem neueren Verfahren für pharmakokinetische Rechnungen ist nicht mehr die Halbwertszeit eines Stoffes zentraler Begriff, sondern seine *mittlere Verweildauer* (mean residence time, MRT). Darunter versteht man die mittlere Aufenthaltsdauer eines Moleküls des Stoffes (nach seiner Resorption) im Organismus.

Nur wenige Pharmaka werden exakt nach Formel (5) eliminiert. Dennoch kann man sich des Eincompartimentmodells für eine grobe Abschätzung bedienen. Bedeutende Störfaktoren sind:

- Die metabolische Umwandlung mancher Stoffe verläuft schon bei therapeutischer Dosierung im Sättigungsgebiet, also nicht mehr nach einer Kinetik erster Ordnung. Von einer Halbwertszeit kann man nicht mehr sprechen. Ein wichtiges Beispiel ist der Alkoholabbau, der über lange Zeit im Gebiet der Sättigung erfolgt, weshalb über weite Konzentrationsbereiche die Elimination mit konstanter

Geschwindigkeit geschieht. Dies ändert sich erst bei sehr niedrigen Alkoholkonzentrationen.

- Das Pharmakon bindet sich an Plasmaeiweißkörper. In diesem Fall kann eine Sättigung der Eiweißbindung eintreten. Bei höherer Dosierung wird der „überstehende" Teil des Pharmakons relativ schnell eliminiert. Unterschreitet die Konzentration im Plasma einen bestimmten Wert, so beginnt die Freisetzung von gebundenem Pharmakon aus den Plasmaeiweißkörpern, und die Halbwertszeit ändert sich.
- Das Eincompartimentmodell gilt nicht streng. Das offene Zweicompartimentmodell ist adäquat (siehe unten!).

Verlauf der Plasmakonzentration bei intermittierender Applikation, Kumulation

Aus der Gl. (5) ist ersichtlich, daß die Elimination theoretisch unendlich lange dauert. Gibt man also eine zweite Dosis nach der ersten, so wird diese Dosis sich auf einen noch vorhandenen Rest der ersten Dosis aufstocken oder auf„häufen". Gibt man mehrere Dosen gleicher Größe in gleichen Zeitabständen, so wird man Kurven der Konzentrationsverläufe wie in Abb. 2 erhalten.

Man sieht besonders aus der oberen Kurve (Abb. 2), daß die Maxima der Compartimentkonzentration auf einer Hüllkurve liegen. Die Hüllkurve verläuft mit zunehmender Zeit immer flacher, der Vorgang der „Aufhäufung" wird mit zunehmender Zahl applizierter Dosen immer weniger zum Anstieg der mittleren Plasmakonzentration beitragen.

Die Abb. 2 zeigt ferner, wie sich der Dosierungsabstand auf den Verlauf bzw. die Ausprägung der Hüllkurve auswirkt. In der unteren

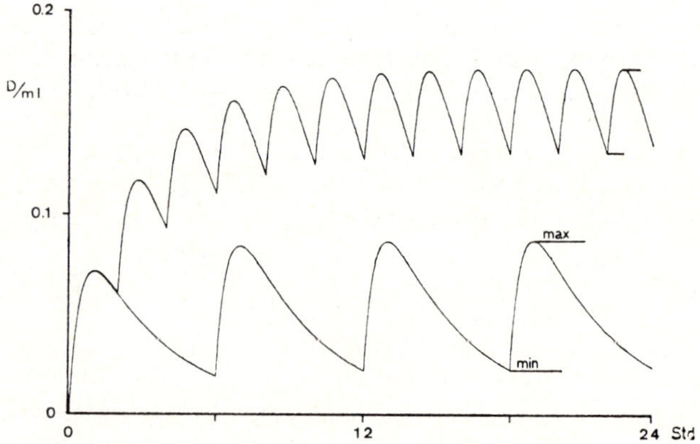

Abb. 2. Darstellung des Konzentrationsverlaufes von Spartein während wiederholter Gaben von 0,1 Dosiseinheiten/Verteilungsvolumen. Das Dosierungsintervall beträgt 2 h *(obere Kurve)* und 6 h *(untere Kurve).* Nach 8 h ändert sich das Verhältnis max/min nur noch geringfügig. *Ordinate:* Konzentration in Dosiseinheiten/Verteilungsvolumen, *Abszisse:* Zeit in Stunden. (Aus Gladtke E, von Hattingberg HM [1973] Pharmakokinetik. Springer, Berlin Heidelberg New York)

Kurve mit langen Dosierungsabständen ist die „Aufhäufung" praktisch nur bei der zweiten Dosis noch erkennbar, bei der oberen Kurve hingegen bis etwa zur siebenten Dosis.
Es ist klar, daß ein solcher Konzentrationsverlauf in einem Compartiment in der Praxis besonders bei Arzneidauertherapie wichtig ist. Speziell für die praktisch üblichen Dosierungsintervalle muß man einen Begriff haben, mit dem man beschreiben kann, ob bei Gabe einer zweiten Dosis noch mit der Existenz wesentlicher Reste der ersten Dosis zu rechnen ist. Dieser Begriff ist der Begriff der Kumulation.

Kumulation

Definition. Ein Pharmakon kumuliert im Organismus, solange seine Zufuhrgeschwindigkeit größer ist als seine Eliminationsgeschwindigkeit.

Berechnung der Dosen bei Kumulation. Nach Einstellung des Gleichgewichtes gilt für die Plasmakonzentration im Mittel

$$\overline{C} = \frac{Bvf \cdot D_E \cdot HWZ}{0{,}693 \cdot V \cdot I} \tag{7}$$

und für die im Organismus befindliche Menge des Pharmakons im Mittel

$$\overline{M} = \frac{Bvf \cdot D_E \cdot HWZ}{0{,}693 \cdot I} \tag{8}$$

In (7) und (8) bedeuten: Bvf Bioverfügbarkeit (Prozentwert: 100), D_E Einzeldosis in mg, HWZ Halbwertszeit in Stunden, V Verteilungsvolumen in l, I Dosierungsintervall in Stunden, C Plasmakonzentration in mg/l, M Menge in mg.
Kumulation bei intravasaler Dauerinfusion. Wenn g die Infusionsgeschwindigkeit in mg/Std ist und im übrigen die soeben für (7) und (8) gewählten Bezeichnungen gelten, dann gilt für die Plasmakonzentration nach t Std. Infusionszeit

$$C = \frac{g \cdot HWZ}{0{,}693 \cdot V} \cdot (1 - e^{-0{,}693 \cdot t/HWZ}) \tag{9}$$

und für die im Organismus befindlichen Menge des Pharmakons

$$M = \frac{g \cdot HWZ}{0{,}693} \cdot (1 - e^{-0{,}693 \cdot t/HWZ}) \tag{10}$$

90% ihres Endwertes hat die Plasmakonzentration nach 3,3 Halbwertszeiten Infusionsdauer, 95% nach 4,4 Halbwertszeiten Infusionsdauer erreicht.

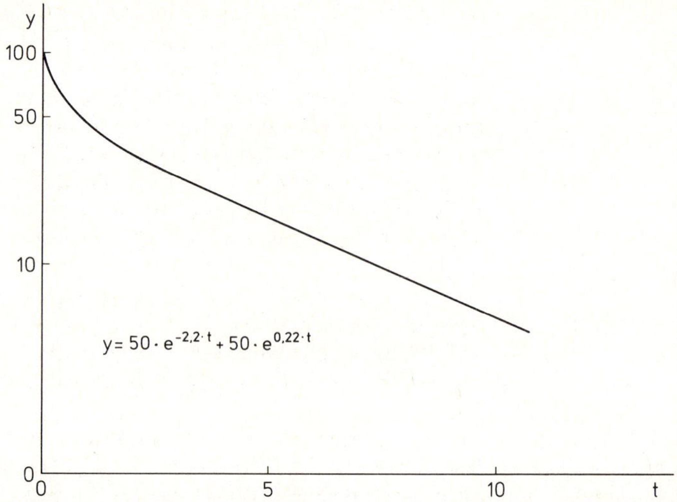

Abb. 3. Abfall der Plasmakonzentration eines Pharmakons nach intravenöser Injektion in einem offenen Zweicompartimentsystem (y-Achse logarithmisch geteilt)

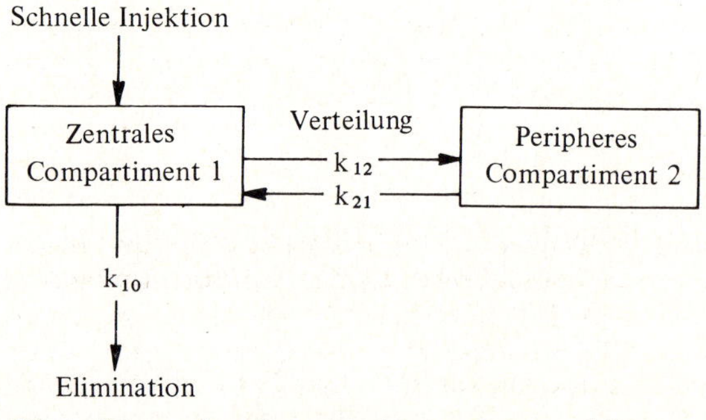

Abb. 4. Schema des offenen Zweicompartimentmodells

Das offene Zweicompartimentmodell

Dieses Modell ist für die Mehrzahl der Pharmaka und Gifte das am besten geeignete. Es wird durch das Schema in Abb. 4 wiedergegeben. In ein zentrales Compartiment (Intravasalraum) wird ein Pharmakon schnell eingebracht (injiziert). Das Pharmakon verteilt sich in ein peripheres Compartiment und wird gleichzeitig aus dem zentralen Compartiment ausgeschieden.

Für den zeitlichen Abfall der Konzentration im zentralen Compartiment (Plasma) gilt

$$y = A \cdot e^{-\alpha t} + B \cdot e^{-\beta t} \qquad (11)$$

Graphisch wird der Abfall durch Abb. 3 wiedergegeben. Man muß sie mit dem rechten Teil der Abb. 1 vergleichen, um folgendes zu erkennen: Während beim Eincompartimentmodell der Konzentrationsabfall (im logarithmischen Maßstab) linear war, geschieht beim offenen Zweicompartimentmodell etwas anderes. Bei ihm fällt die Konzentration am Anfang schnell, später langsamer ab.
Mit Sicht auf Formel (11) bedeutet das: Kurz nach der Injektion bestimmt der linke Exponentialterm mit der Konstanten α den Abfall, später jedoch der rechte Exponentialterm mit der Konstanten β.
Diese späte Phase interessiert in der Therapie in der Regel. Auch die Werbung spricht daher von der β-Phase bzw. von der Halbwertszeit in der β-Phase, oder von der terminalen Halbwertszeit. Diese Halbwertszeit wird mit der Konstanten β nach Formel (6) berechnet.

Verteilungsvolumina im offenen Zweicompartimentsystem

Im offenen Zweicompartimentsystem gibt es mehrere Verteilungsvolumina, von denen wir aber nur das Verteilungsvolumen im Gleichgewicht diskutieren, weil es das anschaulichste ist. Es unterscheidet sich auch in der Regel nicht sehr von dem weniger anschaulichen Verteilungsvolumen in der β-Phase.
V_{dss}, das *Gesamtverteilungsvolumen im Gleichgewicht,* setzt sich aus zwei Teilvolumina zusammen. Das eine Teilvolumen ist das Verteilungsvolumen des Pharmakons im zentralen Compartiment (z. B. im intravasalen Raum), das andere Teilvolumen ist das Verteilungsvolumen des Pharmakons im peripheren Compartiment (z. B. im extravasalen Raum):

$$V_{dss} = V_{zentral} + V_{peripher} \qquad (12)$$

Jeder kann sich zunächst vorstellen, daß es Volumina V_{dss} geben kann, die 0,6 l/kg KG betragen, denn der Wassergehalt des Organismus beträgt 60%. Auch noch gut vorstellbar ist in der Regel, daß V_{dss} bis nahe an 1 l/kg KG herankommen kann, wenn man sich die Verteilung des Pharmakons über den ganzen Körper vorstellt (was, wie wir gleich sehen werden, eine irreführende Vorstellung ist). Ungläubiges Erstaunen jedoch löst die Mitteilung aus, eine Substanz habe ein Verteilungsvolumen von 3 l/kg KG.
Wir machen uns die Bedeutung dieser Angabe am Modell der Abb. 5 klar. Sie zeigt ein 25-l-Faß mit einem tiefliegenden Spundloch. Das Faß ist mit 10 l Wasser und mit 10 l Öl gefüllt. Ein Experimentator, dem die Existenz der Ölschicht nicht bekannt ist, möchte gern wissen, wieviel Wasser im Faß ist. Zu diesem Zweck injiziert er durch das Spundloch 10 mg eines Farbstoffes und mischt kräftig.
Der Verteilungskoeffizient Öl/Wasser des Farbstoffes soll 99:1 sein. Dann lösen sich 9,9 mg des Farbstoffes im Öl und nur 0,1 mg in den 10 l Wasser. Der Experimentator mißt den Farbstoffgehalt in einer Wasserprobe, die er aus dem Spundloch entnimmt und findet richtig 0,01 mg/1 l. Da er von der Existenz der Ölschicht nichts weiß,

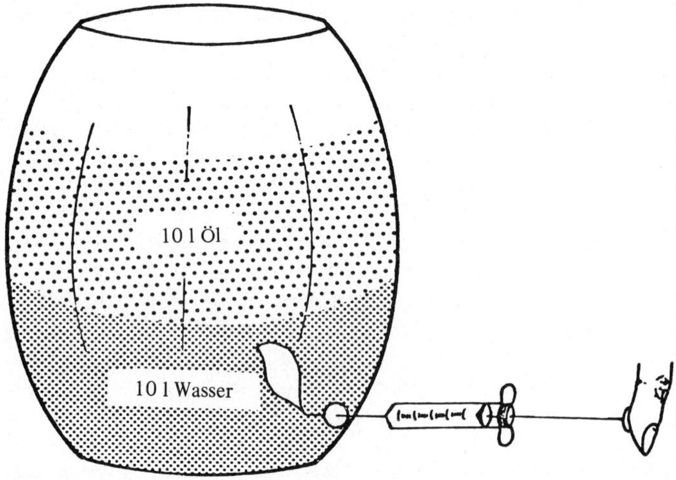

Abb. 5. Modellversuch zum Verteilungsvolumen

rechnet er wie folgt: 10 mg Farbe eingespritzt, wiedergefunden 0,01 mg/l, also wurde der Farbstoff mit 1000 l Wasser verdünnt. Auch der Experimentator unseres Versuches wundert sich über dieses Verteilungsvolumen, das offensichtlich in das 25-l-Faß nicht hineinpassen kann.

Wir erkennen: Verteilungsvolumina über 1 l/kg KG kommen durch Anreicherung eines Pharmakons im peripheren Compartiment zustande. Sie weisen uns darauf hin, daß das Pharmakon eine hohe Lipidlöslichkeit haben könnte. Wir werden die Bedeutung hoher Verteilungsvolumina für die Hämodialyse auf S. 74 erörtern.

Das offene Dreicompartimentmodell bei Rückverteilung

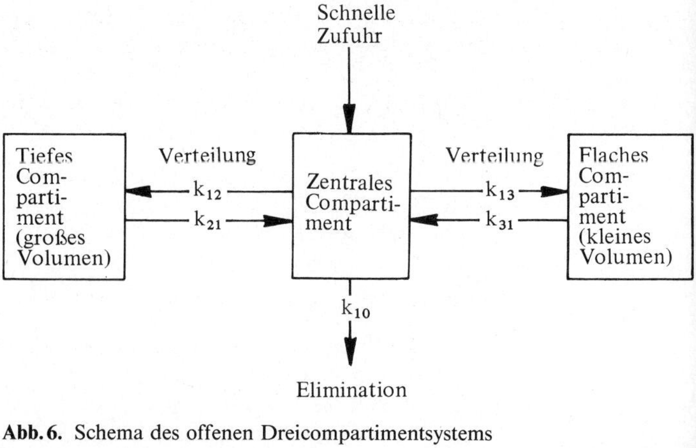

Abb. 6. Schema des offenen Dreicompartimentsystems

Dieses Modell ist adäquat zur Erklärung der schnell abnehmenden Wirkung von Thiopental, Ketamin und nicht depolarisierenden Muskelrelaxantien. In dem Modell ist die Differenz $k_{13}-k_{31}$ viel größer als die Differenz $k_{12}-k_{21}$. Unmittelbar nach Injektion in das zentrale Compartiment (Blut) strömt Thiopental deshalb sehr schnell in das flache Compartiment (ZNS) ein und erreicht dort hohe Konzentrationen, aber nur sehr langsam in das tiefe Compartiment (Muskulatur u.a.). Nun aber ist das tiefe Compartiment viel größer als das flache Compartiment; im Laufe der Zeit wird es deshalb aus dem Blut soviel Thiopental übernehmen, daß die Konzentration des Pharmakons im Blut unter die Konzentration im ZNS fällt. Jetzt kehrt sich der Strom des Pharmakons zwischen Blut und ZNS um: Das Pharmakon strömt aus dem ZNS (flaches Compartiment) in das Blut (zentrales Compartiment) zurück.
Man erkennt, daß bei einer Einmalinjektion - z.B. von Thiopental - die anaesthetische Wirkung kurz sein wird, weil das tiefe Compartiment zur Übernahme großer Mengen Thiopental zur Verfügung steht und sich deshalb Thiopental aus dem ZNS rückverteilen kann. Ganz anders ist die Situation, wenn Thiopental bei maschineller Beatmung zur Sedation des Patienten und zur Dämpfung seiner Eigenatmung über längere Zeit dauerinfundiert wurde. Dann ist das tiefe Compartiment gefüllt, die Wirkung des Thiopentals hält nach Abschalten der Infusion noch viele Stunden an (terminale Halbwertszeit 23 h!).

Was ist die bestimmende Halbwertszeit für die Elimination?

Für den zeitlichen Abfall der Konzentration im Plasma galt beim Zweicompartimentmodell die Gleichung (11), für das Dreicompartimentmodell gilt

$$y = A \cdot e^{-\alpha t} + B \cdot e^{-\beta t} + C \cdot e^{-\gamma t} \qquad (13)$$

Wenn man für die Elimination nun eine „Halbwertszeit" angeben soll, dann muß man die heraussuchen, die zum Exponentialausdruck mit der größten Bedeutung für die Elimination gehört. Das ist nicht etwa der Vorgang mit der längsten Halbwertszeit! Um den bedeutsamsten der drei Vorgänge zu finden, berechnen wir die Fläche unter der Kurve (ohne Formelableitung) als

$$AUC_{0\rightarrow\infty} = \frac{A}{\alpha} + \frac{B}{\beta} + \frac{C}{\gamma} \qquad (14)$$

Wenn z.B. $\frac{B}{\beta}$ der größte der drei Summanden ist, dann ist der Vorgang $B \cdot e^{-\beta t}$ der quantitativ wichtigste für die Elimination und β die quantitativ wichtigste Zeitkonstante, also $t_{0,5\beta} = \frac{0,693}{\beta}$ die wichtigste Halbwertszeit. Man nennt sie auch die *dominierende Halbwertszeit.*

Wirkung, Pharmakodynamik

Definition des Begriffes „biologische Wirkung“

Eine biologische Wirkung eines Pharmakons oder eines Giftes ist eine Änderung des Ausgangszustandes des biologischen Systems;

- *ursächlich* bedingt durch *Art, Dosis* und *Applikationsform* des Stoffes;
- *qualitativ* definiert durch die *Wirkungsart;*
- *quantitativ* definiert durch *Wirkungsstärke;*
- zeitlich definiert durch *Wirkungslatenz* und Wirkungsdauer.

Diskussion. Die biologische Wirkung verlangt die kausale Verknüpfung von Stoffzufuhr und Änderung im biologischen System. Wirkungen durch psychologische Effekte, die auch dosisunabhängig auftreten können, werden nach dieser Definition nicht als biologische Wirkung von Pharmaka oder Giften angesehen. Sie qualifizieren einen Stoff auch nicht zum Pharmakon.

Wirkungsart Unter der ***Wirkungsart*** versteht man im ungünstigsten Fall nur die phänomenologische Beschreibung der Wirkungsqualität. Im günstigen Fall gelingt die Beschreibung der Wirkung auf „molekularer“ Ebene. Man gibt in diesem Fall den ***Wirkungsmechanismus*** an.

Wirkungsstärke Die ***Wirkungsstärke*** wird stets auf die applizierte Dosis bezogen und die Applikationsform als Parameter angegeben. Unter diesen Voraussetzungen kann das erreichbare Wirkungsmaximum als Maß der Wirkungsstärke dienen.

Latenzzeit Unter der ***Latenz*** der Wirkung versteht man die Zeit von der Applikation eines Stoffes bis zum Beginn seiner Wirkung.

Wirkungsdauer Unter der ***Dauer*** der Wirkung versteht man die Zeit vom Beginn bis zum Ende der Wirkung.

Pharmakodynamik Die *Pharmakodynamik* ist die Lehre von der Wirkung der Pharmaka auf Bestandteile des biologischen Systems. Die direkten Wirkungen führen zu ***Primärreaktionen,*** die von unterschiedlichen Sekundärreaktionen gefolgt sein können.

Diskussion. In der Definition wird allgemein von Bestandteilen des biologischen Systems gesprochen. Ein solcher Bestandteil muß nicht unbedingt ein im biologischen System verankertes (Makro-) Molekül sein, wie es die noch zu besprechenden Receptoren sind. Wie sinnvoll es ist, den Bestandteil des biologischen Systems in der Definition nicht einengend zu beschreiben, zeigt folgendes Beispiel: Antacida sind ohne Zweifel Pharmaka; ein Antacidum wie Magnesiumtrisilicat hat primär keine Wirkung auf Makromoleküle in den Zellen der Magenschleimhaut oder auf Makromoleküle in anderen Zellen, sondern es wirkt als Pharmakon durch Reaktion mit der bereits im Magen befindlichen Salzsäure. Diese Salzsäure ist Bestandteil des biologischen Systems „Mensch“.

Receptoren

Vorbetrachtung. Um Prophylaxe, Diagnostik und Therapie möglichst gezielt zu betreiben, möchte man mit Pharmaka auf möglichst wenig Zellarten eines Organismus einwirken. Um dies zu erreichen, müssen die Pharmaka bevorzugt an biochemische Strukturen binden, die möglichst nur bei den „Ziel“-Zellarten vorkommen: eine *spezifische Bindung* ist notwendig. Das allein genügt jedoch noch nicht: Die spezifische Bindung der Pharmaka an solche biochemischen Strukturen muß darüber hinaus auch zu der gewünschten Funktionsänderung der Zellart führen *(spezifische Wirkung).* Biochemische Strukturen der Zielzellarten, die diesen Forderungen genügen, heißen *Receptoren* im Sinne der Pharmakologie.

„Ultimate receptor“. Dieser Begriff wurde geprägt, nachdem der Unterschied zwischen Receptoren, Enzymen, spezifischen Transportproteinen und stummen spezifischen Bindungsstellen in der Literatur nicht immer genau beachtet wurde. Das Wort „ultimate“ bei „receptor“ soll verdeutlichen, daß die Bindung an diese Struktur unmittelbar (ohne Zwischenstufen) zur abschließenden Primärreaktion führt.

Diskussion von Receptoreigenschaften

Reale Existenz. Der Receptorbegriff wurde in die Pharmakologie zu einem Zeitpunkt eingeführt, als die Isolierung der entsprechenden biochemischen Strukturen noch ausstand. Die Reinigung vieler Receptorarten ist heute gelungen. Am weitesten fortgeschritten ist die Isolierung und Strukturaufklärung des Acetylcholinreceptors vom Nicotintyp.

Dieser Receptor besteht aus fünf Proteinuntereinheiten, von denen zwei strukturidentisch und die drei anderen strukturverwandt sind. Die Molekulargewichte der Untereinheiten betragen (2×) 40000, 50000, 60000 und 65000 Dalton. Wahrscheinlich sind Acetylcholin- und andere Receptoren gut beweglich, wenn sie in Membranen eingebettet sind.

Spezifität. Daß Receptoren nur bei einer Zellart vorkommen, ist eine extreme Ausnahme; in aller Regel kommen sie bei einigen (wenigen) Zellarten vor. Acetylcholinreceptoren findet man z. B. auf Skelettmuskelzellen, Herzmuskelzellen, glatten Muskelzellen, Drüsenzellen und Nervenzellen. Die Spezifität der Bindung ist häufig dadurch erhöht, daß sie eine hohe Stereo- oder sonstige chemische Selektivität hat: von zwei optischen Isomeren eines Fremdstoffes (Propranolol) wird z. B. nur die l-Form gebunden.

Receptorendichte. Die Receptorendichte pro Zelle ist in der Regel gering. So hat man nur 80000 β-adrenerge Receptoren auf einer einzelnen Zelle gefunden und sogar nur 1000 Receptoren für den tumor necrosis factor. Hieraus erkennt man unmittelbar, daß man bei Exposition der Receptorenpopulation gegen steigende Konzentrationen eines spezifisch wirkenden Pharmakons eine *Sättigungskurve* der Bindung und damit auch der Wirkung erhält. Deshalb auch bringen bei vielen Pharmaka Dosiserhöhungen über ein bestimmtes Maß hinaus kaum noch eine Zunahme der therapeutischen Wirkung.

Receptoraffinität. Mit Pharmaka spricht man häufig Receptoren an, die nicht nur Receptoren im Sinne der Pharmakologie, sondern auch im Sinne der Physiologie sind: Sie sind gleichsam Antennen auf der Zelloberfläche, mit denen die Zelle Informationen aufnimmt. Solche Informationen werden über (primäre) Botenstoffe vermittelt. Die Konzentration der Botenstoffe in der extrazellulären Flüssigkeit ist in der Regel sehr gering. Die Zelle kann die Botenstoffe deshalb nur „lesen“, wenn sie sie mit großer Wahrscheinlichkeit einfängt. Die Affinität des Receptors zu seinem Botenstoff muß also so hoch wie möglich sein. In der Tat liegen die für die Affinität charakteristischen Gleichgewichtskonstanten (siehe nächster Absatz) nicht selten im nanomolaren, vereinzelt sogar im picomolaren Bereich.

Physiologische Agonisten: Primäre Botenstoffe. Receptoraktivierung

Begriff Charakteristisch für Receptoren ist ihre hohe Bindungsselektivität und die Fähigkeit, nach Kombination mit einem Liganden die Funktion ihrer „Wirtszellen“ zu verändern. Dadurch sind receptorentragende Zellen befähigt, von anderen Zellen Signale zu empfangen. Die „Sender“-Zellen geben in der Regel einen Botenstoff ab. Er wird von Receptoren auf den (evtl. weit entfernt liegenden) Empfängerzellen aus dem Stoffgemisch des Extracellulärraums „herausgefischt“, also als Signal herausgefiltert.

Spezifität der Botenstoffe Die Spezifität vieler Botenstoffe ist deutlich geringer als die Spezifität der Receptoren, auf die sie wirken. Dies zeigt am besten ein Beispiel: die D_1-Receptoren für Dopamin in den Nierenarteriolen werden nur durch Dopamin stimuliert, aber Dopamin stimuliert nicht nur Dopaminreceptoren, sondern auch α-Receptoren und β-Receptoren.

Kommunikationssysteme mit geringer, mittlerer und Es gibt Botenstoffe, die von vielen Zellarten gebildet werden können und auf viele Zellarten wirken. Sie dienen häufig der Kommunikation zwischen Zellen in einem eng begrenzten Gebiet. Die

hoher Spezialisierung Botenstoffe können ungeachtet der geringen Spezialisierung des Kommunikationssystems, dem sie angehören, eine sehr hohe Potency (s. S. 45) haben. Ein Beispiel sind die Prostaglandine.

Botenstoffe mit mäßiger Spezialisierung sind die ***Hormone.*** Sie werden in der Regel nur noch von einer Zellart (endokrinen Zellen) gebildet. Sie *können* jedoch nicht nur auf mehrere Zellarten wirken, sondern *tun* dies auch unter physiologischen Umständen, weil sie nach ihrer Freisetzung auf dem Blutweg verbreitet werden. Beispiele sind Insulin, Testosteron oder Cortison. Eine bessere Spezialisierung findet sich bei den sog. ***lokalen Hormonen,*** bei denen Freisetzungs- und Wirkungsgebiete unmittelbar benachbart sind. Beispiele sind Angiotensin oder Gastrin.

Die höchste Spezialisierung findet man bei ***Neurotransmittern.*** Sie werden an der präsynaptischen Terminale freigesetzt, danach bleibt ihre Wirkung nahezu ganz auf Receptoren der zugehörigen Synapse beschränkt. Zwar wirken sie (bei intravenöser Injektion durch den Arzt) auch auf andere Zellen, jedoch hat eine solche hormonähnliche simultane Mehrstellenwirkung unter physiologischen Bedingungen keine Bedeutung.

Von der Receptoraktivierung zur Wirkung: Signaltransduktion [96, 400]

Primäre Botenstoffe diffundieren nicht leichthin in die Zellen, um dort ihren ultimate receptor zu erreichen, sondern finden so gut wie immer ihre ersten hochaffinen Bindungsstellen bereits auf den Plasmamembranen der Zielzellen. Wenn ein primärer Botenstoff oder auch ein Pharmakon durch eine Primärreaktion mit Receptoren auf der Zelloberfläche Sekundärreaktionen von intrazellulären Bestandteilen auslösen kann, so ergibt sich die Frage, wie die Primärreaktion weitervermittelt wird. Wir ordnen die bekannten Mechanismen nach steigender Komplexität.

- Der bei der Primärreaktion gebildete Komplex Ligand/Receptor wird zu seinem intrazellulären Bestimmungsort transportiert und findet erst dort seinen endgültigen zweiten Receptor. Dieser Mechanismus ist eigentlich nur ein „Vorschaltprozeß“ vor der eigentlichen „Übersetzung“ der Bindung in die Wirkung.
- Die Primärreaktion führt zu einer Veränderung der Ansprechbarkeit eines anderen Receptors. Beispiel: Die Reaktion von Diazepam mit dem „Benzodiazepinreceptor“ (sein physiologischer Ligand wird noch diskutiert) führt zu einer Zunahme der Ansprechbarkeit des GABA-Receptors für GABA.
- Die Primärreaktion führt zur Öffnung eines Ionenkanals in der Plasmamembran. Beispiele: Acetylcholinreceptor vom Nicotintyp, GABA-Receptor.
- Der Receptor ist eine membranständige Proteinkinase, die durch den Agonisten in die aktive Form überführt wird und danach intracelluläre Proteine phosphoryliert. Beispiel: Insulinreceptor (s. S. 157).
- Die Receptorbesetzung mit einem Agonist-Liganden führt zur Aktivierung eines membranständigen sogenannten N-Proteins [271, 429].

N-Proteine bestehen aus den Untereinheiten α, β und γ. Die Untereinheiten β und γ sind bei den N-Proteinen sehr ähnlich oder gleich, die α-Einheiten sind unterschiedlich. Der aktivierte Receptor nimmt mit dem noch inaktiven N-Protein Verbindung auf, worauf die α-Untereinheit GDP abgibt, GTP aufnimmt und sich vom β-γ-Komplex trennt. Die GTP-tragende freie α-Untereinheit ist die aktive Form, die jetzt mit einem Effektor weiterreagiert. Nach einiger Zeit entfernt eine GTPase das γ-Phosphat vom GTP der α-Untereinheit, die entstehende GDP-α-Untereinheit ist nicht mehr aktiv und verbindet sich wieder mit dem β-γ-Komplex.

- Das aktivierte N-Protein fördert oder hemmt die Funktion eines ebenfalls membranständigen Proteins direkt (ohne den Umweg über Signalsubstanzen). Beispiele: Konditionierung der kardialen spannungsabhängigen Calciumkanäle durch β-Sympathomimetica [56]; Öffnung einer Gruppe von K^+-Kanälen nach Aktivierung des Acetylcholinreceptors vom Muscarintyp [361, 389, 343, 285].
- Das aktivierte N-Protein fördert oder hemmt die Bildung einer Signalsubstanz.

Aktivierung oder Hemmung der Adenylatcyclase [222, 271, 282]

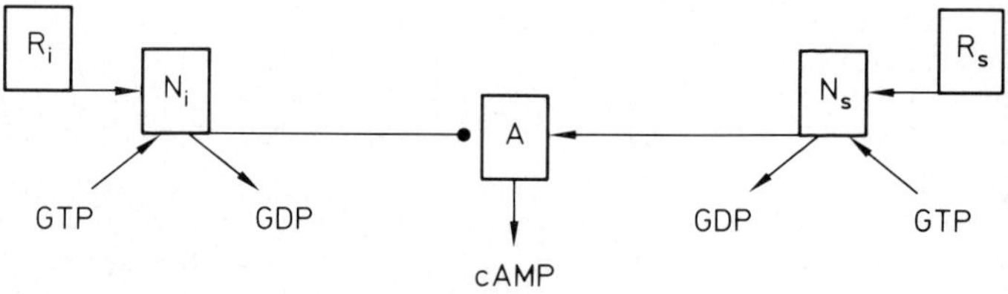

Abb. 7. Schema des Adenylatcyclase-Systems

Abb. 7 zeigt das System in starker Vereinfachung. Es wird durch Ligandenreaktion mit dem Receptor R_s stimuliert, durch Reaktion eines (anderen) Liganden mit R_i inhibiert. N_s stimuliert und N_i inhibiert die Adenylatcyclase. Das von der Adenylatcyclase gebildete cAMP aktiviert Proteinkinasen. Im Vergleich zum Einschrittmechanismus ist der Vielschrittmechanismus an vielen Stellen der Regelung und Beeinflussung durch andere Vorgänge zugänglich. cAMP wird durch eine Phosphodiesterase zu 5'-AMP abgebaut. Die Phosphodiesterase ist durch Methylxanthine (Theophyllin) hemmbar.

Aktivierung des Phosphatidylinositolsystems. [199, 200, 205, 331, 371] Die Primärreaktion führt über die Aktivierung eines N-Proteins zur Aktivierung einer membranständigen Phosphodiesterase, die das in der Plasmamembran residierende Phosphatidylinositol-4,5-diphosphat zu Inositoltriphosphat und Diacylglycerol hydrolysiert. Ob der gleichzeitig beobachtete Einstrom von Calciumionen durch die

Plasmamembran ein davon unabhängiges Ereignis ist, steht dahin. Inositoltriphosphat verläßt die Plasmamembran und leitet schnelle Phosphorylierungen ein: Es setzt aus dem endoplasmastischen Retikulum Calciumionen frei, diese Calciumionen aktivieren Calmodulin, und das mit drei oder 4 Ca^{2+} besetzte Calmodulin aktiviert Calmodulin-abhängige Proteinkinasen. Schwermetalle wie Blei und Cadmium, auch Strontium, aktivieren Calmodulin viel länger als Calcium. Diese Daueraktivierung wird für den Mechanismus der Toxizität dieser Metalle diskutiert. Diacylglycerol bleibt in der Plasmamembran und aktiviert die Proteinkinase C für langsame Phosphorylierungen. Darüber hinaus wird Diacylglycerol durch Phospholipasen zu Arachidonsäure abgebaut; die so gebildete Arachidonsäure scheint jedoch weniger Bedeutung für die Synthese von Prostaglandinen zu haben, sondern dient der Aktivierung der Guanylatcyclase. Das daraufhin gebildete cGMP bringt eine weitere Gruppe von Proteinkinasen, die cGMP-aktivierbaren Proteinkinasen ins Spiel. Das Adenylatcyclasesystem und das Phosphoinositolsystem arbeiten im engen Verbund. Ein diskutiertes Beispiel für die Aktivierung des Phosphoinositolsystems ist die Förderung der Thrombozytenaggregation durch Thromboxan A_2.

Calcium s. S. 206

Quantifizierung von Bindung und Wirkung

Bindungsgleichgewicht, Affinität Die spezifische Bindung eines Fremdstoffes L an ein biologisches Substrat S gehorcht dem Massenwirkungsgesetz. Für die Bildung des Reaktionsproduktes LS gilt

$$\frac{d\,[LS]}{dt} = k_a \cdot [L] \cdot [S] - k_d [LS] \qquad (15)$$

k_a ist die *Assoziationsgeschwindigkeitskonstante,*
k_d ist die *Dissoziationsgeschwindigkeitskonstante.*

Im Gleichgewicht ist $\frac{d\,[LS]}{dt} = 0$, folglich

$$\frac{[L] \cdot [S]}{[LS]} = \frac{k_d}{k_a} = K_D \qquad (16)$$

K_D ist die ***Gleichgewichtskonstante****. Je kleiner sie ist, desto höher ist die Affinität des Fremdstoffes zum biologischen Substrat. Zahlenbeispiel: Für Insulin ist $k_a = 2\text{–}3 \times 10^6\ mol^{-1}\ ls^{-1}$, $k_d = 4 \times 10^{-4}\ s^{-1}$

* Für die Gleichgewichtskonstante wird synonym die Bezeichnung Bindungskonstante benutzt

und $K_D = 1\text{-}2 \times 10^{-10}$ mol/l. Die anschauliche Aussage dieser Rechnung lautet: Wenn man in einem biologischen System (z. B. in einer Zellsuspension) eine Konzentration von nur $1\text{-}2 \times 10^{-10}$ mol/l freies Insulin in der wäßrigen Phase mißt, dann sind bereits die Hälfte aller Insulinbindungsstellen im biologischen System mit Insulin besetzt. Beweis:

$$\frac{[2 \times 10^{-10}] \cdot [S]}{[LS]} = [2 \times 10^{-10}]$$

woraus folgt: $\frac{[S]}{[LS]} = 1$, $[S]:[LS] = 1:1$

Konzentrationsbindungskurve Die Beziehung zwischen [L], der molaren Konzentration des Liganden (des Pharmakons oder Giftes) und [LS], der Konzentration der vom Liganden besetzten Bindungsstellen, läßt sich graphisch darstellen. Für Forschungszwecke ist die Darstellung nach Scatchard besonders geeignet. Für die Pharmakotherapie ist die Konzentrationsbindungskurve anschaulicher. Wir schreiben in Gleichung (16) von S. 41 die noch freien Bindungsstellen S als Differenz zwischen T (Totalmenge aller Bindungsstellen) und LS (bereits besetzte Bindungsstellen):

$$\frac{[L] \times ([T] - [LS])}{[LS]} = K_D \tag{17}$$

und erhalten durch Umformung

$$[LS] = [T] \times \frac{[L]}{[L] + [K_D]} \tag{18}$$

Gibt man in Gleichung (18) die Totalkonzentration aller Bindungsstellen T und die Konstante K_D eines zu untersuchenden Liganden fest vor, dann kann man in die rechte Seite von Gleichung (18) steigende Konzentrationen von L einsetzen und die jeweils zugehörige Konzentration besetzter Bindungsstellen LS ausrechnen. In Kurve ----- der Abb. 8 wurde dies bei vorgegebenem $[T] = 1000$ nmol/l und $K_D = 1$ nmol/l getan und die errechneten [LS]-Werte gegen die zugehörigen Konzentrationen des Liganden aufgetragen. Man erkennt:

- *Die log Konzentrations-Bindungs-Kurve ist eine symmetrische S-Kurve.* Gibt man einen größeren Wert für K_D vor (hat der Ligand also eine geringere Affinität zu den Bindungsstellen), so wird die S-Kurve nach rechts verschoben (Kurve —— $[T] = 1000$ nmol/l, $K = 10$ nmol/l). Setzt man hingegen die Zahl der Bindungsstellen herab (Kurve ····· $[T] = 500$ nmol/l, $K = 1$ nmol/l) wird die S-Kurve „gestaucht“.

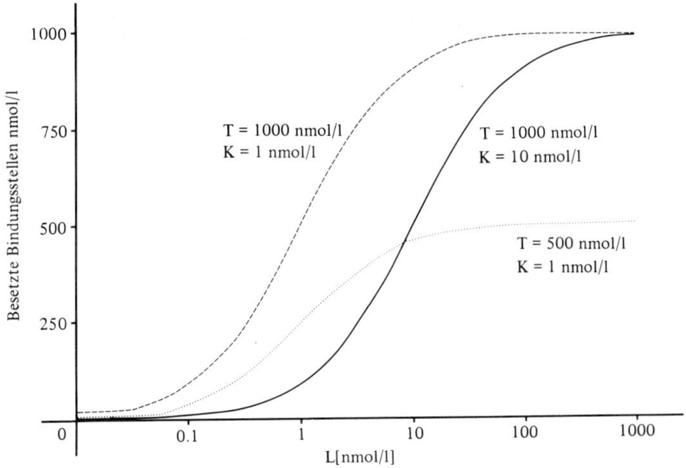

Abb. 8. Spezifische Bindung in Abhängigkeit von der Ligandenkonzentration

Positive und negative Kooperativität

Ein Bindungsprotein kann mehr als eine Bindungsstelle für ein und denselben Liganden haben. So hat z.B. ein Immunglobulin der Klasse IgM zehn gleichberechtigte Bindungsstellen für den passenden Liganden (das passende Antigen). Nach Bindung des ersten Liganden kann die Bindung des zweiten Liganden erleichtert oder erschwert sein. Im ersten Fall spricht man von *positiver Kooperativität,* im zweiten Fall von *negativer Kooperativität.* In beiden Fällen ist die Bindungskonstante und damit die Affinität keine Konstante mehr, sondern ist von der Menge der bereits besetzten Bindungsstellen abhängig. Deshalb spricht man nicht mehr von Affinität, sondern von ***Avidität.***

Form der log-Konzentrations-Wirkungskurven am Individuum

Wir betrachten ein Individuum, das eine Anzahl gleicher Receptoren für den Liganden L (Pharmakon oder Gift) hat. Dann wird die Reaktion zwischen L und R

$$[L]+[R]\underset{k_d}{\overset{k_a}{\rightleftharpoons}}[LR] \qquad (19)$$

beschrieben durch das Massenwirkungsgesetz

$$\frac{[L]\times[R]}{[LR]}=K_D \qquad (20)$$

und es gilt in Analogie zu Gleichung 18

$$[LR]=[T]\frac{[L]}{K_D+[L]} \qquad (21)$$

Da wir es jetzt mit *Receptoren* zu tun haben, muß die Bildung des LR-Komplexes auch zu einer Wirkung W führen

$$[L]+[R] \underset{k_d}{\overset{k_a}{\rightleftharpoons}} [LR] \xrightarrow{k_w} W \tag{22}$$

Für die Beziehung zwischen der Konzentration der besetzten Receptoren [LR] und der durch die Besetzung ausgelösten Wirkungsstärke W müssen wir etwas voraussetzen, wenn wir weiterrechnen wollen. Kurzerhand setzen wir voraus, daß diese Beziehung linear ist.

$$W = k_w \times [LR] \tag{23}$$

Diese Voraussetzung ist die denkbare gröbste Annäherung an die Wirklichkeit; sie ist eigentlich eine durch Rechenfaulheit bedingte Unverschämtheit, aber die Praxis hat die Zulässigkeit dieser Voraussetzung im Nachhinein gerechtfertigt. Wenn wir (23) in (21) einsetzen, erhalten wir

$$W = [T] \times k_w \frac{[L]}{K_D + [L]} \tag{24}$$

Durch Vergleich mit Gleichung (18) S. 42 erkennen wir sofort, daß wir auch für die Beziehungen zwischen log [L] und der Wirkung W ähnliche S-Kurven erhalten müssen wie für die Beziehung zwischen log [L] und [LR] in Abb. 7, denn $[T] \times k_w$ ist genau so konstant wie [T] allein.

○ *Die log Konzentrations-Wirkungs-Kurven sind am Individuum S-förmig.*

„spare receptors" Die Linearität der Beziehung zwischen Rezeptoraktivierung und Wirkung ist oft, aber nicht immer eine gerade noch zulässige Voraussetzung. In einer (therapeutisch wichtigen) Situation gilt sie nicht. Diese Situation besteht immer dann, wenn die Aktivierung nur eines kleinen Bruchteils der auf der Zelloberfläche liegenden Receptoren genügt, um das nachgeschaltete intracelluläre Instrumentarium schon vollständig („sättigend") zu aktivieren. Die Restfraktion der noch gar nicht aktivierten Receptoren bezeichnet man als spare receptors (Reservereceptoren). Die Wirkung eines Receptorantagonisten (nahezu alle sind Pharmaka) kommt erst dann zum Tragen, wenn man mit einer entsprechenden Dosis die spare receptors blockiert hat.

„Dosiswirkungskurven" am Individuum Die exakte Bezeichnung für die vorstehend diskutierten Kurven lautet log Konzentrations-Wirkungs-Kurven. Häufig wird hierfür der Begriff „log Dosis-Wirkungs-Kurven" benutzt. Hierbei geht man von der Vorstellung aus, daß zu jeder Konzentration an freiem

Liganden [L] im Individuum eine Gewichtsmenge von L (eine Dosis) gehört, die frei gelöst in dem Flüssigkeitsvolumen ist, in der die Konzentration von L gemessen wird. Solange man unter Dosis die Menge des *freien* Liganden L vesteht, bleibt alles richtig, was wir für die log Konzentrations-Wirkungs-Kurven gefunden haben. Die Gesamtdosis ist die Summe aus der Menge der freien Liganden L und des im Receptorkomplex LR gebundenen Liganden. Bei niedriger Konzentration von L, aber großem Flüssigkeitsvolumen für L kann die Gesamtmenge von L noch immer viel größer sein als die in LR gebundene Menge. Dann besteht nur ein kleiner, zu vernachlässigender Unterschied zwischen Gesamtdosis und „freier" Dosis des Liganden. Die Voraussetzung ist in der Pharmakotherapie so gut wie immer erfüllt.

Potency ***Vorbetrachtung.*** Zwei Pharmaka oder Gifte I und II sollen die gleiche Wirkungskonstante k_w haben, aber II soll eine größere Gleichgewichtskonstante K_D und damit eine geringere Affinität zum Receptor haben als I. Dann liegt nach den Untersuchungen auf S. 43 der Wendepunkt der Kurve für II über einer höheren Konzentration als der Wendepunkt der Kurve für I (Abb. 9). Die Kurve II ist gegen die Kurve I nach rechts parallel verschoben.

Definition. Die *Potency* gibt an, bei welcher Konzentration eines Pharmakons (Giftes) die Konzentrations-Wirkungs-Kurven ihren Wendepunkt haben. Bei Pharmaka mit hoher Potency liegt der Wendepunkt über niedrigen Konzentrationen.

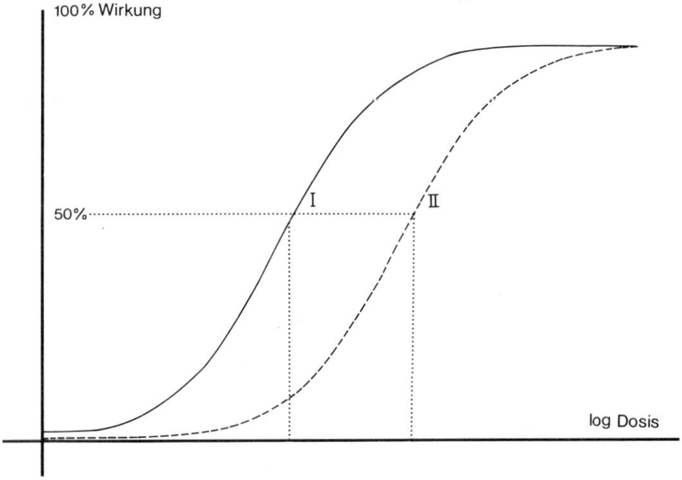

Abb. 9. Dosis-Wirkungs-Kurven für zwei Pharmaka I und II. I hat eine größere Potency als II

Der pD_2-Wert Für die Potency eines Pharmakons hätte man gern ein Maß. Hierfür bietet sich die Konzentration des Pharmakons unter dem Wendepunkt der Konzentrations-Wirkungskurve an, weil dort die Kurve ihren steilsten Verlauf hat und deshalb die zugehörige Konzentration am genauesten zu bestimmen ist. Angenommen, diese Konzentration sei $2{,}5 \times 10^{-5}$ mol/l, so müßte man bei der Angabe elf Worte sprechen. Deshalb bildet man den negativen Logarithmus dieser Zahl:
$-\log (2{,}5 \times 10^{-5}) = -(\log 2{,}5 - 5) = 4{,}60$ und bezeichnet diese Ziffer als pD_2.

Definition. Der pD_2 ist der negative Logarithmus der halbmaximal wirksamen Konzentration eines Pharmakons.

Efficacy ***Vorbetrachtung.*** Zwei Pharmaka I und III sollen dieselben Gleichgewichtskonstanten K_D haben, aber der Stoff III soll eine kleinere Wirkungskonstante k_w haben als der Stoff I. Dann liegt die Kurve von III unter der Kurve von I (Abb. 10). Mit III läßt sich eine geringere maximale Wirkungsstärke erreichen als mit I. Beide Kurven haben jedoch ihren Wendepunkt über der gleichen Dosis (also gleiche Potency).

Definition. Die *Efficacy* ist ein Maß für die maximal erreichbare Wirkungsstärke eines Pharmakons oder Giftes.

Intrinsic Activity ***Vorbetrachtung.*** Im vorstehenden Beispiel für Efficacy hatten wir die „vertikale Stauchung" in der Kurve für III dadurch erreicht, daß wir in Gleichung (24) im Produkt $[T] \times k_w$ den Faktor k_w verkleinert haben. Biologisch haben wir damit ausgedrückt, daß das Pharma-

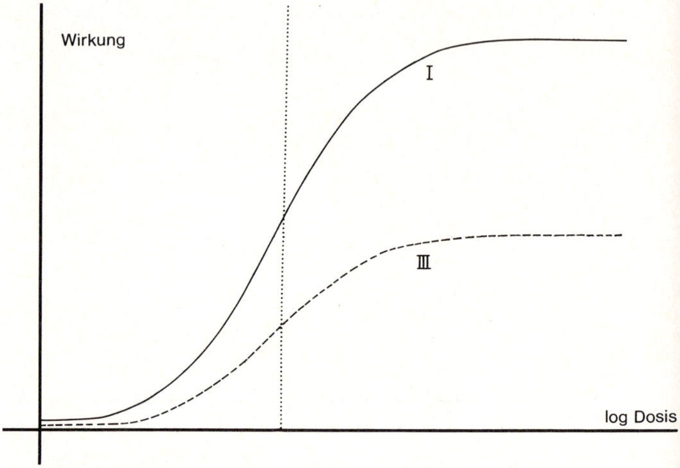

Abb. 10. Dosis-Wirkungs-Kurven zweier Pharmaka. I hat eine höhere Efficacy als III

kon III pro besetztes Receptormolekül weniger Wirkung abliefert als das Pharmakon I. Man sagt: Das Pharmakon III hat eine geringere Intrinsic Activity als das Pharmakon I.

Kompetitiver Antagonismus

Vorbetrachtung. Wir betrachten zwei Pharmaka P und C. Sie haben gleiche Gleichgewichtskonstanten K_D, aber die Wirkungskonstante k_w sei >0 nur für das Pharmakon P und $=0$ für C. C bindet sich also nur an den Receptor, aber löst keine Wirkung aus. Wir nehmen erst die log Konzentrations-Wirkungs-Kurve von P allein auf und erhalten die P-Kurve in Abb. 11. Danach erzeugen wir eine Festkonzentration von C im Individuum und nehmen die Kurve mit steigenden Werten P erneut auf. In vielen Fällen werden wir die nach rechts parallel verschobene Kurve $(P+C_{fest})$ in Abb. 11 erhalten. Die Festkonzentration von C hat die Gleichgewichtskonstante K_D des Stoffes P scheinbar vergrößert, also seine Potency scheinbar verkleinert, ohne seine Efficacy zu ändern.

Definition. Ein Pharmakon C ist *reiner kompetitiver Antagonist* eines Pharmakons P, wenn es die Konzentrations-Wirkungs-Kurve von P parallel in einen höheren Dosisbereich verschiebt, ohne das Wirkungsmaximum zu ändern.

Diskussion. Die Parallelverschiebung tritt immer dann ein, wenn der Antagonist C anstelle von P die Receptorbindung besetzt. Hieraus erklärt sich historisch die Bezeichnung „kompetitiv". Inzwischen sind jedoch auch Fälle von kompetitivem Antagonismus bekannt, in denen der Antagonist C und das Pharmakon P (Agonist) an verschiedene Stellen des Receptors gebunden werden.

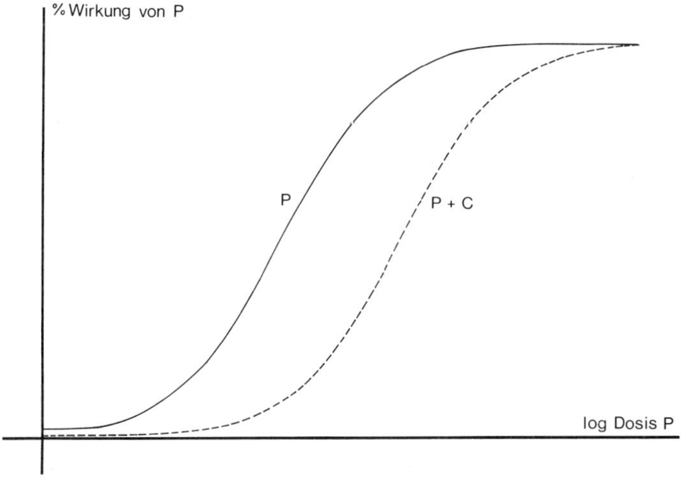

Abb. 11. Parallelverschiebung der Dosis-Wirkungs-Kurve eines Pharmakons P durch Zusatz einer konstanten Menge eines kompetitiven Antagonisten C

Der pA_2-Wert Die Fähigkeit eines kompetitiven Antagonisten, die log Dosis-Wirkungs-Kurve eines Agonisten nach rechts (zu höheren Dosen) zu verschieben, möchte man quantitativ ausdrücken. Hierzu dient der pA_2-Wert, der heute als Gütekriterium zu Werbezwecken herangezogen wird. Man sucht experimentell diejenige Konzentration des Antagonisten, in deren Anwesenheit man doppelt soviel Agonisten braucht, um die gleiche Wirkung zu erreichen wie in Abwesenheit des Antagonisten. Diese Konzentration wird in der Regel gering sein, z.B. 5×10^{-9} mol/l. Aus den gleichen Bequemlichkeitsgründen der Sprechweise, wie sie für den pD_2-Wert dargestellt wurden, bildet man von dieser Konzentration den negativen Logarithmus und bezeichnet ihn als pA_2.

Definition. Der pA_2 ist der negative Logarithmus der Antagonistenkonzentration, in deren Anwesenheit die Agonistenkonzentration verdoppelt werden muß, um die gleiche Wirkung zu erreichen wie in Abwesenheit des Antagonisten.

Nichtkompetitiver Antagonismus ***Vorbetrachtung.*** Wir betrachten zwei Pharmaka P und N. Wie im vorangehenden Beispiel seien die K_D gleich, k_w von P sei >0 und k_w von N sei $=0$. Mit P werden wieder zwei log Konzentrations-Wirkungs-Kurven aufgenommen, die zweite in Anwesenheit einer Festkonzentration von N. Diesmal erhalten wir die in Abb. 12 gezeigten Kurven.

Die Festkonzentration von N hat das Wirkungsmaximum und damit die Efficacy von P verkleinert. Die Potency bleibt unverändert, denn die Wendepunkte der Kurven bleiben über der gleichen Konzentration.

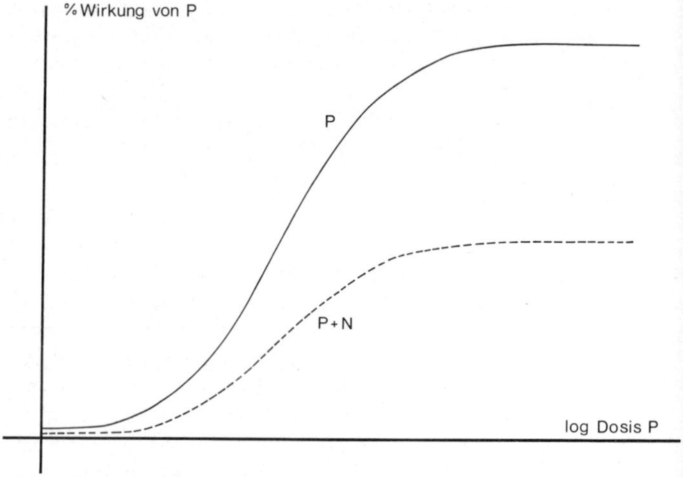

Abb. 12. Stauchung der Dosis-Wirkungs-Kurve eines Pharmakons P durch Zusatz einer konstanten Dosis eines nichtkompetitiven Antagonisten N

Definition. Ein Pharmakon N ist *reiner nichtkompetitiver Antagonist* eines Pharmakons P, wenn es das Wirkungsmaximum (die Efficacy) von P senkt, ohne die Potency von P zu ändern.

Diskussion. Der nichtkompetitive Antagonismus des Stoffes N gegen den Stoff P kann auf zwei Arten zustande kommen. Entweder vermindert N die für P verfügbare Receptorenkonzentration T, oder es vermindert die Wirkungskonstante k_w von P. In beiden Fällen nimmt in Gleichung (11) das Produkt $[T] \times k_w$ ab, damit auch das erreichbare Maximum von W.

Funktioneller Antagonismus

> *Beispiel:* Barbiturate senken in toxischen Dosen den arteriellen Druck (weil sie durch Wirkung im ZNS den zentralen Sympathotonus reduzieren). Mit einer Dauerinfusion von Dopamin läßt sich der Druck auf einen intensivmedizinisch erforderlichen Wert heben (weil Dopamin in ausreichender Dosierung α-Receptoren in den peripheren Gefäßen stimuliert). Deshalb ist Dopamin funktioneller Antagonist der Barbiturate hinsichtlich der Blutdruckwirkung.

Definition. Ein Pharmakon F ist funktioneller Antagonist des Pharmakons P, wenn es die Wirkung von P durch Auslösung einer Gegenwirkung über andere Receptoren oder unspezifisch reduziert.

Nichtpharmakodynamische Antagonismen

Ein Antagonist kann die *Resorption* eines Agonisten beeinträchtigen. Beispiel: Metallionen der Antacida (Ca^{++}, Mg^{++}, Ale^{+++}) reagieren mit Tetracyclinen bei gleichzeitiger oraler Verabfolgung und reduzieren dadurch die Resorption der Tetracycline.

Antagonismus durch *chemische Inaktivierung* wird auch bei anderen Gelegenheiten beobachtet: Gegenseitige Inaktivierung von Penicillinen und Gentamycin beim Versuch, solche Stoffe in derselben Infusionslösung gemeinsam zu infundieren; Inaktivierung von Heparin durch Protaminsulfat noch im Blutplasma; Inaktivierung von im Blut befindlichen Tetanustoxin durch intravenöse Injektion von Antitoxin; Überführung von Metallen in komplexe Verbindungen mit Dimercaprol oder $CaNa_2$-EDTA.

Synergismus

Definition. Synergismus zwischen zwei Pharmaka P1 und P2 bezüglich einer Wirkung liegt vor, wenn P1 die Wirkung von P2 oder P2 die Wirkung von P1 verstärkt. Man unterscheidet additiven und überadditiven Synergismus. Wir erklären das am Beispiel:

> *Beispiel:* Um eine bestimmte Wirkungsstärke W zu erzeugen, benötige man vom Pharmakon P1 die Dosis D1 und vom Pharmakon P2 die Dosis D2. Angenommen, wir mischen jetzt ¼ D1 mit ¾ D2 und messen die Wirkungsstärke der Mischung. Wenn sie wieder die Quantität W hat, sprechen wir von additivem Synergismus, wenn sie größer ist, von überadditivem Synergismus.

Unspezifische Bindung und unspezifische Wirkung

Vorbetrachtung. Wenn ein Pharmakon oder Gift an einer Zelle keine Receptoren vorfindet, mit denen es reagieren kann, so schließt das seine Wirkung nicht aus. Für Ethanol sind z. B. Receptoren beim Menschen nicht bekannt. Dennoch hat Ethanol viele Wirkungen. Der unspezifischen Wirkung geht wie der spezifischen Wirkung eine Bindung des Pharmakons oder Giftes an Bestandteile des biologischen Systems voraus. Diese Bindung kann z. B. auf hydrophober Wechselwirkung beruhen, etwa wenn bei einer Vergiftung mit einem organischen Lösungsmittel sich das Lösungsmittel in der Lipidschicht von Zellmembranen anreichert. Das so in der Zellmembran angereicherte Lösungsmittel verändert die Raumordnung und damit die „Einbettungsfunktion" der Membranlipide so sehr, daß sich die Tätigkeit vieler eingebetteter Funktionsproteine quantitativ entscheidend verändert. Der völlige Zusammenbruch der Zellfunktion erfolgt in der Regel schon bei Lösungsmittelkonzentrationen im Lipid, die noch weit von einer Sättigung der Lipidschicht entfernt sind.

Allgemein gilt: Bei einer unspezifischen Bindung reagiert das Pharmakon oder Gift mit Zellstrukturen, die sich bei vielen Zellarten finden. In der Regel ist die Affinität hier um Zehnerpotenzen geringer als bei der spezifischen Bindung, und eine Sättigung der Bindung wird praktisch nicht (theoretisch erst bei extrem hohen Konzentrationen) erreicht. Wenn aus der unspezifischen Bindung eine Wirkung resultiert, so ist diese in der Regel nicht zell- oder gewebsspezifisch.

Dosis-Wirkungs-Kurven am Kollektiv bei Alles-oder-Nichts-Reaktion des Individuums

Im Kapitel *Receptoren* haben wir die unterschiedliche starke, d. h. graduierte Reaktion eines Individuums (mit lauter gleichen Receptoren) auf ein Pharmakon betrachtet. Es ist jedoch möglich, daß ein Stoff an einem Individuum nur eine Alles-oder-Nichts-Reaktion auslöst. Dies kann z. B. Leben oder Tod eines Versuchstiers oder einer Zelle sein.

Die Erfahrung hat gezeigt, daß in der überwiegenden Zahl der Fälle die Empfindlichkeit der Individuen eines Kollektivs gegen die letale Wirkung eines Stoffes log-normal verteilt ist. Wenn man diese Gauß-Kurve integriert, erhält man die Kurve in Abb. 13. Sie wird als Dosis-Wirkungs-Kurve eines Stoffes am Kollektiv bezeichnet. Formal sieht sie aus wie eine Kurve in Abb. 9, hat jedoch eine ganz andere mathematische Grundlage.

In unserem Beispiel können sich die Dosis-Wirkungs-Kurven zweier Stoffe *nicht mehr* (wie bei der graduierten Wirkung) durch

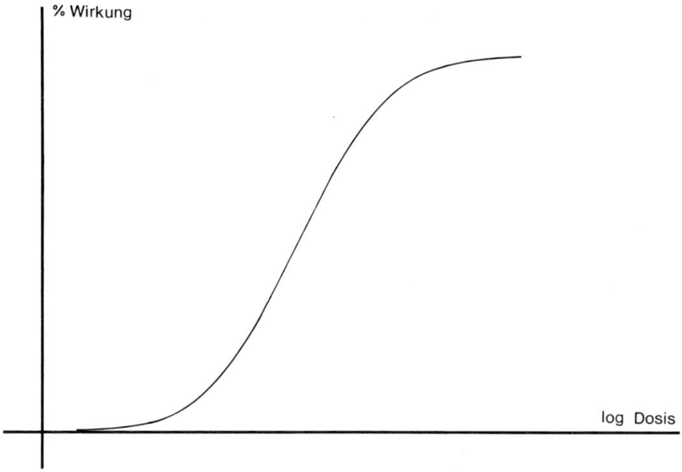

Abb. 13. log Dosis-Wirkungskurve als integrierte Gauß-Kurve bei Alles-oder-Nichts-Reaktion der Individuen eines Kollektivs

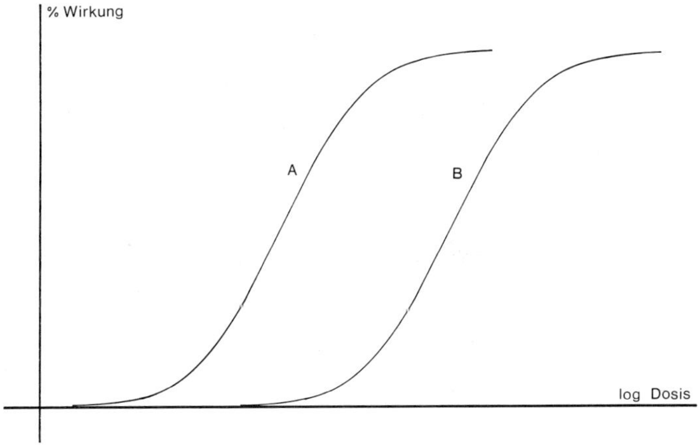

Abb. 14. Unterschiedliche Potency zweier Pharmaka bei Alles-oder-Nichts-Reaktion der Individuen eines Kollektivs

die maximal erreichbare Wirkung unterscheiden, denn es wird mit jedem Stoff gelingen, alle Tiere eines Kollektivs zu töten, wenn man nur die Dosis genügend groß wählt. Die Dosis-Wirkungs-Kurven können wie bei der graduierten Wirkung jedoch gegeneinander parallel verschoben sein (Abb. 14), die zugehörigen Stoffe würen sich auch dementsprechend in ihrer Potency unterscheiden. Hinzu kommt eine neue Möglichkeit: Die Empfindlichkeitsverteilung

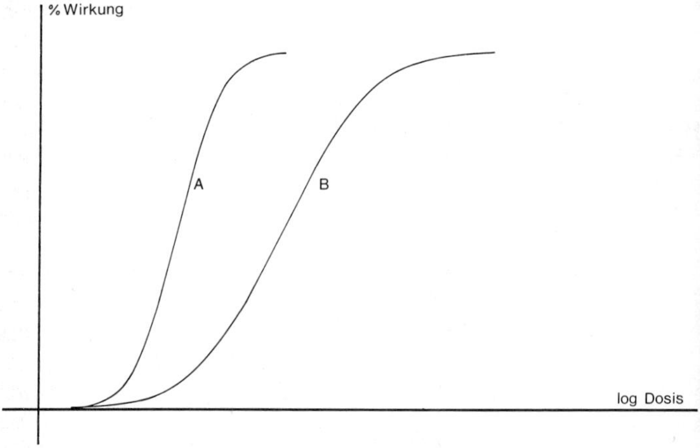

Abb. 15. Unterschiedliche Verteilung der Empfindlichkeit gegen zwei Pharmaka A und B, gemessen an Kollektiven, deren Individuen nach dem Alles-oder-Nichts-Gesetz reagieren

kann gegen Stoff B breiter sein als gegen Stoff A. In diesem Fall hat Stoff B eine flacher verlaufende Dosis-Wirkungs-Kurve als Stoff A (Abb. 15).

ED 50, LD 50, therapeutischer Quotient

Für die nachfolgenden Ausführungen ist folgende mathematische Tatsache wichtig, die hier ohne Beweis formuliert wird:

- Sowohl die log Dosis-Wirkungs-Kurven am Individuum als auch die log Dosis-Wirkungs-Kurven am Kollektiv haben ihre *größte Steilheit im Wendepunkt* der Kurve. Zu diesem Wendepunkt gehört stets eine *Wirkungsstärke von 50%* des erreichbaren Maximums.

log Dosis-Wirkungs-Kurven für mehrere Wirkungen eines Pharmakons

Betrachtung der denkbaren Möglichkeiten

Angenommen, wir behandeln Kollektive infizierter Mäuse mit verschieden hohen Dosen eines Antibioticums. In niedrigen Dosen sei das Antibioticum in der Lage, die Mäuse durch Beseitigung der Infektion vor dem Tod zu bewahren, in höherer Dosis jedoch soll es durch seine eigene Toxicität den Tod der Mäuse herbeiführen. Für beide Wirkungen wollen wir die log Dosis-Wirkungs-Kurven in das gleiche Koordinatensystem eintragen. Wirkungen seien die Prozentsätze der von der Infektion geheilten bzw. der durch das Antibioticum getöteten Mäuse in jedem Kollektiv (pro Dosis werde ein Kollektiv verwandt). Dann können die beiden log Dosis-Wirkungs-Kurven so aussehen (Abb. 16).

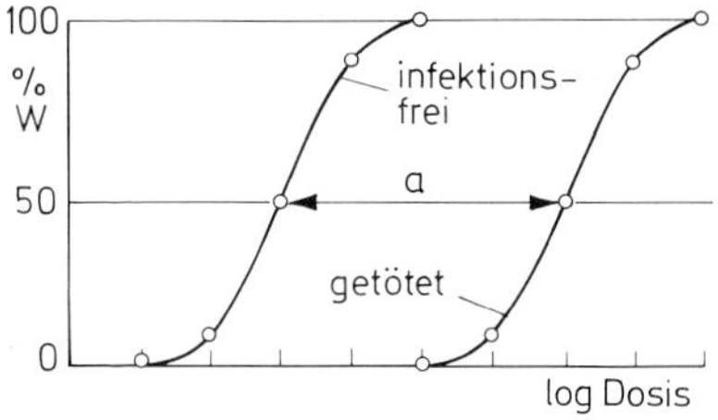

Abb. 16. log Dosis-Wirkungs-Kurven für zwei Wirkungen eines Antibioticums, erste Alternative

Kennzeichen dieses Kurvenpaares ist seine Parallelität, d.h. der waagerechte Abstand a der Kurven ist für jeden Prozentsatz der Wirkung derselbe. Die beiden Kurven könnten aber auch so aussehen (Abb. 17).

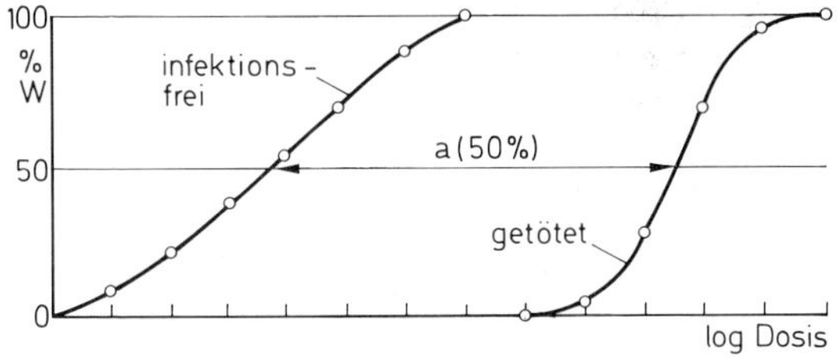

Abb. 17. log Dosis-Wirkungs-Kurven für zwei Wirkungen eines Antibioticums, zweite Alternative

Oder sie könnten zwar parallel verlaufen, aber „übereinandergeschoben" sein:

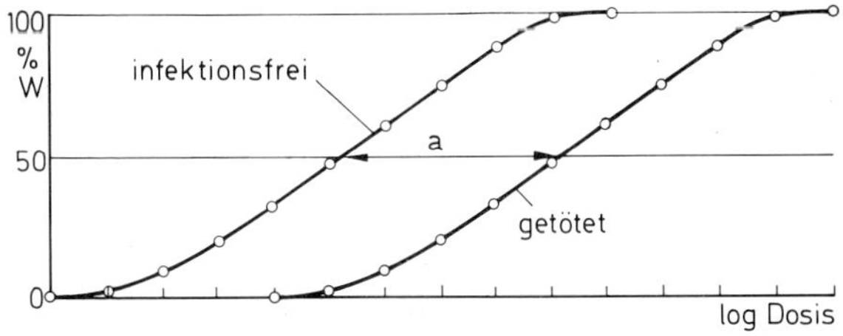

Abb. 18. log Dosis-Wirkungs-Kurven für zwei Wirkungen eines Antibioticums, dritte Alternative

Der Abstand a ist in Abb. 16 und Abb. 18 derselbe und konstant über den ganzen Dosisbereich; der Abstand a in Abb. 17 ist eine Funktion der Dosis.
Es ist offensichtlich, daß die therapeutische Brauchbarkeit je nach dem Verlauf der beiden Dosis-Wirkungs-Kurven zueinander ver-

schieden sein wird. Für die Sicherheit des Antibioticums bei der Anwendung am Menschen wird wünschenswert sein, daß die beiden Dosis-Wirkungs-Kurven einen möglichst großen Abstand a haben, daß der Abstand a in allen Bereichen der log Dosis-Wirkungs-Kurven gleich groß ist (also die Kurven parallel verlaufen) und daß keine Überlappung der beiden log Dosis-Wirkungs-Kurven eintritt. Zur Charakterisierung der Sicherheit dienen eine Reihe von Quotienten, deren Aussagekraft jedoch beschränkt ist.

ED 50 und LD 50 Zur quantitativen Charakterisierung des Dosisbereiches, in dem ein Pharmakon wirkt, eignet sich die zum Wendepunkt der log Dosis-Wirkungs-Kurve gehörige Dosis besonders gut, denn an dieser Stelle hat die Kurve ihre größte Steilheit, kleine Abweichungen in der Dosis machen sich schon in einer relativ großen Abweichung in der Wirkungsgröße bemerkbar, die erreichbare biostatistische Sicherheit ist also für diese Dosis am größten. Wie im vorhergehenden Abschnitt ausgeführt, ist die zum Wendepunkt der Kurve gehörige Dosis diejenige Dosis, die 50% der maximal erreichbaren Wirkung auslöst. Man bezeichnet sie als die ED 50. Handelt es sich speziell um die letale Wirkung, so bezeichnet man die Dosis, die 50% der Tiere tötet, als LD 50.

Therapeutische Breite und therapeutischer Quotient Es liegt nahe, zur Charakterisierung eines Stoffes den Abstand zwischen der ED 50 und der LD 50 heranzuziehen, wenn die Dosis-Wirkungs-Kurven parallel verlaufen, also LD 50–ED 50 zu bilden. Diese Differenz heißt die *therapeutische Breite.* Der Begriff wird deswegen weniger gebraucht, weil meist nicht die Dosis-Wirkungs-Kurven, sondern die log Dosis-Wirkungs-Kurven um ihre Wendepunkte (ED-50- bzw. LD-50-Werte) rotationssymmetrisch sind und (im günstigsten Fall) zueinander parallel verlaufen. Dann liegt es nahe, zur Charaktierisierung der Sicherheit eines Pharmakons den Abstand zwischen logLD 50 und logED 50 heranzuziehen, also logLD 50–logED 50. Dies ist identisch mit $\log\frac{\text{LD 50}}{\text{ED 50}}$. Der Einfachheit halber gibt man nur den Wert $\frac{\text{LD 50}}{\text{ED 50}}$ an. *Dieser Wert*

- $\frac{\mathit{LD\ 50}}{\mathit{ED\ 50}}$ *heißt therapeutischer Quotient.*

Der therapeutische Quotient ist zur Charakterisierung von Pharmaka, deren log Dosis-Wirkungs-Kurve und log Dosis-Letalitäts-Kurve nicht parallel laufen, wenig geeignet, da sich eine im unteren Bereich flach verlaufende Letalitätskurve, die aber schon bei relativ niedrigen Dosen beginnt, unter das obere Stück der log Dosis-Wirkungs-Kurve schieben kann; das gleiche kann aber auch schon bei parallel laufenden Dosis-Wirkungs-Kurven geschehen. So wäre der therapeutische Quotient in Abb. 16 und Abb. 18 derselbe; die viel höhere Gefährdung des Patienten im Fall der Abb. 18 käme durch die Ziffer nicht zum Ausdruck.

Therapeutischer Index (nach Brock) Um der mangelnden Aussagekraft des therapeutischen Quotienten zu begegnen, wurde vorgeschlagen, den Abstand zwischen der für 95% der Tiere kurativen log Dosis von der für 5% der Tiere bereits letalen log Dosis zur Charakterisierung zu verwenden. Mit Überlegungen analog zu denen im vorhergehenden Abschnitt kommt man zu einem Quotienten $\frac{LD\ 5}{ED\ 95}$. Dieser Quotient ist der therapeutische Index nach Brock. Die Schwierigkeit im Umgang mit diesem therapeutischen Index liegt in seiner Bestimmung begründet. Sowohl für die ED 95 als auch für die LD 5 verlaufen die log Dosis-Wirkungs-Kurven sehr flach, die Werte haben biostatistisch also eine vergleichsweise hohe Unsicherheit.

Immunreaktionen und Pharmaka [476]

Bildung immunreaktiver Strukturen als pharmakodynamisches Problem Die Bildung von immunreaktiven Strukturen (durch den Organismus), die mit Pharmaka reagieren, läßt sich als pharmakodynamisches Problem begreifen. Hierzu muß man nur die gegen Pharmaka vom biologischen System gebildeten immunreaktiven Strukturen als pharmakologische Receptoren ansehen. Wir wollen sie „Immunreceptoren“ nennen.

Vollantigene und Haptene Viele Pharmaka können direkt als Antigen wirken, wenn nämlich ihr Molekulargewicht groß genug ist (Insulin vom Rind oder vom Schwein, Proteine in Antiseren vom Tier („Schlangenseren“)). Man bezeichnet sie als *Vollantigene.*

Viele niedermolekulare Pharmaka (Acetylsalicylsäure, Barbiturate, Hydantoine, Lokalanaesthetica, N-Acetylcystein, Penicilline und viele andere und besonders die reaktiven Metaboliten niedermolekularer Pharmaka haben die Fähigkeit, mit körpereigenem Eiweiß eine covalente Bindung einzugehen. Diese Bindung erfolgt bevorzugt an bestimmte Aminosäuren der körpereigenen Proteine (Lysin, Histidin, Tyrosin). Die so veränderten Proteine werden daraufhin von den Makrophagen als Fremdeiweiße angesehen. Niedermolekulare Pharmaka oder deren Metaboliten, die körpereigenes Eiweiß in Antigeneiweiß umwandeln, heißen *Haptene.*

Humorale und celluläre Immunabwehr Antigene sprechen Makrophagen, T-Lymphocyten und B-Lymphocyten an. Diese Zellen kooperieren miteinander und können auf zwei Wegen Abwehrreaktionen gegen Antigene einleiten, nämlich durch zelluläre und humorale Immunabwehr.

Celluläre Immunabwehr bei zellständigem Antigen. *Makrophagen* nehmen das Antigen auf, verdauen es und „präsentieren“ Bruchstücke davon zusammen mit einem MHC-Protein der Klasse II. Gleichzeitig geben sie vermehrt Interleukin 1 ab. Nach neuer Auffassung sind MHC-Proteine der Klasse II (vielleicht auch der Klasse I) Receptorproteine, auf denen die Antigene oder Antigenfragmente gebunden werden. Der Genort für das MHC-Protein der Klasse II ist polymorph. Das gleiche Antigen wird deshalb mit verschiedenen MHC-Proteinen verschiedener Menschen unterschiedlich gut präsentiert. Dieser Umstand wird herangezogen, um zu erklären, warum die zelluläre (und auch die humorale) Immunreaktion auf das gleiche Antigen individuell verschieden ausfällt. Das Antigen kann hierbei auch aus einem Hapten (Pharmakon oder sein Metabolit) und seinem „Träger" (z. B. einem Protein) bestehen.

T-Lymphocyten differenzieren noch antigenunabhängig zu Vorläuferzellen von T-Helferzellen und T-Effektorzellen (cytotoxische Zellen). Die endgültige Differenzierung erfolgt aber antigenabhängig, und zwar durch simultane Einwirkung von Interleukin 1 (z. B. aus Macrophagen) und Komplex aus MHC-Klasse II-Protein und Antigen. Danach sezernieren T-Helferzellen Lymphokine, darunter Interleukin 2. Bei der spezifischen Differenzierung (Aktivierung) erwerben Helferzellen und Effektorzellen Rezeptoren für Interleukin 2. Deshalb führt die Sekretion des Interleukin 2 durch Helferzellen zu einer starken Vermehrung der gegen ein bestimmtes Antigen gerichteten Zellen. – Andere Lymphokine rekrutieren und aktivieren weitere Makrophagen.

Cytotoxische T-Lymphocyten erkennen Zellen, die auf ihrer Oberfläche das Antigen und ein MHC-Protein der Klasse I anbieten. Beim Menschen gibt es drei Gruppen von MHC-Proteinen der Klasse I: HLA-A, HLA-B, HLA-C. Die drei zugehörigen Genorte sind sehr polymorph. Alle kernhaltigen Zellen tragen aus jeder HLA-Gruppe je eine „Sorte" Proteine. Man vermutet, daß auch an dieser Stelle die celluläre Immunreaktion dadurch ausfallen kann, daß genetisch bedingt kein geeignetes HLA-Protein als Partner für das Antigen zur Verfügung steht.

Die Reaktion vom Ekzem-Typ ist ein Beispiel für zelluläre Immunabwehr, wie sie auch durch Pharmaka ausgelöst werden kann.

Humorale Immunabwehr. Die humorale Immunabwehr erfolgt mit Immunglobulinen, die durch B-Lymphocyten abgegeben werden und hochaffin mit dem Antigen reagieren. Diese Reaktion kann auch mit dem Hapten erfolgen. B-Lymphocyten werden hauptsächlich auf zwei Wegen aktiviert. Bei direkter Aktivierung muß das Antigen polyvalent sein, um mit mehreren Antigenreceptoren auf der Oberfläche der B-Lymphocyten reagieren und die Receptoren gegeneinander „verschränken" zu können (z. B. Penicillinaggregate). Bei der indirekten Aktivierung werden T-Helferzellen wie bei der zellulären Immunabwehr aktiviert. Sie geben daraufhin ein Lymphokin ab, das B-Zellen aktiviert, und präsentieren den B-Zellen gleichzeitig als zweiten Stimulus die Haptenseite des Antigens, dessen andere Seite sie gebunden haben (Aktivierung von B-Lymphocyten nur durch ein Hapten ist kaum möglich).

Genauere Unterteilung der Immunabwehr

Der wünschenswerte Normalfall der humoralen Immunabwehr. Freies Antigen reagiert mit freiem Antikörper und wird dadurch neutralisiert. Der Immunkomplex wird im RES metabolisiert. Beispiele: Neutralisation tierischen Insulins durch menschliche Insulinantikörper, oder Neutralisation von Streptokinase durch Antikörper gegen Streptolysine (wobei die Antikörper anläßlich früherer Streptokokkeninfektionen gebildet wurden).

Humorale Immunabwehr bei zellständigen Antikörpern. Sofortreaktion vom Typ I (anaphylaktische Reaktion)
Symptome: Schon wenige Minuten nach Zufuhr eines Antigens oder Haptens können sich alternativ entwickeln: *Anaphylaktischer* Schock, Asthma bronchiale, allergische Rhinitis, Quincke-Ödem.
Mechanismus (Abb. 19). Antikörper der Klasse IgE sind auf Mastzellen des Gewebes und basophilen Leukocyten des Blutes zellständig geworden (Fixation des Fc-Stückes der IgE auf der Zelloberfläche): auf jeder Zelle existieren mehrere dieser bivalenten IgE-Antikörper. Bei Zufuhr des Antigens in den Organismus sei entweder bereits das zugeführte Antigen polyvalent oder es mögen polyvalente Antigene dadurch entstehen, daß sich die Moleküle des zugeführten Pharmakons als Haptene auf Plasmaeiweißkörper setzen und ein Molekül eines Plasmaeiweißkörpers mehrere Haptenmoleküle trägt. Jetzt gibt es zwei Möglichkeiten:
Neutralisation der Antigene. In diesem günstigen Fall reagieren die Antigene mit zirkulierenden Antikörpern der Klassen IgM und IgG, die Reaktion mit den zellständigen IgE wird vermieden.
Reaktion mit den zellständigen IgE. In diesem ungünstigen Fall überbrückt das polyvalente Antigen die bivalenten IgE-Antikörper auf der Zelloberfläche. Daraufhin wird von der Zelloberfläche eine Information nach innen gegeben, in deren Folge die Zelle desintegriert und Histamin, Heparin, Kinine und SRS (slow reacting substance, besteht aus Leucotrienen) freisetzt.

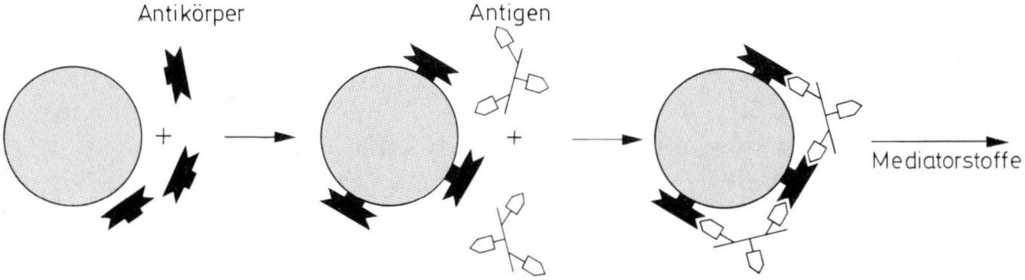

Abb. 19. Antigen-Antikörperreaktion vom Typ I (anaphylaktischer Typ). Die Überbrückung der an Mastzelloberflächen fixierten bivalenten Antikörper der IgE-Klasse durch multivalente Antigene löst Bildung und Freisetzung von pharmakologisch wirksamen Mediatorstoffen aus. (Aus: Kerp L, Kasemir H [1973] Praxis und Theorie der Arzneimittelallergien. Kurzmonographien Sandoz 9)

Abbauenzyme für die Mediatoren liefern die eosinophilen Leukocyten.

β-Sympathomimetica stoppen die Degranulation, Glucocorticoide wirken präventiv gegen die Degranulation.

Humorale Immunabwehr bei zellständigem Antigen. Reaktion vom Typ II (cytotoxischer Typ)

Symptome. Nach Zufuhr eines Antigens oder Haptens können sich alternativ entwickeln: hämolytische Anämien (selten), thrombocytopenische Purpura (häufiger), Granulocytopenien. Auslösende Pharmaka sind u.a. Acetylsalicylsäure, Pyrazolderivate, Saluretica, Chinidin und Chinin, Barbiturate, Sulfonamide.

Mechanismus. Erster Schritt: Zirkulierende Antigenmoleküle werden zellständig und fixieren danach zirkulierende Antikörper vom Typ IgM oder IgG (Abb. 20). Zweiter Schritt: Durch die Reaktion mit dem Antigen kann am IgM- bzw. IgG-Molekül eine sog. Komplement-Bindungsstelle freigelegt werden. Damit wird die kaskadenartige Aktivierung eines Systems von Serumproteinen eingeleitet [472]. Einige der dabei aktivierten Proteine können zur Hämolyse führen, Thrombocyten zerstören usw. Auch Makrophagen und andere Zellen der zellulären Immunabwehr werden angelockt.

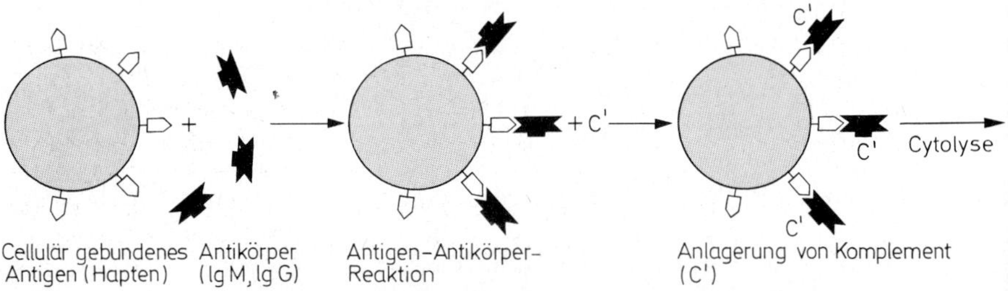

Abb. 20. Antigen-Antikörperreaktion vom Typ II (cytotoxischer Typ). An Zelloberflächen gebundenes Antigen reagiert zuerst mit Antikörper der Klassen IgM oder IgG, danach lagert sich Komplement an den Immunkomplex an. Die Komplementreaktionskette führt zu Zellschädigung und Cytolyse. (Aus: Kerp L, Kasemir H [1973] Praxis und Theorie der Arzneimittelallergien. Kurzmonographien Sandoz 9)

Humorale Immunabwehr bei zellständigem Immunkomplex. Reaktion vom Typ III (Arthus-Typ)

Symptome: Thrombocytenaggregation, allergische Agranulocytosen, Serumkrankheit bei Antigenexzeß im Immunkomplex, Arthus-Phänomen bei Antikörperexzeß im Immunkomplex.

Mechanismus: Immunkomplexe bilden sich durch Reaktion von freiem Antigen mit freiem Antikörper. Die Immunkomplexe werden gewebsständig. Folgen sind u.a. Komplementaktivierung und Thrombocytenaggregation.

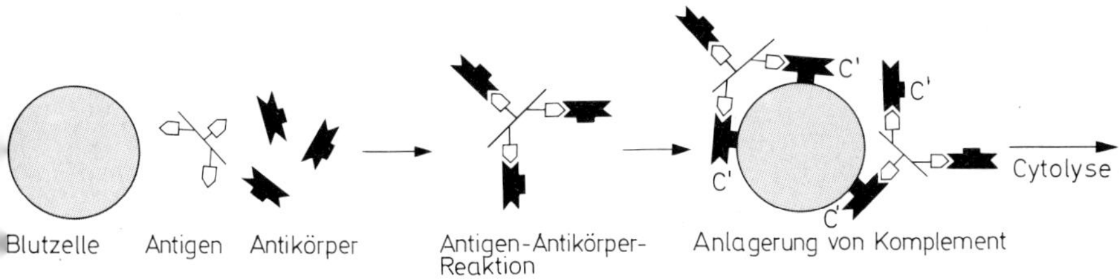

Abb. 21. Antigen-Antikörperreaktion vom Typ III. Antigen-Antikörperkomplexe bilden sich hier zuerst, danach erst werden diese Immunkomplexe auf Zelloberflächen fixiert, und endlich erfolgt die Komplementfixation. (Aus: Kerp L, Kasemir H [1973] Praxis und Theorie der Arzneimittelallergien. Kurzmonographien Sandoz 9)

Celluläre Immunabwehr bei zellständigem Antigen. Spätreaktion vom Typ IV

Antigen wird aufgenommen und von T-Lymphocyten erkannt. Diese T-Lymphozyten sondern Lymphokine ab, die zelluläre Immunabwehrreaktion läuft in üblicher Form ab.

Dosis-Wirkungs-Beziehungen bei immunologischen Reaktionen

Man hört oft, Immunreaktionen seien dosisunabhängig. Dies ist in dieser apodiktischen Form unrichtig. Richtig ist, daß Immunreaktionen häufig mit weit höherer Empfindlichkeit ablaufen und eine viel steilere Dosis-Wirkungs-Kurve haben als andere Reaktionen und Wirkungen in der Pharmakologie. So kommt es, daß eine nach therapeutischen Maßstäben geringe Dosis die Immunreaktion bereits in den obersten (Sättigungs-)Bereich der Dosis-Wirkungs-Kurve treibt.

Immunologische Aspekte der Pharmakologie und Toxikologie

Arzneimittelallergien. Auf diesem Gebiet ist die Bedeutung der Immunologie für Pharmakologie und Toxikologie am längsten bekannt. Dies erklärt, warum die zugehörigen Mechanismen Gegenstand auch der pharmakologischen Lehre geworden sind. In umfangreichen Handbüchern wurden immunogene Wirkungen vieler Arzneimittel kompiliert. Neuere Literatur (ab 1980) sucht man am besten durch Abfragen elektronischer Datenbanken.

Kreuzallergien. Hierunter versteht man die Erscheinung, daß ein Patient mit einer Allergie gegen einen bestimmten Stoff auch gegen Stoffe mit nahe verwandter, manchmal aber auch wenig verwandter chemischer Struktur allergisch ist. Es gibt folgende Beispiele mit größerer klinischer Bedeutung:

- ● Bei Penicillinallergie kann auch Allergie gegen Cephalosporine bestehen.
- ○ Bei Allergie gegen Sulfonamide kann auch eine Allergie gegen Thiazid-Diuretica und gegen andere schwefelhaltige Verbindungen bestehen.

- Bei Allergie gegen irgendein Pyrazolonderivat darf unter gar keinen Umständen der Patient jemals wieder in seinem Leben ein anderes Pyrazolonderivat erhalten.

Autoimmunreaktionen auf Pharmaka. Hierunter versteht man die Erscheinung, daß der Organismus unter Einwirkung bestimmter Pharmaka körpereigene Bestandteile als Antigene, also als körperfremde Bestandteile, ansieht. Meist werden Erythrocyten oder Thrombocyten irrtümlich als fremd erkannt. Stoffe, von denen eine solche Wirkung bekannt ist, sind Methyl-Dopa und INH.

Desaktivierung immunologischer Prozesse. Die heute hierfür zur Verfügung stehenden Stoffe sind noch nicht sehr spezifisch. Zur Dämpfung der zellulären Immunabwehr (besonders auch in der Transplantationschirurgie) werden Glucocorticoide, Cytostatica und Cyclosporin eingesetzt. β-Sympathomimetica haben durch Erhöhung des cAMP in Mastzellen eine sehr schnelle Wirkung, die aber auf Reaktionen vom Typ I beschränkt ist. Cromoglycat, das nur lokal angewendet wird, hat eine hemmende Wirkung auf die Mastzelldegranulation.

Immunsubstitution. Nachdem menschliches Immunglobulin in größerer Menge gewonnen wird, werden entsprechende Präparate für die Therapie angeboten. Es handelt sich um eine Art „Schrotschußtherapie" mit Immunglobulinmolekülen unterschiedlicher Spezifität. Weitere Erfahrungen über den Wert dieser Therapie sind wünschenswert. Die Halbwertszeit von Immunglobulinmolekülen der in den Präparaten hauptsächlich vorhandenen Klasse IgG beträgt 3 Wochen.

Immunstimulation. Dieses Gebiet ist Gegenstand intensiver Forschung. Mit der Einführung entsprechender Präparate ist in den nächsten Jahren zu rechnen.

Immunadsorption. Antikörper werden zur Entgiftung sowohl bei Heroin- als auch bei Herzglykosidvergiftungen eingesetzt.

Immunotargeting. Man bindet Wirkstoffe (wie z.B. Cytostatica) kovalent an monoklonale Antikörper, die gegen Oberflächenantigene bestimmter Zielzellen gerichtet sind. Dadurch kann man die Dosis des Wirkstoffs verringern und seine unerwünschten Wirkungen erträglich halten.

Chemische Cancerogenese und Mutagenese

Im Kapitel *Biotransformation* haben wir erfahren, daß die am endoplasmatischen Reticulum lokalisierten Monoxygenasen aus reaktionsträgen Fremdstoffen Epoxide herstellen können, die z.T. hochreaktive *elektrophile* Verbindungen sind. Deshalb können Stoffe, die in dieser Weise metabolisiert werden, Initiatoren der Cancerogenese und Mutagenese sein. Daneben aber gibt es andere Cancerogene und Mutagene.

Initiatoren
- Initiatoren bewirken einen Zellschaden,
- der nicht in jedem Fall zum Tod der Zelle führt,
- der eine notwendige Voraussetzung für die Entstehung eines bösartigen Tumors ist,
- aber der für die Entstehung eines solchen Tumors nicht hinreichend ist: Nach Initiation muß ein bösartiger Tumor noch nicht unbedingt entstehen.

Promotoren Promotoren schaffen in einem Gewebe Bedingungen, die fördernd wirken auf die Entwicklung eines bösartigen Tumors aus Zellen, die bereits im Sinne einer Initiation geschädigt sind.
Bekannte Promotionsmechanismen sind ***Förderung der Proliferation*** (deshalb können Östrogene als Promotoren wirken) und ***Schwächung der Immunabwehr.*** Ob es eine Promotion durch *Hemmung der DNA-Reparatur* gibt, ist Gegenstand der Forschung.

Vollständige Cancerogene Sie vereinen in sich die Initiator- und die Promotorfunktion.

Proximales und ultimales Cancerogen Wie bereits erwähnt, müssen die „Ausgangsstoffe" zunächst über einen oder mehrere metabolische Schritte aktiviert werden, bevor sie mit DNA reagieren können. Unter *proximalen Cancerogenen* versteht man metabolische Folgeprodukte der Ausgangssubstanz, die aber noch nicht zur Reaktion mit DNA in der Lage sind. Erst das *ultimale Cancerogen* ist das Glied in einer Kette von Metaboliten, das mit DNA reagiert. In Abb. 22 ist die Verbindung I (3,4-Benzpyren) Ausgangsstoff, die Verbindungen II und III sind proximale Cancerogene, die Verbindung IV ist ultimales Cancerogen.

Beispiele für ultimale Cancerogene ***Polycyclische Kohlenwasserstoffe.*** Sie werden häufig zu aktiven Epoxiden metabolisiert. [193]
Beispiele sind Benzpyren und Benzanthracen. Auch von Aflatoxin wird angenommen, daß sein 2,3-Epoxid das ultimale Cancerogen ist. Aromatische polycyclische Kohlenwasserstoffe kommen im Tabakrauch vor. Auch beim Grillen können sich bei unsachgemäßem Vorgehen auf dem Grillgut Rauchteile niederschlagen, die Benzpyren enthalten. Gefährdet sind beruflich alle Arbeiter, die dauernd mit Ruß, Teer, Pech, Asphalt und ihren Folgeprodukten in Berührung kommen. Durch aromatische Kohlenwasserstoffe ausgelöste Tumoren bilden sich meist *am Ort der Einwirkung der Noxe* aus.
In Abb. 22 kann die reaktionsfreudige Epoxid-Verbindung II durch Epoxidhydratase noch gut zur ungefährlichen Diolverbindung III hydrolysiert werden. Die bei nochmaliger Oxidation entstehende Epoxidgruppe in der Verbindung III ist der Epoxidhydratase aber aus sterischen Gründen nicht mehr zugänglich. Sie reagiert bevorzugt mit der seitenständigen Aminogruppe N^2 eines Guanin.

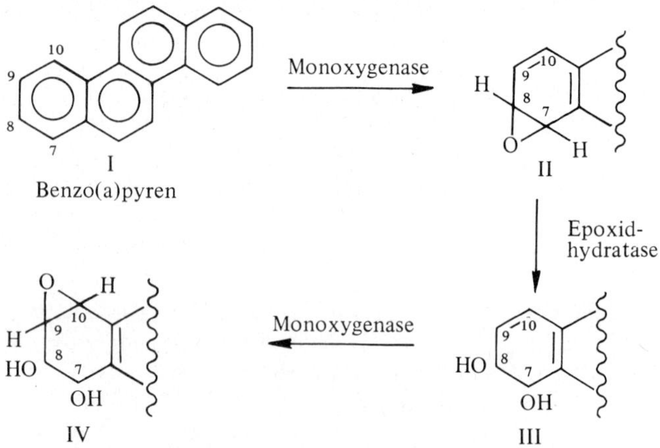

Abb. 22. Aktivierung der Ausgangssubstanz Benzpyren über die proximalen Cancerogene II und III zum ultimalen Cancerogen IV

Aflatoxine werden durch den Pilz Aspergillus flavus gebildet. Unabhängig von der akuten Toxicität können Aflatoxine im Tierversuch zu Lebertumoren führen. Es wird vermutet, daß Aflatoxine, die in verschimmelndem Getreide entstehen, Ursache für das gehäufte Auftreten von Lebercarcinomen bei bestimmten Bevölkerungsgruppen sein können. Auch Aflatoxin bildet ein Epoxid, das überwiegend mit dem N7 in Guanin reagiert.

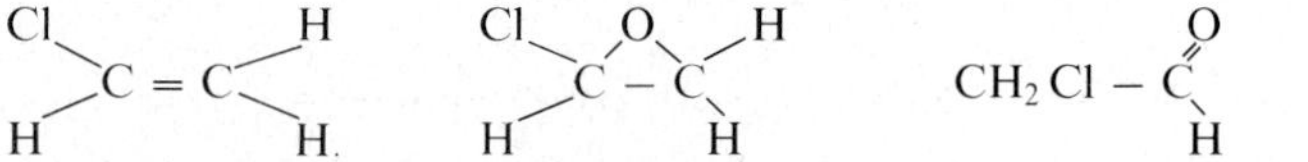

Vinylchlorid — Epoxid des Vinylchlorids — Chloracetaldehyd

Aliphatische Kohlenwasserstoffe: Vinylchlorid. Aliphatische Kohlenwasserstoffe werden durch verschiedene Substitutionen der Metabolisierung durch Monoxygenasen zugänglich. Nach Halogensubstitution werden z. B. zuerst Epoxide gebildet. Dies gilt wahrscheinlich auch für Vinylchlorid, dessen cancerogene Eigenschaften durch gehäuftes Auftreten von Angiosarkomen in der Leber bei Arbeitern der Kunststoffindustrie bekannt wurden. Das Epoxid wird in Chloracetaldehyd umgelagert, das auch als ultimales Cancerogen funktioniert.

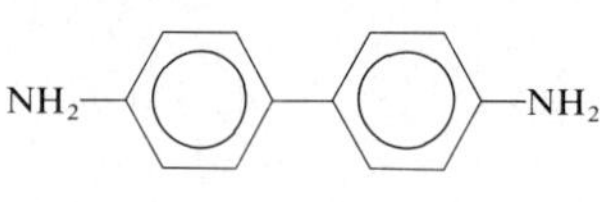

Benzidin

Aromatische Amine. Medizinern am bekanntesten ist Benzidin, das wegen seiner cancerogenen Wirkung seit einiger Zeit nicht mehr als diagnostisches Reagenz eingesetzt wird. Der Weg der aromatischen Amine zum ultimalen Cancerogen ist noch nicht hinreichend aufgeklärt. Deshalb ist es derzeit auch sehr schwierig, für die vielen auch als Arzneimittel gebrauchten aromatischen Amine eine Voraussage über eine cancerogene Wirkung zu machen. Verdächtig ist jedoch das Auftreten von N-oxidierten Metaboliten, die Derivate des Hydroxylamins oder einer Hydroxamsäure sind.

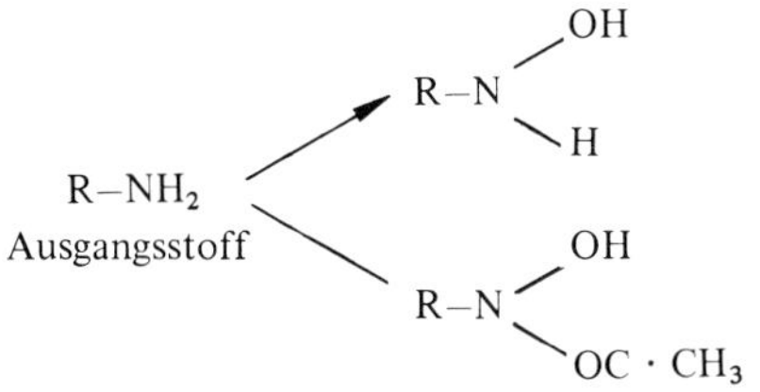

Andere cancerogene aromatische Amine sind β-Naphthylamin, 4-Diaminoazobenzol (früher als Buttergelb zur Färbung benutzt). Cancerogene aromatische Amine lösen wie die gleich zu besprechenden N-Nitrosoverbindungen organotrope Carcinome aus: Die Carcinome entwickeln sich bevorzugt in bestimmten Organen.

Alkylierende Verbindungen. Die Ausgangsstoffe werden im Stoffwechsel so metabolisiert, daß eines der Folgeprodukte das (stark elektrophile) Kation CH_3^+ abgibt. Am bekanntesten ist als Beispiel Dimethylnitrosamin.

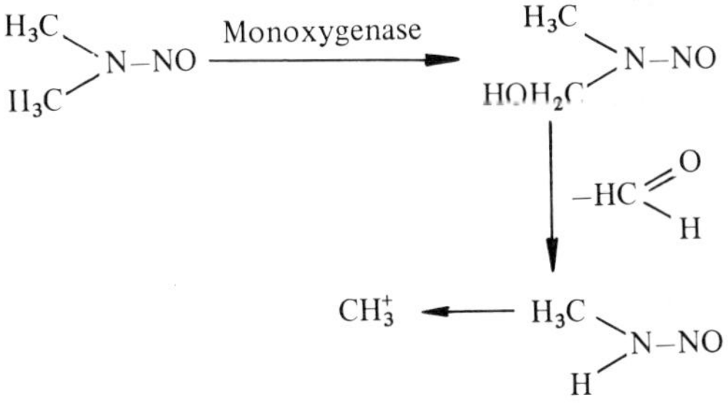

Das wichtige Reagenz Diazomethan und viele Cytostatica wirken ebenfalls alkylierend.

Cancerogene mit unbekanntem Mechanismus

Arsen. Arsenhaltige Spritzmittel (in der BRD verboten, aber nicht überall im Ausland!), Arsenfarben in geschlossenen Räumen (in der BRD verboten), in der Industrie.

Carcinome treten an der Haut, weniger häufig auch in den Luftwegen auf. Auf der Haut geht eine Arsenkeratose der Carcinomentstehung voraus.

Chromate. Sowohl Kaliumchromat als auch Kaliumdichromat sind gefährlich.
Expositionsgefahr besteht in chromatverarbeitenden Betrieben: Gerbereien, Baubetriebe (chromhaltiger Zement), Chromfarben verarbeitende Betriebe, Galvaniseure, Webereien.
Chromat löst *organotrop* Lungencarcinome aus.

Nickel. Exposition in der nickelverarbeitenden Industrie.
Nickel löst *organotrop* Lungencarcinome aus. Nickelionen sind elektrophil.

Asbest. Chronische Expositionen kommen bei der Gewinnung und Verarbeitung von Asbest vor. Zusätzlich zu der Asbestose kann sich ein Lungencarcinom entwickeln.

Reaktionen ultimaler Cancerogene mit Nucleinsäuren

Ultimale Cancerogene sind elektrophil und reagieren mit nucleophilen Stellen in organischen Verbindungen. Für die Cancerogenese und Mutagenese hat die Reaktion mit den nucleophilen Stellen in den Nucleinsäuren besondere Bedeutung.

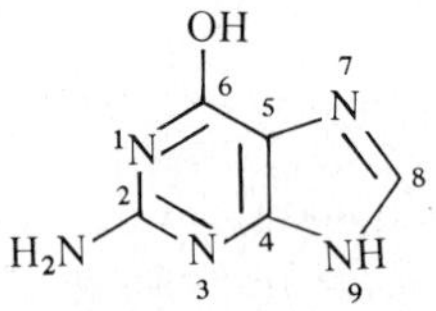

Guanin

Am stärksten nucleophil ist die Konfiguration am N-7 des Guanins. Dies bedeutet jedoch durchaus nicht, daß die Kopplung eines ultimalen Cancerogens an dieser Stelle auch den stärksten cancerogenen oder mutagenen Effekt hat. Aus der Biochemie wissen wir, daß diese Position des Guanins für die Basenpaarung mit Cytosin wenig Bedeutung hat, da sie an der Ausbildung der Wasserstoffbrückenbindungen nicht beteiligt ist. Deshalb ist nach bisher vorliegender Erkenntnis die Kopplung kleinmolekularer ultimaler Cancerogene in dieser Position relativ unschädlich. Höhermolekulare Substituenten wirken durch ihre Größe als erhebliches sterisches Hindernis für die freie Rotation bei der Basenpaarung.
Viel wichtiger für die cancerogene Wirkung sind die an der Wasserstoffbrückenbildung beteiligten Gruppen um N^2, N-1 und O^6. Die einfache Alkylierung der Aminogruppe in 2 (d.h. die N^2-Alkylierung) wird noch relativ gut vertragen, wobei aber der Effekt viel größer wird, wenn nicht ein kleiner Alkylrest, sondern z.B. das ultimale Cancerogen des Benzpyrens gekoppelt wird.

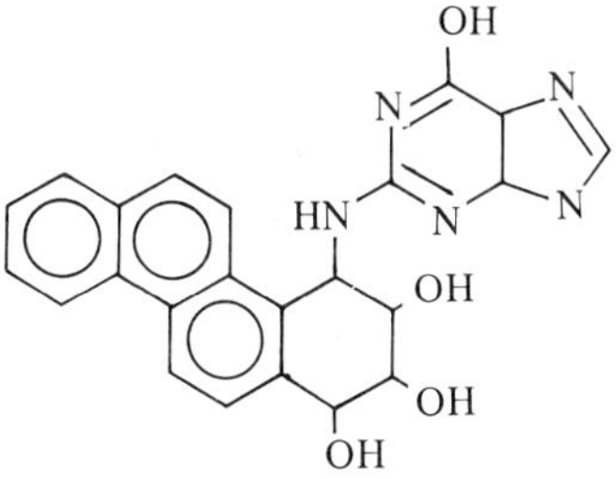

Besonders gefährlich ist die Reaktion der OH-Gruppe in Position 6 mit einem ultimalen Cancerogen. Hier genügt schon die einfache Methylierung (O^6-Methylierung von Guanin) zur Störung der Basenpaarung.
Ähnliche Überlegungen, wie sie hier für Guanin entwickelt wurden, gelten auch für Adenin, Uracil und Cytosin.

Abwehrmechanismen Alle Abwehrmechanismen des Organismus wurden bereits besprochen und werden hier noch einmal zusammenfassend aufgezählt: Umwandlung der Epoxide mit Epoxidhydratase, Präsentation eines nucleophilen Ersatzstoffes in Form von Glutathion, Incision und Reparatur der DNA, immunologische Vernichtung der mutierten Zellen.

Arzneimittelinteraktionen [11, 398, 424]

Unter Arzneimittelinteraktionen versteht man die starke Zunahme oder auch Abnahme von Wirkungen bei gleichzeitiger Gabe von zwei oder mehr Arzneimitteln. An sich handelt es sich um nichts anderes als um klinisch besonders bedeutungsvolle Synergismen oder Antagonismen. Die Ursache der Wirkungsverstärkung ist aber nicht in allen Fällen eindeutig. So gibt es z. B. mehrere Beispiele, bei denen Freisetzung aus der Plasmaeiweißbindung, Hemmung der Metabolisierung und Hemmung der tubulären Ausscheidung konkurrierend zur Interpretation einer Wirkungsverstärkung herangezogen werden.

Wann muß man Interaktionen fürchten? Über Interaktionen gibt es dicke Bücher, die hunderte von Interaktionen katalogisieren. Die Praxis hat erwiesen, daß die wichtigen auf wenigen Buchseiten aufgezählt werden können. Es gibt zunächst einige allgemeine Regeln, nach denen man „mißtrauisch" werden sollte:

- Alle Langzeittherapien sind interaktionsgefährdet. Beispiele: Antihypertensiva, Antidiabetica, Herzglykoside, Antirheumatica, Antiepileptica, Anticoagulantien.
- Alkohol potenziert jeden Stoff mit ZNS-Wirkung und interagiert mit vielen peripher wirkenden Pharmaka.

- Schlafmittelabusus ändert die Wirkung vieler Pharmaka.
- Abführ- und Stopfmittel führen durch Änderung der Resorption aus dem Magen-Darm-Trakt zu dramatischen Effekten.
- Stoffe mit geringer therapeutischer Breite sind bei Interaktion mit anderen Pharmaka besonders gefährlich. Beispiele: orale Antidiabetica, Herzglykoside, Anticoagulantien.

Wichtige Interaktionen

Alkohol potenziert jeden Stoff mit ZNS-Wirkung, also auch die sedative Wirkung von Antihypertensiva, wie Reserpin oder α-Methyl-Dopa. Er verstärkt die Wirkung von Tolbutamid und einigen Dicumarolderivaten (wahrscheinlich durch Hemmung des Metabolismus). Weil Alkohol die Durchblutung im Gastrointestinaltrakt vorübergehend erhöht und auch die Häufigkeit der Magenentleerung in das Duodenum steigern kann, beschleunigt Alkohol die Resorption vieler gleichzeitig eingenommener Pharmaka. Die maximale Plasmakonzentration z. B. von tricyclischen Antidepressiva kann dadurch eine gefährliche Höhe erlangen.

Antacida sollen nie mit irgend einem anderen Pharmakon gleichzeitig eingenommen werden, weil man immer befürchten muß, daß das Antacidum ein anderes Pharmakon adsorbiert und an der Resorption hindert. Von Tetracyclin ist dies z. B. erwiesen.

Antiarrhythmica [44, 123, 146, 356]. Die Plasmakonzentration von Digoxin steigt nach therapeutischen Dosen von Chinidin um das Doppelte. Zum Verständnis der Ursache bemerken wir zunächst (ohne weiteren Beweis), daß im einfachen Einkompartimentsystem die Clearance gleich ist dem Produkt aus Eliminationskonstante und Verteilungsvolumen: $CL = \beta \cdot V_d$. Unter Chinidin kommt es zu einer Umverteilung von Digoxin zwischen den einzelnen Kompartimenten und insgesamt zu einer Abnahme des Verteilungsvolumens von Digoxin. Die Eliminationskonstante β nimmt auch ab (Abnahme der Elimination). Deshalb führt die Abnahme des Verteilungsvolumens zu einer Abnahme der Clearance.

Antibiotica. *Aminoglykosidantibiotica* dürfen nicht mit Penicillin- oder Cephalosporinderivaten in einer Spritze gemischt werden, weil sie sich gegenseitig chemisch inaktivieren. Wegen der Mengenverhältnisse führt dies in der Regel zum Verlust der Wirkung nur des Aminoglykosides.

- Aminoglykosidantibiotica haben eine ototoxische Wirkung, die durch massive Dosen von Furosemid oder Ethacrynsäure verstärkt wird. Unter intensivmedizinischen Indikationen muß man dies jedoch gelegentlich in Kauf nehmen.
- *Tetracycline* werden bei gleichzeitiger Gabe von Antacida oder von Eisenpräparaten im Gastrointestinaltrakt gebunden und nicht mehr ausreichend resorbiert.
- *Chloramphenicol* blockiert den Metabolismus vieler Pharmaka in der Leber.

- *Rifampicin* ist unter den Arzneimitteln wahrscheinlich der stärkste Enzyminduktor. Wird es in der Tuberkulosetherapie eingesetzt, so kann der Metabolismus steroidaler Contraceptiva so beschleunigt werden, daß eine Schwangerschaft nicht mehr verhütet wird.

Antidiabetica. Die Sulfonylharnstoffderivate erfahren durch β-Sympatholytica eine Wirkungsverstärkung (funktioneller Synergismus). Ihre Wirkung nimmt auch zu, wenn ihr Metabolismus gehemmt wird, wie z. B. durch Salicylate, Phenylbutazon und Oxyphenbutazon, Chloramphenicol und Sulfonamide.

Antiepileptica. Insbesondere bei einer Dauertherapie mit Phenytoin ist die Gabe jedes Pharmakons, das in der Leber metabolisiert wird, eine hohe Plasmaproteinbindung hat oder auch nur zentral wirksam ist, so kritisch, daß der behandelnde Epileptologe bzw. Neurologe zu Rate gezogen werden soll.

Antihistaminica haben meist eine zentrale sedierende Wirkung, die zu Interaktionen beiträgt. Sie können auch durch Konkurrenz um die metabolische Kapazität der Leber zu Interaktion mit allen dort metabolisierten Pharmaka führen.

Antihypertensiva. Die *zentral wirksamen Antihypertensiva* erfahren eine erhebliche Verstärkung ihrer sedativen Komponente durch andere Sedativa (Alkohol, Antihistaminica).

- *Saluretica* führen über eine Hypokaliämie zu einer erhöhten Toxizität der Herzglykoside und über eine Glucoseverwertungsreduktion zu einer Abnahme der Wirkung der Antidiabetica.
- *β-Receptorenblocker* führen zu einer gefährlichen Verstärkung der Wirkung von Calciumantagonisten (funktioneller Synergismus, Verapamil).
- *Guanethidin* und weniger häufig *Clonidin* verlieren z. T. ihre Wirkung bei zusätzlicher Verordnung tricyclischer Psychopharmaka, für *α-Methyl-Dopa* sind die Berichte widersprüchlich. Für Guanethidin ist bekannt, daß tricyclische Antidepressiva das Eindringen des Antihypertensivums in die präsynaptische Terminale des adrenergen Neurons behindern.

Anticoagulantien vom Dicumaroltyp. Die Zahl der Interaktionen ist so groß, daß man besser daran tut, bei Gabe weiterer Pharmaka den Quick-Wert zu kontrollieren. Wenn diese weiteren Pharmaka in der Leber metabolisiert werden oder eine hohe Plasmaeiweißbindung oder ein hohes Verteilungsvolumen haben, tritt eine Interaktion fast immer ein. Man korrigiert die Dosis des Anticoagulans, in der Regel jedoch nicht die Dosis des zusätzlich verordneten Pharmakons.

Antirheumatica. Nichtsteroidale Antirheumatica, besonders *Phenylbutazon,* beeinflußt die Wirkung sehr vieler Arzneimittel. Durch Verdrängung aus der Plasmaeiweißbindung und/oder Hemmung des hepatischen Metabolismus verstärkt Phenylbutazon die Wirkung z. B. von oralen Antidiabetica und Anticoagulantien. Durch

Verdrängung vom tubulären Sekretionsmechanismus verlängert es die Wirkung von Penicillin. Da es eine Enzyminduktion auslöst, reduziert es die Wirkung aller Steroidhormone. Nichtsteroidale Antirheumatica reduzieren die Wirkung der Saluretica (wahrscheinlich über den Mechanismus der Hemmung der Prostaglandinsynthese), der Antihypertensiva mit natriumretinierender Wirkung und der β-Sympatholytica.

Contraceptiva. Das Antituberkuloticum Rifampicin und die Antiepileptica, die in der Leber metabolisiert werden und Enzyminduktion verursachen (Phenobarbital, Diphenylhydantoin) können den Metabolismus der Steroidhormone so beschleunigen, daß die verhütende Wirkung der oralen Contraceptiva aufgehoben wird.

Eisenpräparate dürfen nicht gleichzeitig mit Penicillamin und auch nicht mit Tetracyclin eingenommen werden, weil sie die Resorption dieser Stoffe beeinträchtigen und auch die Eisenresorption abnimmt. Angesichts der Reaktionsfähigkeit der Eisenionen ist es generell empfehlenswert, orale Eisenpräparate getrennt von anderen Pharmaka einzunehmen.

Halogenierte Kohlenwasserstoffe gelangen anläßlich einer Inhalationsanesthesie und bei Vergiftungen mit Lösungsmitteln in den Organismus. Injektion von Catecholaminen kann zu Kammerflimmern führen. Die Ursache hierfür ist nicht geklärt.

Herzglykoside wirken erheblich toxischer bei Hypokaliämie (z. B. bedingt durch Saluretica). Eine Injektion von Calciumionen beim digitalisierten Patienten kann deletäre Folgen haben. Bei Obstipation kann sich durch vermehrte Resorption oder Rückresorption von Herzglykosiden eine Vergiftung entwickeln.

Lithium. Patienten unter Lithium-Dauertherapie werden durch die Verordnung von Saluretica gefährdet. Ursache hierfür ist, daß Saluretica einen Verlust an Natriumionen bewirken, den der Organismus durch Verstärkung der Rückresorption am proximalen Tubulus zu kompensieren versucht. Dadurch werden auch vermehrt Lithiumionen rückresorbiert.

Allgemeine Pharmakologie besonderer Situationen

Genetische Unterschiede, die mit dem Geschlecht oder der Rasse verknüpft sein können, das Lebensalter der Patienten, ihre Ernährung, chemische Umwelteinflüsse und der circadiane Rhythmus können die Wirkung von Pharmaka wesentlich beeinflussen. Nur die wichtigeren Einflüsse werden nachfolgend dargestellt.

Genetisch bedingte Einflüsse

Geschlecht. Das Verteilungsvolumen des intracellulären Raumes und das Gesamtkörperwasser sind bei Frauen geringer als bei Männern.

Man nimmt an, daß der durch das Cytochrom-P-450-System laufende Metabolismus bei Männern stärker sei als bei Frauen. Insgesamt geben die bisher bekannten Unterschiede nach ihrer Größe keinen Anlaß, Arzneimittel bei Frauen anders zu dosieren als bei Männern.

Rasse. Die Erfahrung hat gezeigt, daß bestimmte Arzneimittel in Ostasien deutlich anders dosiert werden müssen als in Europa.

Schnelle und langsame Acetylierung. N-Acetyltransferase, die in der Leber die Acetylierung z. B. von Isoniazid, Dihydralazin, Procainamid, Nitrazepam und einigen Sulfonamiden katalysiert, existiert in zwei Formen, von denen die eine schneller acetyliert als die andere. Die terminale INH-Plasmahalbwertszeit schneller Acetylierer beträgt 0,5–1,6 Std., die langsamer Acetylierer 2–4 Std. Die Eigenschaft „Schnellacetylierer" wird autosomal-dominant vererbt. Schnellacetylierer gibt es 90% unter Japanern, 45% unter Deutschen und 18% unter Ägyptern. Bei Langsamacetylierern ist die Entstehung eines arzneimittelbedingten Lupus erythematodes wahrscheinlicher.

Schnelle und langsame Alkoholdehydrogenase [176, 177]. Die Fähigkeit zur schnellen Dehydrierung des Alkohols zu Acetaldehyd wird autosomal-dominant vererbt und findet sich bei 5% der Europäer, aber bei 15% der Japaner. Die Personen mit schneller Alkoholdehydrogenase entwickeln nach Alkoholgenuß durch Anstau von Acetaldehyd eine Symptomatik, wie sie bei den langsamen Metabolisierern erst nach Gabe von Disulfiram auftritt. Eine langsame Aldehyddehydrogenase haben 50% der Bewohner Ostasiens.

Langsame Plasma-Pseudocholinesterase. Dieses Merkmal wird autosomal-rezessiv vererbt. Seine Häufigkeit beträgt 1:2500. Wenn es vorliegt, wird Succinylcholin extrem langsam eliminiert.

Glucose-6-phosphat-Dehydrogenase-Mangel. Das Gen für dieses Enzym ist auf dem X-Chromosom lokalisiert und wird inkomplett codominant vererbt, deshalb sind heterozygote Frauen von den Folgen weniger stark betroffen. Unter den ca. 130 genetischen Varianten des Enzyms sind einige besonders leistungsschwach. Zu ihnen gehört die mediterrane Variante, die bei Gastarbeitern in Deutschland vorherrscht. Das Vorkommen der leistungsschwachen Varianten ist in Bevölkerungsgruppen, die über Jahrhunderte der Malaria ausgesetzt waren, wahrscheinlich durch Selektion erhöht. 4,6% der nach Australien ausgewanderten Griechen sind betroffen. Es gibt etwa 100 Millionen Betroffene in der Welt. Zur Erklärung der Folgen greifen wir auf die Ausführungen zu Glutathion (s. S. 24) zurück. Generell kann Glutathion Reduktionsäquivalente (Wasserstoff) für die Neutralisation der oxidativen Potenz reaktiver Metabolite zur Verfügung stellen. Es muß jedoch wieder regeneriert werden. Dies geschieht nach folgendem Schema:

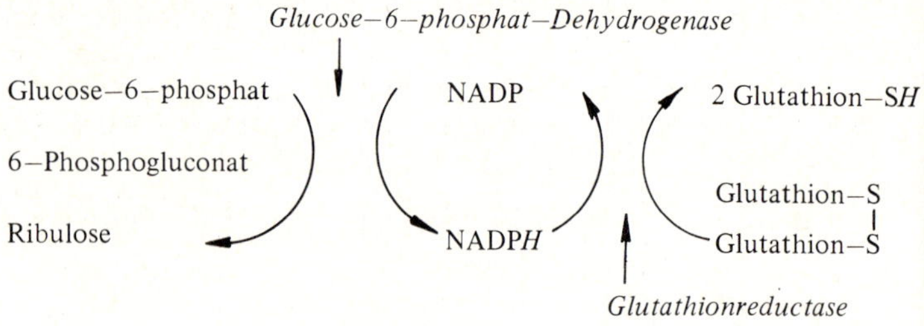

Eine Überforderung dieses Mechanismus kann aus zwei Gründen eintreten:

- Die Kapazität des Mechanismus ist normal, aber die Belastung ist ungewöhnlich hoch. Beispiele: Schwerer Paracetamolabusus, gewerbliche Vergiftungen mit Anilin- und Nitrobenzolderivaten.
- Die Kapazität des Mechanismus ist genetisch bedingt zu gering. Hierfür ist meist ein Mangel an leistungsstarker G-6-DH, seltener ein Mangel an Glutathionreductase verantwortlich.

Bei Überforderung des Schutzmechanismus beobachtet man

- Oxidation des Fe^{2+} im Hämoglobin zu Fe^{3+}: Methämoglobinämie,
- Oxidation von SH-Gruppen im Globin: Heinz-Körperchen (?),
- Oxidation von SH-Gruppen der Hämsynthese: Anämie,
- Oxidation von ungesättigten Fettsäuren in Membranphospholipiden: Hämolyse.

Neben den gewerblichen Giften können folgende Pharmaka diese Symptome auslösen: Phenacetin und Paracetamol, die antiinfektiösen Stoffe Nitrofurantoin, Sulfonamide, Chloramphenicol und Antimalariamittel, ferner Glyceryltrinitrat.

Hydroxylierungsschwäche [275]

9% der Bewohner Englands (so auch in Deutschland), 1% der Araber, aber 30% der Einwohner Hongkongs sind mit einem nur wenig aktiven Phenotyp eines der Enzyme aus der Cytochrom-P-450-Familie ausgestattet. Sie bauen mehrere Klassen von Verbindungen nur sehr verzögert ab. Zu diesen Pharmaka gehören tricyclische Psychopharmaka wie Nortryptilin, β-Blocker wie Metoprolol, Antiarrhythmica wie Encainid, ferner die veralteten Stoffe Phenacetin und Spartein.

Andere genetische Konstellationen. Insofern Diabetes und Glaukom genetisch mitbedingt sind, gibt es eine große Anzahl Pharmaka, die die Symptome bei diesen Zuständen verstärken. Die Bedeutung genetischer Faktoren bei der Lithiumtherapie und bei der Therapie mit zentral wirksamen Stoffen ist noch nicht abzuschätzen.

Besonderheiten bei Kindern
[225, 253, 265, 295, 474]

- Bei Säuglingen ist die ***percutane Resorptionsquote*** für viele Pharmaka erhöht. Deshalb hat die großflächige Anwendung von Hexachlorophenlösungen zur Prophylaxe von Staphylokokkenpyodermien bei Neugeborenen zu schweren Vergiftungen (neurotoxische Symptome) geführt. Bei Verbrennungen ist der Einsatz dieses Stoffes wegen der noch schnelleren Resorption kontraindiziert.
- ***Die biologische Verfügbarkeit*** von Pharmaka mit hohem „first pass effect" ist bei Neugeborenen erhöht, weil die Leberenzyme und Darmepithelenzyme noch unreif sind und der „first pass effect" dadurch nur gering ist.
- Der Anteil des ***extracellulären Wassers*** am Körpergewicht ist beim Neugeborenen weit höher als beim Erwachsenen. Eine in der Pädiatrie oft geübte Dosierung nach der Größe der Körperoberfläche berücksichtigt dies, denn die Körperoberfläche korreliert annähernd linear mit dem extracellulären Wasser.
- *Die Bindungsfähigkeit der Plasmaproteine* ist noch gering, zudem durch das bei der Blutmauserung entstehende Bilirubin in Anspruch genommen. Deshalb führt Verabfolgung von Pharmaka mit hoher Plasmaeiweißbindung zu Kernikterus (Sulfonamide) und/oder zu erhöhter Wirkung der Pharmaka.
- *Die Blut-Hirn-Schranke* wird viel besser passiert als beim Erwachsenen. Dies erhöht die Gefahr des oben erwähnten Kernikterus; auch die erhöhte Morphinempfindlichkeit von Säuglingen hat in der besseren Passage von Morphin durch die Blut-Hirnschranke ihre Ursache.
- *Metabolisierende Funktionen* sind noch nicht voll ausgeprägt. Solange sich das Kind noch im Mutterleib befindet, ist dies sehr sinnvoll: Wasserlösliche Metabolite würden sich im Fruchtwasser anreichern und könnten durch die Mutter nicht mehr ausgeschieden werden. Nach (und vor) der Geburt ist wegen der Glucuronidierungsschwäche z. B. die Gabe von Chloramphenicol extrem gefährlich. Wegen des noch schwachen Reduktionsvermögens in den Erythrocyten besteht erhöhte Gefährdung durch Pharmaka, die Methämoglobin bilden. Auch die mikrosomale Oxidation ist noch unreif.
- *Die glomeruläre Filtration* ist noch schwach, denn beim Neugeborenen sind noch nicht alle Nephrone an die abführenden Harnwege angeschlossen. Die terminale Halbwertszeit von Aminoglykosidantibiotica ist z. B. auf das Dreifache verlängert.
- *Die tubuläre Sekretion* ist ebenfalls noch schwach: Deshalb werden Penicilline und andere Pharmaka, die durch tubuläre Sekretion eliminiert werden, langsamer ausgeschieden.
- *Die pharmakodynamische Empfindlichkeit* ist erhöht, z. B. gegen Analgetica vom Morphintyp (Atemdepression), Succinylcholin (Dualblock), Phenytoin (cerebelläre Ataxie irreversibler Art), Naphazolin (Sedation, Kollaps), Sauerstoff (retrolentale Fibroplasie bei Frühgeborenen).

Besonderheiten im Greisenalter [70, 395]

- ○ Wegen Hypacidität ist die Resorption mancher Pharmaka verändert. *Der Verteilungsraum* für viele Pharmaka hat abgenommen. Dies ist z. B. einer der Gründe für die erhöhte „Empfindlichkeit“ älterer Patienten gegen Digoxin.
- ○ *Metabolische Funktionen* haben in ihrer Effizienz abgenommen. So ist der Abbau von Ethanol im Alter reduziert: Zwar ist die Aktivität der Alkoholdehydrogenase eher erhöht, aber die NAD-Bereitstellung hat abgenommen. Wegen verminderter Aktivität der hepatischen Monoxygenasen werden Benzodiazepine, tricyclische Antidepressiva und Antiepileptica langsamer abgebaut.
- ● *Die Exkretionsmechanismen,* besonders die renalen, sind weniger wirksam. Dies ist wahrscheinlich der wichtigste Faktor für die erhöhte Wirksamkeit von einigen Pharmaka im Alter. Besonders wichtig ist dies für Digoxin, Aminoglykosidantibiotica, Lithium und Chlorpropamid. Zur ausreichenden Digitalisierung eines älteren Patienten kann 0,1 mg Digoxin/Tag, gegeben als eine Tablette am Morgen, völlig ausreichen, weil die Halbwertszeit wegen der eingeschränkten Nierenfunktion auf 70 h erhöht sein kann und das Verteilungsvolumen altersbedingt eingeschränkt ist.
- ○ Die Empfindlichkeit gegen Pharmaka ändert sich. So werden anticholinerge Wirkungen tricyclischer Antidepressiva besonders unangenehm empfunden (stark bei Amitryptilin, wenig bei Doxepin).
- ○ Paradoxe Reaktionen auf Sedativa kommen vor.

Einfluß der Tageszeit [274]

Sowohl die Resorption als auch die Biotransformation unterliegen erheblichen tageszeitlichen Schwankungen. Bei Einstellung von Patienten auf eine Dauertherapie, z. B. auf eine Lithiumtherapie ist deshalb unumgänglich, die Lithiumdosis zu einer festen Tageszeit einzunehmen und auch Blut für die Lithiumanalytik zu einer bestimmten Uhrzeit abzunehmen.

Einfluß der Ernährung [1], [43]

Ethanol beschleunigt die Resorption vieler Pharmaka. Antacida werden durch Nahrungsphosphat teilweise wirkungslos gemacht, eine proteinreiche Ernährung hemmt den Durchtritt von L-DOPA durch die Blut-Hirn-Schranke, Vitamin-K-reiche Kohlgerichte reduzieren die Wirkung oraler Anticoagulantien vom Dicumaroltyp, Rauchen und Genuß von Speisen vom Holzkohlegrill beschleunigen die Biotransformation von Theophyllin stark, Chinidin wird schneller über die Niere ausgeschieden, wenn der Urin-pH durch Genuß vieler Zitrusfrüchte niedrig gestellt wurde. Diese Beispiele demonstrieren allgemeine Prinzipien.

Fettleibige Menschen können für viele Pharmaka (Benzodiazepine, Barbiturate, Verapamil) ein erhöhtes Verteilungsvolumen haben.

Herzinsuffizienz [32]

Sie führt zu einer Abnahme des Verteilungsvolumens für die meisten Pharmaka und häufig zu einer Herabsetzung der Eliminationsgeschwindigkeit, weil Leber und Niere schlecht durchblutet werden.

Erkrankungen des Magen-Darm-Traktes und der Leber [482, 485]

Nach längerem Fasten werden Arzneimittel zum Teil stoßartig schnell resorbiert. Eine beschleunigte Magen-Darm-Passage setzt die Resorption mancher Pharmaka, z.B. der Herzglycoside, herab. Wenn durch Herzinsuffizienz oder Lebercirrhose die Leberperfusion reduziert ist, nimmt die Elimination solcher Pharmaka ab, die von der Leber sehr stark (zu etwa 90%) aus dem Blut extrahiert werden. Dies gilt z.B. für Clomethiazol, β-Blocker wie Labetolol, Metoprolol oder Propranolol, Analgetica wie Morphin, Pethidin oder Pentazocin, Antiarrhythmica wie Lidocain oder Lorcainid, allgemein für Pharmaka mit einem hohen first pass effect.

Niereninsuffizienz [201, 373]

Bei Niereninsuffizienz kommt es zu zwei Erscheinungen:

- Die Plasmaproteinbindung vieler Pharmaka nimmt ab. Warum die Bindungsfähigkeit der Plasmaproteine bei Urämie abnimmt, ist nicht sicher bekannt. Folge der verminderten Bindungsfestigkeit ist, daß Arzneimittel nach oraler Zufuhr höhere Maximalkonzentrationen im Plasmawasser erreichen, aber deshalb auch schneller metabolisiert werden. Dies zeigt, daß bei einer Niereninsuffizienz auch die Pharmakokinetik solcher Stoffe verändert wird, die nicht durch renale Exkretion, sondern durch hepatischen Metabolismus eliminiert werden.
- Die renale Clearance nimmt ab. Alle Dosisberechnungen für die Therapie bei Niereninsuffizienz gehen davon aus, daß es sich hierbei um eine Abnahme der glomerulären Filtrationsrate handelt. Dies hat seine Ursache darin, daß für die Mehrzahl aller Pharmaka deren renale Clearance gut mit der Kreatininclearance korreliert. Die Kreatininclearance kann man gut messen, jedoch kann dies unter ambulanten oder intensivmedizinischen Bedingungen zu umständlich oder zu zeitraubend sein.

In diesem Fall ermittelt man zuerst aus dem Serumkreatinin einen Schätzwert für die Kreatininclearance. Das ist nur erlaubt, wenn sich das Serumkreatinin zum Zeitpunkt der Bestimmung nicht gerade schnell ändert. Man schätzt

$$\text{Kreatininclearance (in ml/min)} = \frac{8665 - 71 \times (\text{Jahre Lebensalter} - 20)}{\text{Serumkreatinin (in } \mu\text{mol/l)}}$$

Frauen haben nur 90% des so geschätzten Wertes.

Danach versucht man, zu dieser Kreatininclearance eine direkte Dosierungsanweisung zu finden.

Findet man keine direkte Dosierungsanweisung, so helfen folgende Überlegungen: Wenn ein Pharmakon vollständig unverändert renal ausgeschieden wird, so ist bis zu einer Einschränkung der Kreatininclearance auf 25% des Normalwertes (30 ml/min beim Erwachsenen) eine Dosisumstellung in der Regel nicht nötig. Bei geringerer Kreatininclearance läßt sich die Dosierung mit Nomogrammen abschätzen.

Hämodialyse Bei einer Hämodialyse gibt es zwei Fragen (die auf die gleiche Weise beantwortet werden können):

- Kann während einer 4stündigen Dialyse bei einer Vergiftung genügend Gift aus dem Organismus eliminiert werden?
- Muß nach einer 6stündigen Dialyse ein Pharmakon, das gerade zur Therapie benutzt wird, nachdosiert werden?

Wir beantworten die Fragen unter Betrachtung des offenen Zweicompartimentmodelles (Abb. 3, s. S. 32). Die Dialyse wird offensichtlich um so wirkungsvoller sein, je mehr sie die Eliminationskonstante k_{10} vergrößert und je leichter das Pharmakon aus dem peripheren Compartiment in das zentrale Compartiment zurückwandert. Für die Dialyse einer Vergiftung bedeutet das: Die Dialyse wird um so wirkungsvoller sein, je kleiner das Molekulargewicht des Giftes ist (dann diffundiert es leicht durch die Poren der Dialysemembran), je größer der (nicht an Plasmaproteine gebundene) freie Anteil des Giftes im Plasmawasser und je geringer das Verteilungsvolumen des Giftes ist. Ein hohes Verteilungsvolumen zeigt meist eine hohe Anreicherungstendenz des Giftes im peripheren Compartiment an. Dialysemembranen lassen Moleküle einer Größe bis zu 6000 Molekulargewicht passieren. Die Erfahrung hat folgende Regel bestätigt: Wenn man den frei im Plasmawasser befindlichen (nicht an Plasmaproteine gebundenen) Anteil eines Stoffes (in Prozent) durch sein Verteilungsvolumen (in l/kg KG) dividiert, dann

- entfernt eine Hämodialyse von 6 h weniger als 10% des Stoffes, wenn der Quotient <20 ist;
- entfernt eine Hämodialyse 20–50% des Stoffes, wenn der Wert >80 ist.

Wenn das Verteilungsvolumen eines Stoffes über 4 l/kg liegt, entfernt man auch bei hoher Extraktionsrate des Gerätes keine wesentlichen Mengen des Stoffes durch Hämodialyse oder Hämoperfusion.

Gegenregulation, Toleranz, Supersensitivität, Rebound-Phänomene

Gegenregulation Aus der Physiologie ist bekannt, daß der Organismus Störfunktionen, die seinen Regelkreisen aufgeschaltet werden, auszuregeln versucht. Die Kreislaufreflexe gelten als klassisches Beispiel. Diese Gegenregulationstendenz besteht auch gegen Veränderungen, die durch Pharmaka und Gifte hervorgerufen werden. So führt die Senkung des systemischen Blutdruckes mit Antihypertensiva häufig zu einer Tachykardie. Eine Gegenregulation kann (aber muß nicht) zu Toleranz, zu Supersensitivität oder zu Rebound-Phänomenen führen.

Toleranz ***Toleranzentwicklung (Gewöhnung)*** bezüglich einer bestimmten Wirkung eines Pharmakons liegt vor,

- entweder wenn bei regelmäßiger Zufuhr steigende Dosen benötigt werden, um eine bestimmte Wirkung in gleichbleibender Stärke zu erhalten,
- oder wenn bei regelmäßiger Zufuhr gleichbleibender Dosen eine bestimmte Wirkung an Stärke abnimmt.

Toleranzentwicklung auf pharmakokinetischer Basis. Der wichtigste Mechanismus ist die auf S. 25 bereits besprochene Enzyminduktion. Sie ist z.T. verantwortlich für die Toleranzentwicklung gegenüber Schlafmitteln und gegenüber Antiepileptica.

Toleranzentwicklung auf immunologischer Basis. Wie auf S. 55 dargestellt, können gegen Fremdstoffe neutralisierende Antikörper gebildet werden. Praktische Bedeutung hat diese Form der Toleranzentwicklung besonders bei Zufuhr von hochmolekularen Substanzen, z.B. von tierischem Insulin. Gegen Streptokinase kann Toleranz von vornherein bestehen, wenn der Antistreptolysintiter hoch ist, aber während der kurzen Zeit der Therapie nimmt sie kaum zu.

Toleranzentwicklung durch Abnahme der Transmitterfreisetzung. Das bekannteste Beispiel ist die schnelle Toleranzentwicklung nach Gabe indirekter Sympathomimetica. Eine sehr schnell eintretende Toleranzentwicklung wird als ***Tachyphylaxie*** bezeichnet. Sie ist dadurch gekennzeichnet, daß bei schnell aufeinanderfolgenden Applikationen eines Pharmakons die Wirkung stark abnimmt, aber (meist ohne Rebound) voll wieder auslösbar ist, wenn man mit der erneuten Applikation des Pharmakons etwas wartet. Das biologische System muß sich gleichsam „erholen“, *adaptive Vorgänge spielen für diese Toleranzentwicklung praktisch noch keine Rolle.* Indirekte Sympathomimetica (s. S. 295) entleeren bei schnell aufeinanderfolgender Gabe die verfügbaren Noradrenalinspeicher viel schneller, als diese wieder aufgefüllt werden können, wodurch die Wirkung ständig abnimmt.

Toleranzentwicklung am Receptor [206, 207, 282]

- ***Autophosphorylierung.*** Der Receptor kann sich entweder selbst phosphorylieren, oder die Phosphorylierung wird durch von ihm aktivierte Proteinkinasen vorgenommen. Autophosphorylierung wurde für β-Receptoren, Acetylcholinreceptoren vom Nicotintyp [217], auch für Receptoren des Epidermal growth factor [142] beschrieben.
- ***Änderung der Bindungskonstante*** durch Änderung der Fluidität der Plasmamembran. Dies hat auf die Funktion des Acetylcholinreceptors Einfluß [501].
- ***Abnahme der Receptorenzahl.*** Hierbei werden die Rezeptoren in einen bislang unbekannten separaten Raum sequestriert [246]: Sie sind zwar noch vorhanden, aber weder für Agonisten noch für Antagonisten länger zugängig. Nach Aufhören der Stimulation keh-

ren sie (nicht neusynthetisierte Receptoren) in die Membran zurück. Wenn die Stimulation jedoch zu lange dauert, werden die Receptoren in den Lysosomen abgebaut. Die Abnahme der Rezeptorenzahl als Ursache der Toleranzentwicklung beobachtet man häufig, so bei β-Rezeptoren, Glucocorticoidreceptoren, Insulinreceptoren und Encephalinreceptoren. β-Rezeptoren, die verborgen sind, können mit Glucocorticoiden wieder „hervorgekehrt" werden.

- ***Entkopplung des Receptors vom Regulatorprotein.*** Beispiele: Entkopplung des β-Receptors vom N_s-Protein [413], Entkopplung des Opiat-Receptors vom N_i-Protein.

Kreuztoleranz Kreuztoleranz bezüglich zweier Pharmaka besteht, wenn die Toleranzentwicklung des biologischen Systems gegen ein Pharmakon auch zu einer erhöhten initialen Toleranz gegen das zweite Pharmakon führt. Beispiel: Kreuztoleranz besteht zwischen Morphin und Heroin.

Supersensitivität Supersensitivität gegen andere Arzneimittel kann die Folge einer Gegenregulation gegen die Wirkung eines zur Dauertherapie benutzten Arzneimittels sein. Folgende Mechanismen für die Entwicklung einer Supersensitivität sind bisher bekannt geworden:

- ***Zunahme der Konzentration eines Transmitters*** oder eines tramsitterähnlichen Pharmakons im synaptischen Spalt als Folge einer verminderten (Rück-)Aufnahme in das präsynaptische Neuron. Dieser Mechanismus ist besonders für Catecholamine bedeutsam.
- ***Zunahme der Zahl bzw. Dichte der Rezeptoren*** auf der Plasmamembran.

Entzugssyndrome Bei Dauerbehandlung mit einem Pharmakon kann der Organismus langsam auf die neue Situation adaptieren. Setzt man das Pharmakon ohne Übergang plötzlich ab, so kann der Organismus sich jedoch auch nur langsam wieder auf die neue Situation einstellen. Während der Umstellung treten Entzugssymptome auf.

> *Beispiel:* Nach Dauertherapie mit hohen Dosen von Glucocorticoiden ist die körpereigene Produktion von ACTH als Ausdruck einer Regulation praktisch erloschen. Nach abrupter Beendigung der Therapie würde die ACTH-Produktion nur langsam wieder anfangen, damit jedoch ein vorübergehendes gefährliches Defizit an körpereigenem Hydrocortison entstehen.
> Beispiele für Entzugssyndrome sind auch das Alkoholentzugsdelir, Krämpfe nach Absetzen von Benzodiazepinderivaten oder das Heroin-Entzugssyndrom.

Rebound-Phänomene Sie bilden eine besondere Kategorie der Entzugssyndrome. Wenn ein Symptom, das man mit einem Pharmakon „unterdrückt" hat, nach Absetzen des Pharmakons nicht nur wieder auftritt, sondern stärker ausgeprägt ist als vor Beginn der Therapie, spricht man von Rebound. Ein Beispiel ist der überschießende Blutdruckanstieg nach plötzlichem Absetzen von Clonidin bei Hypertonikern.

Arzneimittelabusus, Dependenz

Was unter Arzneimittelabusus oder allgemeiner unter Abusus einer Substanz verstanden wird, hängt von den Moralvorstellungen einer Gesellschaft ab und ist insofern kein naturwissenschaftlich definierbarer Begriff. Die Gesellschaft hält entweder die „Indikation" oder die Dosis oder die Bezugsweise des Stoffes für inakzeptabel. Der Abusus kann objektivierbare Schädigungen sowohl im somatischen Bereich als auch im psychischen Bereich zur Folge haben, die unabhängig von den Moralvorstellungen einer Gesellschaft als Schäden deklariert werden können.
Beispiele: a) Zufuhr von Alkohol in einer Tagesdosis von 100 g/Tag regelmäßig über längere Zeit führt zu schweren Leberschäden. b) Wenn ein Jugendlicher in der Periode seiner Entwicklung, in der er die Entscheidungsfindung lernt, sich den äußeren Zwängen zur Entscheidungsfindung regelmäßig durch Zufuhr von Rauschmitteln psychologisch entzieht, so kann diese Fähigkeit später (nach dem 25. Lebensjahr) kaum noch erlernt werden.

Dependenz (Abhängigkeit) Ohne Zweifel ist ein schwerer Diabetiker auf die regelmäßige Zufuhr eines geeigneten Antidiabeticums angewiesen, insofern also vom Antidiabeticum abhängig, aber in diesem Zusammenhang wird der Begriff „Dependenz" nicht gebraucht. Wir betrachten zunächst die Auffassung von Dependenz durch die WHO:

- Die Weltgesundheitsorganisation (WHO) hat folgende *Typen* der Dependenz festgelegt: Dependenz vom Morphintyp, Barbiturattyp, Cocaintyp, Amphetamintyp, Cannabistyp, LSD-(Halluzinogen-)-Typ, Kat-Typ. Wegen der Ähnlichkeit zur Dependenz vom Barbiturattyp hat die Ethanoldependenz keine eigene Kategorie.

Physische Dependenz ist nur für die Dependenz vom Morphintyp und vom Barbiturattyp sicher nachgewiesen.
Diese Typisierung läßt erkennen, daß der Begriff Dependenz ganz offensichtlich nur auf Stoffe bezogen wird, denen auch ein „Potential für Abusus" bescheinigt wird. Insofern ist auch der Begriff der Dependenz nicht nur naturwissenschaftlich, sondern stark soziologisch bestimmt. Dem entspricht die folgende Definition von Dependenz:

Dependenz liegt vor, wenn der plötzliche Entzug eines bislang regelmäßig zugeführten Stoffes psychische Funktionsstörungen beim Menschen auslöst (die von physischen Funktionsstörungen begleitet sein können), und wenn sich diese Dysfunktionen durch erneute Zufuhr des Stoffes (oder eines Stoffes mit nahe verwandter pharmakologischer Wirkung) aufheben lassen. Die herausragende psychische Funktionsstörung beim Menschen ist das zwanghafte, auf die Beschaffung und Zufuhr des Stoffes gerichtete Verhalten *(psychische Dependenz)*. Die körperlichen Entzugssymptome können quälend, ja lebensgefährlich sein. Irrig ist jedoch die Annahme, daß es allein oder auch nur vorwiegend diese Entzugssymptome (die *physische Dependenz*) sind, die z. B. die weitere Zufuhr von Heroin „bewirken". In hohem Maße konditionierend wirken charakteristische Elemente der „Szene" (Räumlichkeiten, Kommunikation in szenentypischer Sprache, szenentypische Musik) und das Ritual der Zufuhr. Das Injektionsritual kann einen so hohen Eigenwert bekommen, daß ehemalige Drogenabhängige später Vitamin C „schießen".

Pharmakologie des Elektrolyt- und Wasserhaushaltes [153]

Hypovolämien und Hypervolämien

Hierarchische Einteilung

Primäres Kennzeichen der ***Hypovolämie*** ist das Fehlen von Wasser im Intravasalraum. Dies kann zwei Ursachen haben: Abnahme der Flüssigkeitsmenge im Intravasalraum oder Vergrößerung des Intravasalraumes (z. B. durch Tonusverlust der Gefäße bei einer schweren Barbituratvergiftung).
Primäres Kennzeichen der ***Hypervolämie*** ist ein Überschuß an Wasser im Intravasalraum (bei Nieren- und Herzinsuffizienz, nach gedankenloser Infusion von Glucoselösungen).
Wichtige Begleitparameter der intravasalen Füllungsstörungen können sein

- eine zu hohe oder zu niedrige Konzentration an Erythrocyten,
- eine zu hohe oder zu niedrige Konzentration an onkotischen Bestandteilen (Plasmaproteinen),
- eine zu hohe oder zu niedrige Konzentration von Elektrolyten. Man spricht entsprechend von hypertoner, isotoner und hypotoner Dehydratation und von hypertoner, isotoner und hypotoner Hyperhydratation.

Symmetrisches Defizit an Wasser, Elektrolyten, Proteinen und Erythrocyten

Diesen Zustand beobachtet man kurz nach starken, akuten Blutverlusten, aber auch bei Tonusverlust des Gefäßsystems (Vergiftungen). Bei alleiniger Zufuhr von freiem Waser (in Form von 5%iger Glucose) würden die Konzentrationen von Elektrolyten, onkotisch wirksamen Proteinen und Erythrocyten in der intravasalen Flüssigkeit abnehmen. Die Erfahrung lehrt: Elektrolytverdünnung ist unerträglich, Proteinverdünnung ist kurzfristig erträglich, Abnahme der Erythrocytenkonzentration ist mittelfristig erträglich. Man infundiert Blut oder Lösungen, die Elektrolyte und onkotisch wirksame Stoffe (wie Proteine, Dextran, Hydroxyäthylstärke, oder Gelatine) enthalten. Die Lösungen sollen biologisch indifferent sein, ausreichende Verweildauer im Gefäßsystem haben, vollständig eliminiert werden und die Blutviscosität nicht erhöhen.

Blut

Vollblut ist theoretisch optimal bei schwerem akutem Blutverlust, aber

- ***Transfusionshepatitis*** ist die Hauptgefahr.
- Der Citrat-Überschuß aus der Konservenherstellung kann Decalcificierung (Calciumgluconat substituieren) und eine metabolische Acidose auslösen. Dosierung von Calciumgluconat: 10 ml 10%ige

Lösung intravenös nach jeweils 1000 ml Blut, wenn die Infusion schneller als mit 1 l Blut/10 min erfolgt oder erhebliche Leberschäden die Metabolisierung des Citrates beeinträchtigen.

- Metabolische Produkte in der Konserve, bakterielle Verunreinigungen, Antigene und Antikörper können stören.
- Hyperkaliämie kann besonders bei Transfusion älterer Konserven ausgelöst werden.

Deshalb strenge Indikationsstellung für Vollbluttransfusionen: akuter Blutverlust über 25% mit Hämatokrit unter 30%, Austauschtransfusionen (frisches Heparin-Vollblut), bestimmte Gerinnungsstörungen (Frischblut!).

Erythrocytenkonzentrat ist indiziert, wenn nur Erythrocyten benötigt werden, denn dann kann die Verdünnung mit einer im Vergleich zu Plasma rheologisch günstigeren Flüssigkeit erfolgen. Die störenden Begleitstoffe in der Konserve fehlen, die Gefahr der Transfusionshepatitis ist geringer.

Plasma und Plasmafraktionen werden hauptsächlich bei Gerinnungsstörungen, Eiweißmangel oder speziell bei Hypalbuminämie eingesetzt. 5%ige Humanalbuminlösungen sind isoonkotisch. 20%ige Lösungen werden genutzt, wenn wenig Wasser infundiert werden soll. Allergische Reaktionen kommen vor in 14/100000 Infusionen.

Dextran 60 *(Macrodex)* ***Chemie.*** Dextran 60 ist eine Lösung von Glucopolysaccharidmolekülen, deren Molekulargewicht unterschiedlich groß ist, aber im Mittel bei 60000 liegt. Je geringer die Streuung der Molekülgröße, desto besser ist die Qualität eines bestimmten Fabrikates: Zu große Moleküle widerstehen der renalen Elimination, zu kleine Moleküle werden zu schnell ausgeschieden und sind daher von geringem Nutzen. – Die Glucosemoleküle sind durch 1-6-glykosidische Bindung verknüpft.

Pharmakokinetik, Dosierung. Dextran 60 wird vollständig aus dem Organismus eliminiert. 50% werden während der ersten 24 h renal ausgeschieden, der Rest wird (z.T. langsam) metabolisiert. Deshalb soll man nicht mehr als 1,5 g Dextran 60 pro kg KG und Tag infundieren (also sind 1700 ml der 6%igen Lösung die Tagesmenge für einen Erwachsenen). Als schnell gilt eine Infusion von 100 ml/5 min. Bei Anurie Tagesdosis auf 0,1 g/kg KG reduzieren.

Wirkung. Isoonkotisch mit Blut ist die 4%ige Lösung. Die 6%ige therapeutisch übliche Lösung ist hyperonkotisch: Die in 100 ml der 6%igen Lösung enthaltenen 6 g Dextran binden nach der Infusion nicht nur die 100 ml Infusionsvolumen, sondern weitere 30–50 ml Wasser, die aus dem extravasalen Raum in den Intravasalraum diffundieren. Man spricht deshalb auch von einer Wirkung als „Plasmaexpander“. – Die großen Dextranmoleküle und das an sie gebundene Wasser verlassen den Intravasalraum nur langsam. Außer dem damit verbundenen Volumeneffekt nimmt die Viscosität des Blutes durch den Einstrom von Gewebswasser ab.

Unerwünschte Wirkungen. Die Thrombocyten werden mit einer Dextranschicht belegt, wodurch die Blutungsneigung steigt. Anaphylaktische Reaktionen gibt es in 32/100000 Infusionen. Die Kreuzprobe wird undeutlich.

Dextran 1 *(Promit)* Zur prophylaktischen Blockade der gegen Dextran 60, Dextran 40 und andere handelsübliche Dextrane gerichteten Antikörper injiziert man das niedermolekulare Dextran 1 mit einer Dosis von 3 g in 2 Minuten.

Dextran 40 *(Rheomacrodex)* Das mittlere Molekulargewicht beträgt 40000, isoonkotisch ist die 3,5%ige Lösung, die Halbwertszeit beträgt nur 3–4 h, die Elimination erfolgt glomerulär. Eingesetzt wird die 10%ige Lösung. Man infundiert davon 250 ml, um eine starke Hämodilution zu erzielen. Dextran 40 dient nicht zur Volumensubstitution. Maximaldosis 1,5 g/kg KG und Tag, bei Anurie 0,1 g/kg KG und Tag.

Hydroxyäthylstärke *(Expafusin)* Das Präparat enthält ein Polymerisat aus Ethylenoxid und Stärkefragmenten mit einem mittleren Molekulargewicht von 450000, das Polymer wird aber im Blut durch Amylase zu kleineren Fragmenten abgebaut. Der Substrat-Enzym-Complex ist langlebig, weshalb die Serumamylase nach Infusion des Präparates scheinbar erhöht ist. Die Wasserbindung beträgt 14 ml/g, die Tagesdosis maximal 1,2 g/kg KG, die Halbwertszeit etwa 12 h. Allergische Reaktionen in 85/100000 Infusionen.

Gelatinepräparate *(Gelifundol)* Gelatinepräparate sind Polypeptide, die durch Abbau von Kollagen entstehen. Die Wasserbindung beträgt 14 ml/g, die Halbwertszeit ist wegen des niedrigen Molekulargewichtes von 40000 mit 3–4 h entsprechend kurz. Allergische Reaktionen kommen vor in 115/100000 Infusionen.

Symmetrisches Defizit an Elektrolyten und Wasser (isotone Dehydratation) Ein „reines" symmetrisches Defizit an allen Elektrolyten und Wasser wird man nie beobachten. Es gibt aber viele Zustände, die diesem „Reinzustand" nahekommen. Hierzu gehören vor allem Zustände nach schwerem Erbrechen, Diarrhoe (Cholera), forcierter Diurese, oder starkem Schwitzen. Man infundiert Ringer-Lösung. Da bei isotoner Dehydratation bestimmte Elektrolyte bevorzugt verloren gehen, muß in der Regel zusätzlich ein Elektrolyt separat infundiert werden. Die Infusionsgeschwindigkeiten liegen zwischen 2–10 ml/min.

Defizit an Wasser (hypertone Dehydratation) Auch der reine Wasserverlust wird nicht beobachtet, sondern nur Zustände, bei denen der Wasserverlust größer ist als der Elektrolytverlust. Diese Zustände korrigiert man durch Infusion von isotonischer (5%iger) Glucoselösung. Die Glucose wird metabolisiert, das freie Wasser bleibt übrig. Die maximale Infusionsgeschwindigkeit (beim Nichtdiabetiker) beträgt 0,5 g Glucose/kg KG und Stunde (entspr. 10 ml der 5%igen Lösung/kg KG und Stunde), nach höherer Zufuhr wird Glucose renal ausgeschieden. Will man größere Mengen infundieren, so deckt man 4 g Glucose mit einer I. E. Altinsulin ab.

- Den partiellen Mangel von Elektrolyten ersetzt man noch während der Glucoseinfusion.

Hypervolämien Bei akuter Gefährdung durch eine Hypervolämie erweitert man das Gefäßbett durch Infusion von Glyceryltrinitrat (2 mg, gelöst in 25 ml, in 1 h beim Erwachsenen), bei intakter Nierenfunktion erzeugt man mit Furosemid (*Lasix*, beim Erwachsenen 40 mg oral oder über 10 min i. v. infundiert) eine Diurese. Bei Niereninsuffizienz kann die Akutdialyse indiziert sein.

Elektrolytverschiebungen

Der Säure-Basen-Haushalt läßt sich nicht nur formal als Spezialfall des Ionenhaushaltes auffassen, sondern Störungen des Säure-Basen-Haushaltes treten notwendig zusammen mit der Änderung der Konzentration anderer Ionen auf. So kommt es nach starkem Erbrechen durch H^+-Verlust zu einer Alkalose und durch Cl^--Verlust zu einer Hypochlorämie, also zum Gesamtbild der hypochlorämischen Alkalose.

Drei physikochemische Trivialitäten ***Das Gesetz von der Elektroneutralität bleibt gültig.*** Jedes Ion, das in den Organismus hineingelangt und jedes, das ihn verläßt, muß von einem Partnerion begleitet sein. Die Korrektur der Konzentration eines Ions im Organismus gelingt nur durch Lösungen, die Ionen*paare* enthalten oder aus deren Bestandteilen Ionen*paare* gebildet werden. Man überlege sich daher, welches Partnerion man bei einer Infusion wählt.

Das Massenwirkungsgesetz bleibt gültig. Ändert man also einem Gleichgewicht $\frac{A \times B}{AB} = k$ die Konzentration eines Bestandteils, so wird sich auch die Konzentration der anderen Bestandteile ändern, wodurch eventuell dramatische Effekte ausgelöst werden (Tetanie durch Hypocalcämie nach massiver Infusion von Natriumbicarbonat).

Zwischen Extracellulärraum und Intracellulärraum besteht im Gleichgewicht kein osmotischer Gradient

Physiologisch bedingte Wechselbeziehungen Die Abb. 23 stellt physiologisch bedingte Wechselbeziehungen zwischen den Ionen und dem Körperwasser in graphischer Form dar. Ändert man pharmakologisch die Konzentration eines Bestandteils, so hat dies stets Auswirkungen auch auf die Konzentration der anderen Bestandteile. Die Auswirkungen auf einen anderen

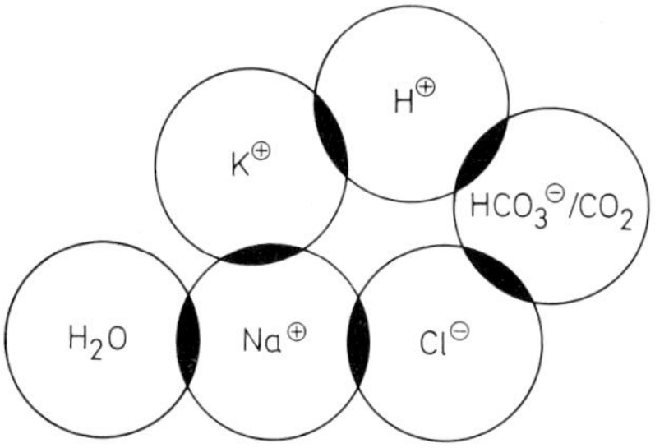

Abb. 23. Wechselbeziehungen zwischen Wasser-, Elektrolyt- und Säure-Basenhaushalt. (Nach Harper HA, Löffler G, Petrides PE, Weiss L [1975] Physiologische Chemie. Springer, Berlin Heidelberg New York)

Bestandteil sind in der Regel um so stärker, je näher er in Abb. 23 dem geänderten Bestandteil steht.

$Na^+ \rightleftarrows H_2O$

Na^+ ist das im Organismus quantitativ vorherrschende Ion. Es bindet osmotisch folglich weit mehr Wasser als andere Ionen. Bewegungen von Na^+ werden deshalb stets von Bewegungen von H_2O begleitet. Anwendungsbeispiel: Saluretica.
Umgekehrt führt starker Wasserverlust dann zu starkem Na^+-Verlust (Beispiel: Schwitzen), wenn nicht (wie z. B. in der Niere) besondere Rückresorptionsmechanismen vorhanden sind.

$Na^+ \rightarrow Cl^-$

Der Hydratationsradius von Cl^- ist viel geringer als der von Na^+, Änderungen der Cl^--Konzentration bedingen deshalb direkt viel geringere Wasserbewegungen als Änderungen der Na^+-Konzentration. Cl^- ist das quantitativ bedeutsamste Begleition für Na^+.

$Cl^- \rightleftarrows HCO_3^-$

Die Niere kann gleichsam entscheiden, ob sie den von ihr ausgeschiedenen Kationen mehr fixes Anion (Cl^-) oder mehr Puffer-Anion (HCO_3^-) mitgeben will.

$HCO_3^-/CO_2 \rightleftarrows H^+$

Die Änderung des Verhältnisses HCO_3^-/CO_2 kann durch Änderung der Atmung erfolgen, die entstehende respiratorische Acidose oder Alkalose sind aus der Physiologie hinreichend bekannt. – Eine Änderung des Verhältnisses kann jedoch auch in der Niere erfolgen. Zu erwähnen ist hier die Wirkung der Carboanhydrasehemmer.

Hier ist der Anstieg der HCO_3^--Ausscheidung auf Kosten der CO_2-Ausscheidung (genauer: H_2CO_3-Ausscheidung) begleitet von einer Abnahme der H^+-Ausscheidung.

$H^+ \rightleftarrows K^+$

Der wichtigste Aspekt dieser Abhängigkeit ist die Verschiebung von H^+ und K^+ vom intracellulären in den extracellulären Raum.

$K^+ \rightleftarrows Na^+$

Die pharmakologisch wichtigste Beziehung besteht in der Niere: Bei hohem Na^+-Angebot im proximalen Teil des distalen Tubulus (als Wirkungsfolge der Saluretica) wird weniger K^+ rückresorbiert.

Möglichkeiten für die Änderung einer Ionenkonzentration im Plasma unter Einhaltung der Elektroneutralität

Änderung der Gesamt-Anionenmenge und der Gesamt-Kationenmenge um den gleichen Betrag

Durch Änderung der Absolutmenge an Ionen.
Beispiele: HCl-Verlust beim Erbrechen, NaCl-Überschuß bei der Kochsalzvergiftung, Salzverlust bei starker Diurese.

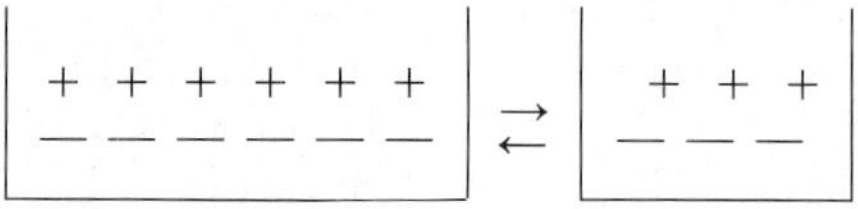

Durch Änderung der Absolutmenge an Wasser.
Beispiel: Dehydratation.

Änderung der Konzentration eines Ions auf Kosten eines anderen, gleichgeladenen Ions

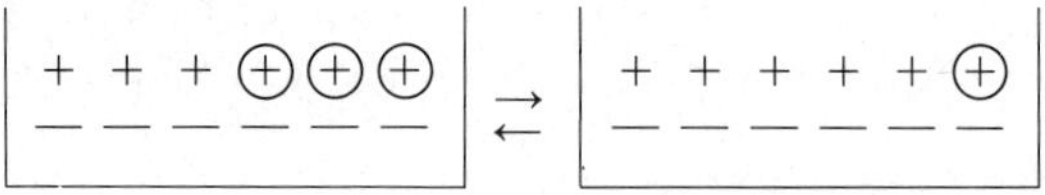

Durch Änderung der Resorption. Beispiel: Nach oraler Zufuhr eines löslichen Calciumsalzes wird im Darm weniger Phosphat (Fällung!), aber mehr Chlorid resorbiert.

Durch Änderung der Verteilung. Beispiel: Wechselwirkung zwischen H^+-Haushalt und K^+-Haushalt. Bei einer Acidose werden H^+-Ionen, die sich zunächst im Extracellulärraum befinden, durch intracelluläre Proteine abgepuffert. Im Austausch wandern aus dem K-+-reichen Intracellulärraum K^+-Ionen in den EZR→Hyperkaliämie als Folge. Beobachtet man umgekehrt bei Acidose keine Hyperkaliämie, so kann man davon ausgehen, daß der Gesamt-

K^+-Bestand des Organismus zu gering ist, und daß dies spätestens bei sonst erfolgreicher Therapie der Acidose manifest werden wird. – Das vorstehend dargestellte Austauschprinzip gilt in beliebiger Umkehrung, also:

Acidose Hyperkaliämie Alkalose Hypokaliämie	ist kompensationsbedingt begleitet von einer	Hyperkaliämie Acidose Hypokaliämie Alkalose

Durch Änderung der Elimination. Wie bereits erwähnt, kann in der Niere bevorzugt fixes Anion (Cl^-) oder Pufferanion (HCO_3^-) ausgeschieden werden.

Acidose

Begriffe. Die Henderson-Hasselbalch-Gleichung (s. S. 12) gilt auch für das Gleichgewicht zwischen Bicarbonation und nichtionisierter Kohlensäure. Der pK_a von H_2CO_3 ist 6,1. Also gilt

$$pH = 6{,}1 + \log \frac{[HCO_3^-]}{[H_2CO_3]} \qquad (25)$$

Sinkt der pH unter 7,35, so liegt eine *Acidose* vor. Ist die Ursache hierfür ein zu großes $[H_2CO_3]$ (d. h. $>1{,}2$ mmol bzw. >40 mm Hg), so spricht man von einer *respiratorischen Acidose*. Ist die Ursache hierfür ein zu kleines $[HCO_3^-]$ (d. h. <24 mmol), so spricht man von einer *metabolischen Acidose*.

Pharmakologisch und toxikologisch bedingte Ursachen. Zentral atemdepressiv wirkende Pharmaka. Zentrale Atemdepression mit respiratorischer Acidose ist eines der Hauptsymptome bei Arzneimittelvergiftungen.
Zur Anurie führende Gifte und Pharmaka wie Quecksilber- oder Arsenverbindungen, aber auch Pharmaka, die fakultativ (bei Glucose-6-phosphatdehydrogenase-Mangel) zur Hämolyse führen. Bei Anurie werden metabolisch entstandene Säuren retiniert.
Methanol (Vergiftung durch Trinken) und
Formaldehyd (Vergiftung durch Inhalation), weil sie zu Ameisensäure metabolisiert werden.
Polyphosphate (enthalten in Waschmitteln), wenn sie oral aufgenommen werden.
Phenol
Salicylate.

Natriumbicarbonat

Wirkungsweise. Durch Infusion von $NaHCO_3$ wird $[HCO_3^-]$ in Gleichung (25) erhöht, weshalb der pH zunehmen muß. Durch $NaHCO_3$ wird jedoch die Ursache der Acidose in der Regel nicht beseitigt, sondern nur die Bedingungen für die Beseitigung dieser Ursache werden verbessert.

Pharmakokinetik, Dosierung. Die Wirkung erfolgt zuerst nur im Extracellulärraum, denn das Bicarbonation überwindet die Zellmembran nur langsam. Zur Berechnung der notwendigen Gesamtdosis stellen wir folgende Überlegung an: Es müßte eigentlich gelten

Ionendefizit [mmol] =
(Differenz zwischen der physiologischen und der
erniedrigten Ionenkonzentration in mmol/l) (26)
×
Verteilungsvolumen für HCO_3^- [l/kg]
×
Körpergewicht [kg]

Die Schwierigkeit besteht im Einsetzen des richtigen Verteilungsvolumens. Bei einer schnellen Infusion wird sich HCO_3^- anfänglich im wesentlichen in der intravasalen Flüssigkeit verteilen. Bei etwas langsamer Infusion wird die Verteilung auf den extracellulären Raum (0,2 l/kg KG) maßgeblich sein. Bei schwerer Acidose wird der Verteilungsraum noch größer sein. Für $[HCO_3^-]$ hat sich bewährt, zunächst mit dem Verteilungsraum des extracellulären Wassers von 0,2 l/kg KG zu rechnen. Dann gilt:

HCO_3^--Dezifit [in mmol] =
(24 mmol/l minus Standardbicarbonat) × 0,2 l/kg × kg KG (27)

Diese Menge wird infundiert
- entweder mit hoher Wasserlast als isotonische, 1,4%ige Lösung, maximal 250 ml/h
- Oder mit geringer Wasserlast als molare (8,4%ige) hypertone Lösung über zentralvenösen Katheter mit maximal 50 ml/h.

(Bei schwerer Acidose können in der ersten Stunde bis zu 3 ml der molaren Lösung/kg KG infundiert werden.) Nach Abschluß der Infusion kann eventuell dieselbe Menge nochmals indiziert sein, wenn das Verteilungsvolumen bei starker Acidose weit größer als 0,2 l/kg KG war.

Unerwünschte Wirkungen

- ● *Abfall der K^+-Konzentration* im Plasma. Mechanismus: K^+ wandert in den Intracellulärraum zurück, woraus es vorher gegen H^+ ausgetauscht worden war. Zusätzlicher Mechanismus bei Überdosierung von $NaHCO_3$: Das Exzeß-Bikarbonat versucht der Organismus über die Niere auszuscheiden. Als Gegenion steht sowohl Na^+ als auch K^+ zur Wahl. Bestand vor der Infusion eine Hyponatriämie, so sind die Na^+-Retentionsmechanismen des Organismus wirksam genug, um Na^+ einzubehalten. K^+ als Gegenion des Exzeß-HCO_3^- wird ausgeschieden.
- ○ *„Hypocalcämie“* bei Überdosierung, genauer: Abnahme der Menge des ionisierten Ca^{++}, da die Zunahme des Bicarbonations nach dem Massenwirkungsgesetz zu einer Abnahme des ionisierten Cal-

ciums führen muß. Die Folge ist Tetanie. Abhilfe durch Gabe von Calciumgluconat (10 ml 10%iger Lösung i.v.).

Natriumlactat Man beobachtet eine

- *langsame alkalisierende Wirkung,* denn Lactat muß erst intracellulär metabolisiert werden;
- *gute Wirksamkeit von Lactat bei intracellulärer Acidose,* wobei die Wirkung auch hier langsam (erwünscht) eintritt. Nachteil: Ist der Organismus so geschädigt, daß die intracellulären Oxidationsvorgänge reduziert sind, so ist Natriumlactat nicht nur unwirksam, sondern das „liegenbleibende" Lactat verstärkt die Acidose (Lactatacidose).

Natriumcalciumcitrat *(Acetolyt)* Diese Verbindung wird oral bei metabolischer Acidose (praktisch: bei Niereninsuffizienz) gegeben und wirkt als Ionenaustauscher.

Tris-Puffer Dieser wird kaum noch eingesetzt, weil er gegenüber $NaHCO_3$ keine wesentlichen Vorteile bietet.

Alkalose ***Ursachen.*** Die wesentlichsten Ursachen von Alkalosen sind Kaliumverluste und Chloridverluste (z.B. durch Diuretica). Eine Alkalose verstärkt sich selbst über den in Abb. 24 gezeigten Rückkopplungsmechanismus.

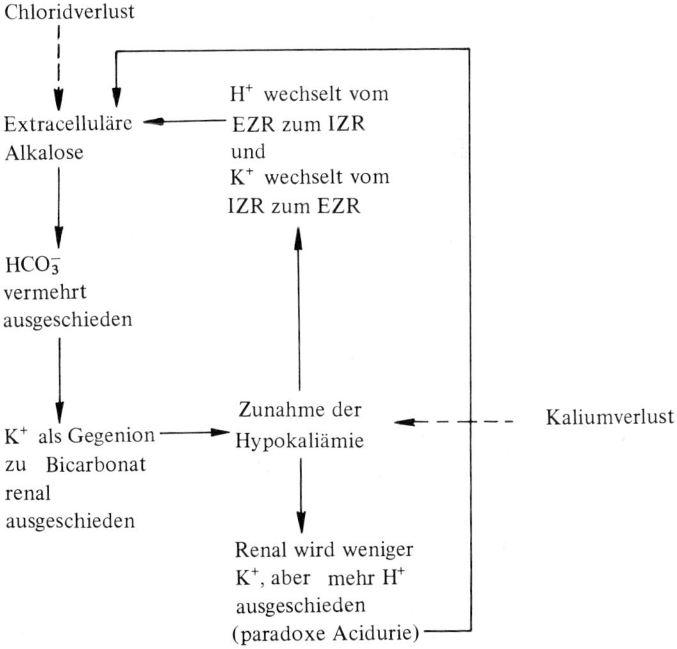

Abb. 24. Positive Rückkopplung bei Alkalose

Andere Kompensationsmechanismen (Abnahme der Ventilation, renale Abgabe von Na^+ als Gegenion, Vermehrung der organischen Säuren im Plasma) haben nur eine begrenzte Kapazität.

Therapie. [383] Das Chloriddefizit beseitigt man durch Infusion von n/10 HCl. Die häufig geübte Infusion von Arginin-HCl oder Lysin-HCl kann zu einem Aminosäuren-Ungleichgewicht führen. Ammoniumchlorid soll nur gegeben werden, wenn das Na^+ des NaCl wegen bereits hohem Plasma-Na^+ bedenklich ist; es soll Encephalopathien verursachen. Na^+-Defizit und K^+-Defizit werden durch Infusion von NaCl bzw. KCl ausgeglichen.

Salzsäure Isotonisch ist die 0,15 mol/l HCl (entspr. 0,54%). Zur Berechnung des Chloriddefizits wird ein Verteilungsvolumen für Chlorid von 0,2 l/kg KG (also das extracelluläre Volumen) angenommen. Sicherheitshalber wird dieser Wert mit 1,5 multipliziert.

$$\text{Cl}^-\text{-Defizit (in mmol)} = (103\ \text{mmol/l} - \text{aktuelles Chlorid}) \times 0{,}3\ \text{l/kg} \times \text{kg Körpergewicht}. \quad (28)$$

Das Defizit wird als isotonische Lösung (0,15 mol/l HCl, 1:1 verdünnt mit 5% Glucose) mit 0,4–1 mmol/kg KG und Stunde infundiert.

Hyponatriämie Eine genaue Differentialdiagnose muß klären, ob ein zu niedriges Plasma-Na^+ Folge einer zu starken Verdünnung mit Wasser ist (hypotone Hyperhydratation) oder wirklich einen Natriummangel ausdrückt. Für einen echten Na^+-Mangel berechnet man das Defizit

$$\text{Na}^+\text{-Defizit (in mmol)} = (142\ \text{mmol/l} - \text{aktuelles Na}^+) \times 0{,}2\ \text{l/kg} \times \text{kg Körpergewicht} \quad (29)$$

und infundiert es z.T. als 1 mol/l NaCl, z.T. als 1 mol/l $NaHCO_3$ über einen zentralvenösen Katheter mit 0,5 mmol/kg KG und Stunde, nur in extremen Ausnahmefällen schneller (Gefahr der Kreislaufüberlastung und der Demyelinisierung in der Pons [435]).

Hypokaliämie Ursachen. Metabolische Alkalose, Insulinwirkung im Coma diabeticum, Initialphase der Herzglykosidwirkung bei vorhandenen Ödemen (Verbesserung der Kreislaufsituation bei noch bestehendem sekundären Hyperaldosteronismus), Nebenwirkung von Saluretica, Corticoiden, Abführmitteln, Erbrechen, Infusionen K^+-armer Lösungen.

Symptome ($K^+ < 3{,}2$ mmol/l)

- Herz: Abflachen bis Negativwerden der T-Welle bei gleichzeitiger Ausbildung einer U-Welle. Bei stärkerer Hypokaliämie findet man auch Extrasystolen und Überleitungsstörungen.

- Skeletmuskel: Muskelschwäche. Ursache ist der Abfall der intracellulären K^+-Konzentration bei gleichzeitiger Zunahme der Na^+-Konzentration.
- Glatte Muskulatur: Bei stärkerer Hypokaliämie entwickelt sich ein paralytischer Ileus (Symptom: „Obstipation"!).
- Niere: Morphologische (!) Veränderungen in den Tubuluszellen bei gleichzeitigem Verlust der Konzentrationsfähigkeit. Bekannt nach Laxantienabusus!

Komplizierende Faktoren

- Bei Hypokaliämie entwickelt sich gleichzeitig eine extracelluläre Alkalose (und eine Zunahme des Plasmabicarbonats), da H^+-Ionen zum teilweisen Ersatz der K^+-Ionen in den Intracellulärraum wandern.
- Die Toxicität der Herzglykoside ist während einer Hypokaliämie erhöht.

Kaliumzufuhr *Leichter Mangel.* Kaliumreiche Speisen (Bananen, Orangensaft). Werden Tabletten verordnet, die KCl zur Substitution enthalten, so ist darauf zu achten, daß sie einen Überzug besitzen, der sich erst im Darm auflöst, und daß K^+ langsam freigegeben wird: Hohe Kaliumkonzentrationen lokal an der Magen-, auch an der Darmschleimhaut wirken stark reizend (Ulcerationen).

Schwerer Mangel. Intravenöse Infusion von Kaliumsalzlösungen. Beachte: Sichere Infusionsgeschwindigkeit ist ⅔ mval K^+/min (darüber: Gefahr des AV-Blocks). Während der Infusion wird im EKG T höher und spitzer, QRS breiter.

Hyperkaliämie *Ursachen.* Niereninsuffizienz, Hämolyse, große Traumen mit umfangreichen Gewebsnekrosen, metabolische Acidose, Mobilisierung von Glykogendepots, Aldosteronmangel, Therapie mit Spironolacton, Triamteren. Seltener als Hypokaliämie.

Symptome ($K^+ > 5{,}5$ mmol/l). Herz: Im EKG ist T hoch und spitz, QRS breit, Q verlängert (Bradykardie!), flach. Abnahme des Gradienten der diastolischen Depolarisation.

Therapie. Bei prophylaktischer Behandlung (Niereninsuffizienz): rectale Zufuhr von Ionenaustauschern, die K^+ gegen Ca^{++} (wird aus dem Darm kaum resorbiert) austauschen. Notfall: Man versucht, K^+ in den Intracellulärraum zu verschieben, indem man Natriumbicarbonat, Altinsulin und Glucose infundiert. Gegen die Störungen im EKG Ca^{++}-gluconat infundieren.

Calcium *Pharmakokinetik.* Calcium wird nach oraler Zufuhr nicht in beliebiger Menge resorbiert: Die Resorption (im oberen Dünndarm) wird von Vitamin D gefördert, durch Bildung unlöslicher Salze mit Nahrungsbestandteilen (Phosphate, Fettsäuren) gehemmt. Physiologisch: 2,05–2,89 mmol/l im Plasma.

Wirkung am Herzen. Positiv-inotrop. Calcium kann die Wirkung von Herzglykosiden sehr schnell (unter der Injektion!) in den toxischen Bereich verstärken. Umgekehrt führt Reduktion des Calciumgehaltes im Blut zu einer Abnahme der Toxicität bzw. Wirkung von Herzglykosiden.

Gefäßwirkungen. Die Capillarpermeabilität nimmt ab. Bei intravenöser Injektion kommt es zur Erweiterung der Hautgefäße (Wärmegefühl), das bei zu schneller Injektion für den Patienten sehr unangenehm werden kann.

Symptome und Spätfolgen von Hypercalcämien. Skeletmuskelschwäche bis zur Tetraplegie, Glattmuskelschwäche (Obstipation), am Herzen QT verkürzt. Polyurie, weil die Na^+-Rückresorption reduziert ist. Heterotope Verkalkungen, besonders in der Niere, wobei Urämie die Folge sein kann.

Therapie bei Hypercalcämie. Furosemid + 0,9% NaCl in großen Mengen (3 l/Tag). Glucocorticoide zur Hemmung der enteralen Calciumresorption. Bildung von nierengängigen Komplexverbindungen durch intravenöse Injektion von Natriumsulfat. Mithramycin (Hemmung des Knochenumsatzes) in Sonderfällen.

Magnesiumzufuhr Die Anwendung von Magnesium als Adjuvans in der Anaesthesiologie ist gegenwärtig verlassen, da die üblichen Muskelrelaxantien viel vorteilhafter sind. Mg^{++}-Ionen hemmen die Freisetzung von Acetylcholin aus den präsynaptischen Terminalen. Ca^{++} wirkt hier dramatisch antagonistisch.
Zur Bedeutung von Magnesiumsalzen als Antacida, als Laxantien.
Magnesium wird aus seinen löslichen Salzen teilweise resorbiert; unter normalen Umständen erfolgt die Elimination durch die Niere so schnell, daß Wirkungen auf Herz, Kreislauf und Muskulatur nicht auftreten. Gefahren entstehen bei Niereninsuffizienz oder bei Muskelerkrankungen (Myasthenia gravis). Physiologisch: 0,8–0,9 mmol/l im Plasma.
Am kardiovasculären System ist die Hypomagnesiämie (z.B. nach den Saluretica Furosemid, Etacrynsäure, bei Alkoholismus) dem Kaliummangel symptomatisch ähnlich. Substitution: 30 mmol $MgSO_4$/12 Std mit Dauerinfusion.

Phosphatzufuhr Physiologisch im Plasma: 0,9–1,5 mmol/l. Mangelzustände bei Alkoholismus, diabetischer Ketoacidose, Fructoseinfusionen, bei respiratorsicher Alkalose. Bei Mangelzuständen sind Herzinsuffizienz, Bewußtseinsstörungen, Rhabdomyolyse, auch Hämolyse zu beobachten. Der Patient soll pro 1000 cal etwa 20 mmol KH_2PO_4 i.v. bei parenteraler Ernährung erhalten. Man kann dies erreichen, indem man einen entsprechenden Teil des routinemäßig infundierten KCl durch KH_2PO_4 ersetzt.

Pharmakologische Wirkungen auf Ausscheidungsvorgänge

Vorbemerkungen Die Kapitel über Laxantien und Diuretica schließen an die Kapitel über Wasser- und Elektrolythaushalt insofern logisch an, als der übermäßige Gebrauch von Laxantien durch Laien (als „Schlankheitsmittel") genau wie die mangelhaft überwachte Verordnung von Diuretica durch den Arzt (z.B. im Rahmen einer Hypertoniebehandlung) zu schweren Störungen im Elektrolyt- und Wasserhaushalt führen kann.

Diuretica [260, 261]

Diuretica sind Pharmaka, die dazu verwendet werden, die Harnausscheidung zu erhöhen.
Sie wirken über verschiedene Mechanismen.

Vereinfachte Leitsätze zur Nierenfunktion Zur Erklärung der Wirkung von Diuretica genügt es derzeit, von folgenden stark vereinfachten Vorstellungen auszugehen

- Eine Zunahme der Diurese läßt sich erreichen durch Vermehrung einer pathologisch eingeschränkten Bildung von Glomerulumfiltrat oder durch Hemmung der tubulären Rückresorption. Die Wiederherstellung der normalen glomerulären Filtration (durch Auffüllen des Intravasalraumes, Hebung des arteriellen Druckes und Eröffnung der Nierenarteriolen mit Dopamin), geht der pharmakologischen Hemmung der tubulären Rückresorption in der Regel voraus.
- Für die erwünschte diuretische Wirkung der tubuluswirksamen Diuretica ist entscheidend die Rückresorption von Na^+, Cl^- und H_2O. Im proximalen und im distalen Tubulus wird Na^+ aktiv und Cl^- passiv rückresorbiert, im aufsteigenden dicken Teil der Henle-Schleife wird Na^+, K^+ und Cl^- mit dem Na, K, 2 Cl-Cotransporter aktiv rückresorbiert. Wasser wird stets passiv rückresorbiert, und zwar im proximalen Tubulus und (gesteuert durch antidiuretisches Hormon) in den Sammelrohren.
- Für z.T. unerwünschte Wirkungen der Diuretica auf andere Ionen ist zu beachten: Phosphat und Bicarbonat werden im proximalen Tubulus resorbiert, Ca^{++} wird im ganzen Tubulus (aber von proximal nach distal fallend), resorbiert, K^+ wird im proximalen Tubulus resorbiert und in den distalen Tubulus und die Sammelrohre sezerniert, H^+ wird im proximalen und distalen Tubulus sezerniert. NH_3 (pK_a 9,3) diffundiert durch die Wand des distalen Tubulus und liegt

im sauren Urin praktisch vollständig als NH_4^+ vor. Harnsäure wird im proximalen Tubulus über das gleiche aktive Transportsystem für Säuren sezerniert, über das auch die Diuretica vom Säuretyp ausgeschieden werden.

Osmotische Diuretica, Mannit

Chemie und Pharmakokinetik. Osmotische Diuretica sind mehrwertige Alkohole („Zuckeralkohole"). Eingesetzt wird Mannit (10%ig und 20%ig im Osmofundin®). Dieser Zuckeralkohol ist sehr hydrophil und wird deshalb nicht tubulär rückresorbiert. Auch Glucose wirkt als osmotisches Diureticum, wenn das spezifische Resorptionssystem für Glucose im proximalen Tubulus gesättigt ist (bei Glucosezufuhr von mehr als 0,5 g/kg KG und Stunde ohne Insulinabdeckung). Mannit: Keine Resorption aus dem Darm, Elimination nur durch glomeruläre Filtration, $t_{0,5} = 6$ h bei normaler Filtration.

Wirkungsmechanismus. Osmotische Diuretica werden wie Glucose glomerulär filtriert, aber danach nicht tubulär rückresorbiert. Während der Tubuluspassage bleibt also das Lösungswasser beim osmotischen Diureticum: Es entsteht eine große Menge salzarmen Endharnes. Die Gesamtmenge des ausgeschiedenen Na^+ steigt jedoch!

Indikationen.

- Hirnödem (nach Ausschluß intrakranieller Blutung): 20%ige Lösung intravenös, 100 ml über 10 min infundieren, 3stündlich wiederholen.
- Zur forcierten Diurese bei Vergiftungen (zusätzlich zu Schleifendiuretica, S. 97), 300 ml 10%ige Lösung/h.

Spironolacton *(Aldactone)*

Chemie, Pharmakokinetik, Dosierung.

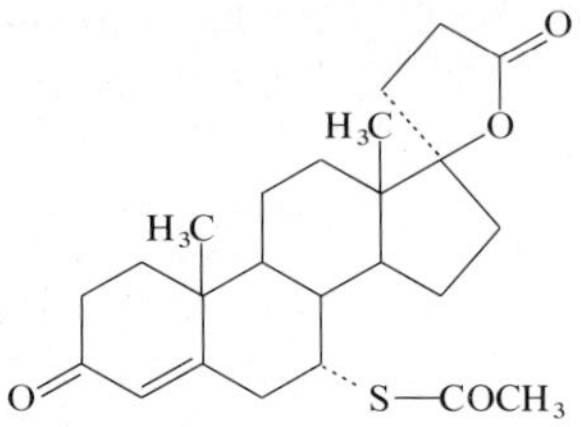

MW 416, 59
Bioverfügbarkeit 70%. Bei der üblichen Langzeittherapie gehen ¾ der Wirkung von dem Hauptmetaboliten Canrenoat aus (Spironolacton ohne die Thioacetylgruppe). Der Metabolit ist wasserlöslich (K^+-Salz), zu 25% bioverfügbar zu 98% plasmaproteingebunden, und hat eine Halbwertszeit von 3.7 h.
Da Spironolacton bzw. Canrenoat vollständig metabolisiert werden, ist die Halbwertszeit von der Leberfunktion abhängig. Initialdosis: 2 × 200 mg/Tag. Dosisreduktion wegen des Wirkungsmechanismus von Steroidhormonen (s. S. 127) eventuell erst am fünften Tag auf 1 × 100 mg.

Wirkungsort. Spironolacton bzw. Canrenoat wirkt auf den distalen Tubulus von der Blutseite her.

Wirkungsmechanismus. Spironolacton bzw. Canrenoat verdrängt Aldosteron kompetitiv. Für eine deutliche Wirkung muß Spironolacton am Tubulus 10000mal stärker konzentriert als Aldosteron sein.

Wirkungslatenz ca. 48 Std.

Wirkungen an der Niere

- Hemmung der Na^+-Resorption und dadurch vermehrte Exkretion von Na^+, Cl^-- und H_2O. Diese diuretische Wirkung erfaßt nur ca. 2% des filtrierten Na^+.
- Hemmung der Ca^{++}-Resorption (im distalen Tubulus).
- Hemmung der Sekretion von K^+, H^+, NH_4^+. Dadurch K^+-Einsparung bzw. Hyperkaliämie, Acidoseneigung.

Wirkungen außerhalb der Niere

- Zentrale Wirkungen: Sedation, Gynäkomastie, Impotentia coeundi, Amenorrhoe, Hirsutismus
- Dermatologische Immunreaktionen.

Indikationen und Gefahren. Zusammen mit Saluretica (s. unten) verordnet, um die durch Saluretica bedingte Hypokaliämie auszugleichen. Wegen der unterschiedlichen Pharmakokinetik von Spironolacton und Saluretica ist diese Anwendung nicht unproblematisch. Zur Entwässerung bei Lebercirrhose, nephrotischem Syndrom und bei anderen Zuständen mit Hyperaldosteronismus. Hauptgefahren sind die Hyperkaliämie (8% der behandelten Patienten) und die extrarenalen Wirkungen. Cancerogenität wird diskutiert.

Triamteren *(Jatropur)*

Chemie, Pharmakokinetik, Dosierung

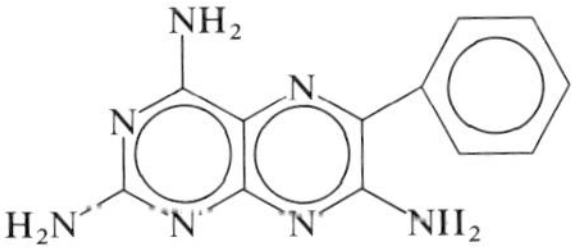

MW 253,27
Base, pKa 6,2

Bioverfügbarkeit 30–70% Verteilungsvolumen 1,5 l/kg KG, Plasmaproteinbindung 60%, Halbwertszeit 3 h, Elimination durch hepatischen Metabolismus. Dosis 2–4 × 50 mg/Tag (oral). Der Metabolit wirkt noch.

Wirkungsweise. Triameteren verdrängt nicht das Aldosteron und ist kein Aldosteronantagonist. Es verhindert eine Reaktion, die zum Natriumrücktransport im distalen Tubulus führt. Die Wirkung setzt nach 2 h, also schneller ein als die Wirkung von Spironolacton und ist nach 10 h maximal.

Wirkungen

- Hemmung von ca. 4% der Na^+-Resorption, deshalb Mehrausscheidung von Na^+, H_2O, Cl^-, HCO_3^-.
- Kaliumretention wird zwar dann kaum beobachtet, wenn Triamteren allein gegeben wird, aber die alleinige Gabe von Triamteren ist ohnehin die Ausnahme. Meist wird es mit Saluretica zusammen gegeben. In diesem Fall ist die Kaliumretention beachtlich und

auch erwünscht. Triameteren soll dem Kaliumverlust durch die Saluretica entgegenwirken. Die K^+-retinierende Wirkung ist auch hoch, wenn der Mineralocorticoidspiegel erhöht ist.

- Die Harnsäureausscheidung wird gefördert, jedoch reicht dies nicht für eine Indikation bei Hyperuricämie aus.
- H^+ wird etwas retiniert.

Gefahren, unerwünschte Wirkungen. Sie sind bei den heute üblichen Dosierungen gering. Man beobachtet Megaloblastenanämie, Nausea, Erbrechen und musculäre Spasmen.

- Nicht während der Gravidität verordnen.

Amilorid Dieser Stoff befindet sich als „kaliumsparendes" Diureticum als Zusatz in Kombinationspräparaten mit Benzothiadiazinen (s. unten). Es wird zu <50% resorbiert, hat nach 10 h sein Wirkungsmaximum erreicht und wirkt noch nach 18 h. Der kaliumsparende Effekt hat keinen Bezug zu einem Aldosteronantagonismus. Hierin wie auch in seinen sonstigen Wirkungen ist Amilorid dem Triamteren ähnlich. Amilorid wirkt als Antagonist an α_2-Receptoren.

Benzothiadiazine ***Chemie.*** Benzothiadiazine sind entfernte Abkömmlinge der Sulfonamide. Dies ist insofern bedeutsam, als Kreuzallergien bestehen können. Formelbeispiel:

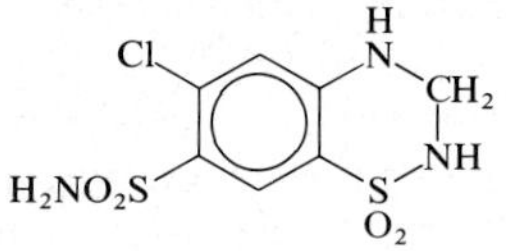

Hydrochlorothiazid *(Esidrix).*
MW 297,75
Säure, pKa 7,0

Ein Stoff mit gleichem Wirkungsprofil wie die Benzothiadiazine ist Chlortalidon *(Hygroton).*

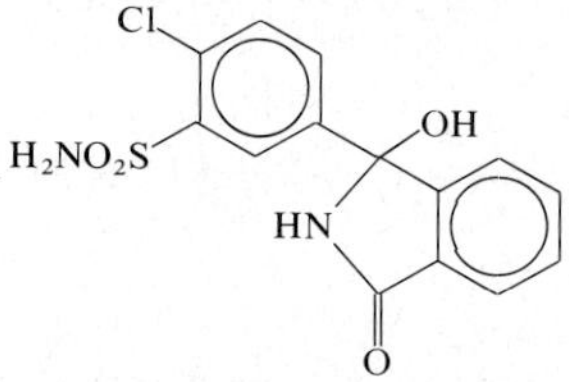

Chlortalidon *(Hygroton)*
MW 338,78
Säure, pKa 9,2

Tabelle 6. ***Pharmakokinetik*** von Hydrochlorothiazid und Chlortalidon

	Hydrochlorothiazid	Chlortalidon
Bioverfügbarkeit	70%	65%
Plasmaproteinbindung	64%	75%
Verteilungsvolumen	0,8 l/kg KG	4 l/ kg KG
Halbwertszeit	10 h	48–60 h
Wirkungsmaximum	4 h	>12 h
Wirkungsdauer	12 h	>24 h

Die Verbindungen werden (da sie Säuren sind) über das Säuresekretionssystem im proximalen Tubulus sezerniert. Butizid und Mefrusid gehören auch in diese Gruppe. Ihre Kinetik gleicht der des Hydrochlorothiazids.

Wirkungen an der Niere

- Hemmung von 15% der Na^+-Rückresorption im proximalen Teil des *distalen Tubulus*.
  Dies erklärt die diuretische Wirkung: Als Anion bleibt Cl^- beim Na^+ im Tubuluslumen zurück, dieses NaCl bindet sein Lösungswasser. Der Wasserverlust des Organismus ist also mit einem Salzverlust gekoppelt. Man nennt Stoffe, die auf diesem Wege wirken, ***Saluretica.*** Unter Einwirkung von Saluretica werden 15% des glomerulär filtrierten Na^+ nicht rückresorbiert.
  Die Wirkung der Saluretica ist unabhängig von einer acidotischen oder alkalotischen Stoffwechsellage des Organismus (Unterschied zu Carboanhydrasehemmern).
  Die diuretische Wirkung der Benzothiadiazine ist allein Folge ihrer Wirkung auf die Tubuli und nicht etwa Folge einer höheren glomerulären Filtrationsrate (GFR). Im Gegenteil nimmt die GFR unter dem Einfluß der Benzothiadiazine etwas ab (Verengung der Nierengefäße).
- *Erhöhung der K^+-Abgabe*. Sicher ist, daß das vermehrte Na^+-Angebot im (distalen Teil des) distalen Tubulus den Austausch von Na^+ gegen K^+ an dieser Stelle begünstigt und daß dieser Mechanismus an der Erhöhung der K^+-Abgabe wesentlich beteiligt ist. Ob außerdem die Saluretica eine aktive Kaliumsekretion bewirken, ist umstritten.
  Die erhöhte K^+-Abgabe trägt zur diuretischen Wirkung kaum bei, ist aber Ursache für eine wichtige Nebenwirkung der Saluretica, die Hypokaliämie und damit auch für eine leichte Alkalose.
- ○ *Hyperuricämie* durch Verminderung der Harnsäureausscheidung.
- ○ *Hypomagnesiämie*
- ○ *Hypercalcämie* durch Hemmung der tubulären Ca^{++}-Exkretion.
- *Alle* Präparate der Gruppe haben *gleiche* maximale Wirkungsstärke!

Wirkung bei Diabetes insipidus, S. 100.

Metabolische Wirkungen

- ○ *Hyperglykämie,* wahrscheinlich durch Verminderung der Insulinsekretion. Auch die Glucosetoleranz ist vermindert.
- ○ Erhöhung des Plasmacholesterin

Wirkungen auf die Gefäße

- Dilatation der präcapillären Widerstandsgefäße, besonders bei bestehender Hypertonie.
  Dies kann nicht nur Folge der natriuretischen Wirkung der Saluretica sein, denn die antihypertensive Wirkung der Saluretica bleibt bei Dauermedikation erhalten, während die zu Therapiebeginn zunächst negative Natriumbilanz sich später ausgleicht. Außerdem gibt es Derivate der Benzothiadiazine, die eine natrium*retinierende*

Wirkung haben, aber dennoch den erhöhten Druck senken (Diazoxid, s. nächstes Kapitel).

Sonstige Wirkungen. Nach Gabe von Benzothiadiazinen wurde Hyperparathyreoidismus, *Pankreatitis* und Thrombocytopenie beobachtet. Allergien können entstchen.

Indikationen

- Hypertonie.
- Kardiale Ödeme.
- Diabetes insipidus.

Gefahren, Kontraindikationen

- Nicht bei Niereninsuffizienz mit Oligurie verordnen, denn die GFR nimmt noch stärker ab (!).
- Nicht bei hypokaliämischen Zuständen, besonders nicht bei hypokaliämischer Lebercirrhose verordnen. Eine Herzinsuffizienz mit kardialen Ödemen soll erst *nach* Ausgleich der eventuell bestehenden Hypokaliämie mit Saluretica behandelt werden.
- Es besteht die Gefahr der Kreuzallergie zwischen Sulfonamiden, Benzothiadiazinen und oralen Antidiabetica vom Sulfonylharnstofftyp.
- Bei bestehendem Diabetes muß die antidiabetische Therapie verstärkt bzw. verändert werden.
- Bei bestehender Hyperuricämie oder manifester Gicht muß eine entsprechende Zusatztherapie durchgeführt werden.
- Nicht bei Hyperparathyroidismus, Thrombocytopenie, Pankreatitis und Cholecystitis verordnen.
- Nicht in der Schwangerschaft: Die Placentaperfusion sinkt, und das Geburtsgewicht nimmt ab.

Anhang: Diazoxid ***Chemie***

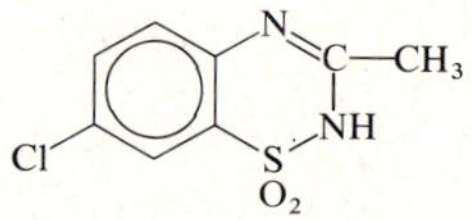

Diazoxid *(Hypertonalum)*
MW 230,67
Säure pK_a 8,5

Wirkung

- Senkung des erhöhten arteriellen Druckes durch direkte Wirkung auf die glatte Muskulatur vornehmlich der präcapillären Widerstandsgefäße. Hemmung der Wehentätigkeit.
- Die Hyperglykämie ist *stärker* als bei Stoffen vom Benzothiadiazin-Typ. Deshalb injiziert man Diazoxid nicht bei Schwangeren: Es verursacht beim Feten eine Hyperglykämie. Auch andere Funktionen des Pankreas sind alteriert: Die Amylase steigt deutlich an. Wegen der Beeinträchtigung der Pankreasfunktion ist Diazoxid zur Dauertherapie des Hochdruckes nicht zu empfehlen.
- Hyperuricämie.
- Na^+-Retention (!!). Aus diesem Grund wird Diazoxid meist mit einem Saluretisum zusammen verabreicht.

Pharmakokinetik. Nach intravenöser Injektion schneller Wirkungseinsatz und starke Senkung des arteriellen Druckes, danach starke Plasmaproteinbindung. Anreicherung in der Gefäßwand ist wahrscheinlich.

Indikation. Hypertensive Notfälle

Furosemid ***Chemie.*** Ungeachtet der Ähnlichkeit der chemischen Struktur mit derjenigen der Benzothiadiazine bestehen quantitative, aber auch qualitative Wirkungsunterschiede.

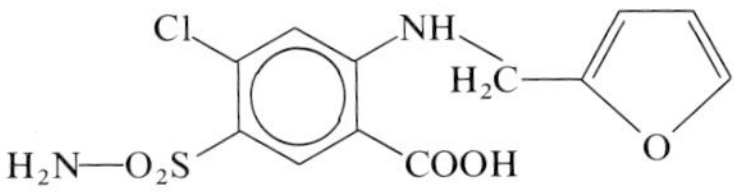

Furosemid *(Lasix)*
MW 330,75
Säure, pKa 3,9

Pharmakokinetik. Nach oraler Zufuhr 60–70% *Resorption,* jedoch ist Furosemid besonders als intravenös applizierbares Diureticum wertvoll. Plasmaproteinbildung 96% (!), Verteilungsvolumen 0,2 l/kg KG, dominierende Halbwertszeit 60 min. Bei Niereninsuffizienz ist das Verteilungsvolumen ungefähr verdoppelt. Die Elimination erfolgt durch Sekretion der Säure Furosemid in den proximalen Tubuli. Sie ist Voraussetzung der diuretischen Wirkung und durch Probenecid hemmbar.
Die *Elimination* erfolgt zu ⅓ über die Faeces, zu ⅔ über die Niere. Furosemid ist schneller, stärker und kürzer wirksam als Benzothiadiazine. Bis zu 40% des glomerulär filtrierten Na^+ werden nicht rückresorbiert.

Wirkungen auf die transtubuläre Ionenbewegung [183]. Im ascendierenden Teil der Henle-Schleife ist die Rückresorption von Chlorid, Natrium und Kalium durch den Na, K, 2 Cl-Cotransporter der für die Ionenbewegung entscheidende Faktor. Furosemid hemmt *vom Tubuluslumen her* diesen Transport. Es bleiben also Na^+, K^+, Cl^- und passiv auch Ca^{2+} im Harn zurück. Aus Gründen der Osmolarität wird dadurch die Wasserrückresorption *nach* Durchlauf des ascendierenden Teiles der Henle-Schleife erschwert. Im distalen Tubulus erscheint eine große Harnmenge, aus der 40% des filtrierten Na^+ nicht rückresorbiert werden. Eine starke Diurese setzt ein. Der vorstehend geschilderte Mechanismus ist von dem der Benzothiadiazine verschieden. Man kann wegen der unterschiedlichen Wirkungsorte also erwarten, daß eine zusätzliche diuretische Wirkung mit Furosemid auch dann noch erreichbar ist, wenn die Diurese durch Dosiserhöhung der Benzothiadiazine nicht mehr vergrößert werden kann. Diese Vermutung bestätigt sich in der Praxis.
Wie bei Saluretica ist auch bei Furosemid die Wirkung von einer sich entwickelnden Alkalose oder Acidose unabhängig.
Hypokaliämie und *Alkalose* entwickeln sich. Die Bicarbonatausscheidung nimmt ab.

Hypocalcämie und *Hypomagnesiämie* nach Gabe von Furosemid wurden beobachtet.

Metabolische Wirkungen. Wie bei Benzothiadiazinen findet man eine Hyperglykämie und Hyperuricämie.

Wirkungen auf die Gefäße. Wie bei Benzothiadiazinen findet man eine direkt relaxierende Wirkung auf die Gefäßmuskulatur. Im Gegensatz zu den Benzothiadiazinen kommt es nach Gabe von Furosemid in der Regel nicht zu einer Verschlechterung der Nierendurchblutung, aber zu einer Umverteilung der Durchblutung zugunsten corticaler Gebiete. Dies wird mit einer Freisetzung von Renin und Prostaglandin E durch Furosemid erklärt.
Die akute gefäßdilatierende Wirkung von Furosemid beobachtet man zuerst auf der venösen Seite des großen Kreislaufes.

Taubheit. Nach intravenöser Injektion höherer Dosen von Furosemid wurde eine vorübergehende Taubheit beobachtet (toxische Wirkung auf die Haarzellen?).

Indikationen und Dosierung. Oral (40 oder 80 mg/Dosis) bei Ödemen, die gegen Benzothiadiazine refraktär sind. Intravenös auf Infusion mit höchstens 4 mg/min (Taubheit!) bei forcierter Diurese oder Niereninsuffizienz. Die Diurese setzt nach 2 min ein. Sehr gut bei Lungenödem.

Gefahren, Kontraindikationen. Bei kurzzeitigem Einsatz zur Ausschwemmung von Ödemen kann durch Überdosierung eine Hypovolämie entstehen. Weitere Gefahren ergeben sich aus den Wirkungen: Hypokaliämie, Hyperglykämie, Provokation eines Gichtanfalles, vorübergehende Taubheit, leichte Alkalose. Eine Niereninsuffizienz höheren Grades oder als Folge der Einwirkung hepatotoxischer Stoffe bilden Kontraindikationen. Möglichst nicht während der Gravidität verordnen.
Bumetanid und Piretanid wirken wie Furosemid, aber in geringerer Dosierung. Ob dies von wesentlichem Vorteil ist, bedarf weiterer Untersuchungen.

Etacrynsäure

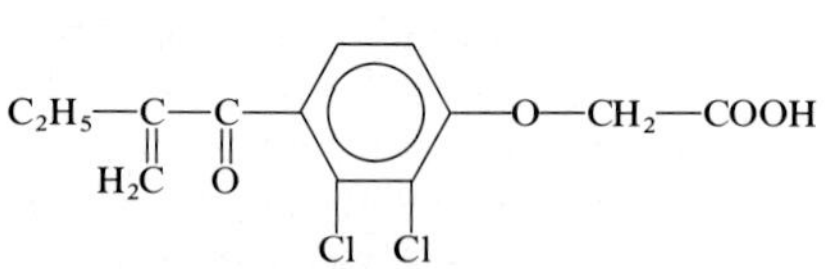

Etacrynsäure
(Hydromedin)
MW 303,14
Säure pK_a 3,5

Halbwertszeit 2-4 Std
Ungeachtet der dem Furosemid sehr unähnichen Struktur hat Etacrynsäure praktisch den gleichen Wirkungsort in der Niere, wirkt aber vielleicht nicht nur von der luminalen Seite her. Auch pharmakokinetisch ist die Ähnlichkeit sehr groß. Die unerwünschten Wirkungen sind gleichfalls dem Furosemid ähnlich, die gastrointestina-

len unerwünschten Wirkungen sind deutlich stärker. Über die Entstehung einer hypochlorämischen Alkalose wird berichtet; ob sie stärker ist als unter Furosemid, steht dahin. Dauerinfusion: 50 mg/30 min.

Carboanhydrasehemmstoffe Carboanhydrasehemmstoffe haben als Diuretica heute keine Bedeutung. Eine begrenzten Einsatz finden sie in der Pulmonologie zur Erzeugung einer atemstimulierenden Acidose. Diese entsteht durch den erhöhten renalen HCO_3^--Verlust unter Carboanhydrasehemmern. *Diamox* wird zu diesem Zweck in einer Dosierung von 2×250–500 mg/Tag sehr langsam i.v. injiziert. Eine weitere Indikation besteht bei Glaucom.

Antidiuretica

Antidiuretisches Hormon = ADH = Vasopressin ADH wird in den Zellen des Nucleus supraopticus und Nucleus paraventricularis hypothalami gebildet. Nach Ausbildung eines Transportkomplexes mit Neurophysin (Protein mit 92 Aminosäuren) wandert es durch die Axone der Zellen in die Neurohypophyse herunter. Ca^{++}-Aktionspotentiale bewirken in der Neurohypophyse die Freisetzung von ADH durch Exocytose. *Eine Zunahme* der ADH-Ausschüttung erfolgt:

- Bei Zunahme der Osmolarität durch Aktivierung hypothalamischer Osmoreceptoren.
- Bei Abfall des Druckes im linken Vorhof und in den Vv. pulmonales durch Aktivierung dort befindlicher Mechanoreceptoren.
- Unter der Wirkung von Chlorpropamid, tricyclischen Antidepressiva.

Eine Hemmung der ADH-Ausschüttung erfolgt durch Alkohol.

Chemie

Cys-Tyr-Phe-Gln-Asn-Cys-Pro-Arg-Gly-NH_2
└——————S-S——————┘

Wirkungen

Niere. Die Reabsorption von Na^+ in den Tubuli bedeutet nicht die adäquat vollständige Reabsorption von H_2O. Im distalen Convolut ist der Urin schon elektrolytarm, aber noch „wasserreich". Der Urin fließt jetzt durch das Sammelrohr in Richtung auf die Papille durch Gebiete mit zunehmend hohem Salzgehalt. Ohne hormonale Einflüsse ist das Sammelrohrepithel jedoch gegen Wasser und Elektrolyte dicht, d.h. weder gelangen Elektrolyte aus den Parenchym in den Urin noch Wasser aus dem Urin in das Parenchym. ADH erhöht (über eine Aktivierung der Adenylatcyclase in den Zielzellen) die Permeabilität für H_2O. Danach wird H_2O in das hyperosmolare Interstitium rückresorbiert, und der Urin wird selbst hyperosmolar im Vergleich zum Plasma.

Bei ADH-Mangel kommt es zu Diabetes insipidus. Li^+-Ionen hemmen die ADH-Wirkung.

Gefäßmuskulatur: Kontrahierende Wirkung auf die Gefäßmuskulatur. Ungeachtet des alten Namens Vasopressin ist ADH als Mittel zur Erhöhung des Blutdruckes ungeeignet, da es die Coronargefäße stark verengt. Dies macht sich teilweise bereits bei therapeutischer externer Zufuhr bei Diabetes insipidus unangenehm bemerkbar. Octapressin, ein Derivat des ADH, wird als Zusatz zu Lokalanaesthetica eingesetzt.

Sonstige glatte Muskulatur. ADH löst Uteruskontraktionen, Gallenblasenkontraktionen und vermehrte Darmperistaltik aus.

Hypophyse. ADH stimuliert die ACTH-Abgabe.

Pharmakokinetik. ADH wird bei oraler Zufuhr im Darm durch Trypsin vollständig inaktiviert und muß deshalb als Schnupfpulver oder als ölige Lösung intramusculär appliziert werden. Es wird in Leber und Nieren schnell abgebaut (nach parenteraler Zufuhr ca. 1 h wirksam).

Carbamazepin und Chlorpropamid bei Diabetes insipidus

Carbamazepin und Chlorpropamid wirken therapeutisch bei hypophysärem Diabetes insipidus, Chlorpropamid bei Diabetes insipidus renaler und hypophysärer Genese. Die Mechanismen sind unzureichend bekannt.

Laxantien

Laxantien sind Pharmaka, die dazu verwendet werden, die Darmpassage zu beschleunigen.

Allgemeine Risiken bei Laxantienanwendung:

- ○ Schwere Hypokaliämien und Hypocalcämien,
- ○ Toleranzentwicklung

Oleum paraffini

Paraffinöl wird als *Gleitmittel* verordnet. Von seinem Dauergebrauch ist (entgegen früherer Vorstellungen) dringend abzuraten.

- ● Dauergebrauch von Paraffinöl stört die Resorption fettlöslicher Vitamine. Paraffinöl hat cancerogene Eigenschaften.
- ○ Paraffin wird in kleinen Mengen resorbiert. Die resorbierten Paraffinmengen führen zu Fremdkörpergranulomen in Bauchorganen.

Paraffinöl wird oral bei oraler Vergiftung mit organischen Lösungsmitteln zugeführt (150 ml durch den Magenschlauch), weil sich die organischen Stoffe im Paraffinöl lösen und dadurch ihre Resorption sehr verzögert wird. Wichtig ist jedoch die zusätzliche Gabe eines salinischen Abführmittels (150 ml), weil andernfalls die Resorptionsverzögerung nur dazu führt, daß die Resorption der Lösungsmittel nicht mehr in hohen, sondern auch noch in tiefen Darmabschnitten erfolgt, aber doch noch vollständig werden kann.

Quellmittel Leinsamen, Carboxymethylcellulose. Sie wirken durch Quellung, dadurch bedingte Dehnung des Darmes und Erhöhung der Darmperistaltik. Mit reichlich Wasser einnehmen, sonst Gefahr:

- Aufquellen der Stoffe im Oesophagus bei Passagehindernissen,
- Darmobstruktion.

Latenzzeit 12–24 Std.

Osmotische Abführmittel Therapeutisch werden Sorbit (Karion F®), Natriumsulfat und Magnesiumsulfat benutzt (Dosis 20 g; Latenzzeit wenige Stunden). Sie wirken dadurch, daß sie erhebliche Mengen Wasser binden, damit von der Resorption fernhalten, und die große Flüssigkeitsmenge durch Dehnung des Darmes eine vermehrte Peristaltik auslöst. Natriumsulfat ist wenig gefährlich: Die geringe Na^+-Resorption aus dem Darm ist nur bei Hochdruck oder bei Tendenz zur Ödembildung unerwünscht. Etwa 20% des in $MgSO_4$ enthaltenen Mg^{++} wird aus dem Darm resorbiert, so daß nur bei normaler Nieren- und Muskelfunktion kein Risiko besteht. Aber:

- Kein Magnesiumsulfat bei Oligurie, bei Myasthenia gravis! Mg^{++}-Ionen wirken präsynaptisch inhibitorisch auf die Freisetzung von Acetylcholin an der neuromusculären Synapse, was bei Nierenfunktionsstörungen (erhöhter Mg^{++}-Spiegel im Plasma) und Muskeldystrophien (erhöhte Empfindlichkeit) wichtig ist.

Salinische Abführmittel müssen mit *viel Wasser* gegeben werden. Ist die Wassermenge zu gering, muß das fehlende Wasser erst aus der Darmwand geliefert werden, wodurch eine Verzögerung der Wirkung eintritt. Außerdem steigt bei bettlägerigen Patienten wegen der Bluteindickung die Thrombosegefahr. Isotonisch sind Lösungen, die 17,8 g Na_2SO_4 bzw. 63,7 g $MgSO_4 \cdot 7\ H_2O$ in 1 l Wasser enthalten.

Oleum ricini Ricinusöl enthält als wirksamen Bestandteil das Triglycerid der Ricinolsäure. Im Dünndarm wird es hydrolysiert, die freie Ricinolsäure reizt die Darmwand. Ricinusöl ist ein dünndarmwirksames Mittel. Wegen der Resorptionsverbesserung für viele Stoffe ist es in aller Regel falsch, Ricinusöl zur Darmentleerung bei Ingestionsvergiftungen einzusetzen. Dosis 15 ml, Latenzzeit 2–4 Std.

Diphenylmethanderivate Phenolphthalein und Bisacodyl *(Dulcolax,* wird im Darm erst nach Spaltung wirksam) haben keine speziellen Nachteile, hingegen bestehen Bedenken gegen Phenolisatin-Derivate wie Oxyphenisatin und Triacetylphenolisatin (Gefahr der Leberschädigung), die sich in Kombinationspräparaten (Schlankheitsmitteln) befinden. Diphenylmethanderivate wirken mit einer Latenz von 6–8 h nach Einnahme auf den Dickdarm. Sie bewirken einen Wassereinstrom in das Lumen.

Anthrachinonderivate Sie kommen in einer großen Zahl von Drogen mit laxierender Wirkung natürlich vor: Cortex frangulae, Folia sennae, Rhizoma rhei, Aloe. Der Hinweis auf den „rein pflanzlichen“ Charakter solcher Stoffe darf nicht vergessen lassen:

- Anthrachinonderivate gehen in die Muttermilch über. Sind stillende Mütter um die schnelle Wiedergewinnung ihrer Figur (mit freiverkäuflichen Schlankheits- und Abführtees) besorgt, kann dies zu Diarrhoe beim Säugling führen.
- Schnelle Gewöhnung tritt ein.
- Nicht bei Gravidität (Anregung von Uteruskontraktionen).

Anthrachinonderivate werden im Dünndarm gespalten, wobei die sog. Emodine entstehen. Sie wirken z.T. vom Darmlumen her auf den Dickdarm, z.T. werden sie resorbiert und wirken von Gefäßsystem her.

Lactulose Dieses Disaccharid wird erst im Colon zu Essig- und Milchsäure gespalten. Beide Säuren wirken osmotisch und fördern die Peristaltik. Dosis 10–20 g, Latenz 8–10 Std. Bei höheren Dosen Übelkeit und Erbrechen. Nicht verordnen für Patienten auf galactosefreier Diät.

Expectorantien

Definitionen *Expectorantien* sind Stoffe, die in der Lage sind, die Entfernung von Sekret aus dem Tracheobronchialsystem zu erleichtern, (Secretolytica) oder zu beschleunigen (Secretomotorica).

Sekretolytica erleichtern die Entfernung von Sekret aus dem Tracheobronchialsystem, indem sie es verflüssigen (durch Absonderung zusätzlichen dünnen Sekretes oder durch Änderung der Konsistenz auf anderem Wege) und/oder broncholytisch wirken.

Sekretomotorica beschleunigen die Entfernung von Sekret, z.B. durch Wirkung auf das Flimmerepithel, durch Erregung des Atemzentrums, Lösen eines Bronchospasmus oder Verbesserung der Lungendurchblutung.

Emetin Emetin ist ein Wirkstoff (Alkaloid) aus Radix ipecacuanhae. Es hat außer seiner Anwendung als Expectorans noch Indikationen bei Amöbenruhr, Balantidiasis und Infektion mit Fasciola hepatica. Als Expectorans wird der Stoff oral zugeführt. Lokale Reizwirkung führt zur Hyperämie im Magen und zur reflektorischen Vaguserregung, in deren Folge die Bronchialsekretion ansteigt. Höhere Dosen führen zu Erbrechen und Durchfällen.

Ätherische Öle (Menthol, Thymol, Eucalyptusöl, Terpentin) Diese Stoffe wirken nach Inhalation, teilweise aber auch nach oraler Zufuhr, weil sie über die Lungen wieder ausgeschieden werden, sekretolytisch und broncholytisch. Wenn eine Infektion des Tracheobronchialsystems besteht, nimmt die Sekretion unter der Wirkung ätherischer Öle oft ab, weil die ätherischen Öle lokal eine merkliche antibakterielle Wirkung haben.

Kaliumjodid Zwar steigern Jodide die Sekretion der Bronchialdrüsen, jedoch kann bei Jodüberempfindlichkeit auch die Sekretion anderer Drüsen erheblich gesteigert sein. Jodide haben eine „aufweichende" Wirkung auf verschiedene Arten von Granulationsgewebe, die höchst unerwünscht sein kann (Aortenruptur bei Mesaortitis luica, neuerliche Ausbreitung einer Tuberkulose). Eine Jodakne kann sich entwickeln. Dauernde Zufuhr von Jodiden kann auf die Schilddrüsenfunktion nicht ohne Einfluß bleiben.

Ammoniumchlorid Die sekretolytische Wirkung ist die Folge einer Sekretverdünnung. Eine zusätzliche sekretomotorische Wirkung besteht.

N-Acetylcystein *(Mucolyticum Lappe)* Nach Inhalation erfolgt Verflüssigung des Sekretes durch Spaltung der Disulfidbrücken in Mucoproteinen. Hierbei können Proteinbruchstücke entstehen, die der Organismus als Fremdprotein = Antigen erkennt: In diesem Fall ist mit Bronchospasmus besonders bei Asthmatikern zu rechnen. (Intravenöse Anwendung s. S. 193).

Bromhexin *(Bisolvon)* Reflexexpectorans wie Emetin. Zusätzlich hat Bromhexin einen direkten Einfluß auf die Becher-Zellen. Auch ein antitussiver Effekt besteht. Dosis 3×16 mg p. o. täglich.

Pharmakologische Wirkungen auf die Blutgerinnung und Fibrinolyse

Das System der Gerinnungsfaktoren

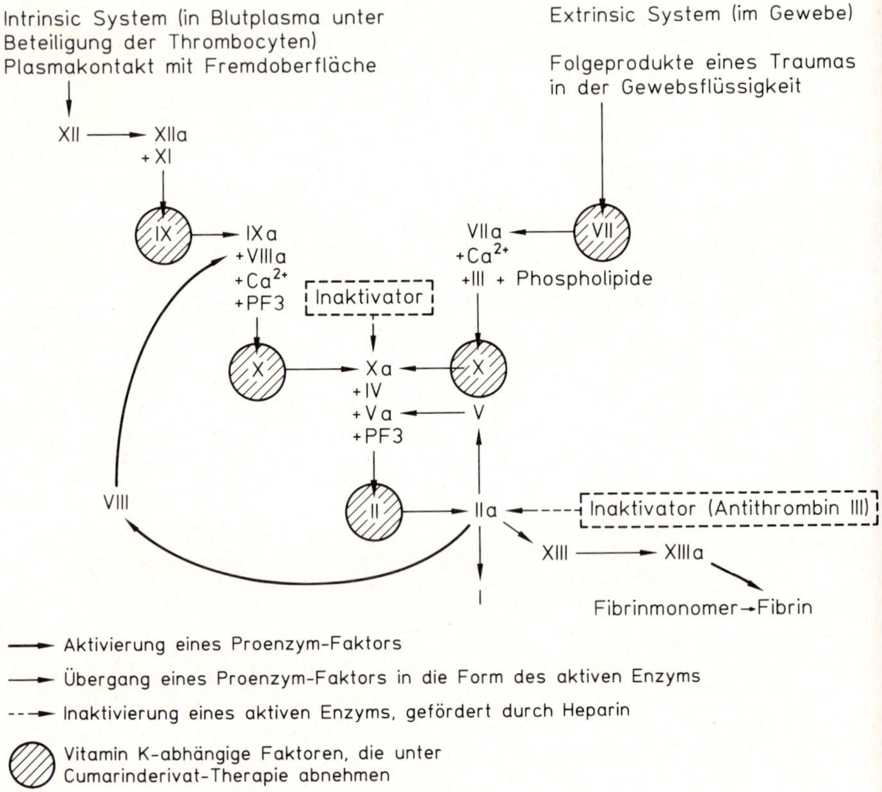

Abb. 25. Schema der Blutgerinnung. Namen der Faktoren, s. Tabelle 7

Tabelle 7. Gerinnungsfaktoren

Faktor	Name	Bildung	Bemerkungen
I	Fibrinogen	Leber	160–450 mg/100 ml Plasma, HWZ 4–5 Tage
II	Prothrombin	Leber	6–10 mg/100 ml Plasma, HWZ 65 h

Tabelle 7 (Fortsetzung)

Faktor	Name	Bildung	Bemerkungen
IIa	Thrombin	(aus Prothrombin)	Therapeutisch: nur zur lokalen Applikation
III	Thromboplastin	Gewebe	
IV	Ca^{++}-Ionen		
V	Proaccelerin	Leber	HWZ 15 h
Va	Accelerin		Identisch mit dem früheren Faktor VI
VII	Proconvertin	Leber	HWZ 5 h
VIIa	Convertin	(aus Proconvertin)	
VIII	AHG A = Antihämophiles Globulin A		
IX	Christmas-Faktor auch AHG B = Antihämophiles Globulin B		HWZ 24 h
X	Stuart-Power-Faktor	Leber	HWZ 40 h
XI	PTA = Plasma Thromboplastin Antecedent	Leber	HWZ 20 h
XII	Hagemann-Faktor	Leber	HWZ 70 h
XIII	Fibrinstabilisierender Faktor	Viele Gewebe	2,5 mg/100 ml Plasma, HWZ 4 Tage
PF 3	Plättchenfaktor 3		Phospholipide

γ-Carboxyglutaminsäure GLA [265, 445]

$$\begin{array}{l} HOOC-\underset{\displaystyle COOH}{\underset{|}{CH}}-CH_2-\underset{\displaystyle NH_2}{\underset{|}{CH}}-COOH. \end{array}$$

(Abkürzung: GLA)

In der N-terminalen Sequenz der in der Leber gebildeten Gerinnungsfaktoren II, VII, IX und X findet man an mehreren Positionen γ-Carboxyglutaminsäure (GLA). Die Gerinnungsproteine werden - wie andere Proteine auch - an den Ribosomen des rauhen endoplasmatischen Reticulums synthetisiert. Bei dieser Synthese wird an allen Positionen, die später γ-Carboxyglutaminsäure enthalten, zunächst gewöhnliche Glutaminsäure eingebaut. Danach wird das Gerinnungsproteinmolekül durch die Wand des endoplasmatischen Reticulums durchgefädelt. Auf der luminalen Seite besorgt ein Enzym die Carboxylierung einiger Glutaminsäuren an der N-terminalen Seite des Gerinnungsproteins. Danach rollt sich das Gerinnungsprotein zu seiner endgültigen Struktur auf. Für die Carboxylierung wird Vitamin K gebraucht. Fehlt Vitamin K oder unterbricht Phenprocoumon die Rückführung des Vitamin K-Epoxid

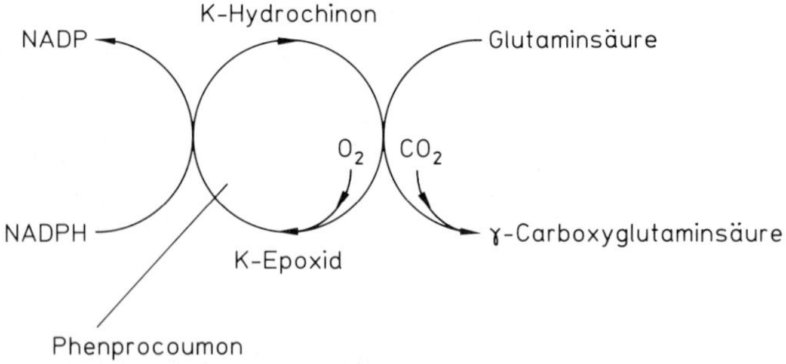

Abb. 26. Bildungsmechanismus der gerinnungsphysiologisch wirksamen γ-Carboxyglutaminsäure

zum Vitamin K-Hydrochinon, so werden die Gerinnungsproteine als PIVKA-Faktoren abgegeben.
PIVKA-Faktoren enthalten die ursprüngliche Glutaminsäure anstelle der γ-Carboxyglutaminsäure und sind gerinnungsphysiologisch unwirksam. Ihre Unwirksamkeit kommt dadurch zustande, daß der N-Terminus der Gerinnungsproteine nur dann Ca^{++} binden kann, wenn er γ-Carboxyglutaminsäure enthält.
Die unter Mitwirkung von Vitamin K in der Leber synthetisierten Gerinnungsfaktoren II, VII, IX, X enthalten Serin im aktiven Zentrum und sind Amidasen. Daneben ist Vitamin K auch notwendig für die Synthese anderer Proteine [158, 235]. Ihre Funktion wird noch nicht verstanden.
An der Konfiguration -GLA-GLA- bilden Ca^{++}-Atome mit einer ihrer beiden Valenzen eine Bindung. Die andere Valenz wird zur Bildung einer Bindung auf die Oberfläche einer Phospholipidmicelle (aus Thrombocyten freigesetzt, = PF 3 der Tabelle 6) benutzt. Wegen des identischen N-Terminus binden z. B. Faktor X und Prothrombin (Faktor II) in unmittelbarer Nähe auf die PF-3-Oberfläche. Da dies an vielen Stellen geschieht, überwiegt die einsetzende Prothrombinaktivierung durch Faktor Xa die physiologische Inaktivierung von Xa durch Antithrombin III.

Decalcifizierung Bei Entzug von Ca^{++} kann die Fixation von Prothrombin (und anderen Faktoren) auf Oberflächen nicht mehr stattfinden. In vivo kann durch Ca^{++}-Entzug die Gerinnung nicht gehemmt werden, da eine dafür ausreichende Senkung des Ca^{++}-Spiegels mit dem Leben des Patienten nicht vereinbar wäre. In vitro macht man Blut durch Zusatz von Natriumcitrat, Natrium-EDTA oder Oxalat ungerinnbar; diese Stoffe führen Calcium in nichtionisierte Verbindungen über.

Vitamin K Vitamin K ist ein fettlösliches Vitamin. Es kommt vor als Vitamin K_1 in grünen Pflanzenteilen, als Vitamin K_2 im Darm, wo es durch Darmbakterien gebildet werden kann. Zur Therapie bei Mangelzuständen wird in Deutschland nur Vitamin K_1 eingesetzt.

Pharmakokinetik. Vitamin K_1 wird nur bei Anwesenheit von Galle *resorbiert*. Bei therapeutischer Zufuhr kann es auch intravenös injiziert werden. Die *Speicherung* erfolgt in der Leber, jedoch reichen die Vorräte nur für wenige Tage. Vitamin K_1 geht in die Muttermilch über.

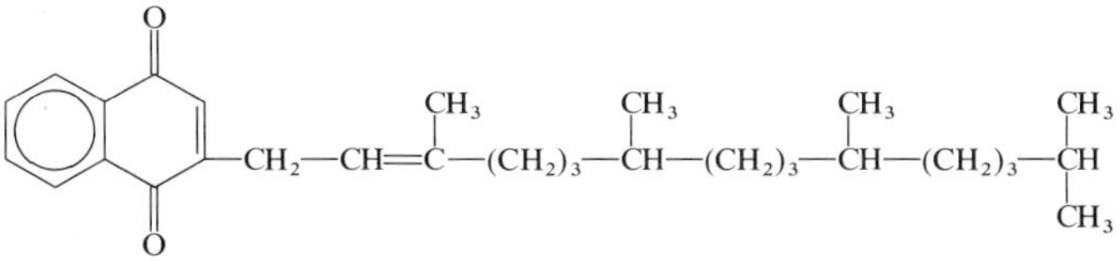

Vitamin K_1

Indikationen, Dosierung

- Verschlußikterus: parenteral 10 mg/Tag.
- Vitamin-K-Mangel des Neugeborenen. Beim Neugeborenen findet eine Synthese von Vitamin K_2 im Darm noch nicht statt, weil die Darmbakterien noch fehlen. Der hierdurch entstehende Mangel an Vitamin K kann aber nach Auffassung mancher Autoren bereits zu Symptomen führen, weil die Gerinnungsfaktoren quantitativ ohnehin noch nicht in voller Höhe vorhanden sind (z. B. Prothrombin erst zu 20–40%).
- Intestinale Resorptionsstörungen.
- Überdosierung von Anticoagulantien. In diesem Fall wird Vitamin K_1 intravenös appliziert. Die Wirkung setzt erst nach 6–12 h ein, da die Synthese neuer Gerinnungfaktorproteine Zeit braucht. Deshalb wird Prothrombinkonzentrat bevorzugt.
- Gerinnungsstörungen, die nach sehr hohen Dosen von Salicylaten auftreten.
- Antibiotisch behandelte Intensivpatienten.

Gefahren. Die intravenöse Injektion soll nur im Notfall und *langsam* vorgenommen werden, da bei manchen Patienten schwere Schockzustände auftreten können. Beim Neugeborenen ist mit dem heute allein verwendeten Vitamin K_1 die Gefahr von Nebenwirkungen geringer, jedoch sollen sie nicht mehr als 1 mg/Tag intramusculär erhalten. Eine Prophylaxe durch Gabe von Vitamin K_1 an die Mutter ist möglich. – Nicht bei G6DP-Mangel injizieren.

Phenprocoumon

Chemie, Bedeutung Phenprocoumon (Marcumar) ist das in Deutschland besonders häufig gebrauchte Anticoagulans aus der Gruppe der Cumarinderivate (andere Stoffe sind Ethyldicumarin und das in den USA bevorzugte Warfarin).

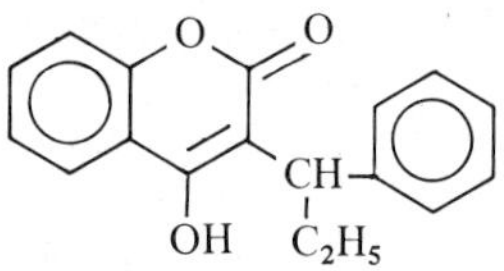

Phenprocoumon *(Marcumar)*
Säure, pKa 4,1, MW 280,33

Pharmakokinetik Die ***Bioverfügbarkeit*** ist bei verschiedenen Patienten sehr unterschiedlich. Galle ist zur Resorption nötig.

Das Verteilungsvolumen ist mit 0,18 l/kg KG gering. Die ***Proteinbindung*** ist mit mehr als 98% hoch. Deshalb hat eine Hämodialyse bei Vergiftungen keinen Wert. Bei Urämie ist die Plasmaproteinbindung geringer, was einen schnelleren Metabolismus von Phenprocoumon zur Folge hat. Phenprocoumon wird von anderen Stoffen mit starker Plasmaproteinbindung (Phenylbutazon und Oxyphenbutazon, Salicylate; Trichloressigsäure als Metabolit des Chloralhydrats, Phenytoin, Tolbutamid, Clofibrat) aus seiner Plasmaproteinbindung verdrängt.

Elimination. Die Plasmahalbwertszeit beträgt 6,5 Tage, *Phenprocoumon kumuliert also stark.* Phenprocoumon wird bei therapeutischer Dosierung nahezu vollständig in der Leber metabolisiert. Der Metabolismus wird z.B. durch Phenylbutazon gehemmt. Bei Vergiftungen in suicidaler Absicht kommt es aber offensichtlich auch zu einer wesentlichen Ausscheidung über die Galle mit anschließender enteraler Reabsorption. Die Reabsorption kann mit Colestyramin (oral) verhindert werden.

Dosierung, Latenz, Kontrollen Man beginnt mit einer Dosierung von 5 × 3 mg/Tag, deren Wirkung aber erst am dritten Tag deutlich ist. Am zweiten Tag gibt man 3 × 3 mg. Vom dritten Tage an gibt man 1 × 3 mg und variiert die Dosis gegegebenfalls, bis der Quick-Wert 15–25% beträgt. Der Quick-Wert wird anfangs täglich, später im Abstand von 2–3 Wochen kontrolliert.

Rebound-Effekt Obwohl die Wirkung nach Beendigung einer Dauertherapie langsam im Verlauf einer Woche zurückgeht, kann danach ein Rebound-Effekt auftreten. Deshalb soll die Therapie nicht abrupt, sondern ausschleichend beendet werden.

Indikationen [163] Präventiv bei Gefahr einer venösen Thrombose oder eines Myocard-Reinfarktes, eines neuerlichen apoplektischen Insultes, bei Arrhythmien, nach Klappenersatz und arterieller Chirurgie.

Gefahren [279] Die Wirksamkeit der Anticoagulantien während einer Dauertherapie kann sich beim Auftreten von Erkrankungen oder zusätzlicher Einnahme von Medikamenten so vielfältig ändern, daß es nicht mehr sinnvoll ist, ganze Seiten von Eventualitäten auswendig zu lernen. Bei weitem wichtiger ist, dem Patienten Prinzpien „einzuhämmern“, die für jede Dauertherapie gelten:

- Ändere niemals eigenmächtig die Dosierung.
- Gehe regelmäßig zur Kontrolluntersuchung.
- Weise Deinen Arzt bei Verordnung von Medikamenten auf das Bestehen einer Dauertherapie hin. Trage einen Hinweis auf die bestehende Dauertherapie bei Deinen Papieren.
- Hüte Dich vor frei verkäuflichen Arzneimitteln.
- Alkohol kann mit Deiner Dauertherapie unverträglich sein.

Die Empfindlichkeit gegen Phenprocoumon kann zunehmen z. B. bei Hungerzuständen, Lebererkrankungen, gastrointestinalen Erkrankungen, bei Verordnung von Phenylbutazon, Oxyphenbutazon, Salicylaten, Clofibrat und anderen Stoffen (auch von uns heute unbekannten Pharmaka der Zukunft!) mit hoher Plasmaproteinbindung oder starker Belastung der metabolischen Kapazität der Leber. Sie kann abnehmen aus genetischer Ursache, bei Urämie durch Abnahme der Plasmaproteinbindung und dadurch schnellerer Metabolisierung, durch Enzyminduktion. Alle Gefahren werden gebannt, wenn der Patient sich an die oben genannten Grundsätze hält und der Arzt schon bei Verdacht den Quick-Wert engmaschig kontrolliert. Nicht auswendiglernen, sondern denken!

Kontraindikationen

Wegen der *Gefahr innerer Blutungen* bei Cerebralsklerose, Apoplexie, Hypertonie (untere Grenze bei 200/120 RR), Aneurysma, bei Ulcera aller Art (besonders im Gastrointestinaltrakt), bei Bronchiektasen, Tbc und Silicose, bei hämorrhagischen Diathesen, bei Hämorrhoiden.

Sepsis und bakterielle Endokarditis.

Angiologische Komplikationen des Diabetes besonders in der Netzhaut und an der Niere (M. Kimmelstiel-Wilson).

Schwere Leberfunktionsstörungen mit Hypocoagulabilität.

Niereninsuffizienz.

Bei Gravidität. Gefahr: Störungen der Knorpelbildung (Chondrodysplasie), ferner tödliche cerebrale Blutungen als Folge des Geburtstraumas.

Sonstige unerwünschte Wirkungen, Gefahren

Allergische Reaktionen: Die Verabreichung von Dicumarolderivaten muß sofort beendet werden.

Verzögerte Callusbildung. Haarausfall, Hautnekrosen. Übelkeit, Erbrechen.

Vergiftungen

Vergiftungen durch Dicumarolderivate beobachtet man, wenn Haustiere oder Menschen Rattengift incorporiert haben, dessen Wirkung auf der Wirkung der darin enthaltenen Dicumarolderivate beruht, ferner bei Suicidversuchen oder dosierter Selbstbeschädigung. Die Therapie sollte akut nicht durch Vitamin K, sondern durch Transfusion von Gerinnungsfaktoren erfolgen, wenn akute Blutungsgefahr besteht. Colestyramin hindert die Resorption von Phenprocoumon und unterbricht auch einen eventuell bestehenden enterohepatischen Kreislauf.

Heparin

Chemie und Vorkommen

Heparin ist ein Mucopolysaccharid, bestehend aus sulfatiertem D-Glucosamin und D-Glucuronsäure (Abb. 27). Die Moleküle haben nicht alle die gleiche Größe (Länge) und auch der Sulfatierungsgrad der einzelnen Moleküle schwankt. Molekulargewicht 17000–20000. Je länger die Kette und je höher die Sulfatierung ist, desto stärker ist die Wirkung. Heparin ist die stärkste organische Säure im Organismus. Da Heparin ein Gemisch verschiedener Moleküle ist, kann man keinen pK_a angeben, aber feststellen, daß alle Moleküle beim physiologischen pH ionisiert (in unterschiedlichem Ausmaß) sind. Heparin wird im Organismus ständig in kleinen Mengen aus den Mastzellen freigesetzt. Leber und Lunge sind relativ große Speicher. Das therapeutisch verfügbare Heparin wird aus Lungen von Schlachttieren isoliert. Da es, wie oben beschrieben, chemisch uneinheitlich ist, empfiehlt sich die Dosierung nach Internationalen Einheiten (I. E.), nicht nach mg.

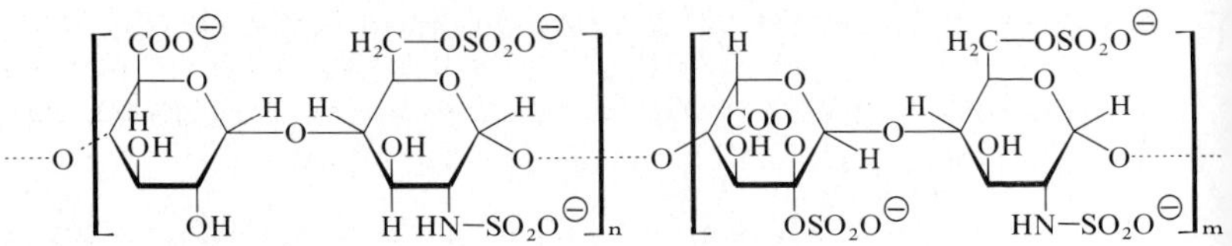

$n \gtreqless m \quad 8 < n+m < 15$

Abb. 27. Heparin-Polyanion. (Nach Kiss J [1974] Chemistry of Heparin. Thrombos Diathes Haemorrh (Stuttg) 33: 20–25)

Pharmakokinetik

Resorption. Heparin wird weder aus dem Magen-Darm-Trakt noch durch die Haut resorbiert. Heparin wird intravenös (HWZ 90 min) oder subcutan gegeben (intramusculär schmerzhaft).

Verteilung. Wegen des hohen Molekulargewichtes und der nahezu vollständigen Ionisation ist das Verteilungsvolumen mit 0,04–0,05 l/kg KG sehr klein (Intravasalvolumen: 0,04 l/kg KG). Heparin passiert auch nicht die Placentarschranke (praktisch sehr wichtiger Unterschied zu Phenprocoumon!).

Elimination. Die Elimination erfolgt schnell durch Abbau (Depolymerisation) in der Leber, wobei die HWZ dosisabhängig ist: HWZ = 1 h für 100 I. E. Heparin/kg KG, HWZ = 2,5 h für 400 I. E./kg KG.

Pharmakodynamik

Primärwirkungen

● Im Plasma befindet sich ein α_2-Globulin, das (unter anderem) ein Inaktivator des Faktors Xa ist. Der Inaktivator reagiert mit Faktor Xa in vivo langsam, jedoch sehr viel schneller, wenn Heparin von außen zugeführt wird. Die Beschleunigung der Xa-Inaktivierung wird bereits mit Heparinkonzentrationen im Blut erreicht, bei denen die (nachfolgend beschriebene) Thrombininaktivierung noch nicht wesentlich beschleunigt ist. Zusammenfassend: In niedrigen Konzentrationen beschleunigt Heparin die Inaktivierung des Faktor Xa durch ein α_2-Globulin.

- ● Im Plasma befindet sich ein natürlicher Hemmstoff des Faktors IIa, das sogenannte Antithrombin III.
  Antithrombin III inaktiviert Plasmin und die Faktoren IIa, IXa, Xa, XIa, XII. Heparin ist Cofaktor zum Antithrombin III. Wird Heparin dem Organismus in höheren Dosen zugeführt, so beschleunigt es deshalb die Inaktivierung aller genannten Faktoren, besonders auch des Thrombin (IIa), durch Antithrombin III.
- ○ Heparin setzt aus dem Gefäßendothel Lipoproteinlipase frei. Das Enzym hydrolysiert die Triglyceride im Blut zu freien Fettsäuren, die rasch vom Gewebe aufgenommen werden. Die Wirkung tritt nur in vivo und in Konzentrationen ein, die für eine Anticoagulantientherapie unzureichend wären. Sie wird therapeutisch zur Therapie bei Hyperlipidämien ausgenutzt.
- ○ Heparin hemmt die Aktivierung der Komplementkaskade auf der Stufe der C_3-Aktivierung. Dadurch wird sowohl die über den klassischen als auch die über den alternativen Weg gestartete Aktivierung gestoppt (Dosis: Volle Heparinisierung).

Sekundärwirkungen. Sie kommen durch Ausfall der Thrombinwirkung zustande.

- ○ Hemmung der Bildung von Fibrinmonomer aus Fibrinogen.
- ○ Hemmung der Fibrinpolymerisation, da der Faktor XIII weniger aktiviert wird.
- ○ Hemmung der Aktivierung von Faktor V.
- ○ Hemmung der Thrombocytenaggregation.
  Diese Sekundärwirkungen wirken alle im Sinne einer herabgesetzten Tendenz zur Gerinnung und Thrombenbildung zusammen.

Gefahren, unerwünschte Wirkungen

Lokale Blutungen lassen sich durch richtige Injektionstechnik und Verzicht auf intramusculäre Injektion vermeiden, ebenfalls sind auftretende Blutungen aus dem Gastrointestinal- und Urogenitaltrakt teilweise zu vermeiden, wenn man entsprechend der jeweiligen Indikation nur bis zur Inaktivierung von Faktor Xa dosiert. Treten solche Blutungen auf, so ist als Antidot Protaminsulfat (s. S. 112) geeignet. Die Heparinisierung darf begonnen werden: erst 6 Wochen nach einer Apoplexie, erst 2 Wochen nach neurochirurgischen Eingriffen.

Sie ist wegen der Blutungsgefahr kontraindiziert bei Hypertonie (oberhalb 200/110 RR), Abortus, nach Prostatachirurgie und bei Glaskörperblutungen, ferner bei Endocarditis lenta und Leukämie.

- ● Heparin kann von sich aus eine Thrombocytopenie erzeugen. Dieser Effekt wird aber erst 5–6 Tage nach Beginn einer Heparinisierung beobachtet und läßt sich insoweit zeitlich deutlich von einer Thrombocytopenie differenzieren, die sich kurz nach Beginn einer Heparinisierung entwickelt oder ungeachtet einer Heparinisierung zunimmt, weil z. B. zur Prävention einer Mikrokoagulopathie Heparin unterdosiert wurde. Es ist strittig, ob die direkt thrombocytopenische Wirkung von Heparin durch seine Wirkung auf das Prostaglandinsystem oder durch immunologische Mechanismen bedingt ist.

○ Haarausfall und Osteoporosen wurden gelegentlich beobachtet.

Dosierung „Low-dose"-Heparinisierung: 3 × 5000 I. E subcutan oder 15000 I. E./24 h mit dem Infusor. Volle Heparinisierung: 30000–40000 I. E./24 h mit dem Infusor.

Indikationen

- Prävention der Mikrocoagulopathie (low dose).
- Prävention der tiefen Venenthrombose und der pulmonalen Embolie (low dose).
- Prävention der puerperalen Thrombose (volle Dosis).
- ○ Nach pulmonaler Embolie nur, wenn keine Therapie mit Streptokinase eingeleitet werden soll, aber stets in deren Fortsetzung (low dose).
- Bei extracorporaler Blutzirkulation (150–300 I. E./kg KG).
- ○ Frühphase des Myokardinfarktes.

Protaminsulfat ist Antidot gegen die Heparinwirkung. Es ist ein basisches Protein. Die Dosis darf nicht zu hoch gewählt werden (maximal 50 mg), da Protamin in höherer Dosierung selbst die Gerinnung hemmt.

Fibrinolytica und Antifibrinolytica

Fibrinolytica Bei der Blutgerinnung gebildetes Fibrin kann nicht nur während der Organisation (Granulationsgewebsbildung) durch Gewebsenzyme, sondern bereits vorher durch das fibrinspaltende Plasmaenzym Plasmin abgebaut werden. Plasmin wirkt auch gegen Fibrinogen, Faktor V und Faktor VIII. Plasmin entsteht aus seiner Vorstufe Plasminogen durch Aktivierung.

Hierfür kommen in Frage:

Aktivatoren aus dem Endothel, besonders aus dem venösen Endothel. Sie entstehen durch Ischämie; diese Ischämie kann lokal durch den Thrombus selbst entstehen.

Aktivatoren aus dem zerstörten Gewebe und den Leukocyten, sog. Lysokinasen.

Faktor XIIa (aktivierter Hagemann-Faktor).

Urokinase, die in der Niere produziert wird.

Enzyme aus Bakterien (Streptokinase), die therapeutisch eingesetzt werden.

Streptokinase [238]

Pharmakokinetik und Dosierung. Streptokinase ist ein Protein aus β-hämolytischen Streptokokken. (Molekulargewicht 47000).
Es wirkt als Cofaktor durch Aktivierung von Plasminogen, das danach weiteres Plasminogen in Plasmin überführt. Außerdem aktiviert es andere im Thrombus befindlichen fibrinabbauenden Enzyme. Es wird intravenös injiziert. Die Initialdosis beträgt 250000 I.E./30 min, danach werden 100000–150000 I.E./h infundiert. Die Thrombinzeit soll auf das Dreifache verlängert sein. Nach 5 Tagen wird die Therapie beendet und auf Heparin umgesetzt, um einem Rebound-Effekt zu begegnen. Thrombinzeit und weitere Gerinnungsparameter werden anfänglich im Abstand von 2 h, später im Abstand von höchstens 8 h gemessen. Die Titration des Patienten auf Antikörper (Antistreptolysintiter) ist wünschenswert, aber bei akuter Indikation oft nicht durchführbar.

Indikationen. Akute Lungenembolie, akute Verschlüsse der Venen, auch der Arterien, z. B. der Coronarien.

Unerwünschte Wirkungen, Gefahren

- ○ Auch bei hochgereinigten Präparaten leichtes Fieber, Übelkeit, Erbrechen, Kopfschmerzen.
- ○ Stark antigene Eigenschaften; die entstehenden Antikörper können im Organismus nach Infektion mit β-hämolytischen Streptokokken bereits vorhanden sein (erhöhter Antistreptolysintiter). Wird Streptokinase bei solchen Patienten injiziert, so ist lediglich die Wirkung geringer. Mit schweren allergischen Reaktionen ist kaum zu rechnen.
- ○ Gefahren ergeben sich aus der Wirkung der Streptokinase: Nichtorganisierte, gestielte Thromben können bei Sitz in entsprechend großen Gefäßen durch Auflösung des „Stiels" mobilisiert werden (4%) und zum Tode durch Embolie führen.

Kontraindikationen

- Durch nichtorganisiertes Fibrin verschlossene Blutungsquellen (Magenulcera, Stichkanäle arterieller Punktionen, Oesophagusvaricen, Hämorrhoiden. Nicht auswendiglernen – nachdenken!)
- Hochdruck und alle anderen Kontraindikationen für eine Therapie mit Heparin.

Urokinase Die Therapie mit Urokinase ist aus Kostengründen nur bei Streptokinase-Unverträglichkeit indiziert. Es bestehen überdies Zweifel, ob Urokinase in der empfohlenen Dosierung so wirksam ist wie Streptokinase. Urokinase aktiviert Plasminogen direkt. Im Zulassungsverfahren: Tissue Type Plasminogen Activator.

Antifibrinolytica [469]

Plasminogen wird in Plasmin durch ein tryptisches Enzym umgewandelt. Tryptische Enzyme sind dadurch ausgezeichnet, daß sie in Proteinen die Bindung zwischen der Carboxylgruppe basischer Aminosäuren und der Aminogruppe der nachfolgenden Aminosäure Valin hydrolysieren. Die dabei beteiligten Aminosäuren sind meist Arginin oder Lysin. Will man tryptische Enzyme blockieren, so kann man dem Arginin oder dem Lysin ähnliche Stoffe benutzen, auf denen sich die tryptischen Enzyme gleichsam „festbeißen". Auf diese Weise wirken die sog. Antifibrolytica vom Antiplasmintyp. Sie sind alle vom Lysin abgeleitet. Als Beispiel wird Tranexamsäure besprochen.

Tranexamsäure
[216]

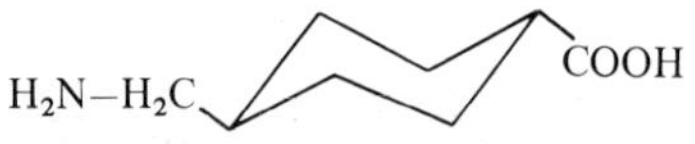

Tranexamsäure *(Ugurol)*
MW 157,21
pK_a Carboxylgruppe: 4,3
pK_a Aminogruppe: 10,6

Pharmakokinetik, Dosierung. Bioverfügbarkeit >90%, Verteilungsvolumen 0,32 l/kg KG. Plasmahalbwertszeit 80 min, Wirkungsdauer etwa 6 h, unverändert renal ausgeschiedener Anteil 91% nach intravenöser Infusion. Dosierung: Intravenöse Infusion von 1–3 × 500 mg/Tag oral bis zu 3 g/Tag.

Wirkung und Indikationen. Die Wirkung folgt dem eingangs dargestellten Prinzip. Indikationen sind Hyperplasminämie nach Operationen an Magen, Leber, Pankreas, Prostata, Uterus sowie eine Antidotbehandlung einer zu stark eingeleiteten fibrinolytischen Therapie. Kontraindikationen bestehen bei schwerer Niereninsuffizienz, bei Thromboseneigung und bei Gravidität.

Pharmakologische Wirkungen auf die Erythropoese

Eisen

Allgemeines Bedarf: Der erwachsene Mann muß täglich 1–2 mg Eisen resorbieren. In der Nahrung befinden sich 10–30 mg, von denen aber nur 5–10% resorbiert werden. Somit ist die Resorption bei Ernährung nach mitteleuropäischen Maßstäben gerade ausreichend. Frauen verlieren 30 mg Eisen bei der Menstruation, brauchen 500–700 mg zusätzlich während der Schwangerschaft und 5 mg täglich zusätzlich während der Lactation. Bei Erkrankungen, besonders bei fieberhaften Erkrankungen, Tumoren und mit Blutverlust verbundenen Erkrankungen, steigt der Eisenbedarf an.
Der physiologische Eisenspiegel im Plasma beträgt etwa 18 μmol/l. Eine Eisenmangelanämie ist eine mikrocytäre hypochrome Anämie. Ist sie hämatologisch manifest, so sind die Eisenspeicher des Organismus bereits weitgehend geleert. Das Plasma-Eisen liegt unter 10 μmol/l, das Serum-Ferritin unter 30 μg/l, und die totale Eisenbindungskapazität ist größer als 68 μmol/l Plasma.

Pharmakokinetik [53] ***Resorption.*** Das Schema in Abb. 28 bedarf folgender Erläuterungen: Die Resorption von Eisen nach oraler Zufuhr ist am besten, wenn zweiwertige Eisenionen zugeführt werden. Bei Zufuhr dreiwertiger Eisenionen bildet sich bereits bei einem $pH > 3$ schwerlösliches Eisenhydroxid; da Eisenionen kaum im Magen, sondern im Duodenum und oberen Jejunum resorbiert werden, befinden sich bei dem dort befindlichen pH kaum noch freie F^{+++}-Ionen im Darmlumen. Dies ist wohl der entscheidende Grund für die geringere Effizienz einer oralen Therapie mit Fe^{+++}-Verbindungen; die bisherige Ansicht wonach Fe^{+++}-Ionen nicht von der Mucosazelle aufgenommen werden können, ist nicht haltbar. – Eisen kann nicht nur in ionaler Form von den auf der Bürstensaummembran der Mucosazellen vorhandenen Receptoren gebunden werden, sondern es kann von den Receptoren auch aus wenig stabilen Eisenchelaten übernommen werden. Die quantitative Bedeutung dieser Vorgänge ist jedoch gering.
Die Receptoren binden Eisen besonders gut. Die Bindungsfähigkeit für andere Metalle ist unterschiedlich groß. Sie ist gut für Kobalt, hingegen für Kupfer so gut wie nicht vorhanden. Hämin wird aus dem Gastrointestinaltrakt direkt in die Mucosazellen aufgenommen und dort oxidiert, wobei das Eisen zur Bindung an Transferrin verfügbar wird.

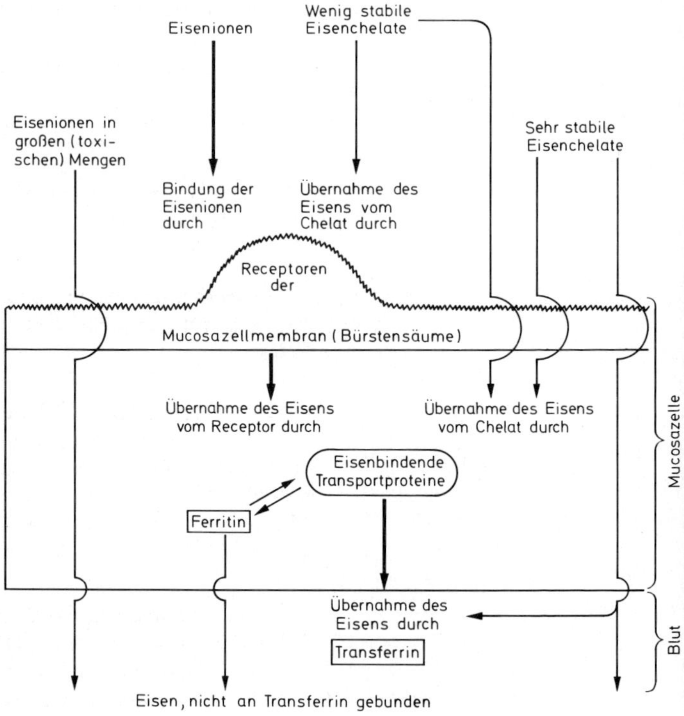

Abb. 28. Schema der Eisenresorption

Das von den Receptoren der Bürstensaummembran gebundene oder in der Mucosazelle freigesetzte Eisen wird von intracellulären eisenbindenden Transportproteinen übernommen. Sie geben ihr Eisen an Transferrin ab. Transferrin ist ein β_1-Globulin des Blutes, mit dem das Eisen an die Bedarfs- und Speicherzellen des Organismus (Knochenmark, Milz) transportiert wird. Der Übergang des Eisens von den eisenbindenden Transportproteinen in der Mucosazelle auf das Transferrin ist der geschwindigkeitsbegrenzende Vorgang bei der Eisenresorption. Ist dieser Prozeß durch ausreichende Eisenzufuhr gesättigt, so wird zusätzlich zugeführtes Eisen sehr viel schlechter resorbiert. Dieser Befund hat zur Formulierung des Begriffes „Mucosablock" geführt. Der Begriff wird heute immer weniger verwendet, da er zu Mißverständnissen Anlaß gegeben hat. Es wurde irrtümlich angenommen, eine Erhöhung der Eisenresorption über die Kapazität des Übernahmeprozesses hinaus sei nicht möglich. Diese Auffassung trifft keineswegs zu: Von besonderer Bedeutung ist, daß nach Zufuhr extrem hoher Mengen von Eisenverbindungen der Übernahmevorgang (von den eisenbindenden Proteinen auf Transferrin) umgangen wird und auch die Aufnahme in die Mucosazelle nicht mehr nur über die Bindung an eisenspezifische Receptoren der Bürstensaummembran erfolgt. Es gelangen große Mengen nicht an Transferrin gebundenen Eisens in das Blut, die Ursache einer unter Umständen tödlichen Eisenvergiftung sein können (s. unter Eisenvergiftung). Bei vorübergehend zu hoher Zufuhr von Nahrungseisen geben die eisenbindenden Proteine in der Mucosazelle das Eisen außer an Transferrin auch an Ferritin ab. Das an Ferritin, Transferrin und an das intracelluläre Transportprotein gebundene Eisen ist dreiwertig.

Aus den vorstehenden Ausführungen lassen sich für die Praxis wichtige Schlüsse ziehen:

○ Die Resorption von Eisen aus *pflanzlichen* Nahrungsbestandteilen (auch aus dem so „gesunden" Spinat!) ist in der Regel schlechter als aus tierischen Nahrungsbestandteilen, denn pflanzliche Nahrungsbestandteile enthalten viel Phosphat und Oxalat, die mit Eisen sehr stabile, unlösliche Verbindungen eingehen. Die Regel hat Ausnahmen: So ist die Eisenresorption auch in Gegenwart von viel Eigelb reduziert, denn Eigelb enthält größere Mengen Phosphat.

○ Die durchschnittliche Resorptionsquote von 10% des mit der Nahrung zugeführten Eisens kann bei Eisenmangelanämie auf 25% ansteigen, da die Receptoren an der Bürstensaummembran dann mehr und stärker Eisen binden.

○ Zur Therapie von Eisenmangelanämien eignen sich am besten lösliche Verbindungen des zweiwertigen Eisens. Stabilisierende Zustände (Vitamin C) sind nur insoweit wertvoll, als sie die Oxidation zu Fe^{+++} im Darmlumen verhindern.

○ Hypacidität oder gar Anacidität stören die Eisenresorption, da im alkalischen Milieu Fe^{++} leichter zu Fe^{+++} oxidiert wird.

● Chelatbindende Pharmaka wie Tetracycline stören die Eisenresorption. Antacida binden Eisen.

○ Nach ausgedehnten Darmresektionen im Bereich des Duodenums und oberen Jejunums kann es zu Eisenresorptionsstörungen kommen.

○ Auch noch bei schweren Eisenmangelanämien begrenzt der Prozeß der Übertragung des Eisens von Transportprotein in der Mucosazelle auf das Transferrin im Blut die Eisenresorption. Ist der tägliche Eisenverlust größer als die nach oraler Zufuhr resorbierte Menge, so ist parenterale Zufuhr von Eisenpräparaten zu erwägen.

Verteilung. Eisen wird bevorzugt in den Zellen des reticuloendothelialen Systems gespeichert, also im Knochenmark, in der Milz und in der Leber. Nach oraler Eisentherapie wird Eisen hauptsächlich im Knochenmark und in der Milz, nach parenteraler Zufuhr besonders in der Leber gespeichert.

Nach Ausbildung einer schweren Eisenmangelanämie muß etwa ein halbes Jahr oral Eisen zugeführt werden, bevor die Speicher gefüllt sind.

Die biochemische Speicherform des Eisens im reticuloendothelialen System ist Ferritin. Nur bei exzessiver Eisenzufuhr bildet sich

Hämosiderin. Aus diesem Grunde ist jedoch der Patient darauf hinzuweisen, daß eine Eisentherapie ad infinitum für ihn schädlich werden kann.
Die Eisenspeicher enthalten etwa ein Viertel des Körpereisens; Eisen kann aus ihnen schnell entnommen werden.

Elimination. Der Organismus reutilisiert das durch Zerfall der Erythrocyten und anderweitig freiwerdende Eisen fast vollständig. Die Ausscheidung über den Urin ist minimal. Ein Teil des Eisens wird als Ferritin in den Mucosazellen abgelagert und geht bei Abstoßung der Mucosazellen verloren. Der tägliche Eisenverlust des Organismus liegt bei 1–2 mg.
Während der Menstruation gehen 15–30 mg Eisen verloren; allgemein entsprechen 100 ml Blutverlust etwa 50 mg Eisenverlust.

Dosierung ***Berechnung des Defizits.*** Angenommen der Hb eines erwachsenen Mannes sei 9 g/100 ml. Sein Sollwert ist 15 g/100 ml, folglich sein Defizit 6 g/100 ml. 1 g Hb enthält 3 mg Eisen, folglich entspricht ein Hb-Defizit von 6 g/100 ml einem Eisendefizit von 18 mg/100 ml und einem Totaldefizit von 900 mg Fe/5 l Blut. Hinzu kommt 800 mg Fe Fehlbestand in den Eisendepots des Organismus. Summe: 1700 mg.

Berechnung der Dosierung. Da Eisentabletten von Patienten nicht gut vertragen werden, muß man sich mit der Dosierung zurückhalten. Man kann zufrieden sein, wenn der Patient täglich 2 Tabletten zu je 50 mg Eisen einnimmt. Daraus wird er höchstens 20% resorbieren. Das bedeutet eine Therapiedauer von 3 Monaten!
In der Regel genügt die orale Eisentherapie ungeachtet der oft in Kauf zu nehmenden Unterdosierung für die Substitutionstherapie, wenn die Therapie lange genug durchgeführt wird.

- Die enterale Eisentherapie ist der parenteralen Eisentherapie vorzuziehen. Dies hat verschiedene Gründe:
Die lokale Verträglichkeit der intravenös oder intramusculär injizierbaren Präparate ist nicht gut (erheblicher Nachteil für eine längerdauernde Therapie!), allergische Erscheinungen können auftreten (daher Vortestung auf Verträglichkeit notwendig!), und die Gefahr einer Überdosierung ist viel größer als bei einer enteralen Eisentherapie.
Indikationen für eine parenterale Eisentherapie sind:
- Der Patient lehnt es ab, ausreichende Mengen eines geeigneten Eisenpräparates einzunehmen.
- Der Resorptionsquotient nach oraler Zufuhr ist schlecht.
- Es hat ein besonders hoher Blutverlust vorgelegen oder die Ursache des erhöhten Eisenbedarfs bleibt während der Therapie stark wirksam (z. B. stärkere Blutungen in den Darm).

Wirkungen ***Erwünschte Wirkungen bei therapeutischer Dosierung.*** Nach Beginn der Therapie bei vorliegender Eisenmangelanämie beobachtet man:

- Anstieg der Reticulocyten auf 5–15%; bei stürmischer Reticulocytenbildung kann die *K^+-Konzentration* im Plasma deutlich absinken.
- Anstieg des Hämatokrits und des Hämoglobins.
- Anstieg des Plasmaeisenspiegels.
- Abnahme der Eisenbindungskapazität im Plasma.
- Rückgang der klinischen Erscheinungen des Eisenmangels (Glossitis, Rhagaden am Mund, brüchige Nägel, gastrointestinale Beschwerden).

Unerwünschte Wirkungen bei therapeutischer Dosierung. Gastrointestinale Beschwerden und Durchfälle sind Folgen lokaler Reizwirkungen von Fe^{2+}- (und auch Fe^{3+})-Präparaten. Sie begrenzen beim Patienten die maximal oral applizierbare Dosis. Es ist nicht zu empfehlen, die Einnahme unverträglich hoher Dosen durch Einsatz der ärztlichen Autorität erzwingen zu wollen, da dies häufig dazu führt, daß die regelmäßige Einnahme der Eisenpräparate überhaupt unterbleibt.

Unerwünschte Wirkungen bei Überdosierung. Überdosierung durch zu lange Verordnung von Eisenpräparaten resultiert in Hämosiderose. Überdosierung bei intravenöser Injektion resultiert in Blutdruckabfall; er wird auch bei zu schneller Injektion von Eisenpräparaten beobachtet. Die Ursache ist, daß die Eisenbindungskapazität des Blutes überschritten ist und nichtgebundenes Eisen direkt auf die Gefäße wirkt.

Eisenvergiftung

Häufigste Ursache der Eisenvergiftung ist einmalige orale Zufuhr einer extrem hohen Menge. Sie wird bei Kindern beobachtet, die nach „Bonbons" gesucht haben. Die Vergiftung ist sehr gefährlich und verläuft häufig in zwei Phasen.

Phase 1. Wenige Stunden nach Incorporation der Eisendosis:

- Schwerer Schock, der teilweise durch die lokale Reizwirkung, teilweise durch die Wirkung nicht an Transferrin gebundenen Eisens auf die Gefäße bedingt ist.
- Erbrechen hämorrhagischer Flüssigkeit und schwärzliche Diarrhoe infolge der lokalen Reizwirkung der incorporierten Eisenpräparate. Die Letalität in dieser Phase beträgt 25%!

Phase 2. Etwa 20 h nach Incorporation der Eisendosis:

- Erneuter Blutdruckabfall.
- Zeichen einer toxischen Hepatitis.
- Atemstörungen und Krämpfe.

Therapie. Die allgemeinen Grundsätze für die Therapie von Ingestionsvergiftungen und für die Therapie von Schockzuständen gelten uneingeschränkt, jedoch wird in ihrem Rahmen zusätzlich Desferrioxamin (Desferal®) eingesetzt.
Desferrioxamin ist ein starker Komplexbildner, der das Eisen selbst

von Ferritin und Hämosiderin wieder heruntemimmt. Man verfährt wie folgt [371]:

- Magenspülung mit maximalen Einzelmengen von 50–100 ml Flüssigkeit, die 10 g Desferrioxamin in 50 ml Flüssigkeit enthält.
- Intravenös Dauertropf mit 5%iger Glucoselösung, die soviel Desferrioxamin enthält, daß 15 mg/kg KG und Stunde einlaufen. Dies ist ein Höchstwert, mit dem man nicht länger als 8 h täglich infundiert. Bei Senkung des arteriellen Druckes muß man die Infusionsgeschwindigkeit reduzieren.

Desferrioxamin macht bei Überdosierung Seh- und Hörstörungen [348].

Folsäure [256]

Symptome des Folsäuremangels Der Patient ist blaß, schwach, hat eine atrophische Glossitis und Gastroenteritis, klagt über Paraesthesien und „Kribbeln", wirkt intellektuell eingeschränkt und hat häufiger Infektionen, besonders im Urogenitalbereich, da seine Resistenz herabgesetzt ist.

Laborbefund. Im Blut makrocytäre hyperchrome Anämie, ferner Granulocytopenie mit übersegmentierten Neutrophilen und Thrombocytopenie. Im Knochenmark vermehrt große Frühformen.

Pathogenese. Ein wesentlicher Faktor ist, daß wegen Mangel an Folsäure und des dadurch bedingten Thymidinmangels die Verdopplung der DNA im Kern verzögert wird. Die Zellen können sich mithin nicht rechtzeitig teilen und erreichen Riesenformen.

Ätiologie

- Ungenügende Resorption von Folsäure wegen mangelhafter Zufuhr (durch einseitige Ernährung, bei Alkoholikern) oder wegen zu schneller Magen-Darm-Passage (Colitis, Sprue) oder wegen Resorptionsstörung (Antiepileptica).
- Vermehrter Verbrauch (Gravidität).
- Verminderte Utilisation (schwere Hepatopathien).
- Antagonistische Wirkung von Pharmaka (Antibiotica, Cytostatica, Antiepileptica).
- Unter oralen Contraceptiva kann eine Folsäureverwertungsstörung eintreten.

Pharmakokinetik Physiologisch werden 50–100 µg Folsäure/Tag benötigt, das Doppelte während der Schwangerschaft. Die Resorption ist bis zu Tagesdosen von 20 mg nahezu vollständig, nimmt dann jedoch schnell ab, weil der im oberen Jejunum wirksame aktive Resorptionsmechanismus gesättigt wird. Die aktive Resorption ist mit einer Methylierung und mit einer Reduktion durch Dihydrofolsäurereductase verbunden. Dieses Enzym ist nicht nur in den Mucosazellen, sondern auch in anderen Zellen unentbehrlich für die Sicherung der Folsäurefunktion. Es kann z.B. durch Methotrexat

gehemmt werden. Diese antagonistische Wirkung von Methotrexat läßt sich umgehen, wenn man ein Derivat verordnet, in dem die Reduktion zur Tetrahydroform bereits vollzogen ist. Eine solche Verbindung ist Folinsäure (auch Leukovorin oder Citrovorumfaktor genannt).
Folsäure wird in Leber und Nieren gespeichert. Der Organismus enthält Folatspeicher nur für wenige Wochen. Eine Plasmakonzentration unter 4 ng/ml zeigt unzweifelhaft ein Defizit an (Bestimmung mikrobiologisch).
Im Organismus nicht gebrauchtes Folat wird über die Nieren ausgeschieden.

Dosierung Maximale Tagesdosen sind 15 mg oral oder parenteral. (Diese Dosierung kann einer antiepileptischen Therapie bereits entgegenwirken, so daß man dann auf Tagesdosen von 3 mg reduziert.) 4 Wochen Therapie reichen aus.

Wirkung Die Hauptwirkung besteht in der Übertragung sog. C-1-Bruchstücke. Hierzu gehört die Methylierung von Homocystein zu Methionin, von Serin zu Glycin, von Desoxyuridin zu Thymidin und die Formylierung bei der Purinsynthese.

Gefahr Eine Therapie mit Folsäure bei Vitamin-B_{12}-Mangel kann die hämatologischen Symptome reduzieren (nicht ganz beseitigen!), läßt aber die deletäre Entwicklung einer funiculären Myelose unbeeinflußt.

Vitamin B_{12}

Chemie und Vorkommen Vitamin B_{12} existiert in mehreren Vorstufen und in der unmittelbar wirksamen Form 5′-Desoxyadenosylcobalamin. Die Gruppe dieser Stoffe bezeichnet man als Corrinoide. Sie enthalten ein Kobaltatom in einem sechsbindigen Koordinationskomplex. Zur Therapie ist die Vorstufe Cyanocobalamin (MW 1355,4) im Handel. Corrinoide werden primär nur von Mikroorganismen gebildet. Vitamin B_{12} ist kochbeständig.

Pharmakokinetik, Bestand, Bedarf ***Resorption.*** Vitamin B_{12} wird im Magen zunächst enzymatisch aus seiner Bindung an Nahrungsproteine befreit. Diese Freisetzung wird durch einen sauren pH begünstigt. Danach wird Vitamin B_{12} an ein Glykoprotein, den sog. „intrinsic factor" gebunden; der „intrinsic factor" wird durch die Parietalzellen des Magens produziert. Der Komplex aus Vitamin B_{12} und „intrinsic factor" wird im Jejunum und Ileum aufgenommen. Es muß ein Überschuß von „intrinsic factor" abgegeben werden, damit auch das mit der Galle ausgeschiedene Vitamin B_{12} gebunden und aufgenommen werden kann.
Vitamin-B_{12}-Avitaminosen beruhen überwiegend auf einem Mangel an „intrinsic factor" (s. unten). Deshalb können sie durch vermehrte

orale Zufuhr von Vitamin B_{12} nicht beseitigt werden, sondern nur durch parenterale Zufuhr.

Verteilung. Nach der Resorption wird Vitamin B_{12} an das Transportprotein Transcobalamin gebunden. Die Bindungskapazität des Plasmas beträgt 1,8 μg/l. Vitamin B_{12} wird aus dem Transportkomplex von den Leberzellen übernommen. Die Leber enthält 90% der Körperspeicher von Vitamin B_{12}, der Organismus speichert insgesamt 3,5–11 mg.

Elimination. Vitamin B_{12} wird in die Galle ausgeschieden (8 μg/Tag), aber sehr wirkungsvoll rückresorbiert. Der tägliche Verlust beträgt 1–2 μg. Dem entspricht ein Tagesbedarf von 2–3 μg.

Dosierung bei Avitaminosen Symptome treten erst auf, wenn der Gesamtbetand auf 1 mg abgefallen ist. Die Füllung der Speicher dauert lange und kann durch Zufuhr hoher parenteraler Dosen nicht wesentlich beschleunigt werden. Die Dosierungsschemata der Kliniken unterscheiden sich sehr. Beispiel: 50–100 μg täglich i. m. bis zum Ende der Reticulocytenkrise, danach 500 μg i. m. im Abstand von 8 Wochen. Bei funiculärer Myelose (s. unten) werden 300–1000 μg i. m. täglich über mehrere Wochen empfohlen, aber es ist nicht erwiesen, daß diese massive Dosierung entscheidende Vorteile mit sich bringt.

Wirkungen Coenzym B_{12} spielt eine Rolle bei der Bildung von Methionin aus Homocystein, Isomerisierung von Methylmalonyl-CoA zu Succinyl-CoA, und im Acetatstoffwechsel. Besonders der Ausfall der zweiten Reaktion (Isomerisierung) wurde für die unzureichende Myelinisierung bei Coenzym-B_{12}-Mangel verantwortlich gemacht. Bei der Methylierung von Homocystein zu Methionin übernimmt Coenzym B_{12} die CH_3-Gruppe von der N_5-Methyl-tetrahydrofolsäure und überträgt sie dann auf Homocystein.

Vitamin-B_{12}-Avitaminose ***Ätiologie, Pathogenese.*** Durch mangelhafte Zufuhr in der Nahrung werden Mangelzustände so gut wie nie ausgelöst, denn die Reserven im Organismus reichen für drei Jahre, und selbst extreme Vegetarier nehmen noch Vitamin B_{12} mit Bakterien, die auf Pflanzen leben, auf. – Fischbandwürmer im Jejunum können eine B_{12}-Avitaminose auslösen, denn sie verbrauchen den Komplex aus Vitamin B_{12} und „intrinsic factor" und entziehen ihn damit der Aufnahme. Ähnlich wirken sich Dünndarmfisteln aus. Hauptursache der B_{12}-Avitaminose ist jedoch eine Atrophie der Magenschleimhaut, der eine Gastritis vorangehen kann. Die Magenschleimhaut bildet weder HCl noch „intrinsic factor" in ausreichender Menge, die Bildung des resorbierbaren Komplexes aus Vitamin B_{12} und „intrinsic factor" kann nicht länger erfolgen.

Symptome. Man findet Abgeschlagenheit, Zungenbrennen bei Papillenatrophie (Lackzunge, Hunter-Glossitis), Appetitlosigkeit, subikterisches Aussehen, Dyspnoe und stenokardische Beschwerden wegen der durch die Anämie herabgesetzten Sauerstoffversorgung, sowie eine Vielzahl neurologischer Erscheinungen, die auf einer funiculären Myelose beruhen.

Laborbefunde. Makrocytäre hyperchrome Anämie, Anisocytose, Granulocytopenie mit übersegmentierten Neutrophilen, Thrombocytopenie. Im Sternalpunktat sehr viele übergroße unreife Zellen.

Pharmakologie des lymphocytären Systems

Insbesondere durch die Entwicklung der Transplantationschirurgie hat die Entwicklung von Pharmaka mit Wirkungen auf das Immunsystem Aufschwung erhalten. Die Entwicklung von Immunstimulantien hat noch nicht zu durchschlagenden, klinisch einsetzbaren Präparaten geführt. Auf dem Gebiet der Immunsuppressiva waren die Therapeuten viele Jahre auf die wenig zellspezifisch wirkenden Cytostatica und die Glucocorticoide angewiesen, bis in den letzten Jahren mit dem Antibioticum Ciclosporin ein wertvolles und „reines“ Immunpharmakon auf den Markt kam.

Ciclosporin *(Sandimmun)* [42, 51, 197, 394]

Chemie. Ciclosporin ist ein cyclisches Undecapeptid

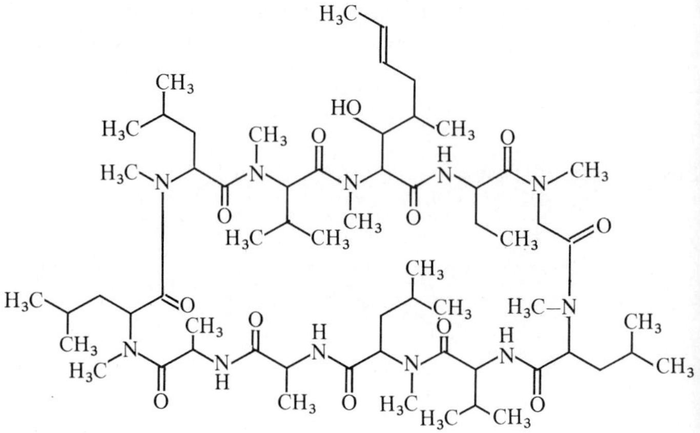

Ciclosporin
MW 1202,6

Pharmakokinetik. Ciclosporin ist nach oraler Gabe so variabel bioverfügbar, daß die Kontrolle der Konzentration im Blut während der Therapie (drug monitoring) als unabdingbar gilt. Richtwert ist eine Bioverfügbarkeit von 20–50%. Der Erstpassage-Effekt in der Leber ist beachtlich und variabel. Verteilungsvolumen 3,5 l/kg, dominierende Halbwertszeit 14–16–27 Std., Clearance 0.37 l pro kg und Std. 99% werden in der Leber durch N-Demethylierung oder Hydroxylierung biotransformiert; Metaboliten und Quellsubstanz werden vornehmlich über die Galle ausgeschieden. Die empfohlenen Konzentrationen im Blut liegen zwischen 300 und 800 ng/ml. Sie können gegebenenfalls im Verlauf von 6 Monaten auf 150–400 ng/ml gesenkt werden.

Pharmakodynamik. Cyclosporin verursacht eine Abnahme der Produktion von Interleukin II durch T-Helferzellen, läßt aber gleichzeitig die Funktion der T-Suppressorzellen unbeeinflußt. Damit unterbleibt sowohl die Proliferation weiterer Helferzellen als auch der für die Transplantatabstoßung entscheidenden Effektorzellen. Hinzu kommt eine Wirkung, deren Bedeutung noch nicht abzuschätzen ist: Durch Abnahme der Produktion von Interleukin II und von γ-Interferon kommt es auch zu einer verminderten Expression des MHC-Komplexes auf antigen-präsentierenden Zellen. Weil aber das MHC-Merkmal und das Antigen auf einer Zielzelle ausgeprägt sein muß, bevor sie als fremd erkannt wird, kommt es auch auf diesem Wege zu einer Abnahme der zellulären Immunabwehr.

Unerwünschte Wirkungen. Renale Schäden mit Tubulusatrophie, interstitieller Fibrose und Veränderungen in den Nierenarteriolen sind am wichtigsten. Alle renalen Belastungen (Hypertonie, nierenbelastende Pharmaka) muß man deshalb beseitigen oder vermeiden. Leberschäden, vermehrte Infektanfälligkeit und Reaktivierung des Epstein-Barr-Virus wurden beobachtet.

Hormone

Das Steroidhormonsystem

Synthese Steroidhormone werden aus Cholesterin synthetisiert. Diese Synthese erfolgt nur in wenigen Zellarten der Nebennierenrinde, der Ovarien und der Testes. Man unterscheidet (nach der Zahl der bisher bekannten Receptoren) Glucocorticoide, Mineralocorticoide, Gestagene, Östrogene und Androgene. Eine besondere Stellung nimmt Calcitriol ein. Seine Synthese geht vom 7-Dehydrocholesterin aus, das in der Haut synthetisiert wird und dessen Ring B sich unter UV-Bestrahlung öffnet. Obwohl damit die typische Steroidstruktur verlorengegangen ist, verhält sich Calcitriol, das wirksame Endprodukt des Syntheseweges, wie ein Steroidhormon.

Pharmakokinetik, Metabolismus Die Steroidhormone sind sehr lipophil und werden deshalb gut resorbiert, einige sind aber auch leicht metabolisierbar und unterliegen deshalb einem hohen „first pass effect". Für Desoxycorticosteron und Aldosteron ist er so hoch und damit die Bioverfügbarkeit nach oraler Zufuhr so gering, daß die Einnahme z.B. von Tabletten nahezu ohne Wirkung bliebe. Das gilt auch für Testosteron und Oestradiol, die ebenfalls einem hohen „first pass effect" unterliegen.

Alle natürlich vorkommenden Steroidhormone sind an C_3 in Ring A und an C_{17} in Ring D substituiert. An diesen Substituenten erfolgen auch die quantitativ wichtigsten Metabolisierungsvorgänge. Generell beobachtet man die Reduktion vorhandener Ketogruppen und eine Glucuronidierung oder Sulfatierung der entstehenden (oder bereits vorhandenen) Hydroxylgruppen. Hauptorgan für den Metabolismus ist die Leber. Ein wesentliches Ziel bei der Entwicklung halbsynthetischer Steroidhormone war die Hemmung des extensiven Metabolismus und damit die Synthese von Verbindungen mit hoher Bioverfügbarkeit und längerer Wirkungsdauer. Dies gelang u.a. durch Einführung einer zusätzlichen Gruppe an C_{17} (einer Ethinylgruppe im Oestrogen Ethinyloestradiol, oder einer Acetatgruppe im Gestagen Cyproteronacetat).

Enzyminduktion. Steroidhormone werden beschleunigt abgebaut, wenn die Leberenzyme durch andere Stoffe (Phenobarbital, Diphenylhydantoin, Rifampicin) induziert werden. Deshalb nimmt z.B. die Sicherheit der Wirkung niedrig dosierter oraler Contraceptiva bei Patientinnen ab, die mit Rifampicin wegen einer Tuberkulose oder mit Diphenylhydantoin wegen einer Epilepsie behandelt werden.

Wirkungsmechanismus [26, 354, 447] Steroidhormone diffundieren passiv durch die Plasmamembran in das Cytosol. Vornehmlich bereits an der DNA, teilweise noch im Cytosol befinden sich hormonspezifische Receptorproteine, mit denen die Steroide eine hochaffine (K_D im Bereich von 10^{-10} mol/l) Bindung eingehen. Nur ganz bestimmte Zellarten sind reich an hochaffinen Receptoren für ein bestimmtes Steroidhormon.
Wenn das Steroidhormon mit den Receptoren nicht nur eine Bindung eingeht, sondern auch ein Agonist ist, dann verändert es nach seiner Bindung die Konformation des Receptorproteins, wonach der Hormon-Receptorkomplex fest an die DNA gebunden wird. Die Bindung erfolgt nicht mit der Steroidseite, sondern mit der Receptorseite des Steroid-Receptorkomplexes. Die Fixation des Agonist-Receptorkomplexes im Kern hat die Derepression eines hormonspezifischen „Satzes“ von Strukturgenen zur Folge. In diesem Zusammenhang erinnern wir uns daran, daß die Steuerung der Strukturgene eukaryoter Zellen an den vorgeschalteten repetitiven Abschnitten der DNA erfolgt („Adressen“). Strukturgene mit gleicher Adresse werden alle vom gleichen Regulator (in unserem Fall vom Steroidagonist-Receptorkomplex) angesprochen und dereprimiert. Die Derepression erfolgt aber unterschiedlich schnell. Das bedeutet für die praktische Therapie (z. B. mit Glucocorticoiden), daß einige Wirkungen innerhalb von Stunden, andere erst Tage nach Therapiebeginn deutlich werden.

Intrinsic Activity Kompetitive Antagonisten Bereits in Abwesenheit von Steroiden besteht ein Gleichgewicht zwischen der aktivierten und der inaktiven Form jeder Cytosol-Receptorart, aber das Gleichgewicht liegt ganz auf der Seite der inaktiven Form. Ein Steroid mit hoher Intrinsic Activity verschiebt nach seiner Bindung das Gleichgewicht stark zugunsten der aktivierten Form. Ein Steroid mit einer Intrinsic Activity von null bildet nur den Steroid-Receptorkomplex, ohne aber den Receptor zu aktivieren. In dieser Weise reagiert z. B. Spironolacton mit dem Receptor für Aldosteron oder Cyproteron mit dem Receptor für Testosteron. Sie verdrängen gleichzeitig die körpereigenen Agonisten Aldosteron bzw. Testosteron kompetitiv aus der jeweiligen Receptorbindung und wirken dadurch als kompetitive Antagonisten.

Bindungsspezifität Die Steroidhormon-Agonisten haben an „ihrem“ Receptor eine K_D im Bereich von 10^{-10} mol/l, aber sie gehen auch mit „fremden“ Steroidhormon-Receptoren Bindungen ein, allerdings mit einer um wenigstens ein bis zwei Zehnerpotenzen höheren Bindungskonstante. Beispiel: Oestradiol hat am Oestrogenreceptor eine K_D von 10^{-10} mol/l, am Androgenreceptor eine K_D von 3×10^{-9} mol/l.

Wenn man den Androgenreceptor aktiviert, so muß unabhängig vom aktivierenden Steroidhormon die Wirkung eine „Androgenwirkung" sein, weil nicht die Steroidseite, sondern die aktivierte Receptorseite bestimmt, welche Strukturgene dereprimiert werden. Der vorstehend dargestellte Mechanismus (Spill Over) hat große Bedeutung in der Therapie: Glucocorticoide in höchster Dosierung (z. B. zur Immunsuppression), auch hochdosierte Androgene oder Oestrogene (in der Carcinomtherapie) aktivieren mehrere Steroidreceptoren und lösen dadurch unerwünschte Wirkungen aus.

Tumorpromotion Der Organismus hat eine Vielzahl von Möglichkeiten, eine unerwünschte Mutation in einer Zelle zu reparieren, oder aber – wenn dies nicht gelingt – an der Teilung und damit an der Weitergabe der Falschinformation zu hindern. Diese Abwehr kann versagen, wenn das Wachstum und die Teilung maligner Zellen durch Derepression ihrer Proteinsynthese gefördert wird. Klinische Bedeutung hat bisher nur die Promotorwirkung der Oestrogene.

Glucocorticoide

Strukturmerkmale der Glucocorticoide Alle natürlich vorkommenden und alle halbsynthetischen Steroide mit glucocorticoider Wirkung haben folgende Strukturmerkmale gemeinsam: Ketogruppe an C_3, Doppelbindung $C_4=C_5$, Keto-Alkoholgruppe an C_{17}, OH-Gruppe an C_{11}. Alle anderen Substitutionen ändern nur das Verhältnis der mineralocorticoiden zur glucocorticoiden Wirkungsstärke sowie die glucocorticoide Intrinsic Activity der Verbindung. Entsprechende Einflüsse gehen aus von der Einführung einer Doppelbindung von C_1 nach C_2, einer OH-Gruppe an C_{17} sowie Substitutionen an C_6, C_9 und C_{16}.
Fast alle modernen Glucocorticoide leiten sich vom Prednisolon ab. Beclomethason (9α-Chlor-16β-methylprednisolon, im *Sanasthmyl*-Dosieraerosol) wird nur als Aerosol eingesetzt. Über andere, zur systemischen Therapie eingesetzte Glucocorticoide gibt Tabelle 8 eine Übersicht.

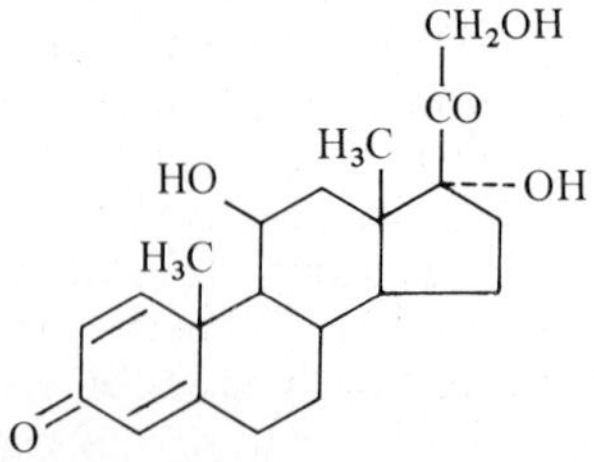

Prednisolon, MW 360,45
pK_a des Natrium-hemisuccinats: 4,7

Tabelle 8. Vergleich systemisch eingesetzter Glucocorticoide

	Glucocorticoide Wirkungsstärke (auf Cortisol bezogen)	Mineralocorticoide Wirkungsstärke (auf Cortisol bezogen)	Dosen gleicher glucocorticoider Wirkungsstärke
Cortisol = Hydrocortison *(Hoechst)*	1	1	80 mg
Prednisolon *(Solu-Decortin)*	4–5	0,8	20 mg
6-Methylprednisolon *(Urbason)*	5–6	0,8	16 mg
Triamcinolon *(Volon A)*	5–6 }		16 mg
Dexamethason *(Decadron, Fortecortin)*	25–30 }	nahezu Null	3 mg
Betamethason *(Betnesol)*	35–40		2,4 mg

CRF

Regulation der Cortisolausschüttung; CRF, ACTH, Tetracosactid

Im Hypothalamus wird CRF, der *C*orticotropin *R*eleasing *F*actor gebildet. Die Bildung ist wahrscheinlich an den Schlaf-Wach-Rhythmus gekoppelt. ADH kann Funktionen des CRF ausüben, ist aber nicht mit CRF identisch. CRF unterliegt der Rückwärtshemmung durch Glucocorticoide.

ACTH

CRF setzt aus dem Hypophysenvorderlappen ACTH (Adrenocorticotropes Hormon) frei. ACTH wird im Hypophysenvorderlappen gebildet und auch gespeichert (ca. 50 Einheiten gespeichert, bis zu einer Einheit/Tag wird in das Blut abgegeben). Das natürliche ACTH besteht aus 39 Aminosäuren, jedoch hat ein synthetisches Präparat (Tetracosactid), das nur die ersten 24 Aminosäuren des ACTH enthält, die gleiche Wirkung, ist aber erheblich weniger immunogen als das aus Tieren gewonnene kommerzielle ACTH. Die Plasmahalbwertszeit von Tetracosactid beträgt 15 min, die Nebennierenrinde vermehrt bereits 2 min nach Injektion von Tetracosactid oder ACTH ihre Cortisolproduktion. Wie CRF, so zeigt auch ACTH eine *tageszeitabhängige Ausscheidung*. Der Anstieg der Ausscheidung beginnt um 3 Uhr morgens. Sie hat 3 h später ihr Maximum erreicht. Sie unterliegt der Rückwärtshemmung durch Glucocorticoide.

Die Hauptwirkung von ACTH besteht darin, daß es die Synthese der Nebennierenrindenhormone beschleunigt; dies wirkt sich ganz besonders auf die Bildung von Cortisol aus. Die Bildung von Aldosteron ist davon weniger betroffen. ACTH reagiert mit Receptoren auf der Plasmamembran der Zellen in der Nebennierenrinde und aktiviert deren Adenylatcyclase. Als Folge davon wird der erste Schritt der Biosynthese, die Umwandlung von Cholesterin zu Pregnenolon, beschleunigt.

Pharmakokinetik Die Pharmakokinetik besprechen wir beispielhaft für Prednisolon, weil Prednisolon bei bestehender Glucocorticoidindikation in der Mehrzahl der Fälle alle therapeutischen Anforderungen erfüllt und darüber hinaus preisgünstig und in vielen Studien untersucht ist. Danach zeigen wir für 6-Methylprednisolon, das in höchster Dosierung bei Schockzuständen intravenös injiziert wird, die Ähnlichkeit der Pharmakokinetik.
Prednisolon *(Decortin H)* hat nach oraler Zufuhr eine biologische Verfügbarkeit von 100%. Verteilungsvolumen 1 l/kg KG (bis 2,7 l/kg KG), wahrscheinlich bei höherer Dosierung ansteigend. 70 μg Prednisolon pro Liter Serum sind frei, der Rest wird zunächst an das cortisolbindende Protein des Plasmas und nach dessen Sättigung an Plasmaalbumine gebunden. Im Bereich der therapeutischen Dosierung beträgt die Plasmahalbwertszeit 3,5 h.
Bei Abnahme der Plasmaalbuminkonzentration nimmt die Menge des freien Prednisolons erheblich zu.

Obwohl die Plasmahalbwertszeit von Prednisolon nur 3,5 h beträgt, ist die Wirkungsdauer weit länger, weil das im Cytosol-Receptorkomplex gebundene Steroid länger in der Zelle bleibt. Eine Dosis von 30 mg wirkt ungefähr 8 h.
6-Methylprednisolon wird bei Schockzuständen in extrem hohen Einzeldosen von 15 mg/kg KG intravenös injiziert. Das Verteilungsvolumen beträgt auch bei dieser Dosierung ungefähr 0,8 l/kg KG und die Halbwertszeit 3,5 h.
Dexamethason, Betamethason und Triamcinolon wirken länger als Prednisolon. Prednison wird erst nach metabolischer Umwandlung als Prednisolon wirksam.

Wirkungen auf molekularer Ebene ***Vermehrte Synthese von Receptorproteinen, „permissive Wirkung“.*** Unter der Einwirkung von Glucocorticoiden werden von vielen Zellarten vermehrt Receptoren für andere primäre Botenstoffe gebildet. Dies gilt besonders für adrenoceptive Betareceptoren der Bronchialmuskulatur. Deshalb gelingt es bei einem brochospastischen Patienten, der durch Gewöhnung gegen β-Sympathomimetica unempfindlich geworden ist (weil die Zahl der pulmonalen β-Receptoren abgenommen hat), die Empfindlichkeit mit Glucocorticoiden wieder herzustellen (Wiederzunahme der Anzahl der β-

Receptoren). Die Glucocorticoide „erlauben" gleichsam den β-Sympathomimetica, wieder zu wirken. Man spricht deshalb von einer *permissiven Wirkung* der Glucocorticoide.

Vermehrte Synthese von Enzymproteinen. In diesem Zusammenhang ist bedeutsam, daß vermehrt katabole Enzyme gebildet werden, die bestimmte Strukturproteine abbauen, sowie gleichzeitig Enzyme, die die dabei entstehenden Aminosäuren in die Gluconeogenese einführen.

Vermehrte Synthese von Hemmproteinen. [39, 71, 149] Nach dem generellen Wirkungsmechanismus der Steroidhormone wirken auch Glucocorticoide durch Derepression, können also eine Enzymaktivität nicht durch Herabsetzung der Enzym-Proteintranskription reduzieren. Dies wird vielmehr durch die vermehrte Synthese von Hemmproteinen erreicht. Gut untersucht ist das Hemmprotein der Phospholipase A 2. Die Phospholipase A 2 setzt in der Plasmamembran Arachidonsäure frei, die Ausgangssubstanz für Prostaglandine, Leukotriene und andere beim Ablauf einer Entzündung wichtige Stoffe ist. Eine der Ursachen der hervorragenden antiphlogistischen Wirkung der Glucocorticoide besteht darin, daß sie die Synthese eines Hemmproteins der Phospholipase A 2 fördern. Durch die Hemmung der Phospholipase A 2 wird die Synthese eines ganzen Arsenals von entzündungswichtigen Stoffen blockiert.

Hemmung der Calciumresorption. Glucocorticoide hemmen die intestinale Calciumresorption. Sie sind besonders wirksam bei Ca^{2+}-Hyperresorption nach Vitamin-D-Vergiftung. Deshalb liegt die Annahme nahe, daß sie die Calciumresorption wenigstens z. T. durch kompetitive Verdrängung von Calcitriol von den intestinalen Calcitriol-Receptoren hemmen.

Immunsuppressive Wirkung

Celluläre Immunabwehr. Bei der cellulären Immunabwehr werden Fremdantigene (z. B. HLA-Antigene) auf einer Zelloberfläche durch T-Lymphocyten erkannt. Diese Reaktion wird durch Glucocorticoide nicht gehemmt. Nach der Antigenerkennung geben die T-Lymphocyten Interleukin II und MIF (makrophagenimmobilisierenden Faktor) ab und rekrutieren dadurch Makrophagen. Glucocorticoide hemmen die Ansprechbarkeit der Makrophagen für MIF und die Produktion von MIF und Interleukin II durch Lymphocyten.

Humorale Immunabwehr. Glucocorticoide erzeugen beim Menschen schnell eine starke Lymphopenie dadurch, daß sie eine Emigration von Lymphocyten aus dem strömenden Blut veranlassen. Zusätzlich reduzieren sie (wie auch bei der cellulären Immunabwehr) die Empfindlichkeit der Makrophagen gegen MIF. Diese Wirkungen führen zu einer Reduktion der Antikörperbildung, allerdings nur bei hoher

Dosierung über längere Zeit. Eine schnelle Wirkung über eine Senkung der Immunglobinproduktion ist schon deshalb nicht zu erwarten, weil die quantitativ bedeutsamste Immunglobulinklasse IgG eine Halbwertszeit von 3 Wochen hat.
Auf die Antigen-Antikörper-Reaktion wirken Glucocorticoide nicht. Die Antigen-Antikörper-Reaktion führt zu Reaktionen vom Typ I, II oder III.
Gegen Typ-I-Reaktionen wirken Glucocorticoide prophylaktisch, weil sie die Membran der Basophilen und Mastzellen stabilisieren und damit die Degranulation und Mediatorausschüttung dieser Zellen verhindern. Im akuten anaphylaktischen Schock käme diese Wirkung therapeutisch jedoch zu spät.
Gegen Reaktionen vom Typ II wirken Glucocorticoide, weil sie die Zahl der Fc-Receptoren auf den phagocytierenden Zellen des RES herabsetzen. Dadurch werden die mit IgG besetzten (Blut-)Zellen vom RES nicht mehr aus dem strömenden Blut herausgefangen, obwohl die Antigen-Antikörper-Reaktion erfolgt ist und die oberflächengebundenen IgG ihre Fc-Stücke danach reaktionsfähig exponiert haben.
Gegen Reaktionen vom Typ III wirken Glucocorticoide nur insoweit, als sie die Synthese von Immunglobin reduzieren, und die entzündliche Reaktion gegen die gewebsständig gewordenen Immunkomplexe verhindern. Sie haben keinen Einfluß auf die Ablagerung der Immunkomplexe und behindern auch nicht die anschließende Aktivierung des Komplementsystems.

Wirkungen auf den Stoffwechsel

Kohlenhydratstoffwechsel und Eiweißstoffwechsel

- Hemmung und Umkehr der Proteinsynthese.
- Förderung der Gluconeogenese aus Aminosäuren in der Leber.
- Förderung des Glycogenabbaus in Muskel und Leber.
- Herabsetzung der Insulinempfindlichkeit von Muskel und Fettgewebe.
- Herabsetzung der Nierenschwelle für Glucose. Aus diesen Wirkungen kann man unmittelbar ableiten:

- Der Blutzuckerspiegel ist erhöht und durch Insulin schlecht zu senken (sog. Steroiddiabetes).
- Die Muskelmasse schwindet.
- Besonders unter lokaler Einwirkung werden Haut und Cornea atrophisch.
- Das Entstehen einer Osteoporose wird aus mehreren Gründen gefördert: Glucocorticoide hemmen die Calciumresorption aus dem Darm (s. oben), sie hemmen die Osteoblastenaktivität, und sie wirken katabol auf das im Knochen befindliche Protein. Dieselben Mechanismen sind verantwortlich für eine Wachstumshemmung bei Kindern.
- Schnellwachsende Tumoren müßten eigentlich auf Glucocorticoide ansprechen; in der Tat gilt dies für einige Hämoblastosen.

Fettstoffwechsel. Förderung der lipolytischen Wirkung von Glucagon, ACTH und Adrenalin. Das Körperfett wird so umverteilt, wie dies für das Aussehen von Cushing-Patienten typisch ist.

Elektrolytstoffwechsel. Änderungen im Elektrolytstoffwechsel sind Folgen der mineralocorticoiden Restwirkung der Glucocorticoide. Auch bei Glucocorticoiden mit sehr geringer mineralocorticoider Restwirkung muß an die Entwicklung von Elektrolytstörungen immer gedacht werden.

○ Natriumretention (Plasma-Na^+ normal!) mit Wasserretention, Kaliumverlust und Alkalose. Aus diesen Wirkungen kann man ableiten:

● Bei bestehender Hypertonie kann der Hypertonus nach Zufuhr von Glucocorticoiden zunehmen.

Wirkung auf die ACTH-Ausschüttung

Unter physiologischen Bedingungen wird die Cortisolfreisetzung der Nebenniere (25 μg/Tag) durch ACTH so gesteuert, daß die Konzentration im Plasma um 8 Uhr etwa 200 μg/l und um 16 Uhr ungefähr 50 μg/l beträgt. Die Freisetzung von Cortisol kann unter extremem Streß vorübergehend auf 250 μg/Tag gesteigert werden. Dies führt ebensowenig wie die ein- oder zweimalige Injektion eines wirksamen Glucocorticoids in extremen Dosen (1000 mg) zu nachhaltigen Störungen des ACTH-Regelmechanismus oder gar zur Involution der Nebennierenrinde. Depression der ACTH-Ausschüttung und nachfolgend Involution der Nebennierenrinde wird jedoch durch längerdauernde tägliche Zufuhr von Glucocorticoiden ausgelöst, die einer Dosis von 30 mg Cortisol oder mehr entsprechen.

● Die Involution der Nebenniere bleibt gering, wenn man die geringste für die Therapie notwendige Dosis eines kurz wirkenden Glucocorticoids während des morgendlichen ACTH-Hochs appliziert. Die Involution ist viel größer, wenn man durch Injektion von Depotpräparaten eine Dauerberieselung des Organismus vornimmt. Die Deutsche Gesellschaft für Endokrinologie sieht für die systemische Therapie mit Depotcorticoiden keine zwingende Indikation, aber mehrere Kontraindikationen.

Indikationen zur pharmakodynamischen Therapie [229]

● *Akute Erkrankungen, Notfälle:* Bei ihnen werden extrem hohe Dosen (z.B. 15 mg Methylprednisolon pro kg KG i.v.) injiziert. Beispiele sind: anaphylaktischer Schock (aber nicht alle anderen Schockformen), Status asthmaticus, Larynxödem, toxisches Lungenödem. Beim toxischen Lungenödem des Erwachsenen setzt man die Therapie mit 6 × 50 mg Prednisolon/Tag über wenigstens 1 Woche fort. Beim traumatischen Hirnödem wird Dexamethason (8 mg initial, danach 4 mg 6stündlich über 1 Woche) bevorzugt. Diese Dosierung wirkt auch präventiv gegen die Höhenkrankheit [224].

- *Immunsuppressive Therapie,* (z.B. bei Colitis ulcerosa, Serumkrankheit, immunhämolytischen Anämien: Man beginnt mit Tagesdosen im Bereich von 1 mg pro kg KG Prednisolon und reduziert auf den Minimalbedarf.
- *Asthma bronchiale:* Bei Erwachsenen nach Ausschöpfung anderer Therapiemöglichkeiten zwei initiale Tagesdosen von 50 mg Prednisolon am Morgen, danach Reduktion der Dosen im Verlauf von 3 Wochen. Höhere Dosen (250 mg Prednisolon) im Status asthmaticus.
- *Akutes rheumatisches Fieber:* Initial 1,5 mg Prednisolon pro kg KG, danach Reduktion auf 0,5 mg Prednisolon pro kg KG und Tag für 6 Wochen, danach Reduktion des Prednisolons in kleinen Schritten über einen Zeitraum von wenigstens 6 Wochen.
- o *Weitere Indikationen:* Glucocorticoide finden ausgedehnte Anwendung in der Dermatologie (hier spielt die vasokonstriktorische Wirkung der lokal applizierten Glucocorticoide eine wichtige Rolle [100]), in der Ophthalmologie, in der Immunologie, in der Onkologie und auf anderen Gebieten, ferner zur Substitutionstherapie beim Morbus Addison (zusammen mit einem Mineralocorticoid) und zur Hemmtherapie bei adrenogenitalem Syndrom. Der Einsatz bei Hypercalcämie wurde bereits erwähnt. Eine starke antiemetische Wirkung von Dexamethason bei Patienten unter cytostatischer Chemotherapie wurde beschrieben [297].

Absetzen einer längerdauernden Glucocorticoidtherapie

Je länger eine Glucocorticoidtherapie gedauert hat, desto stärker ist die Suppression der Nebennierenrinde und desto länger dauert es, bis die Regelung über ACTH wieder in Gang kommt. Als Beispiel eine besonders vorsichtige Dosisreduktion beim Erwachsenen nach langdauernder Glucocorticoidtherapie: Eine Ausgangstagesdosis von z.B. 50 mg Prednisolon wird im Abstand von minimal 3 Tagen um jeweils 2,5 mg reduziert, bis man bei 5 mg Prednisolon pro Tag angekommen ist. Diese Dosis ersetzt man durch eine Tagesdosis von 20 mg Hydrocortison, die täglich über einen Zeitraum von 4 Wochen gegeben wird. Dann reduziert man die Cortisoldosis im Abstand von 1 Woche um 2,5 mg und prüft am Ende, ob der Patient am Morgen eine Cortisolkonzentration von wenigstens 100 μg/l Plasma aufbauen kann. Danach führt man monatlich einen Test mit 250 μg ACTH durch. Erst wenn daraufhin der Plasmacortisolspiegel auf wenigstens 200 μg/l ansteigt, ist der Patient wieder in der Lage, eine Streßsituation durch Eigenproduktion von Cortisol abzufangen. Solange er hierzu nicht in der Lage ist, soll er bei einem schweren Streß (z.B. Verkehrsunfall) 3 × 100 mg Hydrocortison pro Tag erhalten.

Unerwünschte Wirkungen, Gefahren, Kontraindikationen

- ***Osteoporose.*** Osteoporosen gehören leider zu den häufigen und besonders schwerwiegenden Begleiterscheinungen einer Dauertherapie mit Glucocorticoiden. Der Entstehungsmechanismus wurde bereits weiter oben dargestellt. Besonders wegen der Osteoporosegefahr ist es wichtig, eine circadiane Dosierung mit minimalen Glucocorticoidmengen anzustreben. Zur Prophylaxe wurde die orale Verabreichung von Vitamin D und Calciumsalzen empfohlen; der Nutzen dieser Prophylaxe ist zweifelhaft.

- Gefahr der Entstehung oder Exacerbation eines ***Ulcus ventriculi.*** Im Magen nimmt die Produktion von Schleim unter Glucocorticoiden ab. Hinzu kommt die Hemmung der Prostaglandinsynthese. Eine einmal entstandene Läsion verursacht keine erheblichen Schmerzen, da die entzündlichen Reaktionen ja vermindert sind. Aus dem gleichen Grunde zeigen solche Ulcera keine Heilungstendenz. Ohne besondere Beschwerden kann es zur Perforation eines Magenulcus kommen. Deshalb sind Glucocorticoide bei manifestem Ulcus kontraindiziert. Bei Dauertherapie mit Glucocorticoiden sucht man wenigstens zweimal jährlich nach Zeichen einer Ulcusbildung. Das Risiko einer schweren Schädigung ist geringer als bei Antirheumatica.

- ***Funktionen des Zentralnervensystems*** werden durch Glucocorticoide in einer schwer systematisierbaren Weise verändert. Epileptische und psychiatrische Erkrankungen können sich unter einer Glucocorticoidtherapie verschlechtern.

- ***Die Skelettmuskulatur*** wird in ihrer Funktion durch zwei Prozesse eingeschränkt: erstens nimmt die Muskelmasse durch katabole Glucocorticoidwirkung ab, zweitens kann die mineralocorticoide Begleitwirkung der Glucocorticoide eine zusätzliche Funktionseinschränkung bedingen.

- ***Bei bestehendem Diabetes mellitus*** muß wegen der Wirkung der Glucocorticoide auf den Kohlenhydrat- und Eiweißstoffwechsel (s. oben) die antidiabetische Therapie angepaßt werden.

- Eine ***Hypertonie*** kann wegen der mineralocorticoiden Restwirkung zunehmen.

- Die ***Thromboseneigung*** nimmt zu.

- Auge: Besonders bei Kindern kann sich eine ***Katarakt*** entwickeln. Der Augeninnendruck steigt.

- ***Gravidität.*** Im ersten Trimenon der Schwangerschaft sollen Glucocorticoide nicht verordnet werden, weil im Tierversuch unter Wirkung von Glucocorticoiden Gaumenspalten aufgetreten sind.

- ***Bakterielle Infektionen.*** Da Glucocorticoide die körpereigene Abwehr weitgehend reduzieren, muß bei ihrer Verordnung der Ausbreitung einer bakteriellen Infektion mit bactericiden Antibiotika prophylaktisch begegnet werden.

- ***Lokale Atrophien.*** Sie werden bei hochdosierter lokaler Glucocorticoidanwendung besonders an der Haut und der Cornea beobachtet.

- ***Addison-Krise.*** Sie tritt auf, wenn Glucocorticoide nach langdauernder Therapie plötzlich abgesetzt werden.

Besonderheiten einzelner Glucocorticoide Die Unterschiede zwischen den einzelnen Glucocorticoiden sind in aller Regel nicht wesentlich. Dexamethason und Betamethason wirken länger als Prednisolon, wahrscheinlich weil sie länger im Zellkern wirksam bleiben. Methylprednisolon verursacht in der Regel keine Natriumretention, sondern eine vermehrte Natriumausscheidung, weil es aldosteronantagonistische Eigenschaften hat. Triamcinolon verursacht häufiger als andere Glucocorticoide Myopathien.

Mineralocorticoide

Mineralocorticoide Wirkung geht unter physiologischen Bedingungen sowohl von Cortisol als auch von Aldosteron aus.

Aldosteron *(Aldocorten)* ***Bildung, Steuerung, Plasmakonzentration.*** 45–200 µg Aldosteron werden täglich in der Zona glomerulosa gebildet. Die Synthese wird stimuliert durch Angiotensin II und durch eine hohe K^+-Konzentration im Plasma. Die Plasmakonzentration liegt im Bereich von 0,1 µg/l.

Pharmakokinetik. Aldosteron unterliegt einem so hohen „first pass effect", daß für die Therapie nur die intravenöse Zufuhr in Frage kommt (*Aldocorten*, 500 µg per infusionem, evtl. 2× täglich). Die Plasmahalbwertszeit beträgt 15–30 min. Die Elimination erfolgt durch Metabolismus.

Pharmakodynamik. Bezogen auf die gleiche Gewichtsmenge hat Aldosteron die 400fache mineralocorticoide und die 0,3fache glucocorticoide Wirkung des Cortisols. Die mineralocorticoide Wirkung besteht hauptsächlich in der *Förderung der Na^+-Rückresorption* im distalen Tubulus. Die gleichzeitige *Mehrausscheidung von K^+ und H^+* wurde lange Zeit allein als sekundäre Folge der vermehrten Na^+-Rückresorption angesehen. Dem widerspricht jedoch, daß nach längerdauernder Aldosterontherapie die Na^+-Ausfuhr über den Urin wieder zunimmt (Ausgleich der Natriumbilanz), die K^+-Bilanz aber negativ bleibt.

9α-Fluorocortisol *(Astonin H)* Der hohe „first pass effect" des Aldosterons und seine kurze Wirkungsdauer erschweren die Therapie. Durch Einführung eines F-Atoms in die Position 9 des körpereigenen Cortisols nimmt dessen mineralocorticoide Wirkung um das 300fache, seine glucocorticoide

Wirkung nur um das 10fache zu. Seine Bioverfügbarkeit beträgt 100%, seine Halbwertszeit im Plasma mehr als 3 h und seine Wirkungsdauer mehr als 18 h. Bei gleichzeitiger Supplementierung eines Addison-Patienten mit Hydrocortison genügt meist eine Tagesdosis von 100–200 µg.

Östrogene

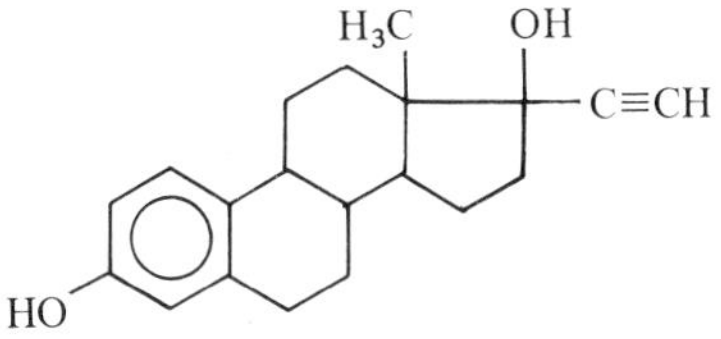

Ethinylöstradiol
MW 296,41

Pharmakokinetik Das natürlich vorkommende Follikelhormon ist Östradiol. In der Nebennierenrinde werden eine Reihe ebenfalls östrogen wirkender Stoffe produziert, die hier nicht interessieren. Östradiol wird zwar nach oraler Zufuhr resorbiert, unterliegt aber in der Leber einem hohen „first pass effect". Es wird dort in Östron umgewandelt. Danach entstehen durch Hydroxylierung an verschiedenen Stellen des Steroidgerüstes (u.a. C_2, C_{16}) Metaboliten, die glucuronidiert und renal eliminiert werden. Diese sog. „konjugierten" Östrogene sind nicht mehr östrogenwirksam, aber sehr labil, können wirksames Östrogen leicht wieder freisetzen und werden deshalb auch in der Therapie eingesetzt.

Hemmung der Hydroxylierung an C_{16} wird erreicht entweder durch Veresterung der C_{17}-OH-Gruppe (Präparate zur intramusculären Injektion), oder durch Einführung einer zusätzlichen Ethinylgruppe in C_{17}. 17-Ethinylöstradiol wird nach oraler Zufuhr gut resorbiert und nur langsam metabolisiert, wobei die Hydroxylierung an C_2 große Bedeutung hat. Diese Hydroxylierung findet man nur bei Steroiden mit aromatischem Ring A. Sie hat praktische Bedeutung: Das in C_2 hydroxylierende Enzymsystem ist induzierbar. Nach Induktion mit Rifampicin bei Tuberkulosepatientinnen traten wegen beschleunigten Abbaus der Östrogenkomponente in Contraceptiva Schwangerschaften auf, obwohl die Contraceptiva regelmäßig eingenommen wurden. Ähnliche Berichte gibt es über Epileptikerinnen, deren hydroxylierendes Enzymsystem durch Phenobarbital oder Diphenylhydantoin induziert wurde.

Östrogene Wirkungen hat auch das ***Diethylstilböstrol.*** Wenn Mütter im ersten Trimenon der Schwangerschaft mit Diäthylstilböstrol behandelt wurden, so traten bei ihren Töchtern nach 16–26 Jahren vermehrt Fehlbildungen, Hyperplasien und Tumoren im Genitalbereich auf.

Regulation FSH (follikelstimulierendes Hormon) wird vom Hypophysenvorderlappen (unter Einwirkung eines „releasing factor" aus dem Hypothalamus) abgegeben. Unter FSH-Einwirkung reift der Follikel und produziert Östrogen. FSH allein kann die Östrogenproduktion nicht bewirken, sondern muß mit einer geringen Menge von LH zusammen wirken.

Östrogene wirken auf den Hypothalamus und die Hypophyse im Sinne einer Dämpfung der FSH-Ausschüttung zurück.

Wirkungen ***Förderung der Synthese von Proteinen.*** Die Synthese folgender Proteine ist erwähnenswert:

- ● Verstärkte Synthese der Gerinnungsfaktoren II, VII, IX und X.
- ● Zunahme des Plasminogens, aber Abnahme der fibrinolytischen Aktivität an der Gefäßwand.
- ○ Verstärkte Synthese des thyroxinbindenden Globulins (TBG) und des cortisolbindenden Proteins (CBG).
- ○ Die vermehrte Synthese von GOT, GTP, alkalischer Phosphatase, LAP und 5-Nucleotidase können zur Fehlinterpretation klinisch-chemischer Werte führen.
- ○ Förderung der Synthese von Gestagen-Receptorprotein. Diese Wirkung der Östrogene ist bedeutsam für ihren Einsatz im in Kombination mit Gestagenen in oralen Contraceptiva.
- ○ Abnahme der Antithrombin III-Aktivität.

Erhöhung der Triglyceride. Diese Wirkung bedingt die Kontraindikation für östrogenhaltige Contraceptiva bei Fettstoffwechselstörungen, besonders bei der familiären Hyperlipoproteinämie Typ 4. Der enorme Anstieg der Triglyceride brächte in diesem Fall die Gefahr einer Pankreatitis mit sich. Besteht eine nicht genetisch bedingte Pankreatitis, so sind hormonale Contraceptiva ebenfalls kontraindiziert: Während der Triglyceridanstieg bei normaler Pankreasfunktion bedeutungslos ist, bedeutet er bei Pankreatitis eine zusätzliche gefährdende Belastung.

Abnahme der Glucosetoleranz. Sie ist bedingt durch eine herabgesetzte Insulinwirkung in der Peripherie.

Reduktion der Bilirubinausscheidung aus der Leber. Hieraus ergeben sich zwei Konsequenzen:
Hormonale Contraceptiva sind kontraindiziert besonders bei angeborenen Bilirubinausscheidungsstörungen, aber auch bei anderen Leberfunktionsstörungen.
Klinisch-chemische Tests, wie der Bromsulphthalein-Test, sind gestört.

Natrium- und Wasserretention.

Wirkungen auf Organe

- ○ Zunahme der Thrombocyten.
- ○ Förderung des Wachstums von Uterus, Vagina, Tuben, Brustdrüsen.

- Förderung der Proliferationsphase des Endometriums. Durch diese Wirkung erhöhen Östrogene bei der Langzeittherapie während der Menopause die Gefahr der Entstehung eines Endometriumcarcinoms.
- Förderung des Eiweiß- und Mineralanbaus im Knochen. Wegen dieser Wirkung werden Östrogene im Klimakterium verordnet.

Indikationen Östrogene werden bei einer großen Zahl von gynäkologischen Erkrankungen verordnet, wobei der korrekte Einsatz fachärztliche Kenntnisse voraussetzt. Außerhalb der Gynäkologie sind drei Indikationen erwähnenswert:

- Unterstützende Therapie bei Prostatacarcinom.
- In der Menopause [504]. Der Einsatz der Östrogene in der Menopause bedarf einer sehr kritischen Indikationsstellung, weil in den letzten Jahren gezeigt wurde, daß die Dauertherapie mit Östrogenen wegen der Promotorwirkung der Östrogene die Wahrscheinlichkeit der Entstehung eines Endometriumcarcinoms wesentlich (in einer Studie um das 6–8fache) erhöht [408]. Als Hauptindikation für die Verordnung von Östrogenen in der Menopause gilt die Prävention einer Osteoporose. Dosierung: In Deutschland sind die Dosierungsempfehlungen zurückhaltend. In der Regel verordnet man 0,3 mg konjugierte Östrogene *(Presomen-mite)* pro Tag für 20 Tage und legt dann eine Pause von 7–10 Tagen ein. Bei stärkeren Beschwerden kann man die Dosierung auf 0,6 mg pro Tag erhöhen. Die Zulage eines Gestagens wird empfohlen, um das Risiko der Entstehung eines Endometriumcarcinoms herabzusetzen. Bei jeder Langzeittherapie mit Östrogenen muß grundsätzlich im Abstand von 6 Monaten eine gynäkologische Untersuchung erfolgen.
- Als Bestandteil hormonaler Contraceptiva. Verwendet werden nur Ethinylöstradiol und Mestranol. Wegen der Gefahren bei Östrogendauertherapie liegen die Tagesdosen von Ethinylöstradiol heute nicht über 0,05 mg, in vielen Präparaten ist sie geringer.

Unerwünschte Wirkungen, Gefahren, Kontraindikationen Angesichts der ausgedehnten Verwendung der Östrogene in hormonalen Contraceptiva und auch während der Menopause ist die Kenntnis der Gefahren unerwünschter Wirkungen und Kontraindikationen besonders wichtig.

Kontraindikationen

- *Leber:* Schwere Leberschäden, Dubin-Johnson-Syndrom, Rotor-Syndrom, Schwangerschaftsikterus in der Anamnese.
- *Fettstoffwechselstörungen* (angeboren oder bestehend).
- *Blut:* Sichelzellenanämie, Porphyria variegata.
- *Gefäße:* Thrombophlebitis, Thrombose in der Anamnese.
- *ZNS, Sinnesorgane:* Entwicklung von Migräne oder Sehstörungen während der Therapie, cerebrale oder retinale Gefäßschäden.
- *Hormonabhängige Gewebe:* Endometriose, Fibromyomatosis uteri, Mastopathia cystica, östrogenabhängige Tumoren.

- Bestehende Schwangerschaft. Wenn Diethylstilboestrol als „Pille danach“ in hoher Dosierung eingenommen wurde, war die Gefahr teratogener Schädigung weiblicher Feten erhöht. Ebenfalls erhöht war das Risiko einer Carcinomentstehung während des weiteren Lebens des Kindes.
- Vor geplanten Operationen, nach Unfällen, allgemein zu erwartender Immobilisierung des Patienten.

Besondere Überwachung (Gefahren)

- *Gefäße:* Hypertonie, Varicosis.
- *ZNS, Sinnesorgane:* Epilepsie, Otosklerose, Tetanie.
- *Diabetes, Pankreatitis* in der Anamnese.
- *Herpes gestationis* in der Anamnese.

Beschwerden

- ○ *Rasche Gewichtszunahme,* die nach einiger Zeit aufhört und in der Hauptsache Folge der Na^+- und Wasserretention ist.
- ○ *ZNS:* Übelkeit, Erbrechen (verschwindet bei hormonalen Contraceptiva oft nach der zweiten Packung), Kopfschmerzen, psychische Spannungen.
- ○ *Hormonabhängige Gewebe:* Vergrößerung und Spannungsgefühl in den Mammae, cervicale Hypersekretion, chloasmaähnliche Pigmentierungen.

Anhang: Clomiphen Clomiphen ist chemisch dem Diethylstilboestrol verwandt, hat aber keine östrogene Wirkung, sondern fördert die Ausscheidung von gonadotropen Hormonen. Wenn eine hypophysäre oder ovarielle *primäre* Insuffizienz vorliegt, wirkt es nicht mehr.

Indikation. Zur Ovulationsauslösung bei dringendem Kinderwunsch, wenn die Voraussetzungen zur Wirkung gegeben sind.

Kontraindikationen. Kontraindikationen sind Lebererkrankungen, Gravidität und gynäkologische Blutungen.
Gefahren sind die Entstehung von Mehrlingsschwangerschaften (!) und von Ovarialcysten.

Progestagene

Chemie

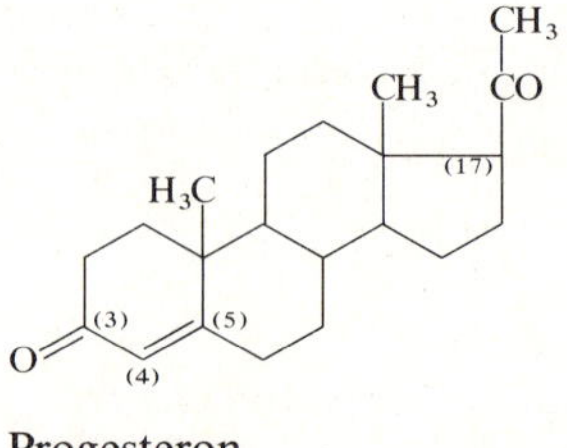

Progesteron
MW 314,47

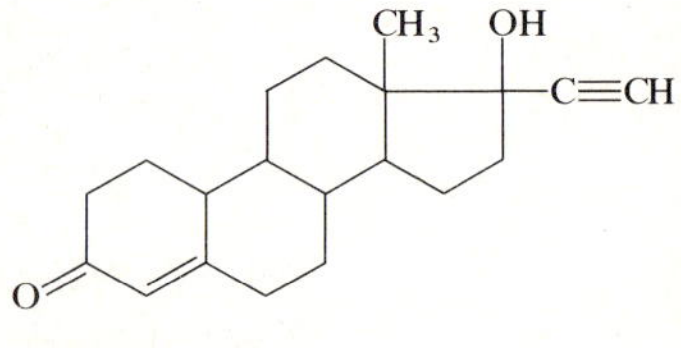

Norethisteron
MW 298,43

Die Progestagene haben mit den Androgenen eine große chemische Ähnlichkeit. In der Tat kommt vielen synthetischen Progestagenen noch eine androgene Restwirkung zu. Dies begründet:

- Contraceptiva, die Progestagene enthalten, sind in der Frühschwangerschaft bereits kontraindiziert, da sie zur Virilisierung weiblicher Feten führen können.

Regulation ***LH (Luteinisierendes Hormon)*** wird vom Hypophysenvorderlappen unter Einwirkung eines Releasing Factor (LH-RH) aus dem Hypothalamus abgegeben. Unter LH-Einwirkung springt der Follikel. Aus dem zurückbleibenden Corpus luteum wird Progesteron abgegeben. Progesteron und andere Gestagene wirken auf den Hypothalamus und die Hypophyse im Sinne einer Dämpfung der LH-Ausschüttung zurück.

Pharmakokinetik Progesteron wird sehr schnell abgebaut, wobei die Hauptmechanismen wie auch bei anderen Steroiden Reduktion der Ketokonfiguration in C_3, Reduktion der Doppelbindung von C_4 nach C_5 und Reduktion der Ketogruppe in der Seitenkette sind. Der Abbau wird verzögert und die Wirkungsdauer verlängert durch Substitution. Hydroxylierung und Veresterung in C_{17} ist hierzu geeignet (Capronsäureester des 17-Hydroxyprogesterons: Proluton®). Abbauprodukt des Progesterons ist Pregnandiol. Die Glucuronide werden renal eliminiert. Contraceptiva enthalten Gestagene, die nicht unmittelbar vom Progesteron ableitbar sind. Wie bei Östrogenen verzögert auch hier eine Ethinylgruppe in C_{17} den Abbau.

Wirkungsstärke Die Wirkungsstärke pro Mol nimmt bei den Gestagenen in der Reihe Progesteron, Norethisteron, Lynestrenol, D-Norgestrel zu.

Wirkungen ***Wirkungen auf den Stoffwechsel***

- Induktion der δ-Aminolävulinsäuresynthetase. Diese Wirkung bedingt die Kontraindikation gestagenhaltiger Contraceptiva bei Porphyrie.
- Verminderte Bildung von Serotonin. Ursache ist, daß die Vorstufe Tryptophan vermehrt mit Tryptophanoxygenase zu Kynurenin metabolisiert wird. Es gibt Spekulationen, daß die psychischen Veränderungen unter Gestagenwirkung mit dem Eingriff in den Serotoninstoffwechsel zusammenhängen sollen.
  Nach einer anderen Auffassung sind die Östrogene für den vermehrten Tryptophanmetabolismus verantwortlich. Dabei entstünde ein Mangel an Vitamin B_6, und der Vitaminmangel wäre die eigentliche Ursache der psychischen Veränderungen.
- Leichte Hyperglycämie durch Abnahme der Insulinwirkung.

Wirkungen auf Organe

- Tuben und Myometrium: Ruhigstellung.
- Endometrium: Sekretorische Transformation, nachdem Östrogene die Schleimhaut vorbereitet haben.

- ● Cervix: Engstellung des Muttermundes, Schleim wird zähe.
- ○ Vagina: Desquamation.
- ○ Erhöhung der Körpertemperatur nach Progesteron (daher Messung der Basaltemperatur zur Feststellung des Ovulationstermins), aber nicht nach allen anderen Gestagenen.
- ○ Rückwirkung auf Hypothalamus-Hypophyse, Dämpfung der LH-Abgabe.
- ○ Kleine Östrogenmengen erhöhen die Progestagenwirkungen.

Indikationen Häufigste Anwendung heute als Komponente in Contraceptiva.

Kontraindikationen, Gefahren, unerwünschte Wirkungen

- ● Leber: Bei den unter „Kontraindikationen für Östrogene" beschriebenen Zuständen sind auch Progestagene kontraindiziert.
- ● Die 19-Nor-Progestagene sind kontraindiziert während der Schwangerschaft (Virilisierung weiblicher Feten).
- ● Psyche: Depression, Müdigkeit, Libidoverlust, Appetitzunahme. Besonders die Depression kann bei Einnahme von Contraceptiva sehr störend im Vordergrund stehen. Bei Präparaten mit starker androgener Komponente kann es zu Libidozunahme statt -abnahme kommen.
- ○ Langsame, aber stete Gewichtszunahme, Fettansatz.
- ○ Gestagene mit androgener Restwirkung können eine Na^+- und H_2O-Retention verursachen und dadurch einen Hypertonus ungünstig beeinflussen.

Hormonale Contraceptiva [308, 451]

Wirkungsmöglichkeiten Für hormonale Contraceptiva bestehen verschiedene Wirkungsmöglichkeiten, denen jedoch in der Praxis unterschiedliches Gewicht zukommt:

- ● Hemmung der Ovulation durch Reduktion der Freisetzung gonadotroper Hormone. Wichtiger Mechanismus.
- ○ Direkte Beeinflussung der Steroidsynthese im Ovar. Weniger wichtig.
- ○ Beschleunigung der Tubenmotilität, hierdurch beschleunigte Wanderung der Eizelle. Wichtigkeit schwer abzuschätzen.
- ○ Veränderung der Zusammensetzung des Tubensekretes in der Weise, daß die über Diffusion erfolgende Ernährung der Eizelle unzureichend wird. Die Eizelle stirbt ab.
- ○ Veränderungen des Endometriums. Für den contraceptiven Effekt nur bei lokaler Applikation von Gestagenen wichtig.
- ● Änderung der Zusammensetzung und Konsistenz des Cervixschleims. Wichtiger Mechanismus. Er hat besondere Bedeutung für die contraceptive Wirkung reiner Gestagenpräparate. Die Spermien können durch den veränderten Cervixschleim nicht mehr penetrieren.

- ○ Unterdrückung der Capacitation der Spermien. Unter Capacitation versteht man einen Prozeß, der am Spermatozoon nach dessen Eintritt in das weibliche Genitale abläuft. Dabei werden Enzyme wirksam, die dem Spermatozoon das Eindringen in die Eizelle ermöglichen.

Kontraindikationen, Gefahren der Contraceptiva [489]

Die Bundesärztekammer führt hierzu aus:

Kontraindikationen

- Vorangegangene Thromboembolien, Sichelzellenanämie
- Leberschaden, akute Leberinfekte, Rotor- und Dubin-Johnson-Syndrom
- Schwangerschaftsikterus in der Anamnese
- Gravidität
- Hormonabhängige Tumoren.

Besondere Überwachung

- Porphyrie
- Thrombophlebitis in der Anamnese, starke Varicosis
- Hypertonie mit Herzerkrankung
- Diabetes
- Tetanie
- Fibromyomatosis uteri
- Epilepsie
- Otosklerose

Gründe für das sofortige Absetzen

- Zu erwartende längere Immobilisierung
- Akute thromboembolische Symptome
- Auftreten eines Ikterus
- Stärkerer Blutdruckanstieg
- Erkennbares Wachstum von Myomen
- Akute Sehstörungen
- Auftreten ungewohnt starker Kopfschmerzen
- Epileptische Reaktionen.

Die Thromboemboliegefahr nimmt in der ersten Woche der Benutzung zu, bleibt dann bis zum Absetzen konstant, ist geringer als bei einer Schwangerschaft, wird durch Rauchen gefördert, ist hoch in der Stillperiode und steigt mit dem Lebensalter. Ursache ist die Abnahme der Aktivität von Antithrombin III. – Ergebnis großer epidemiologischer Untersuchungen 1983 war: Orale Contraceptiva setzen das Risiko eines Endometriumcarcinoms und eines Ovarialcarcinoms herab und lassen das Risiko eines Mammacarcinoms unverändert [81, 82, 83, 154, 430]. Fortsetzung der epidemiologischen Überwachung ist zwingend geboten, weil von kleineren Populationen aus bislang unbekannten Gründen abweichende Ergebnisse vorliegen [364, 470]. Leberadenome treten vermehrt auf. Besonders Rifampicin, auch Antiepileptica schwächen die Wirkung durch Enzyminduktion ab.

Testosteron, Androgene [221, 423]

Chemie, Bildungsort

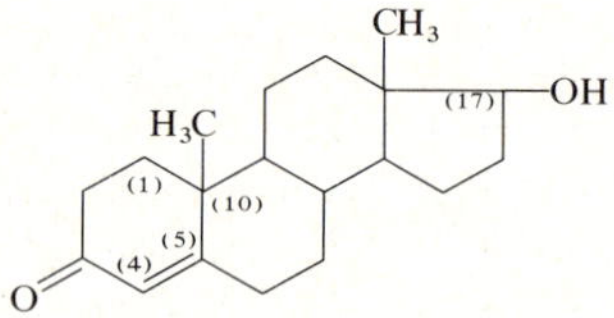

MW 368,43

Das natürlich vorkommende, in den Leydig-Zwischenzellen produzierte Androgen ist Testosteron. In der Nebenniere werden eine Reihe ebenfalls androgen wirksamer Steroide produziert. Der größte Teil der Androgene im Plasma ist an ein Bindungsprotein gebunden. Plasma bindet $7{,}3 \pm 2{,}2$ µg Testosteron/l, nur 117 ± 20 ng/l sind frei.
Für die Therapie sind einige halbsynthetische Abkömmlinge des Testosterons auf dem Markt, die (zum Unterschied von Testosteron) nach oraler Zufuhr wirksam sind. Dazu gehört Mesterolon (*Proviron*, CH_3-Gruppe an $C_{1\alpha}$, $C_4{=}C_5$ zu C_4-C_5 reduziert).

Regulation Die in der Nebennierenrinde produzierten Androgene unterliegen der Regulation der Nebennierenrindenhormone (über ACTH).

ICSH. Das *I*nterstitial *C*ell *S*timulating *H*ormone stimuliert die Bildung von Testosteron. Testosteron seinerseits wirkt auf die Hypophyse im Sinne einer Dämpfung der ICSH-Ausschüttung zurück.

○ Bestimmte Testosteronderivate wie z. B. Mesterolon haben den Vorteil, daß sie nur sehr wenig auf die ICSH-Ausschüttung zurückwirken. Solche Stoffe sind in der Regel für die Therapie vorzuziehen, da sie nicht zu einer Degeneration der Leydig-Zwischenzellen und damit nicht zu einer „medikamentösen Kastration" führen.

FSH. Die hemmende Wirkung von Testosteron auf die Hypophyse betrifft nicht nur die Ausschüttung des ICSH, sondern auch die Ausschüttung von FSH, das beim Mann für die Spermiogenese hauptverantwortlich ist. Wenn man nach Androgenbehandlung das Androgen plötzlich absetzt, so kommt die bis dahin reduzierte Spermiogenese nicht nur wieder in Gang, sondern geht kurzzeitig über den Zustand vor Beginn der Androgenbehandlung hinaus *(Rebound-Effekt)*. Man nutzt diesen Rebound-Effekt bei der Therapie von Zuständen mit mangelhafter Spermiogenese aus.

Pharmakokinetik ***Resorption.*** Testosteron wird nach oraler Zufuhr zwar resorbiert, aber unterliegt einem so hohen „first pass effect" in der Leber, daß die Bioverfügbarkeit nur wenige Prozent beträgt und stark schwankt. Deshalb wird Testosteron intramusculär in Form von Fettsäureestern (Propionate, Önanthat) injiziert. Durch die Veresterung wird eine verzögerte Resorption (Depoteffekt) aus dem Depot erreicht.

Metabolismus. Der Abbau erfolgt schnell. Hauptvorgänge: Reduktion der Doppelbindung $C_4{=}C_5$ zu C_4-C_5, Reduktion der Ketogruppe an C_3, Oxidation der HO-Gruppe in C_{17}. Danach Glucuronidierung oder Sulfatierung an der HO-Gruppe in C_3 und Ausscheidung über die Nieren. Die Reduktion der C_4-C_5-Doppelbindung kann wahrscheinlich nicht nur in der Leber, sondern auch in Zellen erfolgen, die viel Testosteron-Receptor haben. Das entstehende 5α-Dihydrotestosteron hat eine höhere Intrinsic Activity als Testosteron.

Wirkungen von Androgenen An dieser Stelle interessieren nicht die Wirkungen des Testosterons, die sich in der Pubertät bemerkbar machen, sondern erwünschte und unerwünschte Wirkungen des Testosterons, die sich bei seinem therapeutischen Einsatz nach der Pubertät bemerkbar machen. Dies ist keineswegs dasselbe: Mangel an Testosteron während der Pubertät kann zur mangelhaften Ausbildung der Libido und Potentia coeundi führen, aber die Zufuhr von Testosteron oder seiner halbsynthetischen Derivate beim älteren Mann führt entgegen weitverbreiteter Ansicht in aller Regel nicht zu einer „Wiederbelebung" von Libido und Potentia coeundi!

- Förderung des Eiweißanbaus (sog. anabole Wirkung).
- Förderung des Einbaus von Calcium und Phosphat in das Skelettsystem.
- Förderung der Retention von Na^+, K^+ und Wasser. Aus dieser Wirkung resultiert eine relative Kontraindikation bei bestehendem Hypertonus.
- Förderung der Hautdurchblutung.
- Förderung der Aktivität und Aggressivität (beim älteren Mann: Förderung des Leistungs- und Aktivitätsbewußtseins) wahrscheinlich durch agonistische Wirkung auf die im ZNS nachgewiesenen Androgenreceptoren.
- Förderung des Wachstums bei Prostatacarcinom! Daneben auch Förderung des Wachstums von Samenblasen und Prostata.
- Hemmung bestimmter Formen von Mamma- und Uteruscarcinom, aber
- Virilisierung bei der Frau: Zunahme des Haarwuchses, Libidosteigerung, Clitoriswachstum, tiefe Stimme. Die beiden letzten Effekte bleiben nach Absetzen der Behandlung bestehen.
- Virilisierung weiblicher Feten. Diese Wirkung spielt eine geringe Rolle bei Testosteron, aber eine beachtliche Rolle bei Contraceptiva, die Steroidhormone mit androgener Restwirkung enthalten.
- Förderung der Spermiogenese, wobei jedoch die Rolle des wichtigeren FSH, das beim Mann die Spermiogenese im wesentlichen bewirkt, nur unterstützt wird. Der Einsatz von Testosteron bei Impotentia generandi beruht viel mehr auf dem unter „Regulation" beschriebenen Rebound-Effekt als auf seiner direkten Wirkung.

Gefahren, Kontraindikationen

- Die in C_{17} substituierten Präparate können nach oraler Zufuhr eine cholestatische Hepatose auslösen und sind obsolet!
- Bei Hypertonie: Therapie des Hypertonus neu einstellen. Prostatacarcinom ausschließen.
- Gefahr der Virilisierung bei Frauen im Klimakterium ist besonders groß.

Nicht während der Schwangerschaft und nicht bei Kindern verordnen.

Anhang: Cyproteronacetat *(Androcur)*

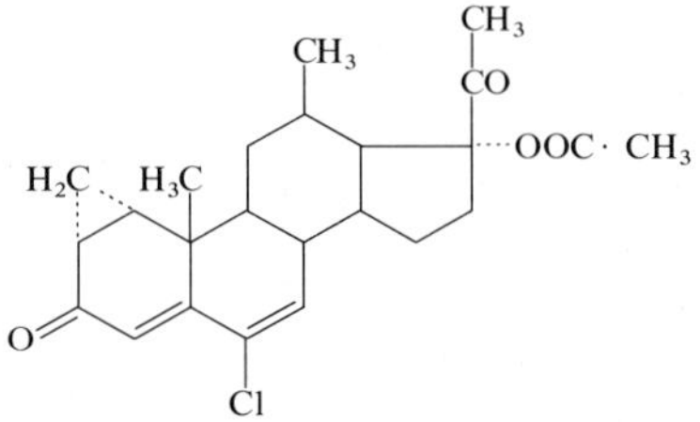

MW 374,92

Pharmakodynamik. Cyproteronacetat wirkt sowohl antigonadotrop (durch Hemmung der Sekretion der Gonadotropine) als auch antiandrogen (durch kompetitive Hemmung der Androgenbindung an den Cytosolreceptor). Es hat außerdem eine gestagene Wirkung. Es verursacht Hyperglykämie durch Senkung der Insulinsekretion.

Pharmakokinetik. Resorption nur zu 10–30%; Speicherung im Fettgewebe; Abbau in der Leber.

Indikationen. Hauptindikation ist die Hypersexualität des Mannes mit subjektiv hohem Leidensdruck. Weitere Indikation ist Pubertas praecox. Die Anwendung von Cyproteronacetat gehört unbedingt in die Hand des Facharztes.

Gefahren und Kontraindikationen. Falsche Indikationsstellung, Verschlechterung einer bestehenden Tuberkulose (wegen kataboler Wirkung) und eines bestehenden Diabetes. Nicht verordnen bei schweren Leberfunktionsstörungen.

Anabolica

Chemie und Wirkungsvergleich zu den Androgenen

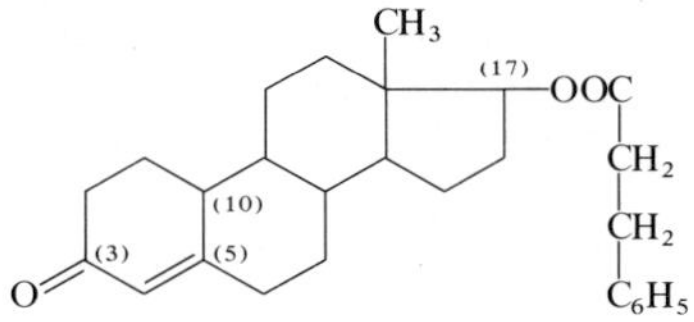

Nandrolon-decanoat
(Deca-Durabolin)

Durch geeignete Veränderung des Testosteronmoleküls gelingt es, die anabole Wirkung des Testosterons zu erhalten, jedoch die androgene Wirkung erheblich abzuschwächen. Eine Alkylsubstitution an C_{17} vermindert die Metabolisierung (wie bei Androgenen).

Indikationen Osteoporose (aber schlecht bei seniler Osteoporose), chronische (konsumierende) Erkrankungen, besonders auch Infektionskrankheiten, bei schlecht heilenden Knochenbrüchen, bei Glucocorticoid-Überdosierung. Anämien bei Dauerdialyse [334].

Kontraindikationen, Gefahren

- ● Während der Gravidität wegen der Gefahr der Virilisierung weiblicher Feten kontraindiziert.
- ● Virilisierende Restwirkung: Sie kann bei Frauen zu irreversiblen Veränderungen der Stimme führen (Cave: Doping im Leistungssport!).
- ● Hypercalcämie, Hypercalcurie
- ● Prostatacarcinom muß ausgeschlossen werden.
- ○ Antigonadotrope Wirkung mit nachfolgenden Cyclusanomalien.

Pharmakologie der Knochenmineralisation

Dieses Kapitel handeln wir im Zuge des Steroidhormonsystems ab, weil Calcitriol, der wirksame Metabolit des Vitamin D, den gleichen Wirkungsmechanismus wie die Steroidhormone hat, und weil wir die Wirkung von drei anderen Steroidhormonderivaten (Glucocorticoide, Östrogene, Androgene) in den voranstehenden Kapiteln bereits erwähnt haben. Wir stellen das Kapitel über Knochenmineralisation an das Ende des Steroidhormonblocks, weil es wegen der Mitbeteiligung von Parathormon und Calcitonin zum Block der Proteo- und Peptidhormone überleitet.

Regulation der Mineralisation Unter physiologischen Umständen ist die Plasmakonzentration an freiem ioniserten Ca^{++} der entscheidende Parameter, nach dem der Organismus die Balance seiner Mineralisations- und Demineralisationsfunktionen einstellt. Die freie Fraktion des Gesamtcalciums ist um so höher, je acidotischer die Stoffwechsellage ist (weniger Ca^{++} an Bicarbonat und Phosphat gebunden) und je geringer das Plasmaalbumin ist (weniger Ca^{++} an Protein gebunden). Ein Absinken der Ca^{++}-Konzentration führt zu den in Abb. 29 skizzierten Regelvorgängen.

Parathormon [186] oder Nebenschilddrüsenhormon besteht aus 84 Aminosäuren (MW ca. 9500). Die Therapie mit diesem Polypeptid ist nur durch parenterale Zufuhr möglich. Seine Wirkung setzt langsam ein.

Tabelle 9. Wirkung von Parathormon und Calcitriol

	Parathormon	Calcitriol
Resorption aus dem Darm		
von Calcium		***gefördert*** (stark) durch Vermehrung Ca^{++}-bindenden Proteins (Hauptwirkung!)
von Phosphat		passiv vermehrt als Folge der vermehrten Ca^{++}-Resorption
Calcium-Mobilisierung	***gefördert*** (stark) bei gleichzeitiger Anwesenheit von Parathormon und Calcitriol	
Elimination aus der Niere		
von Calcium	gehemmt durch Zunahme tubulär-distaler Reabsorption	wenig gehemmt durch Anstieg der proximal-tubulären Reabsorption
von Phosphat	gefördert	wenig gehemmt durch Zunahme der proximal-tubulären Reabsorption

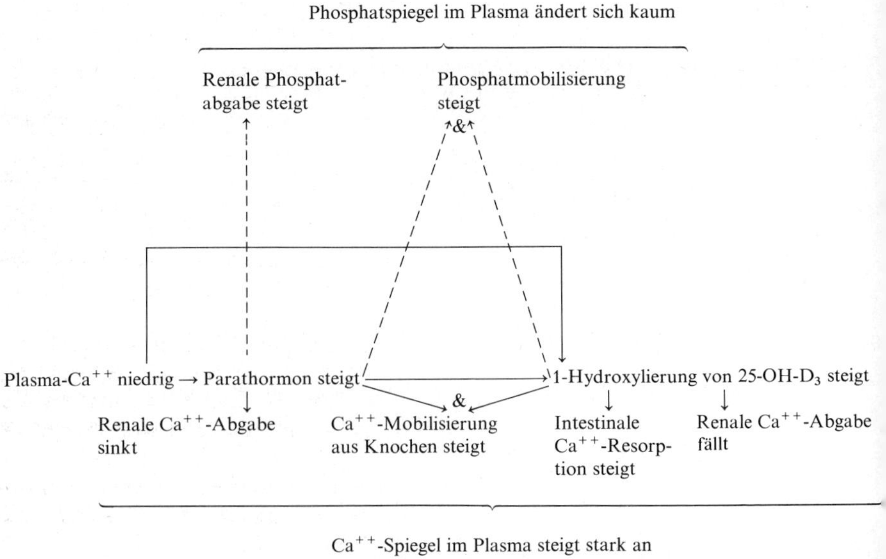

Abb. 29. Schematische Darstellung der Regelvorgänge bei Mangel an freiem Ca^{++} im Plasma

Produktion und Abgabe von Parathormon wird durch den Gehalt an ionisiertem Serumcalcium gesteuert: Hypocalcämie wirkt als Stimulans.

Wirkung auf molekularer Ebene. Parathormon wirkt an den Zellen seiner Zielorgane durch Erhöhung des Gehaltes an cAMP.

Wirkung an Zielorganen

Knochen. Nur in der Kooperation mit Calcitriol oder in Kooperation mit anderen D-Wirkformen, aber *nicht allein* führt Parathormon zu einer

- ● Mobilisierung von Calcium und Phosphat aus dem Knochen, besonders dem Altknochen. Man beobachtet eine Aktivitätszunahme der Osteoclasten und eine Aktivitätsabnahme der Osteoblasten.

- ○ *Niere.* Zunahme der tubulären Reabsorption von Ca^{++}. Da der Ca^{++}-Plasmaspiegel durch Wirkung von Parathormon und Calcitriol gleichzeitig angestiegen ist und daher die glomeruläre Filtration von Ca^{++} zugenommen hat, stellt sich die Frage, ob die Zunahme der tubulären Ca^{++}-Reabsorption größer ist als die Zunahme der glomerulären Ca^{++}-Filtration. Dies ist meist der Fall.
- ● Abnahme der tubulären Reabsorption von Phosphat.
- ● Zunahme der 1-Oxidation von 25-OH-D_3 in der Niere. Bei Parathormonmangel bildet die Niere 24,25-$(OH)_2$-D_3.
- ○ Abnahme der tubulären Reabsorption von Bicarbonat.

Vitamin D [19, 116] Vitamin D ist der Sammelbegriff für Vitamin D_2 = Ergocalciferol und Vitamin D_3 = Cholecalciferol. Beide Stoffe sind als Vorstufen der D-Wirkform (s. unten) anzusehen. Nach oraler Zufuhr wird D_3 etwas besser resorbiert als D_2, wobei die Resorption an die Anwesenheit von Galle gebunden ist. Jede Form von Malabsorption behindert die Resorption der D-Vitamine. Cholecalciferol kann auch aus 7-Dehydrocholesterin in der Haut durch Bestrahlung entstehen.

Aktivierung. Die D-Vitamine sind biologisch noch nicht aktiv, sondern müssen im Organismus erst durch zweimalige Hydroxylierung in die wirksame Form überführt werden.

Die erste Hydroxylierung erfolgt in der Leber mit Enzymen des endoplasmatischen Reticulums zu 25-Hydroxy-Cholecalciferol = *Calcifediol.* Die Hydroxylierung unterliegt der Produkthemmung. Calcifediol hat bislang keine gesicherte Wirkung von physiologischer Bedeutung. Es wird an ein Trägerprotein gebunden und zirkuliert so im Kreislauf.

Die zweite Hydroxylierung erfolgt in der Nierenrinde mit mitochondrialen Enzymen. Das entstehende ***Calcitriol*** (1,25-Dihydroxycholecalciferol) ist biologisch hochaktiv. Seine Synthese ist teuer. Das leichter herstellbare 1-α-Hydroxycholecalciferol *(EinsAlpha)* hat fast dieselbe Wirkungsstärke.

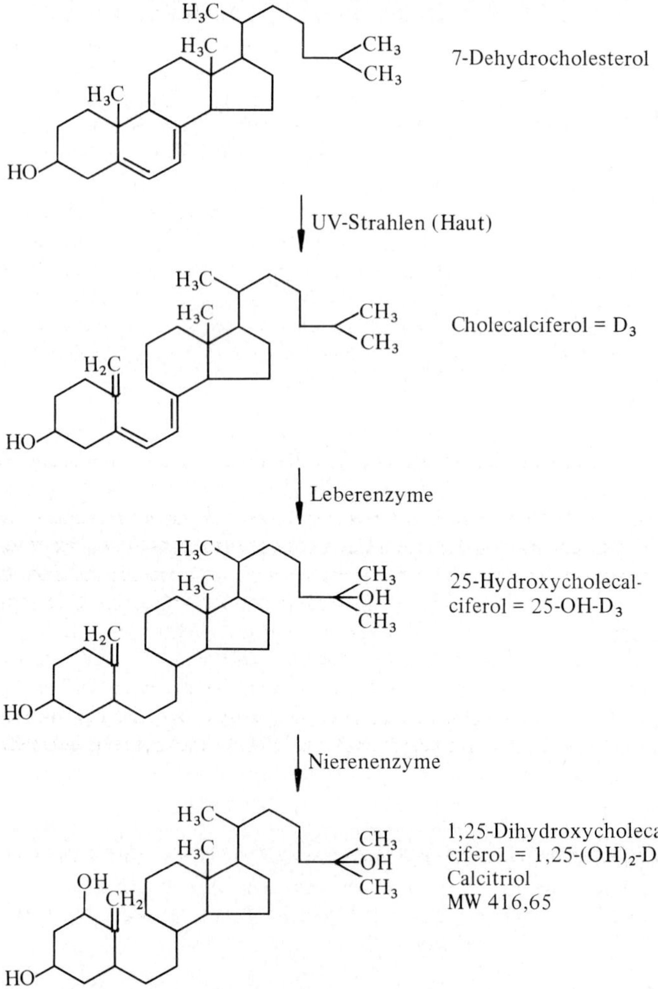

Abb. 30. Synthese von 1,25-Dihydroxycholecalciferol (Calcitriol)

- Die 1-Hydroxylierung wird durch Parathormon gefördert. Fehlt Parathormon, so entsteht 24,25-Dihydroxycholecalciferol.
- Östrogene dereprimieren die Proteinsynthese der 1-Hydroxylase in der Niere, ermöglichen so die Mehrsynthese des aktiven Metaboliten Calcitriol und damit die vermehrte Resorption intestinalen Calciums. Diese Wirkung scheinen auch Androgene zu haben, aber nur Östrogene haben eine zweite wichtige zusätzliche Wirkung: Sie fördern die Verwendung des zusätzlich resorbierten Calciums zur Mineralisation.

- ○ Glucocorticoide vermehren nicht nur die renale Ca^{++}-Ausscheidung, sondern sind auch erforderlich für die Erhaltung der „Steroid"-Receptoren für Calcitriol im Cytosol.
- ○ Bei Rachitis ist durch Mangel an Calcitriol die intestinale Ca^{++}-Resorption gestört. Der Organismus wehrt sich gegen das Absinken des ionisierten Ca^{++} durch Demineralisation der Knochen.
- ○ Bei renaler Osteopathie ist durch den Untergang von Nierengewebe die 1-Hydroxylierung von Calcifediol in der Niere zum wirksamen Calcitriol eingeschränkt. Wie bei der Rachitis ist verminderte intestinale Ca^{++}-Resorption und kompensatorische Knochendemineralisation die Folge, jedoch besteht zusätzlich eine Hyperphosphatämie, weil die Phosphatausscheidung durch die insuffiziente Niere nicht mehr ausreicht.

Pharmakokinetik. Man findet im Plasma folgende Konzentrationen: Vitam D_3 5 ng/ml, Calcifediol 25–40 ng/ml, 24,25-Dihydroxy-cholecalciferol 1–4 ng/ml, Calcitriol 20–40 pg/ml.
Diese Verbindungen werden vollständig aus dem Darm resorbiert, wenn der Galleflu߸ ungestört ist und kein Malabsorptionssyndrom vorliegt. Vitamin D_3 wird mit niedriger und Calcifediol mit hoher ($K_D = 1$ nM) Affinität an ein Transportprotein (α-Globulin) gebunden, wie man dies auch für andere Steroidhormone kennt. Die Plamahalbwertszeiten entsprechen der Bindung an das Transportprotein und betragen 20 h für Vitamin D_3, 2–3 Wochen für Calcifediol und 5–8 h für Calcitriol. Die Elimination erfolgt durch weitere Hydroxylierung (in der Niere) und Ausscheidung der Produkte über die Galle, kaum über den Urin.

Wirkungen
Molekulare Ebene. Calcitriol verhält sich wie ein Steroidhormon. Am wichtigsten ist die Derepression der Synthese eines Proteins, das die aktive Calciumresorption im Darm vermittelt. $K_D = 5 \times 10^{-11}$M.

- *Darm.* Zunahme der Resorption von Ca^{++} und Phosphat.

- *Knochen.* Mobilisierung von Calcium und Phosphat aus dem Knochen, aber *nur in Kooperation mit Parathormon.*

- *Niere.* Die Rückresorption von Calcium und Phosphat in den proximalen Tubuli wird gefördert.

Indikationen und Dosierungen
- Zur Prophylaxe der Rachitis bei Säuglingen und Kindern, und hierbei überwiegend kombiniert mit Natriumfluorid (s. unten), wenn die natürliche Fluoridzufuhr zu gering ist. Tagesdosis: 500–1000 I. E. Vitamin D_3 von der 2. Lebenswoche an.

- Zur Therapie der Rachitis bei Erwachsenen. Da anfangs hohe Dosierungen benötigt werden und die therapeutische Breite der D-Wirkstoffe gering ist, empfiehlt sich die initiale Einstellung in der Klinik. Man beginnt z. B. mit Tagesdosen von 80000 I. E. und geht sofort auf die Erhaltungsdosis von 10000 I. E. (entspr. 0,025 mg Vitamin D_3) zurück, wenn das ionisierte Ca^{++} zur Norm zurückkehrt. Besonders während der Schwangerschaft soll diese Tagesdosis nicht überschritten werden.
- Bei renaler Osteopathie können 1-Hydroxy-cholecalciferol *(Eins Alpha)* und Calcitriol *(Rocaltrol)* eingesetzt werden, weil bei ihnen die 1-Hydroxylierung bereits vollzogen ist. Die initialen Tagesdosen für beide Präparate betragen 0,25 μg und werden für jeden Patienten individuell bis zur Erreichung zufriedenstellender Ca^{++}-Plasmakonzentrationen angehoben.

Interaktionen. Abschwächung der Wirkung durch Barbiturate, Anticonvulsiva, Glucocorticoide, Cholestyramin, Verstärkung durch Östrogene, Förderung der Mg^{++}-Resorption aus Mg-haltigen Antacida und Abführmitteln, deshalb strenges Verbot solcher Mittel.

Toxische Wirkungen. Überdosierung durch chronisch überhöhte Zufuhr, aber auch durch die heute verlassene „Stoßtherapie" führt zu Schäden:

- Pathologische Umverteilung von Calcium mit Calcifizierung parenchymatöser Organe, wobei die Calcifizierung in der Niere tödliche Folgen haben kann.
- Bei Behandlung werdender Mütter mit toxischen Dosen: Geburt von Kindern mit supravalvulärer Aortenstenose.
- Decalcifizierung von Knochen und Zähnen, Osteoporose. Ist die Vergiftung eingetreten, so kann man sich wegen der langen Wirkungsdauer des bereits im Organismus befindlichen (fettlöslichen!) Vitamin D nicht damit begnügen, die weitere Zufuhr von Vitamin D zu unterbinden, sondern muß zusätzlich Glucocorticoide verordnen. Glucocorticoide reduzieren die stark erhöhte Resorption von Calcium aus dem Darm.

Calcitonin [436]

Calcitonin ist ein Polypeptid aus 32 Aminosäuren (MW 3600). Es wird in den parafolliculären Zellen der Schilddrüse gebildet. Seine Produktion nimmt mit steigender Konzentration an Plasma-Ca^{++} zu. Nicht nur hinsichtlich dieser seiner Steuerung, sondern auch hinsichtlich seiner Wirkungen ist es der exakte Gegenspieler des Parathormons. Es schützt den Knochen gegen Deminiralisation und erhöht die renale Calcium- und Phosphatausscheidung durch Reduktion der tubulären Reabsorption.

Fluoridionen

Wirkungen niedriger Dosen. Epidemiologische Studien haben gezeigt, daß durch Zufuhr von Fluoridionen im Trinkwasser eine eindrucksvolle Kariesprophylaxe betrieben werden kann. Die optimale Konzentration von Fluoridionen im Trinkwasser beträgt 1 mg/l. Ausgedehnte Untersuchungen der letzten Jahre haben gezeigt, daß hierbei eine Gefährdung der Bevölkerung entgegen anderslautenden Behauptungen nicht eintritt. Die kariesprophylaktische Wirkung der Fluoridionen beruht darauf, daß im Hydroxylapatit des Zahnschmelzes Hydroxyl- gegen Fluoridionen ausgetauscht werden. Dadurch wird der Schmelz härter und gegen den Angriff säurebildender Mundbakterien widerstandsfähiger. In der Bundesrepublik Deutschland ist die Trinkwasserfluorierung aus rechtlichen Gründen nicht möglich. Deshalb wird empfohlen, Kindern täglich Fluorid zuzuführen, und zwar 0,25 mg im ersten und zweiten Lebensjahr, 0,50 mg im dritten und vierten, 0,75 mg im fünften und sechsten, danach 1 mg bis zum 15. Lebensjahr. Die Anwendung fluoridhaltiger Zahnpasten usw. ist weniger wirksam.

Pharmakokinetik. Fluorionen werden nahezu vollständig resorbiert, wenn sie in Form löslicher Salze (NaF) zugeführt werden, aber fast nicht resorbiert, wenn CaF_2 eingenommen wird. Verteilungsvolumen 0,3-0,4 L/kg, Plasmaproteinbindung sehr gering, Plasmahalbwertszeit 4,1 Stunden. Mit diesen Werten ist eine Hämodialyse bei einer akuten Fluoridvergiftung sinnvoll.

Etidronsäure *(Diphos)* Diese dem pryrophosphat ähnliche Verbindung wird in den Knochen aufgenommen und hemmt den pathologischen Knochenumbau bei Morbus Paget. Über den Wirkungsmechanismus ist wenig bekannt.

Proteo- und Peptidhormone

Zu den Proteo- und Peptidhormonen mit pharmakologisch hoher Bedeutung gehören Hormone des Hypophysenvorder- und Hinterlappens, Parathormon, Calcitonin, Insulin, Glucagon und Angiotensin. Unter bestimmten Aspekten kann man auch die Schilddrüsenhormone T_3 und T_4 noch hinzuzählen. Die nachfolgenden Ausführungen gelten nicht für die Schilddrüsenhormone und Endorphine.

Wirkungsmechanismus allgemein Proteo- und Peptidhormone wirken im Gegensatz zu den Steroidhormonen nicht auf Receptoren im Zellkern, sondern auf Receptoren in der Plasmamembran. Sie können wegen ihrer Größe und ihrer hydrophilen Eigenschaften nicht durch passive Diffusion in das Zellinnere gelangen.

Resorption Alle Peptid- und Proteohormone werden nach oraler Zufuhr im Magen-Darm-Trakt vor ihrer Resorption zerstört und müssen daher für diagnostische und therapeutische Zwecke parenteral zugeführt werden. Eine Ausnahme bildet TRF, das nur aus 3 Aminosäuren besteht und teilweise unzerstört resorbiert wird.

Immunogenität Während bei der Therapie mit Steroidhormonen die Immunabwehr des Organismus nicht aktiviert wird, gilt dies für Proteo- und Peptidhormone nur dann, wenn ihre Aminosäuresequenz der beim Menschen physiologisch vorkommenden entspricht. Deshalb ist man bestrebt, entweder von der Verwendung von Hormonen tierischen Ursprungs ganz wegzukommen oder die Peptidkette so zu verkürzen, daß nur noch der wirksame Teil übrigbleibt, unwirksame und nur immunogene Anteile aber entfernt werden (Beispiel: Tetracosacid aus ACTH).

Hypophysenhormone

Somatotropes Hormon (STH) Somatotropes Hormon ist ein Protein, das im Hypophysenvorderlappen in ungewöhnlich großer Menge vorkommt. STH bewirkt Wachstum aller Organe im Organismus, nicht nur des Skelettsystems. Seine Freisetzung erfolgt durch Hypoglykämie, nach Einsatz tiefen Schlafes, bei Aufregung oder schwerer körperlicher Arbeit. Ein Provokationstest beruht auf der Freisetzung durch intravenös infundiertes Arginin. Therapeutische Anwendung findet STH gegenwärtig beim hypophysären Zwergwuchs. – Die Freisetzung von STH wird durch zwei hypothalamische „releasing factors" gesteuert. Der fördernde Faktor ist weniger gut untersucht, der hemmende Faktor hingegen befindet sich in klinischer Erprobung und hat den Namen Somatostatin.

Somatostatin Somatostatin bezeichnet heute eine Gruppe von Peptiden unterschiedlicher Länge, die alle aus einem Prohormon stammen. Das wichtigste Peptid hat 14 Aminosäuren. Es wurde auch immunhistochemisch in primär-afferenten sensorischen Neuronen des Rückenmarks nachgewiesen. Es hat folgende Wirkungen:
- Hemmung der Sekretion des somototropen Hormons (bei Senkung des cAMP-Spiegels in den hormonproduzierenden Zellen, den Somatocyten),
- Hemmung der Sekretion von Glucagon, in geringerem Maße auch der Sekretion von Insulin, und von Renin und TSH
- Hemmung der exokrinen Pankreas- und Magensekretion,
- Hemmung der Gallenblasenkontraktion,
- Hemmung der Thrombocytenaggregation.

Die Halbwertszeit des natürlichen Somatostatins beträgt nur 4 min.

Prolactin (LTH) Auch luteotropes Hormon (LTH), luteogenes Hormon, Luteoprotein genannt. Die Freisetzung von Prolactin wird durch zwei hypothalamische „releasing factors" (ein fördernder, ein hemmender) gesteuert.

Wirkungen bei der Frau:

- Es fördert in Kooperation mit anderen Hormonen die Entwicklung der Mammae und die Milchproduktion.
Es verstärkt die Wirkungen des luteinisierenden Hormons (LH): Reifung des Corpus luteum und Sekretion von Progesteron. Zur Hemmung der Prolactinsekretion mit Bromocryptin s. S. 307.

Menschliches Menopausen-Gonadotropin (HMG)
HMG ist ein Hypophysenhormon. Es wird aus dem Urin von Frauen in der Menopause gewonnen. Es wird bei der Behandlung der weiblichen und männlichen Sterilität eingesetzt und gehört daher in die Hand des Facharztes (strenge Kontrolle auf Überdosierung). Die Wirkung ist im wesentlichen der des FSH ähnlich.

Choriongonadotropin (HCG)
Choriongonadotropin ist kein Hypophysenhormon, sondern wird durch die Placenta gebildet und aus dem Harn schwangerer Frauen gewonnen. Es ist ein Glykoprotein. Seine Wirkung entspricht im wesentlichen der des LH. Indikationen sind Kryptorchismus und Hypogonadismus beim Mann, Corpus-luteum-Insuffizienz bei der Frau.

Gefahren. Excessives Wachstum des Ovars mit *Schmerzen* und *Blutungen* in die Bauchhöhle. *Mehrlingsschwangerschaften!*

Gonadorelin *(Kryptocur)* Gonadorelin besteht aus 10 Aminosäuren und ist das Releasing Hormon für LH und FSH. Es wird zur Therapie des Hodenhochstandes (Kryptorchismus) bei Knaben eingesetzt. Man sprüht es in die Nasenlöcher.

Thyreotropes Hormon (TSH) s. bei Schilddrüsenhormonen, S. 165.

Adrenocorticotropes Hormon (ACTH) s. bei Glucocorticoiden, S. 129.

Oxytocin Oxytocin ist wie ADH (S. 99) ein Hypophysenhinterlappen-Hormon. Es ist ein Polypeptid aus 9 Aminosäuren, gegen Darmenzyme folglich empfindlich und muß entweder injiziert (im, iv), infundiert, oder nasal oder buccal appliziert werden. In der Leber, Niere und laktierenden Mamma wird es abgebaut mit einer Halbwertszeit im Minutenbereich. Oxytocin kontrahiert die Uterusmuskulatur nicht während, aber stark kurz vor und nach Beendigung der Schwangerschaft. Östrogene erhöhen, Gestagene vermindern die Uteruswirkung. Oxytocin wirkt kontrahierend auf die Myoepithelien der laktierenden Mamma.

Insulin

Regelvorgang

Durch Hypoglykämie kommt es zu einer Erregung des Zentrums im Zwischenhirn, die Hungergefühl auslöst. Daraufhin wird Nahrung aufgenommen und resorbiert. Direkt resorbiert oder metabolisch hergestellt wird Glucose. Die Glucose wirkt erstens auf den Hypothalamus zurück; das Hungergefühl verschwindet. Die Glucose wirkt zweitens auf die β-Zellen im Inselorgan des Pankreas; Insulin wird ausgeschüttet. Insulin wirkt auf Receptoren in peripheren Organen; besonders im Fettgewebe, in der Muskulatur und in der Leber ändern sich daraufhin biochemische Funktionen.

Hypoglykämie
↓
Erregung eines Zentrums im Zwischenhirn ← Hemmung
↓
Nahrungsaufnahme
↓
Glucoseblutspiegel erhöht
↓
Receptoren auf β-Zellen des Pankreas aktiviert
↓
Insulinausschüttung
↓
Wirkung auf Zellen beson-
ders von Leber, Muskel, Fettgewebe.

Bildung und Sekretion, Chemie, Plasmakonzentration [118]

Insulin wird in den β-Zellen des Pankreas-Inselorgans gebildet und gespeichert. Es entsteht aus Proinsulin (84 Aminosäuren) durch Herausspalten des sog. „C-Peptids". Insulin hat 51 Aminosäuren. Insulin vom Schwein hat nur eine einzige andere Aminosäure als Humaninsulin, Rinderinsulin hat drei andere Aminosäuren. Beide können aber dennoch Immunreaktionen auslösen. Molekulargewichte: ca. 6000. Insuline werden nach biologischen Einheiten[1] dosiert.

Im Pankreas sind etwa 150–250 Einheiten gespeichert. Beim gesunden Erwachsenen werden etwa 30–50 Einheiten pro Tag sezerniert. Der Blutspiegel liegt dabei in der Größenordnung von 30–50 Mikroeinheiten/ml Plasma.

Bei Stimulation der β-Zellen steigt die Sekretion auf das 5–7fache an. Stimulatoren sind Glucose, Ketokörper, einige Aminosäuren, Glucagon (!), β_2-Sympathomimetica, ferner ACTH, Glucocorticoide und Thyroxin (diese drei durch permissive Wirkung für β_2-sympathomimetische Wirkungen?) und orale Antidiabetica vom Sulfonylharnstofftyp. – Hemmer der Insulinfreisetzung sind u.a. α_1-Sympathomimetica, Diazoxid, Saluretica und Biguanide.

[1] Eine Insulineinheit ist diejenige Menge Insulin, die bei einem 2 kg schweren, 24 h hungernden Kaninchen innerhalb von 3 h den Blutzucker von 120 auf 40 mg% senkt.

Pharmakokinetik, i. v. Dosierung, Retard-Formen

Insulin ist nur nach parenteraler Zufuhr wirksam. Nur Altinsulin darf intravenös injiziert werden. Es hat folgende pharmakokinetische Daten: Verteilungsvolumen 0,66 l/kg KG, Plasmaproteinbindung < 10%, sehr kurze Plasmahalbwertszeit von 5–10 min. Es wird in der Leber und Niere abgebaut; bei Niereninsuffizienz ist die Halbwertszeit verlängert. – Wegen der sehr kurzen Plasmahalbwertszeit ist bei intravenöser Applikation die Dauerinfusion angezeigt (Ausnahme Initialtherapie des Coma diabeticum, hier 50 I. E. Altinsulin vor Transport als Bolus). Während der Dauerinfusion im diabetischen Koma geht man heute ungern über 10 I. E./h hinaus. Bei parenteraler Ernährung beginnt man mit 1 I. E./4 g Glucose und steigert bei Bedarf auf 1 I. E./2 g Glucose. – Wegen der kurzen Halbwertszeit wurden Präparate entwickelt, aus denen nach subcutaner Injektion Insulin verzögert freigesetzt wird. Nur das freigesetzte Insulin wirkt (und wird auch schnell abgebaut). Zur Resorptionsverzögerung wird dem Insulin Zink, Protamin, Aminoquinurid zugesetzt; aus einer Suspension großer Kristalle verläuft die Resorption langsamer als aus einer feinen Verteilung amorphen Insulins, weil das Verhältnis Oberfläche/Volumen bei der Kristallsuspension sehr klein ist. – Bei der Einstellung eines Diabetikers kommt es darauf an, die notwendige, aber teilweise oder ganz ausgefallene Tagesproduktion von 30–50 I. E. Insulin durch Gabe des richtigen Präparates zur richtigen Zeit in richtiger Dosis zu ersetzen. Diese Einstellung muß individuell und nicht nach Dosierungsschemata erfolgen.

Molekularpharmakologische Wirkung [34, 108, 109, 164, 227, 262, 320]

Das große Insulinmolekül wird von Receptoren auf der Plasmamembran mit hoher Affinität gebunden. Die Bindung zeigt negative Kooperativität, weshalb sich ein K_D-Wert im strengen Sinne nicht angeben läßt. Halbmaximale Sättigung der Receptoren erfolgt im Bereich von $0{,}3\text{–}3 \times 10^{-9}$ mol/l. Die Rezeptoren sind bivalente Glycoproteine, je ein α-Teil ist über eine Disulfidbrücke mit je einem ins Zellinnere weisenden β-Teil verbunden. Wenn Insulin außen an den α-Teil bindet, wird der β-Teil zu einer aktiven Tyrosinkinase. Das beste Substrat für die Kinaseaktivität ist der Receptor selbst – die Bedeutung der Eigenphosphorylierung ist noch nicht geklärt. Daneben werden auch andere intrazelluläre Proteine phosphoryliert, z. B. eine besondere Phospholipase C, auch N-Proteine. Die Bindung des Insulin an den 300 KDalton schweren Receptor ist kaum reversibel; deshalb wird der Insulin-Receptorkomplex über ein Receptosom in das Zellinnere aufgenommen, wo im sauren Milieu des Receptosoms sich Insulin vom Receptor trennt. Insulin wird in Lysosomen abgebaut, der Receptor wird über das Golgi-System an die Zelloberfläche zurückdirigiert. – Ob dieser Mechanismus am Anfang *aller* Insulinwirkungen (auch der auf den Ionenhaushalt?) steht, bedarf weiterer Untersuchungen. Zu erwähnen ist auch eine Mitaktivierung einer Serinkinase.

Tabelle 10. Zeitlicher Wirkungsverlauf bei Insulin-Präparaten (in Stunden)

	Wirkungs-einsatz	Wirkungs-maximum	Wirkungs-ende	
Alt-Insulin	0,5	1–2	6–8	H-Insulin
Aminoquinurid-Insulin	1–2	4–6	12–16	Depotinsulin *Hoechst*
Zink-Insulin amorph	1–2	4–5	10–14	Insulin *Semilente*
Zink-Insulin kristallin	4	10–12	24–36	Insulin *Ultralente*
Protamin-Zink-Insulin	1–2	3–6	12–18	Depotinsulin *Horm*
Human-Globin-Zink-Insulin	1–2	4–6	10–12	HG-Insulin *Hoechst*

Durch Mischung verschiedener Insuline untereinander produzieren die Hersteller noch viele andere „Insuline". Mischungen soll man wegen der Gefahr von Inkompatibilitäten nicht selbst durchführen

Regulation. Die Dichte der Receptoren auf der Zelloberfläche unterliegt einer Regelung. Bei hohen Insulinkonzentrationen nimmt die Receptorendichte ab. Ob auch die Affinität der Receptoren veränderlich ist, bleibt umstritten. – Insulinunempfindlichkeit kann sich im Verlauf der Therapie nicht nur als Folge abnehmender Receptorenzahl herausbilden, sondern auch dadurch, daß der Organismus Antikörper gegen das (körperfremde Rinder- oder Schweine-)Insulin bildet.

Wirkungen von Insulin auf die Zellmembran

Erhöhung des Glucosetransportes. Diese Insulinwirkung beobachtet man an der ***Fettzelle*** und besonders der ***Muskelzelle.*** Sie setzt sehr schnell ein. – Eine Zunahme des Glucoseeinstroms in die Leber wird durch Insulin nicht verursacht.

Erhöhung der Aufnahme von Aminosäuren. Diese Insulinwirkung beobachtet man an der *Leberzelle* und besonders in der *Muskelzelle.* Beim Aminosäuretransport durch die Zellmembran handelt es sich um einen aktiven Transport, der auch gegen einen Gradienten erfolgen kann. Beim Insulinmangel nimmt er ab. Er ist mit dem aktiven Natriumtransport gekoppelt.

Erhöhung der Kaliumaufnahme in den Intracellulärraum. Diese Insulinwirkung beobachtet man an der *Leberzelle* und *Muskelzelle,* wenig an Fettzellen.
Die Wirkung tritt unabhängig von der Anwesenheit von Glucose ein. Welche durch Insulin bedingte Änderung der Membranfunk-

tion hierfür verantwortlich ist, wissen wir nicht. An die Wirkung von Insulin auf die intracelluläre Kaliumkonzentration ist bei der Therapie des ketoacidotischen Coma diabeticum besonders zu denken. Während der Ketoacidose haben die Zellen sowohl wegen des Insulinmangels als auch wegen der Acidose beachtliche Mengen K^+ in den Extracellulärraum abgegeben. Diese K^+-Ionen werden renal eliminiert. Wird jetzt Insulin injiziert und gleichzeitig die Acidose durch Infusion von $NaHCO_3$ bekämpft, so wandert K^+ schnell in den Intracellulärraum zurück. Da ein Teil des ursprünglich intracellulären K^+ aber inzwischen aus dem Blut eliminiert ist, somit nicht mehr zur Verfügung steht, entsteht eine Hypokaliämie.

Insulinwirkungen auf metabolische Vorgänge im Inneren der Zelle

Förderung der Energiegewinnung aus Glucose
Durch Zunahme des Glucoseeinstroms in die Zelle (*Muskelzelle,* Fettzelle).

Durch Änderung enzymatischer Aktivitäten. Man beobachtet eine Zunahme der Aktivität der Enzyme Glucokinase (Leber), Phosphofructokinase und Pyruvatkinase und einen vermehrten Durchsatz von Glucose im Pentosephosphat-Shunt.
Diese Vorgänge führen nicht nur zu einem vermehrten Angebot für den Citratcyclus, sondern ermöglichen außerdem einige andere Stoffwechselvorgänge; unter anderem entsteht genügend Pyruvat, und im Pentosephosphat-Shunt entsteht genügend $NADPH_2$. Pyruvat wird benötigt zur Synthese von Oxalacetat, wenn die im Citratcyclus vorhandene Menge an Oxalacetat wegen vermehrten Abfalls von Acetyl-CoA vergrößert werden muß. $NADPH_2$ wird zum Aufbau der Fettsäuren benötigt.

Förderung der Umwandlung von Glucose in Glykogen
Diese Insulinwirkung findet man in *Leberzellen* und *Muskelzellen;* weniger wichtig ist sie in Fettzellen. Sie kommt durch Aktivierung der Glykogensynthetase und Inaktivierung der Glykogenphosphorylase zustande.

Förderung der Umwandlung von Glucose zu Fett (Triglyceriden)
Diese Wirkung findet man hauptsächlich in den *Fettzellen,* weniger in der Leber.

Förderung der Umwandlung von Glucose in Protein
Diese Wirkung findet man hauptsächlich in *Leberzellen* und *Muskelzellen.*

Gefahren, unerwünschte Wirkungen

- Bei Injektion von Rinderinsulin besteht in höherem Maße die Gefahr der Antikörperbildung als nach Injektion von Schweineinsulin oder Humaninsulin. Die Umstellung eines Patienten von Rinderinsulin auf Schweine- oder Humaninsulin muß man nur bei Antikörperbildung vornehmen. Es wird empfohlen, die Ersteinstellung von Diabetikern heute nicht mehr mit Rinderinsulin zu beginnen.
- Injektion einer *zu hohen Dosis* oder

- ○ Injektion einer bisher bewährten Dosis zur *falschen Zeit.*
Die besonderen Verlaufsformen der einzelnen Arten des Diabetes verlangen, daß die Einnahme der Mahlzeiten und die Injektion der Insulinpräparate zeitlich aufeinander abgestimmt sein müssen. Bei ungünstigen Verlaufsformen des Diabetes kann die Injektion von Insulin zum falschen Zeitpunkt eine Hypoglykämie auslösen.
Symptome der Hypoglykämie bzw. des hypoglykämischen Schocks sind: Schwäche, Heißhunger, Unruhe, Schwitzen, Zittern, in schweren Fällen Krämpfe. Therapie: 5–20 g Glucose intravenös.
- ○ Subcutane Injektionsstellen wechseln, da sonst die Gefahr der *Fettgewebsdystrophie* besteht.
- ○ Bei lokaler Unverträglichkeit der resorptionsverzögernden Zusätze oder der Konservierungsstoffe muß ein anderes Präparat verordnet werden.
- ○ Verschiedene Insuline sind *nicht immer mischbar,* sondern fallen beim Mischen wegen pH-Verschiebungen aus. Die Prüfung und Inspektion selbsterdachter Mischungen ist wichtiger als das Auswendiglernen von Tabellen. Das Unterlassen von eigenhändigen Mischungen ist am besten.
- ○ Weitsichtigkeit (vorübergehend)
- ○ Gesichtsödeme (vorübergehend)

Sulfonylharnstoffderivate [18] und Metformin

Chemie Grundstruktur der Sulfonylharnstoffderivate:
R_1-SO_2-NH-CO-NH-R_2

Tolbutamid *(Rastinon, Artosin)* N-(p-Toluylsulfonyl)-N′-n-butylcarbamid

R_1 = 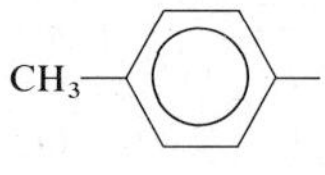

R_2 = $-CH_2-CH_2-CH_2-CH_3$

Chlorpropamid *(Chloronase, Diabetoral)*
N-p-Chlorphenylsulfonyl-N′-propyl-carbamid

R_1 = 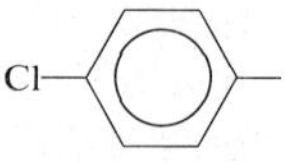

R_2 = $-CH_2-CH_2-CH_3$

Glibenclamid *(Euglucon)*
N-4-(2-(5-Chlor-2-methoxybenzamido)-athyl)phenylsulfonyl-N′-cyclohexyl-carbamid

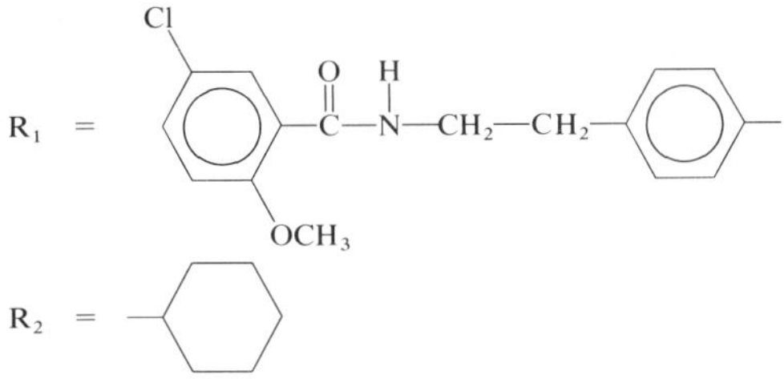

Pharmakokinetik

Tabelle 11. Pharmakokinetik der oralen Antidiabetica

	Resorption %	Verteilungsvolumen l/kg KG	Proteinbindung %	Halbwertszeit h	Einzeldosis mg	pK_a
Tolbutamid *Rastinon*	>90	0,1-0,15	95-97	5-8	1000	5,3
Chlorpropamid *Diabetoral*	>90	0,1-0,3	88-96	35	250	4,8
Glibenclamid *Euglucon*	>90	0,3	99	8-16	5	5,3

Sulfonylharnstoffderivate werden zur Therapie nur oral zugeführt. Ihre Bioverfügbarkeit ist besser als 90%. Einige reichern sich im Gewebe stärker an (Glibenclamid, V_d 0,3 l/kg KG) als andere (Tolbutamid, V_d 0,15 l/kg KG). Sie haben alle eine hohe Plasmaproteinbindung, aus der sie durch andere Pharmaka verdrängt werden können. Die therapeutische Plasmakonzentration des (meist verwendeten) Glibenclamid beträgt 40-50 µg/l.
Sie werden sehr unterschiedlich schnell metabolisiert und haben deshalb sehr unterschiedliche Plasmahalbwertszeiten. Am längsten wirkt Chlorpropamid, das kaum metabolisiert und nahezu vollständig über die Nieren ausgeschieden wird.

Interaktionen Mit Sulfonylharnstoffderivaten eingestellte Diabetiker gerieten in hypoglykämische Zustände, wenn ihnen aus anderen Gründen Sulfonamide, Chloramphenicol, Phenylbutazon, Oxyphenbutazon oder Anticoagulantien vom Dicumarol-Typ verordnet wurden. Für die „vermehrte" Wirkung der Sulfonylharnstoffderivate in diesen Fällen kommen mehrere Mechanismen in Betracht:

- Anstieg der Plasmahalbwertszeit der Sulfonylharnstoffderivate, weil sie von den zusätzlich gegebenen Pharmaka vom abbauenden Enzymsystem verdrängt werden (Chloramphenicol, Ethanol).
- Anstieg der absoluten Plasmakonzentration der Sulfonylharnstoffderivate, weil sie von den zusätzlich gegebenen Pharmaka aus der Plasmaeiweißbindung verdrängt werden.
  Die Bedeutung der Verdrängung aus der Plasmaeiweißbindung ist dabei umstritten, weil die Bedeutung von Experimenten in vitro für die pharmakokinetischen Verhältnisse in vivo in diesem (und anderen) Fällen noch nicht geklärt ist.
- Pharmakodynamische Eigenwirkung des Kombinationspartners (z. B. Phenylbutazon) auf den Glucosestoffwechsel.

Pharmakodynamik

- Sulfonylharnstoffe fördern die Insulinausschüttung aus den β-Zellen des Pankreas. Für die therapeutische Wirkung ist diese zu Therapiebeginn auftretende Wirkung jedoch von zweifelhafter Bedeutung, denn sie bildet sich bei Dauertherapie zurück. Überdies verursachen Tolbutamid und Glibenclamid beim Menschen eine Insulinausschüttung gleicher Größe, obwohl sie sich in ihrer maximal erreichbaren Wirkungsstärke (Efficacy) erheblich unterscheiden. Für die Wirkung der Sulfonylharnstoffe bei Dauertherapie ist nach gegenwärtiger Erkenntnis maßgebend, daß sie die Insulinwirkung auf den Glucosetransporter verstärken. (Der Glucosetransporter wird von Insulin aus dem Cytoplasma in die Plasmamembran dirigiert) [220].

Gefahren, unerwünschte Wirkungen

Hypoglykämien. Sie haben ihre Ursache entweder in einer Überdosierung oder in einer Verdrängung aus der Plasmaeiweißbindung oder in einem herabgesetzten Metabolismus oder in einer gestörten renalen Elimination. Alle vorstehenden Ursachen sind pharmakokinetischer Natur. Hypoglykämien können auch pharmakodynamisch durch Interaktion mit anderen blutzuckerwirksamen Pharmaka entstehen. Am bekanntesten sind β-, aber auch α-Sympatholytica und Monoaminoxydasehemmer, auch Phenylbutazon.

Gastrointestinale Beschwerden. Ein bestehendes Ulcus pepticum kann verschlimmert werden. Gelegentlich Cholestase.

Allergische Reaktionen. Sie treten bei mehr als 1% der Patienten auf. Wegen der chemischen Verwandtschaft zu Sulfonamiden und zu Benzothiadiazinen kann eine Kreuzallergie bestehen. Wegen der Allergiegefahr untersucht man das Blutbild während der Einstellung und bei den Wiedervorstellungen.

Alkoholunverträglichkeit, besonders nach Chlorpropamid, auch nach Tolbutamid. Eine Störung des Alkoholabbaus wird angenommen. Die Reaktion ist der nach Einnahme von Disulfiram ähnlich.

Chlorpropamid verstärkt die Wirkung von ADH. Es wirkt dabei in der Niere am Tubulus. Einsatz bei Diabetes insipidus ist möglich. Tolbutamid kann den Wasser- und Elektrohythaushalt stören.

Kontraindikationen Ergeben sich im wesentlichen aus der Pharmakokinetik, dem Wirkungsmechanismus und den unerwünschten Wirkungen. Zu ihnen gehören Insulinmangeldiabetes, Coma diabeticum, Ketoacidose, Urämie, Leberinsuffizienz, Allergie, schwere Belastungen wie Infektionen und Operationen.
Nicht während der Gravidität verordnen; hier wird die Umstellung auf Insulin empfohlen.

Indikation, Prognose Bei Sulfonylharnstofftherapie.
Hauptindikation für den Einsatz der Sulfonylharnstoffderivate ist der jenseits des 40. Lebensjahres auftretende Altersdiabetes. Erhebliche Unruhe löste das Ergebnis der amerikanischen UGDP-Studie (*U*niversity *G*roup *D*iabetes *P*rogram) aus, wonach (beim Vergleich verschiedener Behandlungsformen) bei den mit Sulfonylharnstoffderivaten behandelten (und bei den mit Biguaniden behandelten) Patienten die Zahl kardiovasculärer Komplikationen am höchsten war. Es gab eine heftige Polemik, die sich an dieser Studie in den ersten Jahren nach ihrem Erscheinen entzündete. Die Aussage der Studie sollte heute nicht mehr überbewertet werden. Sie hat die begrüßenswerte Konsequenz gehabt, daß der besondere Wert einer zweckmäßigen Diabetesdiät gegenwärtig wieder voll erkannt wird.

Metformin Von den früher gebräuchlichen Biguaniden wird heute klinisch nur noch Metformin eingesetzt. (Untersuchungen über den Wirkungsmechanismus in der hier zitierten Literatur wurden meist mit anderen Biguaniden ausgeführt.)

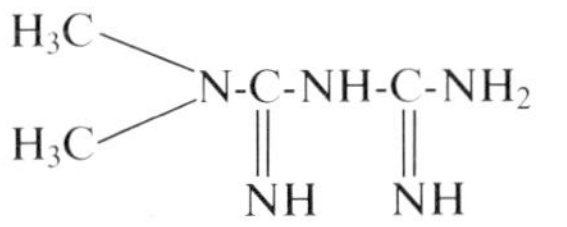

Metformin *(Glucophage retard)*
MW 129,13
Base, pK_a 11,5

Pharmakokinetik. Bioverfügbarkeit 50–60%, Proteinbindung sehr klein, Verteilungsvolumen 3,3 l/kg KG, Halbwertszeit $1,7 \pm 1$ h. Metformin wird nicht metabolisiert und unverändert renal ausgeschieden.

Pharmakodynamik. Der Wirkungsmechanismus ist nicht genau bekannt. Für wichtig wird gehalten, daß Biguanide die Translokation von Pyruvat aus dem Cytosol in die Mitochondrien hemmen und damit die Verfügbarkeit von Pyruvat sowohl für die Gluconeogenese als auch für den Citratcyclus herabsetzen. In höherer Dosierung hemmen sie auch die Resorption von Glucose.

Unerwünschte Wirkungen. Die Lactatacidose ist die am meisten gefürchtete unerwünschte Wirkung. Sie hat auch dazu geführt, daß in der Bundesrepublik nur noch Metformin im Handel ist (und

nach besonderen Gesichtspunkten verordnet wird). Bei Metformin ist das Lactatacidose-Risiko gering wenn man die Kontraindikationen beachtet.
Wegen der hohen Letalität der Lactatacidose soll man von vornherein die Hämodialyse zur Therapie einsetzen. Die alleinige Infusion nur von $NaHCO_3$ führt nicht zum gleichen Erfolg (erhebliche Gefahren bei den z.T. gewählten extrem hohen Infusionsgeschwindigkeiten von 3 mmol/kg KG und Stunde).
Gastrointestinale Beschwerden sind häufig: Appetitlosigkeit, Erbrechen, Diarrhoe, Metallgeschmack. Die Beschwerden sind eine Folge der lokalen Wirkung der Biguanide auf die Wand des Magen-Darm-Traktes. Sie sind stärker als nach Verordnung von Sulfonylharnstoffderivaten.

Kontraindikationen. Niereninsuffizienz, alle Zustände mit Hypoxie (kardiale oder respiratorische Insuffizienz, Fieber, hohes Alter), gestörte Leber- oder Pankreasfunktion, Alkoholismus, Abmagerungskuren und konsumierende Erkrankungen, prä- und postoperativ, undisziplinierte Patienten.

Glucagon [268, 269]

Bildung, Aufbau, Pharmakokinetik Glucagon wird in den α-Zellen des Inselorgans im Pankreas gebildet. Es ist ein Polypeptid aus 29 Aminosäuren. Es muß intravenös injiziert werden. Die Wirkung tritt nach 5-10 min ein und ist nach einer Dosis von 2-5 mg nach etwa 1 h abgeklungen. Daher ist bei Notwendigkeit einer längerdauernden Therapie die intravenöse Dauerinfusion vorzuziehen.

Wirkungen Glucagon wirkt durch Aktivierung der Adenylatcylase vornehmlich an der Leberzelle und Fettzelle, auch an der Herzmuskelzelle, jedoch nicht an der Skelettmuskelzelle. Folgen dieser Aktivierung sind

- Glykogenolyse und Gluconeogenese in der Leber.
- Lipolyse, Verstärkung einer Ketoacidose.
- Antagonistische Wirkung gegen Überdosierungserscheinungen von β-Sympatholytica am Herzen (klinisch gering).
- Relaxation des Ösophagus mit 0,05 mg/kg.

Gefahren, Komtraindikationen

- Durch sekundäre Insulinausschüttung Abfall der K^+-Spiegels im Plasma um etwa 10%.
- Kontraindiziert schon bei mittelschwerer Hypertonie.
- Vorsicht bei bestehendem Diabetes.
- Verstärkung der gerinnungshemmenden Wirkung von Dicumarolderivaten.
- Kontraindiziert bei Phäochromocytom wegen Provokation einer Adrenalinausschüttung.

Schilddrüsenhormone

Regulation

Prinzip

Im Hypothalamus gebildetes TRH stimuliert in der Hypophyse die Freisetzung von TSH. TSH stimuliert in der Schilddrüse die Jodaufnahme. Synthese und Abgabe von T_3 und T_4. Selbstbegrenzung des Systems erfolgt durch Rückkopplung: T_3 und T_4 hemmen die Freisetzung von TSH.

Einzelschritte

TRH = Thyreotropin Releasing Hormon, Protirelin [184, 215]. Er besteht aus drei Aminosäuren (Pyroglutamyl-histidyl-prolinamid) und ist damit das kleinste bekannte trope Hormon. Er wirkt, indem er sich an Receptoren der Plasmamembran bindet und über sie die Adenylatcyclase in basophilen Mucoidzellen des Hypophysenvorderlappens stimuliert. Die Zellen geben daraufhin TSH ab. TRF steht für diagnostische Spezialaufgaben in injizierbarer Form zur Verfügung. Es wirkt auch als Neuromodulator.

TSH = Thyroid Stimulating Hormone, Thyrotropin. Glykoprotein vom Molekulargewicht 28000. Plasmahalbwertszeit 20 min. Es wirkt, indem es an die Receptoren auf den Plasmamembranen der Schilddrüsenzellen gebunden wird und dort die Adenylatcyclase aktiviert. In der Schilddrüse erfolgen daraufhin mehrere Prozesse: Jod wird schneller aufgenommen, Schilddrüsenhormone werden schneller synthetisiert, Schilddrüsenhormone werden schneller abgegeben. Das Verhältnis T_3/T_4 kann zunehmen. TSH steht für diagnostische und nuclearmedizinische Spezialindikationen in injizierbarer Form zur Verfügung *(Thyreostimulin).*

Catecholamine. Die Aktivierung der Adenylatcyclase in den Schilddrüsenzellen kann auch durch Catecholamine erfolgen. Dies ist einer der Gründe dafür, daß man bei Patienten unter langdauern-

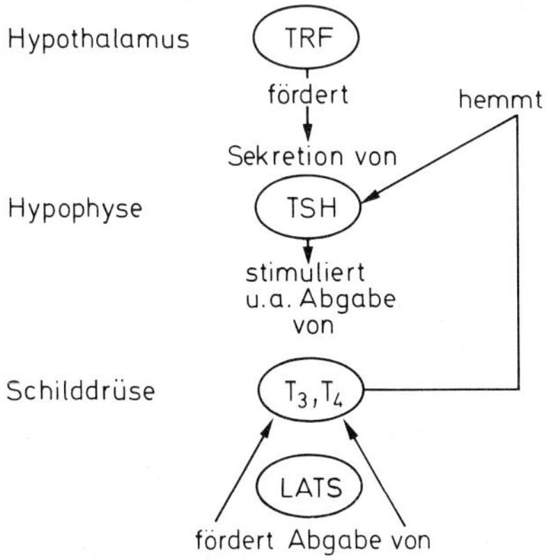

Abb. 31. Schema der Regulation der Abgabe von T_3 und T_4

dem Streß Zeichen einer Hyperthyreose ohne Erhöhung von TSH beobachten kann.

T_3 = Trijodthyronin = Lyothyronin
T_4 = Tetrajodthyronin = Levothyroxin = Thyroxin sind die von der Schilddrüse abgegebenen Hormone. Sie wirken auf die Hypophyse zurück und hemmen die TSH-Abgabe.

Globulin. Es handelt sich um eine Gruppe von IgG-artigen Globulinen, die Antikörper gegen Schilddrüsen-Plasmamembranen sind und nur pathologisch vorkommen. Sie wirken ähnlich wie TSH, passieren jedoch die Placentarschranke (wie alle IgG) und haben eine Halbwertszeit von etwa 3 Wochen (wie alle IgG).

Synthese und Abgabe ***Jodidaufnahme in die Schilddrüse*** ist der erste Schritt, der bereits der Beeinflussung durch TSH unterliegt. Es ist gleichzeitig der *geschwindigkeitsbegrenzende Schritt* bei der Hormonproduktion. Die Jodidaufnahme erfolgt durch einen aktiven Prozeß. Bei Jodidmangel nimmt die Durchblutung der Schilddrüse zu und die „Kraft" des Jodidaufnahmevorganges steigt stark. (Man erkennt dies daran, daß bei einer normalen Schilddrüse der Jodidaufnahmevorgang gegen einen Konzentrationsgradienten bis 1:20 wirkt; dieser Wert steigt bei Jodidmangel auf über 1:100.)

○ *Thiocyanate* und *Perchlorate* hemmen die Jodidaufnahme.
Anmerkung: Jodid wird auch in anderen Organen aktiv angereichert, z. B. in der Magenschleimhaut.

Oxidation des gebundenen Jodids ist der zweite Schritt. Die Oxidation erfolgt durch eine Peroxidase, deren Aktivität TSH-abhängig ist.

Jodination heißt der unmittelbar anschließende Prozeß, bei dem das entstandene Jod mit den Tyrosinen des Thyreoglobulins reagiert. *Thyreoglobulin* ist ein Glykoprotein (MW 669000). Bedeutsam ist, daß die Tyrosine Jod aufnehmen, *während* sie sich im Verband des Thyreoglobulins befinden.

Kolloidresorption und Ausschüttung von T_3 und T_4. Die wirksamen Schilddrüsenhormone werden erst nach der Jodierung der Tyrosine im Thyreoglobulin durch ein lysosomales proteolytisches Enzym freigesetzt. Proteolyse und Sekretion in das Blut unterliegen der Wirkung von TSH. Überraschend werden in das Blut nicht jodierte Tyrosine abgegeben, sondern Moleküle, die man sich aus 2 jodierten Tyrosinen durch Wirkung der Peroxydase entstanden denken kann. Es sind dies T_3 und T_4. Es ist jedoch nicht genau bekannt, wie die Kopplung zwischen den beiden Tyrosinen herbeigeführt wird. T_3 ist viermal so wirksam wie T_4. Unter dem Einfluß steigender Konzentrationen von TSH nimmt nicht nur die Gesamtmenge der sezernierten Schilddrüsenhormone zu, sondern es steigt auch das Verhältnis T_3/T_4 im Blut von 1:50 auf höhere Werte.

Pharmakokinetik

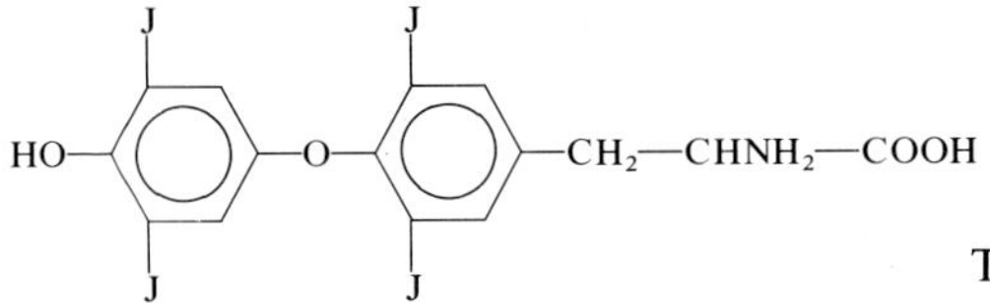

T_4 = Thyroxin = Levothyroxin

Thyroxin
$pK_a(HO\text{-}) = 6{,}73$
$pK_a(NH_3^+) = 10{,}1$
$pK_a(\text{-}COOH) = 2{,}2$
MW 776,93

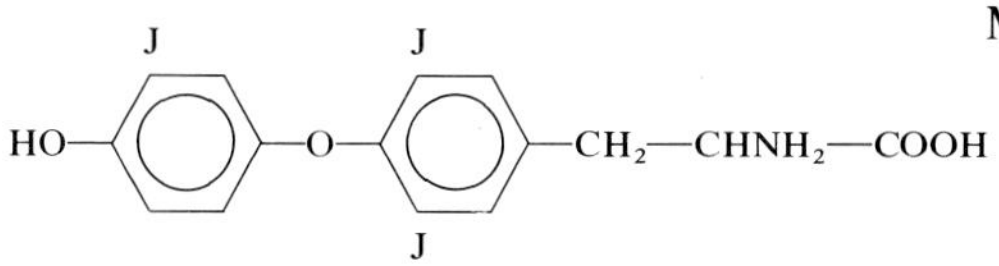

T_3 = Trijodthyronin = Lyothyronin MW 650,9

Tabelle 12. Pharmakokinetik von T_3 und T_4

	T_3	T_4
Physiologische Plasmakonzentrationen	0,45–2,0 µg/100 ml	4,5–14 µg/100 ml
Resorptionsquote	85%	40%
Wirkungsmaximum nach	5 h	3 Tagen
Verteilungsvolumen	0,6 l/kg KG	0,1–0,2 l/kg KG
Nicht proteingebunden	0,03%	0,2–0,5%
Plasmahalbwertszeit	1,5–2,5 Tage	6–7 Tage

Plasmaproteinbindung. Die Bindung erfolgt hochaffin an ein α-Globulin (thyroxinbindendes Globulin, TBG) und andere Proteine. Der Normalwert von TBG (10,4–21,2 mg/l) ist sehr störanfällig, u.a. durch Östrogene bzw. orale Contraceptiva, Acetylsalicylsäure, Diphenylhydantoin, Dicumarolderivate, jodhaltige Röntgenkontrastmittel.

Metabolismus von T_4, Elimination von T_3 und T_4. Ungefähr 35% von T_4 werden in der Peripherie in T_3 umgewandelt; dieser Vorgang scheint die Hauptquelle für das Plasma-T_3 zu sein. T_3 und T_4 werden eliminiert durch Glucuronidierung der ringständigen OH-Gruppe. Die Glucuronide werden über Darm und Niere ausgeschieden. Ein Teil wird im Darm hydrolysiert und das freiwerdende Hormon wird rückresorbiert.

T_3 und T_4 werden auch durch oxidative Desaminierung und Decarboxylierung abgebaut.

Wirkungen [350] T_3 und T_4 haben qualitativ die gleiche Wirkung, aber die Intrinsic Activity des T_3 ist höher als die von T_4. Für die Therapie bedeutet dies eine Wirkungsäquivalenz von 40 µg T_3 mit 100 µg T_4.

Molekularer Mechanismus. Schilddrüsenhormon wandert ohne erkennbare Verzögerung durch die Zellmembran und das Cytoplasma zum Kern. Im Kern befinden sich T_3-Receptoren mit einer $K_D = 2{,}1 \times 10^{-12}$ mol/l, also gehört die Bindung zu den besonders hochaffinen Bindungen. T_3 wird 10- bis 20mal besser gebunden als T_4. Die Schilddrüsenhormone werden während ihrer Bindung im Kern nicht abgebaut, sondern verlassen die Zelle im Experiment mit einer kurzen Halbwertszeit von 15 min. Bei physiologischen Konzentrationen der Schilddrüsenhormone im Plasma sind 35–50% der Receptoren besetzt. Die Receptoren sind Nichthiston-Proteine mit ca. 50500 Dalton. In absteigender Reihenfolge haben Zellen aus Hypophysenvorderlappen, Leber, Niere, Herz und ZNS 6000–4000 Receptoren pro Kern.

Die Wirkung besteht in einer Zunahme von poly-A-RNA und vor allem in einer Zunahme ausgewählter mRNA (insofern gut vergleichbar der Wirkung der Glucocorticoide). Dies führt zur Mehrsynthese ausgewählter Proteine. Wichtige Beispiele für die Pharmakologie sind z. B. die Mehrsynthese von β-Receptoren im Herzen und in der Lunge oder von α_1-Receptoren im ZNS, ferner der Plasmamembran-ATPase. Die Mehrsynthese von β-Receptoren am Herzen erklärt die permissive Wirkung von T_3 für β-Sympathomimetica. Die Mehrsynthese der ATPase könnte einer der Gründe für die Abnahme der Digitalis-Empfindlichkeit bei Hyperthyreose sein.

Wirkungen auf Organe. Sie können noch nicht alle auf den vorstehend beschriebenen molekularpharmakologischen Mechanismus zurückgeführt werden.

- *Verstärkung der Empfindlichkeit gegen Catecholamine am Herzen (!)* Es handelt sich um eine echte Empfindlichkeitserhöhung und nicht etwa um eine hormonbedingte Zunahme der Catecholamine. Bei Hyperthyreose besteht die Empfindlichkeitserhöhung gegen die β-sympathomimetische Komponente der Catecholamine. Bereits Schilddrüsenhormon „allein" hat Herzwirkungen: Es führt zur Zunahme von Adenylatcyclaseaktivität, Herzfrequenz und Herzkontraktilität. Deshalb ist auch nach der Blockade β-sympathomimetischer Wirkungen bei Hyperthyreose (durch β-Blocker der Sauerstoffverbrauch des Herzens noch erhöht. Die geringen Mengen an Catecholaminen, die in Lösungen von Lokalanaesthetica als Vasoconstringens enthalten sind, bedeuten für einen hyperthyreoten Patienten bereits eine große Gefahr. Catecholamine sind bei Hyperthyreose kontraindiziert.
- Schilddrüsenhormone sind für die *Myelinisierung* im ZNS notwendig.
- Förderung der *Resorption von Glucose* und *Galaktose.*
- Verstärkung der Glucoseaufnahme in die Fettzelle.
- Verstärkung der Insulinwirkung auf die Leber.
- Verstärkung der lipolytischen und glykogenolytischen Wirkung von Adrenalin und Glucagon.

- Hemmung der TSH-Sekretion.

Aus diesen Wirkungen erklären sich die

Symptome bei erhöhter Zufuhr. Anstieg des Grundumsatzes und der Temperatur. Abfall des Gewichtes, Abfall des Leberglykogens, Muskelschwäche, Zunahme der Herzfrequenz, Hyperhydrose, Haarausfall.

Indikationen und Dosierungen

- Hypothyreose. Man verordnet bei *Kindern* zur Förderung der Myelinisierung des ZNS die höchste verträgliche Dosis, aber beginnt die Therapie wegen der Gefahren (s. unten) auf jeden Fall einschleichend, wenn nicht ein Myxödem-Koma besteht. Man beginnt mit 25 µg T_4/Tag (aber nicht mehr als 2,5 µg/kg KG und Tag) und steigert gegebenenfalls auf 5 µg/kg KG und Tag (nicht mehr als 100 µg/kg KG und Tag). *Alten Leuten* verordnet man wegen der cardialen Nebenwirkungen die kleinste noch gut wirksame Dosis (150–300 µg T_4/Tag), beginnt aber ebenfalls mit 25 µg/Tag. Im Myxödem-Koma, aber auch bei erniedrigtem T_3 bei Intensivpatienten, wird die Infusion von 100 µg T_4/24 h gegenwärtig erprobt.
- ○ Euthyreote Struma (150–200 µg T_4/Tag).
- ○ Endokrinologische und radiologische Spezialindikationen.

Unerwünschte Wirkungen Sie treten bei Überdosierung auf. Eine relative Überdosierung besteht bereits, wenn ein hypothyreoter Patient, der Kompensationsmechanismen gegen den Hormonmangel entwickelt hat, nicht einschleichend, sondern sofort mit voller Dosierung behandelt wird.

- Tachykardie und Rhythmusstörungen sind die bedrohlichsten Symptome des Krankheitsbildes einer Hyperthyreose, das sich nach Überdosierung entwickelt.
- ○ Hyperglykämie durch die permissive Wirkung der Schilddrüsenhormone auf die glycogenolytische Wirkung β-sympathomimetischer körpereigener Catecholamine.

Interaktionen Resorptionshemmung durch Colestyramin.

- ○ Gegenseitige Verdrängung aus der Plasmaproteinbindung (Albuminanteil, nicht TBG-Anteil!) mit Diphenylhydantoin, Phenprocoumon, Phenylbutazon usw.
- ○ Abschwächung der Wirkung von Herzglykosiden.

Jodidionen

Bedarf Der tägliche Jodidbedarf liegt bei minimal 100 µg, optimal 250 µg. Er kann in vielen Gebieten Mitteleuropas über die normale Nahrungsaufnahme nicht gedeckt werden. Jodhaltiges Speisesalz kann dem Jodmangel vorbeugen.

Pharmakokinetik Resorption nach oraler Gabe (aber auch nach Inhalation von radioaktivem Jod) vollständig. Verteilungsvolumen (ohne Schilddrüsenspeicher) 0,28-0,36 l/kg KG; das Verteilungsvolumen liegt auch für den „schilddrüsenfreien" Organismus über 0,2 l/kg KG, weil Jodid auch in anderen Drüsen (Magen, Speicheldrüsen) angereichert wird. Plasmakonzentration 2-4 μg/l. Halbwertszeit im Plasma <27 h. Tubuläre Rückresorption von Jodid 72%, renale Clearance 10,6-69,9 ml/min.

Wirkungen Jodid wird zum Aufbau der Schilddrüsenhormone gebraucht. In höherer Dosierung hemmt es die Synthese von Schilddrüsenhormon und dessen Freisetzung an mehreren Stellen. Die Mechanismen hierfür sind nicht bekannt, die Wirkung hält in der Regel nur 2 Tage an, ist aber sehr stark und wird deshalb bei der thyreotoxischen Krise genutzt.
Jodid ist außerdem Bestandteil vieler „Hustentropfen". Durch Reizung der Bronchialsekretion führt es bei trockenem Husten zur Schleimbildung. Sein Wert ist sehr umstritten, eine gefährliche Nebenwirkung ist mehrfach dokumentiert: Regelmäßige Einnahme jodidhaltiger Hustentropfen durch Schwangere bewirkte schwerste Störungen der Schilddrüsenfunktion bei den Neugeborenen. Unerwünscht sind ferner Jodakne und Jodschnupfen, sowie Erweichung von Granulationsgewebe.

Dosierung Zur Deckung des Tagesbedarfes: 250 μg. Zur Operationsvorbereitung und bei Hyperthyreose (neben anderen Maßnahmen): 200 mg/Tag (bis 1 g/Tag). Zur Prävention von ^{131}J-Speicherung nach Reaktorunfällen: Erwachsene initial 200 mg KJ, danach 10 × 100 mg KJ im Abstand von 8 h, Kinder halbe Dosen.

Thyreostatica

Transport-inhibitoren Transportinhibitoren wirken durch *kompetitive Hemmung der Jodidaufnahme* in die Schilddrüse. Therapeutisch werden nur noch ***Perchlorate*** verwendet. Wegen der Kompetition dürfen während der Perchlorattherapie nicht gleichzeitig Jodide gegeben werden. Besonders wegen der Gefahr der toxischen Myelosuppression werden Perchlorate heute seltener eingesetzt. Eine Agranulocytose entwikkelt sich, wenn überhaupt, dann sehr schnell, eine aplastische Anämie erst nach einigen Wochen. Durch Abfall von T_3 und T_4 kommt es zur Mehrausschüttung von TSH und deshalb zu Exophthalmus und Vergrößerung der Schilddrüse.

Syntheseblocker ***Chemie*** (schwefelhaltige Thyreostatica, Thionamide)

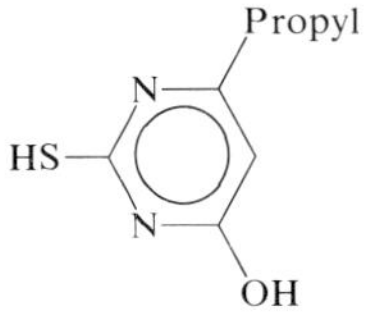

Propylthiouracil
(Propycil)
MW 170,24

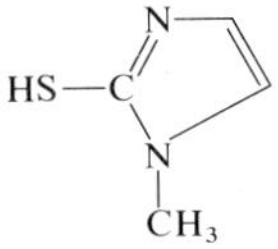

Thiamazol (Methimazid)
(Favistan)
MW 114,17

(Methylthiouracil verursacht besonders häufig Agranulocytosen und wird deshalb verlassen.)

Pharmakokinetik von Propylthiouracil (MW 170,24) *(Propycil)* Bioverfügbarkeit 80%, Verteilungsvolumen 0,2–0,4 l/kg KG, Plasmaproteinbindung 75%, Plasmahalbwertszeit 1,5 h. Ungefähr ⅓ wird unverändert renal ausgeschieden. Thiamazol hat eine längere Halbwertszeit von 6–13 h.

Wirkungsmechanismus und Wirkung. Schwefelhaltige Thyreostatica wirken, indem sie die Übertragung von Jod auf Thyreoglobulin behindern. Sie hemmen die Peroxidase und damit sowohl die oxidative Jodierung der Tyrosine im Thyreoglobulin als auch die Verknüpfung der Jodtyrosine zu T_4 und T_3. Diskutiert wird eine immunsuppressive Wirkung bei Morbus Basedow. Propylthiouracil hemmt auch die Dejodierung von T_4 zu T_3.

Indikationen, Dosierung (Propylthiouracil). Hyperthyreosen und Thyreotoxikosen, auch zur Operationsvorbereitung (zusammen mit Jodid). Initial 3×100 mg/Tag, Erhaltungsdosis 25–50 mg/Tag. Wegen der langen Halbwertszeit von T_4 (1 Woche) setzt die Wirkung entsprechend langsam ein.

Unerwünschte Wirkungen

- ● Durch Ausfall der Wirkung von T_3 und T_4 auf die Hypophyse erfolgt eine vermehrte TSH-Ausschüttung; dadurch diffuse *Struma und Exophthalmus*. Deshalb soll man mit genügender Dosierung die Schilddrüsenfunktion ganz ausschalten und zusätzlich Schilddrüsenhormon zur Hemmung der TSH-Bildung geben.
- ● Allergische Agranulocytosen; Häufigkeit: 0,5%. Deshalb sind wöchentliche, später monatliche Blutbildkontrollen obligatorisch.
- ○ Granulocytopenien bei ca. 5%. Dosisabhängig, reversibel.
- ○ Fieber, Exantheme, gastrointestinale Symptome, Geschmacksstörungen.
- ○ Cholestase.

Kontraindikationen

- ● Gravidität im ersten Trimenon, aber auch später ist die Verordnung nicht ungefährlich (Strumaentwicklung beim Fetus).

- Lactationsperiode (wegen Übertritt in die Muttermilch).
- Retrosternale Struma oder bestehender starker Exophthalmus.

Lithiumionen Lithiumionen hemmen die Freisetzung von Schilddrüsenhormonen. Wegen schwerer Nebenwirkungen haben sie sich jedoch in der Dauertherapie gegen die schwefelhaltigen Thyreostatica nicht behaupten können. Eine Ausnahme bildet die thyreotoxische Krise, besonders wenn der Patient mit Jod vorbehandelt ist und Jodid deshalb keinen Erfolg mehr verspricht. Hier kann mit einer Tagesdosis von 1500 mg LiCl die Ausschüttung von Hormon sofort unterbrochen werden.

Das Angiotensinsystem [267, 278, 355]

Bereitstellung, Spezialisierung Die erste Vorstufe des Systems, ***Angiotensinogen,*** wird in der Leber synthetisiert und als Globulin in das Plasma abgegeben. Aus dieser ersten Vorstufe spaltet Renin (Halbwertszeit im Plasma 15 min), das hauptsächlich in der Niere gebildet wird, die 10 N-terminalen Aminosäuren ab.
Das entstehende Decapeptid heißt ***Angiotensin I:***

H_2N-Asp-Arg-Val-Tyr-Ile-His-Pro-Phe-His-Leu-COOH.

Angiotensin I hat nahezu keine biologische Wirkung, sondern ist die zweite Vorstufe des Systems. Die dritte Stufe, *Angiotensin II,* ist hochwirksam und wird durch ein Plasmamembranenzym, Peptidyldipeptidase ***(converting enzyme),*** gebildet. Dieses Enzym existiert nicht ubiquitär, sondern bevorzugt auf der Oberfläche des Gefäßendothels (hier besonders der Lunge), aber auch in geringerer Konzentration im Plasma. Das „converting enzyme“ spaltet die C-terminale His-Leu-COOH-Konfiguration von Angiotensin I ab.
Es entsteht ***Angiotensin II:***

H_2N-Asp-Arg-Val-Tyr-Ile-His-Pro-Phe-COOH.

Angiotensin II hat eine für ein „echtes“ Hormon zu kurze Halbwertszeit von 4 min und wird deshalb als „lokales Hormon“ angesehen. Es wird sowohl vom N-terminalen als auch vom C-terminalen Ende her als auch durch Endopeptidasen (spalten „irgendwo“ in der Aminosäurekette) abgebaut.
Nur ein Spaltprodukt, ***Angiotensin III,*** hat eine dem Angiotensin II vergleichbar starke Wirkung. Es entsteht aus Angiotensin II durch Abspaltung des N-terminalen Asp und hat eine noch kürzere Halbwertszeit von 2 min.
Renin sowie Bindungsstellen für Angiotensin II wurden auch im ZNS nachgewiesen.

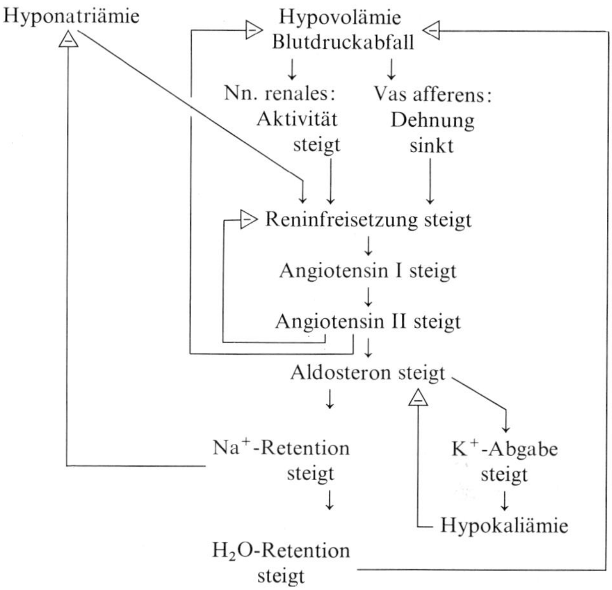

Abb. 32. Schema der Regulation im Renin-Angiotensin-Aldosteron-System. → bedeutet Förderung, ▷ bedeutet Hemmung

Regelung des Systems (s. Abb. 32)

Zunahme von Angiotensinogen durch vermehrte hepatische Synthese könnte zur vermehrten Angiotensin-II-Bildung *ohne Erhöhung des Renins* führen. Dieser Mechanismus wurde herangezogen um zu erklären, warum nach Gabe oraler Contraceptiva der Blutdruck steigen kann.

Zunahme der Reninfreisetzung. Renin wird von den juxtaglomerulären Zellen abgegeben. Die Abgabe kann durch folgende Vorgänge gefördert werden

- durch β_1-adrenerge Stimulation. Weil β-Blocker diese Stimulierbarkeit reduzieren, hat man dies als Teilursache für ihre blutdrucksenkende Wirkung angesehen,
- durch Prostaglandine (PGI_2),
- durch Hyponatriämie,
- durch Hypovolämie,
- durch Blutdruckabfall.

Änderung der Receptorenzahl für Angiotensin II. Eine Erhöhung der Receptorenzahl könnte ohne Erhöhung des Plasmarenins zu einer erhöhten Wirksamkeit des Angiotensinsystems führen. Für die Angiotensinwirkung auf die Aldosteronsynthese scheint dies bedeutsam zu sein.

Wirkung von Angiotensin II

Angiotensin II hat bei intravenöser Injektion eine Vielzahl von Wirkungen, jedoch ist fraglich, ob diese „unphysiologische“ Stimulation mit Angiotensin II nicht den Blick für die wirklich wesentlichen Wirkungen des physiologisch freigesetzten Angiotensins verstellt. Von pharmakologischer Relevanz sind bisher:

- sehr starke Kontraktion der Arteriolen, und
- starke Kontraktion der Venolen. Hauptursache hierfür ist eine direkte Wirkung von Angiotensin II auf die glatte Gefäßmuskulatur (Erhöhung des Ca^{++}-Einstroms?). Die Kontraktion ist besonders stark im Splanchnicusgebiet, in der Haut und in der Niere. Die Wirkung auf die Nierendurchblutung steht der therapeutischen Anwendung von Angiotensin entgegen.
- Starke Erhöhung der Aldosteronsynthese und -freisetzung durch eine Wirkung auf die Zellen der Zona glomerulosa der Nebennieren bereits in sehr niedrigen Konzentrationen. Durch Erhöhung der Aldosteronfreisetzung kommt es zur Retention von Na^+ und H_2O und damit auch auf diesem Wege zu einer Erhöhung des Blutdruckes.

Hemmstoffe des Angiotensinsystems (ACE-Hemmer)
[13, 95]

Alle Versuche, Angiotensin von seinen Receptoren durch ähnliche, aber unwirksame Peptide zu verdrängen, haben zwar zu Anfangserfolgen geführt (Saralasin), aber können bisher nicht befriedigen. Erfolgreich war hingegen die Suche nach Stoffen, der durch *kompetitive* Hemmung des „converting enzyme" die Bildung von Angiotensin II aus Angiotensin I reduzieren. Alle ACE-Hemmer sind in der Schwangerschaft kontraindiziert.

Captopril

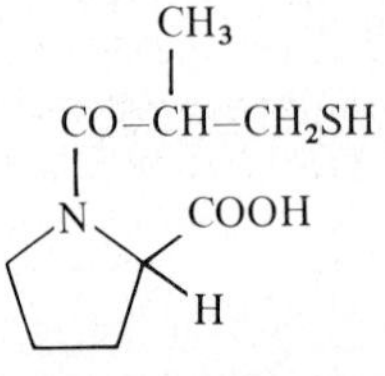

Captopril *(Lopirin)*
MW 217,29
Säure, pK_a der Carboxylgruppe: 3,2

Pharmakokinetik. Bioverfügbarkeit 62%, Verteilungsvolumen 0,7 l/kg, Plasmaproteinbindung 30%, Halbwertszeit 0,7–1,9 h. Unverändert über den Urin werden 30–46% ausgeschieden, 30% als polare Metabolite. Weil Captopril eine Säure ist, ist der tubuläre Anteil an der Elimination hoch.

Dosierung. Nur in Tablettenform. Beginnen mit 25 mg täglich, steigern unter Zulage eines Diureticums oder β-Blockers auf maximal 150 mg täglich. *Niereninsuffizienz:* Verlängerung des Dosierungsintervalles auf 24 h bei Kreatininclearance von 30 ml und auf 72 h bei 10 ml/min. Captopril ist dialysierbar, zur Nachdosierung existiert keine Empfehlung.

Pharmakodynamik. Unter Therapie mit Captopril nimmt der pathologisch erhöhte Blutdruck auch bei physiologischem Reninspiegel ab. Die wichtigste Ursache hierfür ist die Hemmung der Bildung von Angiotensin II aus Angiotensin I. Die venöse Seite wird stärker erweitert als die arterielle.

Unerwünschte Wirkungen. Dermatologische Symptome bei 14%, Geschmacksstörungen bei 6% und Proteinurie bei 3,5% der Behandelten. Wegen der seltenen Entwicklung einer reversiblen Agranulocytose (0,02%) soll Captopril nur nach Versagen anderer Antihypertensiva eingesetzt werden.

Enalapril
(Xanef)
[458]

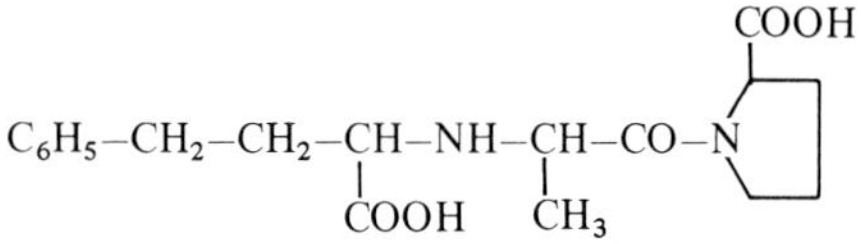

Enalaprilsäure
MW 376
pK_a der Carboxylgruppen
3,3 und 7,6

Pharmakokinetik. Enalapril ist der Maleatester der Enalaprilsäure und insofern eine „Prodrug“: Enalapril wird resorbiert, erst danach entsteht durch Hydrolyse Enalaprilsäure. Bioverfügbarkeit der Prodrug 60%, die Enalaprilsäure wird unverändert renal mit einer Halbwertszeit von 30–35 Stunden ausgeschieden. Hämodialyse entfernt klinisch relevante Mengen der Enalaprilsäure.

Pharmakodynamik. Wirkungsmechanismus wie bei Captopril. Die Wirkung richtet sich besonders gegen gewebsständiges converting enzyme. Ohne Reflextachycardie wird Vor- und Nachlast gesenkt.

Unerwünschte Wirkungen, Gefahren. Bei Schwangerschaft, Autoimmunerkrankungen und stark gestörter Nierenfunktion besteht eine Kontraindikation, besonders auch bei schlechter Nieren- und Coronarperfusion. Gastrointestinale und dermatologische Unverträglichkeiten (angioneurotische Ödeme) kommen vor. Die Ethanolwirkung auf die Blutdruckregulation wird verstärkt. Die Blutzuckerkonzentration kann sinken.

Dosierung: Initial 5 mg/Tag, bis 20 mg/Tag steigernd.

Das Histaminsystem

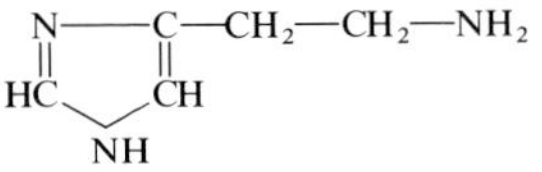

Histamin MW 111,15

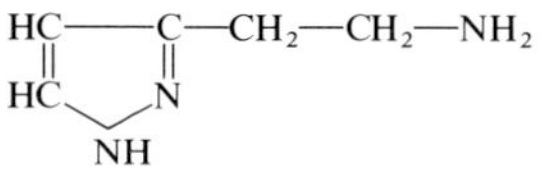

Betazol (vollsynthetisches Histaminanalogon)
MW 111,15

Spezialisierung, Vorkommen Das Histaminsystem ist höher spezialisiert als das Prostaglandinsystem, denn die Zahl der für Histaminsynthese relevanten Zellarten ist weit geringer als die Zahl der Prostaglandine synthetisierenden Zellarten. Ein weiterer Unterschied besteht darin, daß Histamin (im Gegensatz zu Prostaglandinen) gespeichert wird, und zwar hauptsächlich in den Basophilen und Mastzellen, wo es an Heparin gebunden ist. Solange es nicht durch anaphylaktische oder andere Vorgänge freigesetzt wird, hat es in diesen Zellen einen langsamen Umsatz. - Histamin kommt ferner in der Hypophyse, im Hypothalamus, in der Mucosa des Gastrointestinaltraktes und an anderen Stellen vor. Dort hat es einen schnellen Umsatz.

Für Histamin gilt (wie für die Prostaglandine), daß es lokal freigesetzt wird und lokal an der Freisetzungsstelle wirkt. Eine wichtige Ausnahme ist die massive Histaminfreisetzung in das strömende Blut beim anaphylaktischen Schock. Diese Reaktion ist jedoch mehr eine fehlerhafte denn eine zweckdienliche Benutzung des Immunsystems durch den Organismus. - Ein Übergang zu den Hormonen besteht insoweit, als zwar nicht aktives, wohl aber gespeichertes Histamin in den Basophilen beständig im Blut vorhanden ist.

Bildung Histamin wird durch Decarboxylierung aus Histidin gebildet. Quantitativ entscheidend ist die hierfür spezifische Histidin-Decarboxylase (benötigt Pryridoxalphosphat, wird durch Methylhistidin gehemmt).

Freisetzung ***Durch Antigen-Antikörperreaktion.*** Antigene (Peptide usw.) reagieren mit zellmembranständigen Antikörpern. Der nächste Schritt ist eventuell eine Erhöhung der Membranpermeabilität für Calcium. Danach werden die basophilen Granula durch einen aktiven Prozeß ausgestoßen. Im ionalen Milieu des Extracellulärraumes ist der in den Granula befindliche Histamin-Heparin-Komplex instabil und zerfällt in Histamin und Heparin.

Durch direkte Wirkung von basischen Arzneimitteln und Fremdstoffen auf die Zellmembran. Beispiele: Morphin, mastzelldegranulierendes Peptid aus Bienengift (MCD-Peptid), Compound 48/80, Lysolecithin. Diese Art der Freisetzung und ihre funktionellen Folgen bezeichnet man als *anaphylaktoide* Reaktion.

Durch Gastrin.

Abbau ***Hauptweg.*** Methylierung zu N-Methylhistamin mit Imidazol-N-Methyl-Transferase, nachfolgend Oxidation zu Methyl-imidazolessigsäure mit Monoaminoxydase.

Nebenweg (nicht im ZNS). Oxidation zu Imidazolessigsäure mit Diaminoxydase, nachfolgend Kopplung mit Ribose.

Wirkungen Histamin wirkt auf zwei Receptorarten, die H_1-Receptoren und die H_2-Receptoren. Bei H_2-Receptorstimulation fördert Histamin die Bildung von cAMP.

Dilatation aller kleinen Arteriolen des Organismus unabhängig von ihrer Innervation. Sie erfolgt schnell über H_1-Receptoren und verzögert, aber langdauernd über H_2-Receptoren. Die eigentlichen Capillaren werden druckpassiv in ihrer Weite beeinflußt. Folgen:

- ● Blutdrucksenkung bis zum Schock.
- ○ Hautrötung.
- ○ Anstieg des Liquordruckes } durch Erweiterung auch der Hirngefäße.
- ○ Klopfende Kopfschmerzen }

Reaktion der Endothelien in den kleinen Venolen, auch Constriction der Venolen (H_1-Receptoren). Folge:

- ● Permeabilitätserhöhung.

Herz. Beschleunigte diastolische Depolarisation und Zunahme der Kontraktionskraft (H_2-Receptoren), Verzögerung der AV-Leitung (H_1-Receptoren).

Constriction der Bronchialmuskulatur (H_1-Receptoren). Folge:

- ● Auslösung eines Anfalls beim Asthmatiker.

Freisetzung von Kalium, besonders aus dem Magen-Darm-Trakt.
Jucken und Schmerz an sensiblen Nervenendigungen.
Freisetzung von Catecholaminen aus dem Nebennierenmark bei massiven Dosen, im wesentlichen indirekt.

- ● ***Zunahme der Magensaftsekretion*** (H_2-Receptoren)
- ○ ***Hemmung (Rückwärtshemmung?) der Aktivität vieler immunkompetenter Zellen.*** Bei Monocyten Hemmung der Synthese von Komplementfaktoren, bei Neutrophilen Hemmung der Freisetzung lysosomaler Enzyme, Hemmung auch der cytotoxischen T-Zellen-Reaktion.

Hemmung der Histaminfreisetzung

Die durch Glucocorticoide bedingte Hemmung der Histaminfreisetzung wird auf S. 131 besprochen. Hier interessiert die Hemmung der Freisetzung durch eine Wirkung auf die Plasmamembran histaminfreisetzender Zellen. Eine solche Hemmwirkung ist allein verantwortlich für die therapeutische Wirkung von Cromoglycinsäure *(Intal).* Sie ist mitverantwortlich für die klinische Wirkung des Antihistaminicums Ketotifen *(Zaditen).*

Dinatriumcromoglycat (Intal)

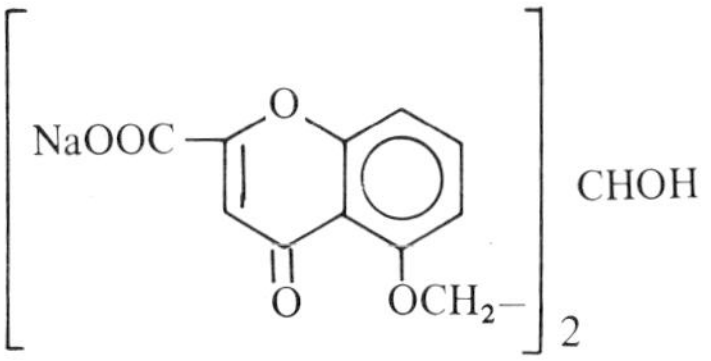

MW 512,35

Pharmakokinetik, Applikation. Die hochpolare Verbindung wird extrem schlecht resorbiert und muß deshalb lokal appliziert werden.

Dies geschieht bei allergischen Erkrankungen der unteren und oberen Luftwege durch Inhalation eines Pulvers, bei allergischer Reaktion der Bindehäute durch eine Lösung. Die Wirkung einer Einzeldosis von 20 mg hält nach Inhalation für 6 h vor.

Pharmakodynamik. Die Verbindung hemmt die Histamin- und Leucotrienausschüttung aus histaminfreisetzenden Zellen. Der Wirkungsmechanismus ist nicht bekannt. Der Stoff wirkt *nur* prophylaktisch.

Unerwünschte Wirkungen sind lokal Husten, Bronchospasmus und Pharynxreizzustände, ferner systemisch Schwindel, Kopfschmerz, Übelkeit, Miktionsstörungen und Gelenkschwellungen.

H_1-Antihistaminica (H_1-Receptor-Antagonisten)

Wirkungsmechanismus Antihistaminica verdrängen Histamin kompetitiv von den Receptoren. Sie wirken nicht auf die Bildung von Histamin.

Praktische Nutzbarkeit Gut wirksam bei Urticaria, Juckreiz und Heuschnupfen.

- Beim anaphylaktischen Schock erfolgt die Gabe von Antihistaminica in jedem Fall zu spät.
- Bei Asthma bronchiale meist schlecht wirksam, weil das rein allergische Asthma selten ist und selbst dann die Wirkung anderer bronchospastischer Stoffe, die bei der anaphylaktischen Reaktion freigesetzt werden, weiterbesteht.
- Keine Wirkung auf die HCl-Sekretion des Magens.

Wirkungen ***Sedation*** bei den meisten Antihistaminica, z. B. Promethazin *(Atosil)* Dimetinden *(Fenistil),* Pheniramin *(Avil),* Diphenhydramin. Bei Diphenhydramin ist sie so stark, daß dieser Stoff in sedativen und hypnotischen Mischpräparaten eingesetzt wird. Der sedative Effekt kann bei Kindern in eine paradoxe Wirkung (Erregung) umschlagen. Die sedative Wirkung fehlt nahezu ganz bei neueren Antihistaminica, z. B. Terfenadin *(Teldane).* Mequitazin *(Metaplexan).*

Antiemetische Wirkung; besonders auch bei Kindern. Es ist denkbar daß dies Folge eines zentral anticholinergen Effektes ist. Diphenhydramin, Meclizin *(Bonamine).*

Antiparkinson-Wirkung bei einigen. Sehr wahrscheinlich Folge einer zentral anticholinergen Wirkung. Metixen *(Tremarit).*
Lokalanaesthetisch und chinidinartig.

Anticholinergisch in vielen Fällen, daher Mundtrockenheit, Augeninnendruck erhöht: Gefahr bei Glaukom! Vorsicht bei Prostatahypertrophie!

Diphenhydramin Dieser Stoff wird hier beispielhaft besprochen, und zwar auch deshalb, weil er als Sedativum in weit größerem Umfang eingesetzt wird (rezeptfrei), denn als Antihistaminicum.

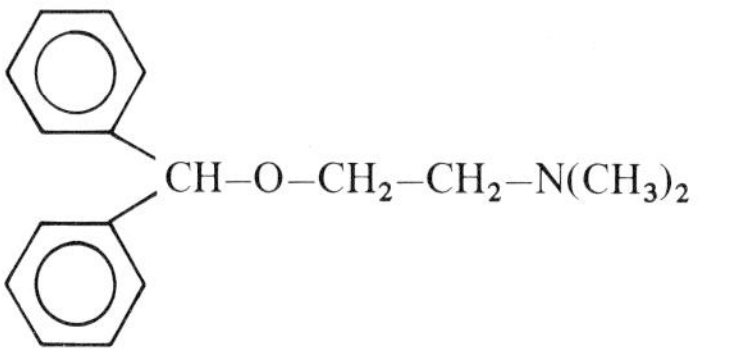

Diphenhydramin
(Sekundal D)
MW 255,36
Base, pK_a 8,3

Pharmakokinetik. Bioverfügbarkeit 72%, es sind Plasmakonzentrationen von 150–300 μg/l nach mehrfacher Einnahme der Einzeldosis von 50 mg zu erwarten. Verteilungsvolumen 4–5 l/kg KG, Plasmaproteinbindung 98%, Plasmahalbwertszeit 6–9 h. Aus diesen pharmakokinetischen Daten folgt unmittelbar, daß auch bei schwersten Vergiftungen eine Hämodialyse sinnlos und auch eine Hämoperfusion von geringem Wert wäre. Hingegen ist sinnvoll, das unverändert renal ausgeschiedene Diphenhydramin (etwa 50%, der Rest wird metabolisiert) durch Acidifizierung des Urins (pH 6 reicht aus) von der tubulären Rückresorption fernzuhalten. Toxische Plasmakonzentrationen bestehen bei 5000 μg/l.

Wirkungen. Die antihistaminischen, starken sedativen und sehr guten antiemetischen Eigenschaften des Diphenhydramins sind erwünscht. Bei Vergiftungen stört gelegentlich das Auftreten von Herzirregularitäten und von Krämpfen bei Kindern, im übrigen verlaufen die Vergiftungen nach allgemeiner Vergiftungstherapie in der Regel unkompliziert und nicht lebensgefährlich. Gegen die anticholinergen toxischen Wirkungen wurde bei Kindern die langsame intravenöse Injektion von 0,5 mg Physostigmin empfohlen. Die Halbwertszeit beträgt 4 h, kann aber bei Vergiftungen auf 10 h verlängert sein.
Diphenhydramin kann besonders bei Anwendung auf der Haut zum Hapten werden und danach immunologische Reaktionen auslösen. Dies gilt auch für andere Antihistaminica.

H_2-Antihistaminica [143, 414]

Cimetidin

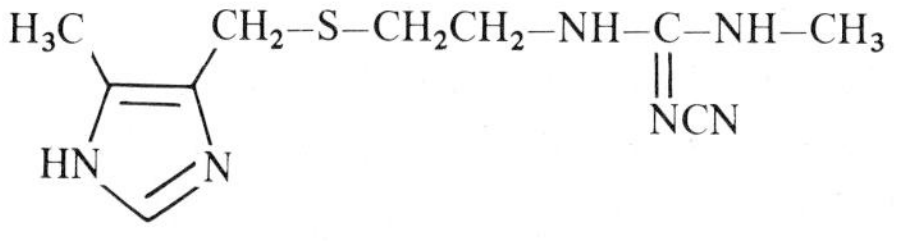

Cimetidin *(Tagamet)*
MW 252,25
Base, pK_a 6,8

Pharmakokinetik, Dosierung

Bioverfügbarkeit 76% (bei gleichzeitiger Gabe von Antacida 40%), Verteilungsvolumen 1,39 l/kg KG, Plasmaproteinbindung 20–25%, therapeutisch bzw. prophylaktisch wirksame Plasmakonzentrationen 0,5–1,5 mg/l, Halbwertszeit im Mittel 2 h (1 h in der Jugend, bis 5 h im Alter), 58% unverändert renal ausgeschieden, der Rest in der Leber metabolisiert. Dosierung: Oral täglich 3 × 200 mg + 1 × 400 mg abends; intravenös per infusionem (Ulcusprophylaxe bei Intensivpatienten) 800 mg über den Tag verteilt (nicht schneller als 2 mg/kg KG und Stunde infundieren, sonst Gefahr von Rhythmusstörungen). Bei Niereninsuffizienz: 3 × 200 mg bei Kreatininclearance 5–15 ml/min, bei Anurie 2 × 200 mg. Nach Hämodialyse eine Extradosis von 200 mg. Rezidivprophylaxe: 400 mg abends.

Pharmakodynamik, Indikationen

Cimetidin hemmt die Histaminwirkung an H_2-Receptoren. Histamin, Acetylcholin und Gastrin können daraufhin die Säuresekretion im Magen nur noch schwach stimulieren. Dies findet Anwendung zur Prophylaxe und Therapie des Ulcus ventriculi et duodeni. Durch Reduktion der Säuresekretion fällt der pH im Magen nicht unter 2. Die prophylaktische Wirkung hört mit dem Absetzen des Pharmakons sofort auf. Säuregehalt, Pepsingehalt und Magensaftvolumen nehmen ab.

Unerwünschte Wirkungen [57, 168]

- ● Cimetidin hemmt die Bindung von Dihydro-Testosteron an den Testosteron-Receptor und fördert die Prolactinausschüttung. Dem entspricht eine Gynäkomastie und ein Rückgang der Spermienzahl; gelegentlich Libidoverlust und Impotenz.
- ● Überdosierungen kommen besonders bei mangelhafter Nierenfunktion vor und führen zu Verwirrtheitszuständen. Gefahr, wenn morgens vor der ersten Dosis Plasmakonzentration > 0,25–0,5 mg/l bestehen.
- ○ Myalgien, dermatologische Symptome, Durchfälle, Fieber.
- ○ Transaminasen und Kreatinin verändert.
- ○ Viele Interaktionen durch Verdrängung von Pharmaka von hepatischen Enzymsystemen.

  1. Durch Verschiebung des pH im Magen werden einige Stoffe schlechter resorbiert.
  2. Durch Besetzung des Cytochrom P450 wird die Elimination von Stoffen wie Carbamazepin, Phenytoin, Diazepam, Dicumarol-Derivaten verzögert.
  3. Durch Herabsetzung des Blutflusses durch die Leber wird die Elimination hochextrahierter Stoffe wie Clomethiazol, Morphin, Pethidin, Pentazocin herabgesetzt.
  4. Cimetidin macht eine unerwünschte Stimulation der zellulären Immunabwehr.

Ranitidin
[6, 59, 143, 165, 240, 307, 379, 503]

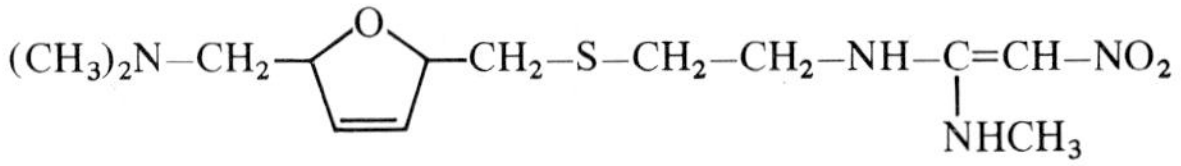

Ranitidin
(Sostril, Zantic)
MW 314,41
Base, $pK_a = 8{,}21$

Pharmakokinetik. Bioverfügbarkeit 50–88% (first pass effect), Wirkungsmaximum 1–3 Stunden nach oraler Gabe, Verteilungsvolumen 1,5–1,8 l/kg, Plasmaproteinbindung 15%, Halbwertszeit 2 Std. Während der Dauerbehandlung werden nur noch 10% metabolisiert, der Rest wird überwiegend renal, zum Teil auch durch die Galle ausgeschieden. Wegen des geringen hepatischen Metabolismus sind von dieser Seite Interaktionen nicht zu befürchten (Unterschied zu Cimetidin), aber bei Niereninsuffizienz kann die Halbwertszeit auf 8 Std. zunehmen. Ranitidin ist wegen des geringen Verteilungsvolumens und der niedrigen Plasmaproteinbindung gut dialysabel.

Pharmakodynamik. Der Wirkungsmechanismus ist derselbe wie bei Cimetidin, die Potency ist höher und die Dosierung deshalb niedriger.

Indikationen. Die Indikationen sind die für Cimetidin genannten.

Dosierung. Oral zur Therapie 2 × 150 mg täglich, zur Prophylaxe 1 × 150 mg, bei Zollinger Ellison-Syndrom auch 3 × 150 mg. Dauerinfusion: 25 mg/Std; die erwünschte Plasmakonzentration liegt bei 100 ng/ml. Nach Dialyse wird die Sondergabe von 50 mg empfohlen.

Unerwünschte Wirkungen. Verzögerung der pH-abhängigen Resorption von Pharmaka wie bei Cimetidin. Bei Einführung des Stoffes wurde angenommen, daß es keine Beeinflussung des Testosteron- und Prolactinhaushaltes, keine zentralen Verwirrtheitszustände, keine Interaktion durch Hemmung des Cytochrom P450 und keine Änderung des hepatischen Blutflusses geben sollte. Inzwischen sind solche Einflüsse in wenigen Fällen doch beobachtet worden. Sie sind jedoch ohne klinische Bedeutung geblieben. – Serumtransaminasen und Plasmakreatininwerte steigen besonders zu Therapiebeginn. Immunreaktionen und Verwirrtheitszustände kommen gelegentlich vor.

Famotidin
[74]

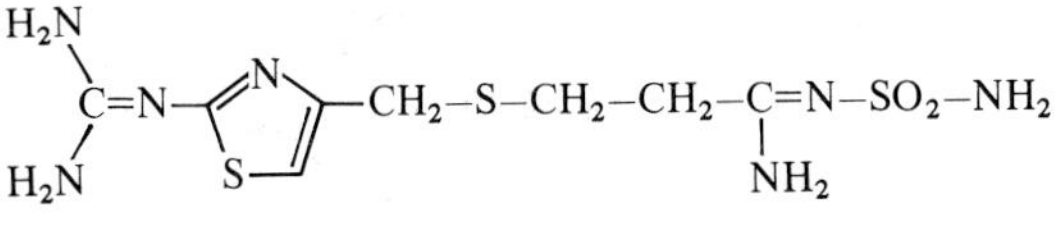

Famotidin
(pepdul)
MW 337,43

Pharmakokinetik. Bioverfügbarkeit 40%, Plasmaproteinbindung 15–20%, Verteilungsvolumen 1,14 l/kg, Halbwertszeit 2,59 Std, bei schwerer Niereninsuffizienz 12 Std. 70% von Famotidin werden renal durch tubuläre Sekretion eliminiert.

Pharmakodynamik. Der Wirkungsmechanismus entspricht dem Cimetidin und Ranitidin, die Potency ist aber höher und die Dosierung deshalb mit 20–40 mg täglich geringer.

Unerwünschte Wirkungen. Metabolische Interaktionen an den Leberenzymen sind nicht zu befürchten Diarrhoe, Kopfschmerz, Müdigkeit. In welchem Ausmaß weitere unerwünschte Wirkungen auftreten, bedarf weiterer Erfahrung.

Weitere am Gastrointestinaltrakt wirksame Pharmaka: Antacida, Carbenoxolon, Sucralfat, Adsorbentien, Ceruletid, Metoclopramid, Domperidon

Antacida Antacida dienen zur Heraufsetzung des pH im Magen. Es sind entweder schwache Basen (Aluminiumhydroxid, Magnesiumperoxid), die neutralisierend wirken, oder Salze schwacher Säuren (Calciumcarbonat, Magnesiumtrisilicat). Die reine physikalische Adsorption hat für die Eignung dieser Stoffe als Antacida keine praktische Bedeutung. Unterschiedlich bei den einzelnen Stoffen ist die Schnelligkeit des Wirkungseintritts, die Dauer der Wirkung, die Stärke der Wirkung (Säurebindungskapazität), die (unerwünschte) Adsorption oder Komplexbindung von Enzymen und anderen Arzneistoffen, das Ausmaß der (hier unerwünschten) Resorption mit nachfolgender systemischer Wirkung, die Potenz zur Auslösung reaktiver Hyperacidität und der Einfluß auf die Darmmotilität. Einzelheiten der erwähnten Stoffe sind aus der Tabelle 13 ersichtlich. Kombinationen aus Aluminium- und Magnesiumhydroxid oder Aluminiumhydroxid und Magnesiumtrisilikat werden bevorzugt. Obsolet ist Natriumbicarbonat.

Carbenoxolon *(Biogastrone)* Dieser Stoff ist das Hemisuccinat einer steroidähnlichen Verbindung, der Glycyrrhetinsäure. Er wird zu 80% resorbiert, zu 99% an Plasmaproteine gebunden, nach Hydrolyse der Succinatbindung konjugiert und durch Galle und Darm ausgeschieden. Es ist wirksam bei Ulcus ventriculi et duodeni. Wegen seiner erheblichen aldosteronartigen Nebenwirkungen ist seine Bedeutung sehr zurückgegangen. Spironolakton hebt sowohl die unerwünschten als auch die therapeutischen Wirkungen auf.

Sucralfat [63, 388] Sucralfat *(Ulcogant)* ist ein Aluminiumsalz von Saccharosesulfat. Unterhalb von pH 2 bildet die Verbindung ein hochvisköses Polyanion. Man stellt sich vor, daß Ulcera damit abgedeckt und so gegen die Einwirkung von Salzsäure und Pepsin abgeschirmt werden.

Tabelle 13. Antacida

	obsolet: Natriumbicarbonat	Calciumcarbonat	Magnesiumhydroxid	Magnesiumtrisilicat	Aluminiumhydroxid
Wirkungsschnelligkeit	sofort (Magendehnung durch CO_2!)	schnell	schnell	langsam	langsam
Wirkungsdauer	kurz	länger	lange	lange	lange
Säurebindungskapazität	mittel	hoch	hoch	mittel	gering
Reaktive Hyperacidität	stark umstritten	beachtlich	merklich	nein	nein
Wirkung auf den Stuhlgang	–	obstip.	laxier.	laxier.	obstip.
Unerwünschte Wirkungen	Gefahr der Hypernatriämie und der Alkalose	Gefahr der Hypercalcämie, der reaktiven Hyperacidität	Gefahr einer neuromusculären Lähmung bei Mg^{++}-Ausscheidungsstörung (Niereninsuffizienz)	Enzymadsorption Silikat-Nierensteine	Starke Komplexbildung mit Tetracyclinen, Alkaloiden (Atropin), wahrscheinlich auch Bindung von Enzymen. Phosphatdepletion durch Resorptionsstörung
Systemische Resorption	Ja; die Na^+ aus zugeführtem $NaHCO_3$ werden im Darm mit intestinalem HCO_3^- zusammen resorbiert. Gefahr der Alkalose, Hypernatriämie, Hypervolämie	Kaum; Ca^{++} bildet mit intestinalem CO_3^{--} und Fettsäuren unlösliche Verbindungen. Gelegentlich doch etwas Hypercalcämie	Wenig; die geringen resorbierten Mengen Mg^{++} werden von gesunder Niere leicht bewältigt. Vorsicht bei eingeschränkter Nierenfunktion!	Ähnlich Magnesiumhydroxid	sehr gering

Sucralfat wirkt bei Magen- und Darmulcera. Bisher gibt es keine Hinweise auf eine gefährliche Aluminiumresorption aus Sucralfat. Unerwünscht sind Verstopfung (2%) und Verringerung der Phosphatresorption. Nicht bei Niereninsuffizienz verordnen, weil dann das in Spuren resorbierte Aluminium ungenügend eliminiert wird.

Adsorbentien Adsorbierende Eigenschaften haben mehrere der bereits unter den Antacida und Adstringentien genannten Stoffe, jedoch ist diese Wirkung bei Carbo medicinalis besonders wichtig. Die absorptive Kraft von ***Carbo medicinalis*** ist sehr groß und relativ unspezifisch. Sie eignet sich besonders in der Therapie von Ingestionsvergiftungen (s. Toxikologie).

Ceruletid *(Takus)* Der Stoff ist ein Dekapeptid der Struktur

Pyr-Gln-Asp-Tyr-Thr-Gly-Trp-Met-Asp-Phe-NH_2
|
SO_3H (an Tyr) MW 1352,46

das sowohl hinsichtlich seiner Struktur als auch seiner Wirkung dem Cholecystokinin ähnlich ist. Es wird enteral nicht resorbiert und daher intramusculär (0,3 μg/kg KG) injiziert oder intravenös (1-2 ng/kg KG und min) infundiert. Die Plasmahalbwertszeit liegt im Bereich von 5 min. Ceruletid fördert die Kontraktion der Gallenblase (Anwendung: Röntgendiagnostik) und des Dünndarms (Anwendung: paralytischer Ileus), wobei die Blutdrucksenkung gering bleibt (dennoch nur am liegenden Patienten anwenden!). Kontraindiziert bei obstruktiven gastrointestinalen Erkrankungen, Schock, Schwangerschaft.

Metoclopramid Domperidon Metoclopramid *(Paspertin)* und Domperidon *(Motilium)* sind Antiemetica mit ungenügend bekanntem Wirkungsmechanismus. Sie beschleunigen die Magenentleerung. Durch ihre chemische Verwandtschaft zu den Neuroleptica sind beide Stoffe Dopaminantagonisten; besonders bei Kindern können sie deshalb auch ein dyskinetisches Syndrom auslösen. Sie setzen die Reaktionsfähigkeit (Kraftfahrer) herab und erzeugen Müdigkeit.

Das Prostaglandinsystem und Leukotriensystem

Besonderheiten des Systems ***Noch geringe Spezialisierung.*** Prostaglandine werden von den Zellen unter Abbau von Phospholipiden der eigenen Plasmamembran synthetisiert (s. unten). Da alle Zellen Phospholipide in ihrer Plasmamembran enthalten, können auch sehr viele Zellarten Prostaglandine bilden. Insofern ist das Prostaglandinsystem noch wenig spezialisiert. Eine gewisse Spezialisierung wird dadurch erreicht, daß die vorhandenen Synthesewege von unterschiedlichen Zellarten auch unterschiedlich genutzt werden: z. B. synthetisieren Thrombocyten überwiegend Thromboxan A_2, Gefäßendothelien überwiegend Prostacyclin.

Vorwiegend lokale Wirkung. Durch Prostaglandinabgabe wirken die Zellen auf ihre nähere Umgebung. Fernwirkungen durch Prostaglandinabgabe in das Blut sind in der Regel wenig bedeutsam. Prostacyclin bildet vielleicht eine Ausnahme. In der Therapie werden Prostaglandine aber auch systemisch appliziert (z. B. Prostaglandin E1).

Echte primäre Botenstoffe. Prostaglandine sind echte primäre Botenstoffe: sie wirken spezifisch auf Prostaglandin-Receptoren.

Biosynthese der Prostaglandine [333]

Einige Zellarten bzw. Gewebe synthetisieren bestimmte Prostaglandine beständig, z. B. wird Prostacyclin von der Lunge und vom Gefäßendothel ständig abgegeben. Andere Zellarten benötigen

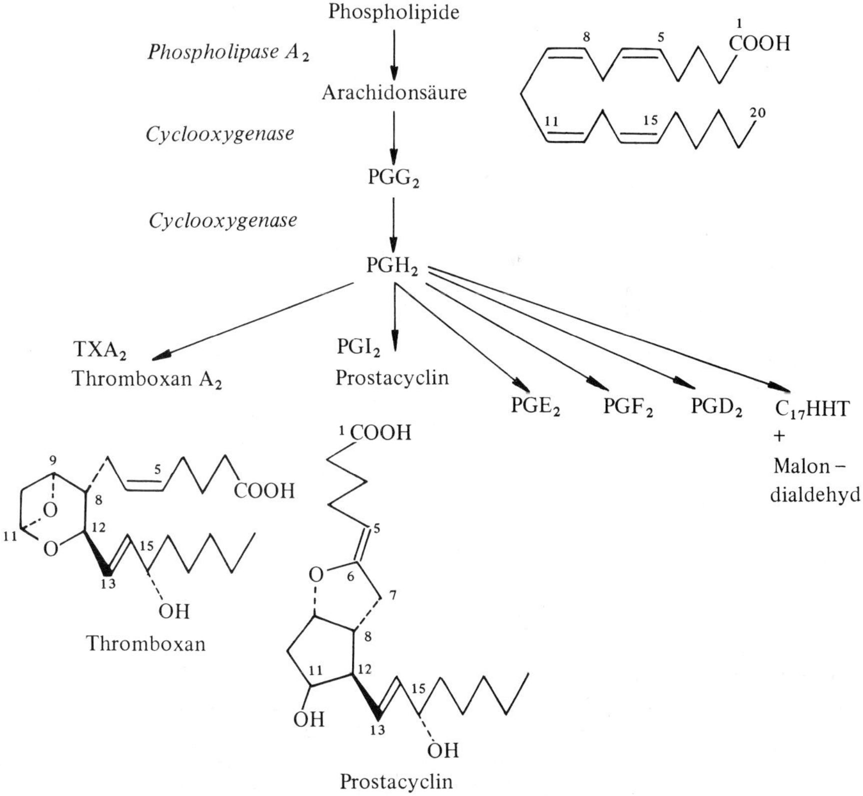

Abb. 33. Schema der Prostaglandinsynthese

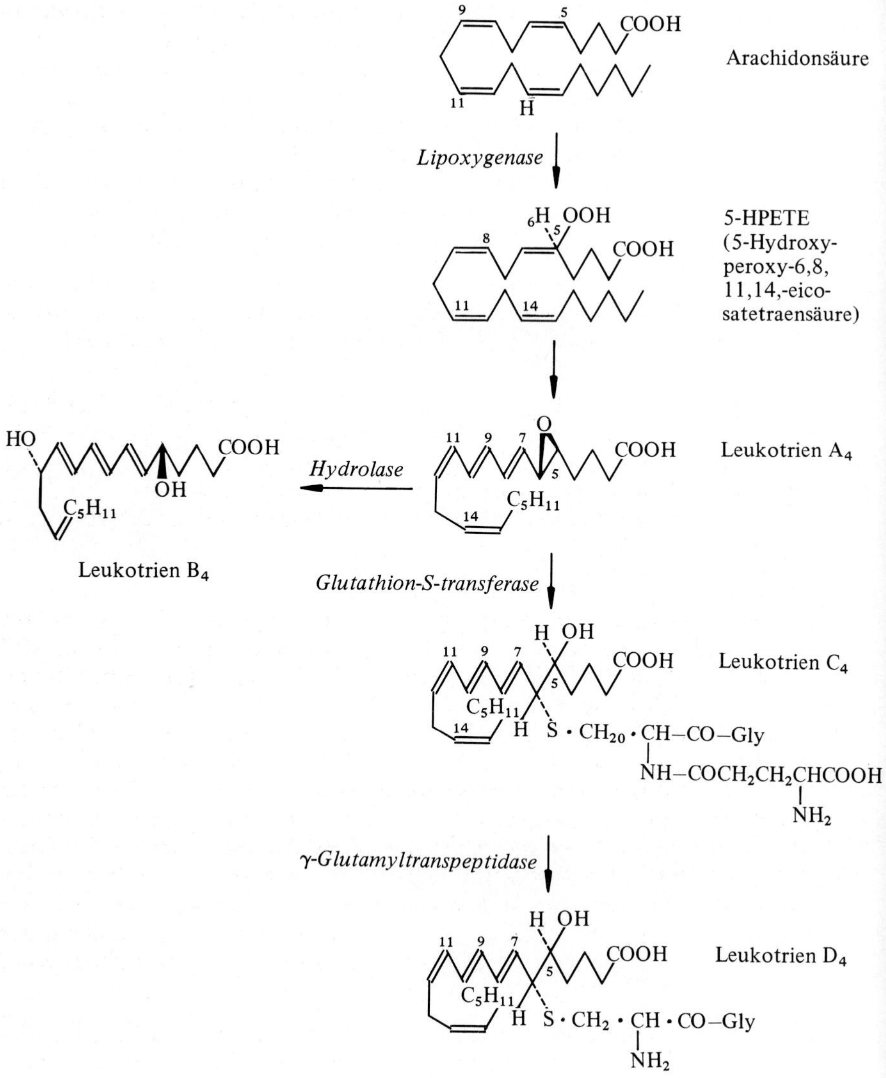

Abb. 34. Schema der Leukotriensynthese

jedoch einen Stimulus. Der wichtigste Syntheseweg beginnt mit der Arachidonsäure, die aus Membranphospholipiden mit der in der Plasmamembran befindlichen Phospholipase A_2 bereitgestellt werden kann. Von Arachidonsäure leiten sich die Folgeprodukte der Abb. 33 und 34 ab. Durch Cyclooxygenase oder Lipoxygenasen kann die Säure auf verschiedene Wege geführt werden.

Cyclooxygenasezweig. Cyclooxygenase ist ein in der Plasmamembran befindliches Enzym. Es besteht aus zwei Unterheiten mit je 70000 Dalton. Im aktiven Zentrum befindet sich ein Serin (N-Terminus: Ala). Cyclooxygenase bildet gleichzeitig eine Peroxidbrücke zwischen C_9 und C_{11} und eine kovalente Bindung zwischen C_8 und C_{12} der Arachidonsäure, ferner wird die Säure an C_{15} oxidiert. Von den Folgeprodukten haben nach gegenwärtiger Erkenntnis größere Bedeutung Thromboxan A_2, Prostacyclin, PGE_1, PGE_2 und PGF_2. Sie werden durch mikrosomale Synthetasen aus PGH_2 gebildet.

Lipoxygenasezweige (Abb. 34). In der Plasmamembran befindliche Lipoxygenasen können Arachidonsäure an C_5, C_{12} oder C_{15} oxidieren. Oxidation an C_5 eröffnet den Weg zu den *Leukotrienen*.

Kinetik, Metabolismus

Prostaglandine werden nicht auf Vorrat synthetisiert (Unterschied zu Hormonen und Neurotransmittern). Sie haben eine kurze Halbwertszeit (Thromboxan 30 s, Prostacyclin 2–3 min, PGE's 4–5 min). Sind sie in das Blut gelangt, so werden sie besonders in der Lunge abgebaut. Nur Prostacyclin wird vornehmlich in der Leber und Niere metabilisiert.

Wirkungen der Prostaglandine

Thrombocytenaggregation. *Thrombocyten* bilden bereits spontan Thromboxan A_2, diese Bildung kann aber durch Thrombin, ADP oder Kontakt der Thrombocyten mit freiem Kollagen erheblich verstärkt werden. Thromboxan bewirkt auf den Thrombocyten eine Exposition von Fibrinogen-Bindungsstellen. Dies fördert die Aggreagationsneigung. Die *Gefäßendothelzellen* synthetisieren jedoch Prostacyclin, das auf die aggregationsbereiten Thrombocyten genau entgegengesetzt wirkt (oben). Dadurch wird die Thrombocytenabscheidung auf einem gesunden Gefäß verhindert. Sie findet erst statt, wenn durch Schädigung des Endothels die Prostacyclinbildung abnimmt und damit der Thromboxaneinfluß überwiegt. Die Endothelien benutzen zur Prostacyclinsynthese nicht nur ihre eigene Arachidonsäure, sondern auch Vorprodukte des Thromboxans aus den Thrombocyten.

Gefäße. Gefäßendothelzellen synthetisieren bevorzugt Prostacyclin, das eine gefäßdilatierende Wirkung hat. Wird die Prostacyclinsynthese bei einer Schwangeren z. B. mit Acetylsalicylsäure gehemmt, so besteht die Gefahr eines vorzeitigen Verschlusses des Ductus Botalli.

Während Prostacyclin zu instabil war, als daß man es als Handelspräparat zur intravasalen Infusion hätte anbieten können, ist Prostaglandin E_1 (Alprostadil, *prostavasin*) zur intraarteriellen Infusion bei arteriellen Verschlußkrankheiten auf dem Markt [399]. Prostacyclin und Prostaglandin E_1 dilatieren fast alle Gefäße mit Ausnahme der größeren Venen. Im Gegensatz dazu wirkt Thromboxan an nahezu allen Gefäßen als Vasokonstriktor. Diese Gefäßwirkungen der drei Prostaglandine beobachtet man im Wesentlichen auch an der Niere [126].

Lunge. Prostacyclin, Prostaglandin E_1 und Prostaglandin E_2 wirken bronchodilatorisch, Thromboxan und besonders das therapeutisch genutzte Prostaglandin $F_{2\alpha}$ wirken bronchokonstriktorisch.

Uterus. $PGF_{2\alpha}$ und PGE_2 bewirken am Uterus des Menschen in vivo stets eine Kontraktion. Die subjektiv unangenehmen unerwünschten Wirkungen von PGE_2 und PGF_2 sowohl bei systemischer als auch bei lokaler Anwendung haben ihre Verwendung als Contraceptiva und Abortiva begrenzt.

Magen. Das Auftreten von Schleimhautläsionen nach Verordnung von Acetylsalicylsäure und anderen nichtsteroidalen Antiphlogistica wird auf den Fortfall einer cytoprotektiven Prostaglandinwirkung (durch PGE_2? PGI_2?) zurückgeführt.

Entzündung. Bei Traumen wird Arachidonsäure leicht freigesetzt. – Bei immunologisch bedingten Entzündungen stimulieren exponierte F_c-Teile (der in den Immunkomplexen vorhandenen Immunglobuline) die F_c-Receptoren von Makrophagen, die daraufhin PGE synthetisieren und freisetzen. Vielleicht geben Lymphocyten zusätzlich ein Lymphokin ab, das die PGE-Produktion der Makrophagen stimuliert. – Bei bakteriell bedingten Entzündungen scheinen alle phagocytierenden Zellen Prostaglandine abzugeben, und zwar geben Makrophagen und Bindegewebszellen meist PGE, Neutrophile PGE und Thromboxan ab. Als sehr wirksamer chemotaktischer Faktor für Neutrophile wurde 5,12-DHETE identifiziert, das über den 5-Lipoxygenaseweg entsteht.
Die freigesetzten Prostaglandine wirken sowohl im Sinne einer Autoregulation auf die „Entzündungszellen" zurück (Hemmung der T-Lymphocytendifferenzierung, der Lymphokinabgabe, der Antikörperbildung durch B-Lymphocyten), als auch als Entzündungssubstanzen vorwärts. Vorwärtswirkungen sind eine starke Gefäßerweiterung (resistent gegen Catecholamine oder Angiotensin), und die *Förderung der Wirkung anderer Entzündungsstoffe wie Histamin, Serotonin, Bradykinin.* Prostaglandine erzeugen selbst keine Schmerzen.

Fieber [313]. Das Schema der Abb. 35 veranschaulicht unsere gegenwärtigen Vorstellungen über die Auslösung erhöhter Körpertemperaturen und die Rolle der Prostaglandine hierbei.

Leukotriene [188, 251, 270, 392, 416]

Synthese. Der Syntheseweg für die Leukotriene ist in Abb. 35 skizziert. Die schon lange bekannte „slow reacting substance" (SRS-A) ist ein Gemisch aus Leukotrien C_4 und D_4. Leukotriene scheinen nicht so ubiquitär synthetisiert zu werden wie Prostaglandine. Gut belegt ist ihre Synthese in der Lunge, in Leukocyten und in Mastzellen. Im Unterschied zu Prostaglandinen können sie gespeichert werden.

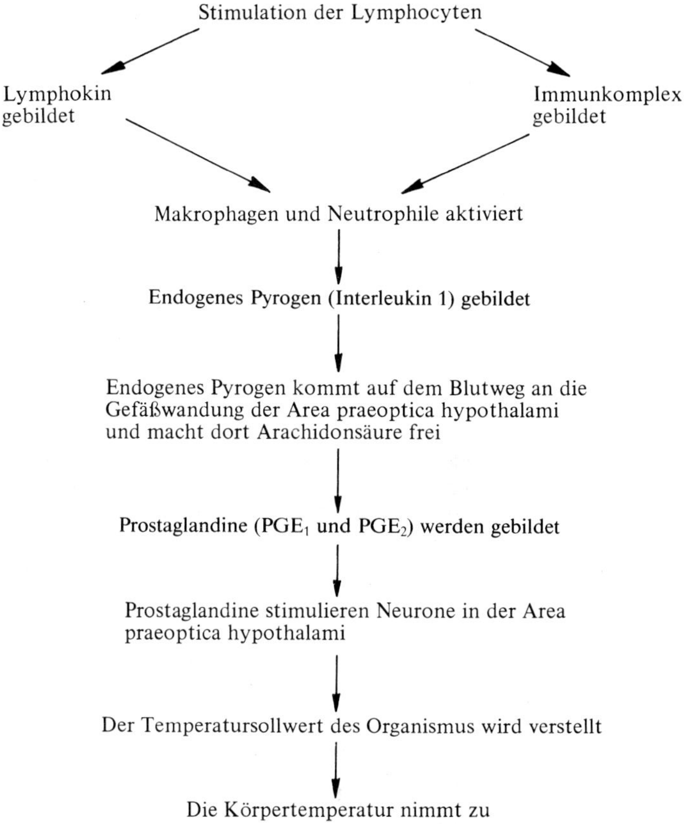

Abb. 35. Schema der Entstehung von Fieber

Wirkungen. Leukotrien B_4 ist sehr stark chemotaktisch auf polymorphkernige Leukozyten wirksam. Die Peptido-Leukotriene LTC_4 und LTD_4 führen zur Kontraktion nahezu jeder Art von glatter Muskulatur. Die Wirkung auf den Blutdruck bleibt dabei mäßig, aber die starke bronchokonstriktorische Wirkung wird heute als wesentliche Komponente sowohl beim allergischen Asthma als auch beim Asthma nach Acetylsalicylsäure angesehen. Es wird diskutiert, ob die Blockade der Cyclooxygenase durch Acetylsalicylsäure dazu führt, daß die unverbrauchte Arachidonsäure vermehrt in den Lipoxigenasepfad eingebracht wird und dadurch mehr Peptido-Leukotriene entstehen.

Hemmstoffe der Prostaglandinsynthese

Einteilung Die bisher therapeutisch relevanten Hemmstoffe der Prostaglandinsynthese reduzieren entweder die Menge der aufbauenden Enzyme (durch Hemmung der Enzymproteinsynthese) oder die Enzymaktivität. Die *Enzymproteinsynthese* wird gehemmt durch Glucocorticoide und auch durch Cytostatica. Die *Enzymaktivität* wird reduziert durch einige Substanzgruppen, die als „kleine Analgetica“ und als „nichtsteroidale Antiphlogistica“ bezeichnet werden.

Glucocorticoide und Hemmproteinsynthese Glucocorticoide wurden schon ausführlich abgehandelt. Ihre Wirkung auf den Arachidonsäuremetabolismus verstehen wir jedoch besser im Kontext der Abb. 33 und 34. Glucocorticoide gelangen durch die Plasmamembran und das Cytosol der Zelle zum Zellkern. Dort ändern sie quantitativ (nicht qualitativ) die Synthese vieler Proteine. Unter anderem fördern sie (durch Derepression) die Synthese eines Proteins mit 13000–15000 Dalton, das die Phospholipase A_2 in der Plasmamembran hemmt. Dadurch wird sowohl für den Cyclooxygenasezweig (Abb. 33) als auch für die Lipoxygenasezweige (Abb. 34) die Konzentration des Ausgangssubstrates Arachidonsäure reduziert. Die Synthese aller Endprodukte (Prostaglandine, Leukotriene usw.) nimmt ab. Dem entspricht die klinische Erfahrung, daß Glucocorticoide eine breite und sehr starke antiphlogistische Wirkung bei vielen Entzündungen haben.

Cyclooxygenase-inhibitoren Alle therapeutisch relevanten „kleinen Analgetica“ und „nichtsteroidalen Antirheumatica“ hemmen die Prostaglandinsynthese durch Hemmung der Aktivität der Cyclooxygenase. Sie lassen die Synthese auf den Lipoxygenasewegen nahezu unbeeinflußt (Unterschied zu den Glucocorticoiden).
Ungeachtet ihres weitgehend identischen enzymatischen Wirkungsortes (Cyclooxygenase) unterscheiden sich die Hemmstoffe hinsichtlich ihres molekularen Wirkungsmechanismus.

Wirkungsmechanismus am Enzym. Acetylsalicylsäure wirkt durch Acetylierung des Serins im aktiven Zentrum der Cyclooxygenase, nicht jedoch Salicylsäure. Andere wirken als kompetitive Antagonisten.

Gewebsspezifität. Hemmstoffe der Prostaglandinsynthese sollten alle gleichermaßen analgetisch, antirheumatisch und antipyretisch (fiebersenkend) wirken, jedoch trifft dies in der Praxis nicht zu. Paracetamol wirkt sehr gut antipyretisch und analgetisch, hat aber keine therapeutisch verwertbare antirheumatische Wirkung.

Gemeinsame unerwünschte Wirkungen der Cyclooxygenase-Hemmstoffe. Diese unerwünschten Wirkungen sind Folge des Wirkungsmechanismus und treten daher bei allen Cyclooxygenasehemmern auf, wenn auch in unterschiedlicher Stärke.

- ● *Magenschleimhauterosionen* bis hin zum Ulcus, bedingt durch Ausfall der Wirkung von Prostaglandin E_2, das die HCl-Sekretion gegenreguliert.
- ○ *Diarrhoe* durch Ausfall der PGE_2-bedingten Schleimbildung.
- ● *Natriumretention, Wasserretention, Abschwächung der Diuretica, akutes Nierenversagen* [14, 105, 120, 372, 438]. Diese unerwünschten Wirkungen beobachtet man besonders, wenn durch Erkrankungen ein pathophysiologischer Zustand hergestellt wurde, in dem die renale Produktion der Prostaglandine kompensatorisch erhöht wurde, um eine ausreichende Nierenperfusion zu erhalten. Bei Hypovolämie, unter der Wirkung von Diuretica, bei Lebercirrhose mit Ascites, beim nephrotischen Syndrom und bei anderen Erkrankungen entwickelt sich eine Minderperfusion der Peripherie. Kompensatorisch werden mehr Stoffe (Adrenalin, Noradrenalin, hypophysäre Peptidhormone) sezerniert, um durch Verengung des Gefäßbettes den Blutdruck zu erhöhen und die Minderperfusion wettzumachen. Diese Stoffe aber wirken auch auf die renale Strombahn und würden die Clearance herabsetzen, wenn nicht mit dem Lokalhormon Prostaglandin E die Nierengefäße weitgestellt würden. Die Mehrproduktion von Prostaglandin führt außerdem noch zu einer Mehrbildung von Renin und unterstützt damit den bereits angelaufenen Mechanismus zur Gefäßbettverengung in nichtrenalen Geweben. Die Prostaglandine wirken auch gegen die tubuläre Wirkung des antidiuretischen Hormons. Unterdrückt man den „hochgefahrenen" Prostaglandin-Kompensationsmechanismus, wird eine teilweise sehr starke Reduktion der Diurese, eine Volumenreduktion und eine Hyporeninämie mit Hypoaldosteronismus und Hyperkaliämie die Folge sein.
- ● *Primäre pulmonale Hypertonie bei Neugeborenen* von Müttern, die im letzten Schwangerschaftsdrittel Prostacyclinsynthesehemmer (z. B. als Analgetica) eingenommen haben, weil durch Ausfall der Prostacyclinbildung sich der Ductus Botalli noch vor der Geburt geschlossen hat.
- ○ *Reduktion der Kontraktionsbereitschaft des Uterus* durch Reduktion der Synthese von PGF_2. Diese Wirkung ist nur unerwünscht während der Geburt, aber erwünscht bei Dysmenorrhoe.
- ○ *Bronchospastische Zustände* durch Ausfall der bronchodilatorischen Prostacyclinwirkung.
- ○ *Kopfschmerzen (!)* werden besonders nach Gabe von Indomethazin beobachtet. Auch andere zentrale Symptome (Ohrensausen, Schwindel, Hör- und Sehstörungen) werden auf die Hemmung der Synthese von Prostaglandinen zurückgeführt.

Paracetamol

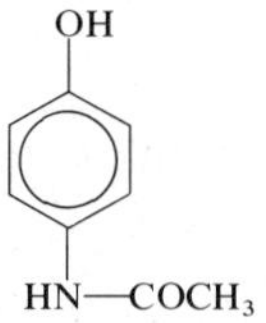

Paracetamol
MW 151,17
Säure, pk_a 9,5

Pharmakokinetik *Paracetamol* (andere Bezeichnung: Acetaminophen) wird zu 85% gastrointestinal resorbiert, hat ein Verteilungsvolumen von 0,7-0,9 l/kg KG, 25% Plasmaproteinbindung und eine Halbwertszeit von 3 h. Es wird auf den in Abb. 36 gezeigten Wegen metabolisiert (und nahezu nicht renal unverändert ausgeschieden). Der Metabolismus kann bei Überforderung zur Erschöpfung der Glutathionreserven führen, wonach der reaktive Metabolit Bindungen mit lebenswichtigen Funktionsproteinen der Leberzelle eingeht. Dies führt nach Einnahme tödlicher Dosen zur Nekrose der Leberzellen. Der Metabolismus ist bei Alkoholismus erhöht.

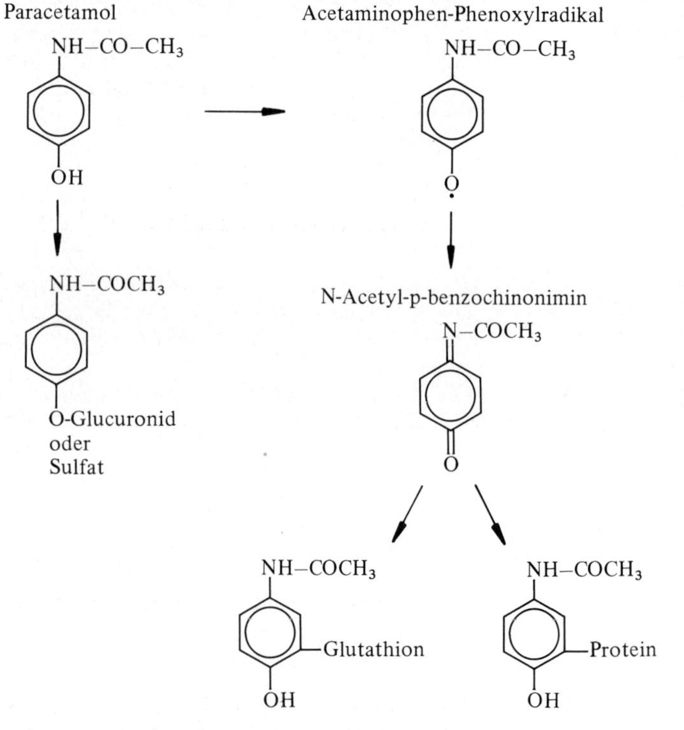

Abb. 36. Metabolismus von Paracetamol [27, 38, 113, 303, 314, 367, 368, 369, 380]. Sowohl das Phenoxylradical als auch das Benzochinonimin sind reaktionsfähig

Dosierung Paracetamol ist nur analgetisch und antipyretisch, nicht antirheumatisch wirksam. Tagesdosis für Erwachsene höchstens 2 g (Tumorpatienten 3 g), für Kinder 0,25–0,5 g.

Nebenwirkungen Substanzspezifisch: Hämolytische Anämie bei Mangel an Glucose-6-phosphat-dehydrogenase.

Intoxikationen Mit Paracetamol werden Suicide versucht. Bei Zufuhr von mehr als 6 g/Einzeldosis besteht Gefahr, bei Zufuhr von mehr als 15 g/Einzeldosis stirbt der Patient, wenn nicht eine geeignete Therapie erfolgt. 4 h, 8 h bzw. 16 h nach Paracetamol-Aufnahme sind prognostisch kritische Konzentrationen im Plasma 200 mg/l, 100 mg/l bzw. 50 mg/l. Gefahr bedeutet auch die Verlängerung der Halbwertszeit auf mehr als 4 h.

Therapie: Allgemeine Therapie bei oraler Giftaufnahme plus intravenöse Injektion von N-Acetylcystein *(Fluimucil)*. Mit Acetylcystein werden in der Leberzelle HS-Gruppen für die Reaktion mit den reaktiven Paracetamolmetaboliten bereitgestellt, oder es wird die Glutathionbildung gefördert.
Dosierung: 10 g Acetylcystein (150 mg/kg KG, in 200 ml 5% Glucose lösen, in 15 min i.v. infundieren. In den nächsten 4 h ⅓ dieser Dosis nachinfundieren, in den folgenden 20 h nochmals ⅔ dieser Dosis. Nicht oral verabfolgen! Plasmahalbwertszeit von Acetylcystein nur 1,35 h. Hämodialyse wurde bei Niereninsuffizienz erfolgreich eingesetzt.

Salicylsäure und Acetylsalicylsäure

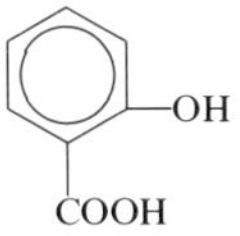

Salicylsäure

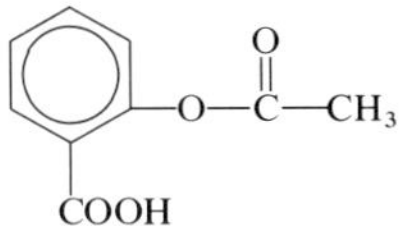

Acetylsalicylsäure

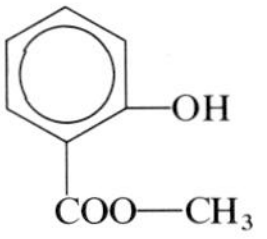

Methylsalicylat (Wintergrünöl)

MW 138,12
pK_a 3,0

MW 180,16
pK_a 3,8

Pharmakokinetik *Methylsalicylat* wird nur in Rheumaeinreibemitteln noch verwendet. Es wird durch die Haut resorbiert. Vergiftungen bei Ganzkörpereinreibungen sind vorgekommen.

Salicylsäure wird zwar als Reinsubstanz nur noch als Keratolyticum in Pflastern zur Erweichung von Hornschichten verordnet (Hühneraugenpflaster), es entsteht aber sehr schnell aus Acetylsalicylsäure, das in großem Umfang verordnet wird.

Da die Hydrolyse von Acetylsalicylsäure zu Salicylsäure mit einer Halbwertszeit von nur 15 min erfolgt, ist der größte Teil der Salicylatwirkung (Ausnahme: Hemmung der Thrombocytenaggregation durch Acetylierung der Cyclooxygenase) nicht auf Acetylsalicylsäure, sondern auf Salicylsäure zurückzuführen. Salicylsäure hat eine Plasmaproteinbindung von 90% und ein Verteilungsvolumen von 0,1-0,25 l/kg KG. Die Halbwertszeit ist von der Dosis und vom pH des Urins abhängig und liegt nach analgetischen bzw. antiaggregatorischen Einzeldosen (0,5 g) bei 2 h, nach antirheumatischen Tagesdosen (5 g) bei 10-15 h, nach toxischen Dosen (Plasmakonzentrationen >350 mg/l) kann sie auf 30 h steigen. Eine 0,5 g-Einzeldosis wird zu 70% zu $HO\text{-}C_6H_4CO\text{-}HN.CH_2COOH$ („Salicylursäure") und zu 20% zu $HO\text{-}C_6H_4COO$-Glucuronsäure metabolisiert. Bei höherer Dosierung wird der Metabolismus gesättigt; die renale Ausscheidung (tubuläre Sekretion) unveränderter Salicylsäure wird dann bestimmend für die Elimination. Nichtionisierte Salicylsäure wird tubulär rückresorbiert. Verhindert man das durch Alkalisierung des Urins (Infusion von $NaHCO_3$), so kann man hierdurch die Elimination verdreifachen.

Acetylsalicylsäure wird in der Regel oral verordnet *(Aspirin),* kann aber auch i.v. injiziert werden *(Aspisol).* Wegen des pK_a von 3,6 ist die Substanz beim Magen-pH zu einem großen Teil nichtionisiert und wird deshalb schon im Magen gut resorbiert. In den Zellen der Magenschleimhaut entsteht dabei eine sehr hohe Konzentration von Acetylsalicylsäure, die als Teilursache für die Schleimhautblutungen und Erosionen nach Einnahme auch mäßiger Dosen angesehen wird. Weil Acetylsalicylsäure bereits in der Schleimhaut von Magen und Darm teilweise hydrolysiert wird, beträgt seine orale Bioverfügbarkeit „nur" 70%. Das Verteilungsvolumen gleicht dem der Salicylsäure, die Plasmaproteinbindung ist geringer, jedoch haben diese Werte wegen der schnellen Umwandlung zu Salicylsäure keine praktische Bedeutung.

Wirkungen *Molekularbiologische Wirkungen* [3, 47, 353] Acetylsalicylsäure acetyliert Cyclooxygenase am N-terminalen Serin [382] aber auch ε-Aminogruppen von Lysinen in anderen Enzymen. Salicylsäure und andere Antirheumatica hemmen die Cyclooxygenase, ohne sie zu acetylieren. Schon in therapeutischen Dosen hemmen Salicylate auch eine Phospholipase C (in Monocyten).

Hemmung der Thrombocytenaggregation. Diese Wirkung ist bereits bei Tagesdosen von 300 mg Acetylsalicylsäure gut ausgeprägt. Zur Erklärung dieser Wirkung nimmt man an, daß die Acetylierung der Cyclooxygenase bei den Thrombocyten schon erfolgt, wenn sich Acetylsalicylsäure und Thrombocyten noch vor der Leber befinden; weil die Acetylsalicylsäure einen beachtlichen first pass effect hat, soll ihre Konzentration im großen Kreislauf viel geringer und damit die Acetylierung der Cyclooxygenase in den Gefäßendothelien auch viel geringer sein. Überdies können Thrombocyten Cyclooxygenase nicht nachbilden, weil sie keinen Zellkern mehr haben, wohingegen die Gefäßendothelien hierzu in der Lage sind. Als Folge ergäbe sich eine Verschiebung des Gleichgewichtes zwischen dem von den Thrombocyten gebildeten proaggregatorischen Thromboxan A_2 und dem von den Gefäßendothelien gebildeten antiaggregatorischen Prostacyclin zugunsten des Prostacyclin. Dieser Mechanismus erklärt jedoch nicht, warum Acetylsalicylsäure seine antiaggregatorische Wirkung auch bei sehr hoher Dosierung (1,5 g täglich) behält, obwohl dann sowohl die Thromboxan- als auch die Prostacyclinsynthese gehemmt ist [114].

Analgetische und antipyretische Wirkung. Sie ist mit Tagesdosen von 0,5–1 g zu erreichen. Nicht nur „Kopfschmerzen" oder Schmerzen bei Entzündungen sprechen gut an, sondern bei vielen postoperativen Schmerzen sind Salicylate wirksamer als Opiate.
Antirheumatische Wirkung. Sie kann erst mit hohen Tagesdosen von 2–8 g erreicht werden.

Spezielle unerwünschte Wirkungen In Dosen zur Thrombocytenaggregation: Bronchospasmus. Nicht gesichert ist, ob das nach Verordnung von Salicylaten sehr selten auftretende Reye-Syndrom (Encephalopathie, fettige Degeneration der Leberzellen, [8, 500]) schon durch längere Zufuhr geringer Dosen oder erst durch höhere Dosen ausgelöst wird.
In analgetisch-antipyretischen Dosen: (gastrointestinale Beschwerden, Blutungen aus Ulcera), Schwindel, Ohrensausen gelegentlich.
In antirheumatischen Dosen: Inaktivierung von Gerinnungsfaktoren durch Acetylierung, Kopfschmerzen, Schwindel, starkes Ohrensausen, Hyperventilation mit respiratorischer Alkalose.

Intoxikation Ohrensausen, Schwindel, tiefe Atmung durch die direkt durch Salicylat bedingte metabolische Acidose; durch die Hyperventilation gleichzeitig respiratorische Teilkompensation mit niedrigem arteriellem pCO_2. Gleichzeitig kann $[HCO_3]^-$ gesenkt sein, weil es anstelle von Salicylat ausgeschieden wurde. Plasmaspiegel > 350 mg/l. Therapie: Bei leichten Fällen nur forcierte alkalische Diurese (nach Ausgleich der Hypohydratation) mit Substitution von K^+ und Ca^{++}. Bei schweren Fällen ist wegen der hohen Plasmaproteinbindung und des eher geringen Verteilungsvolumens eine Plasmapherese, evtl. auch eine Hämoperfusion wirksamer als eine (noch gerechtfertigte) Hämodialyse.

Diclofenac

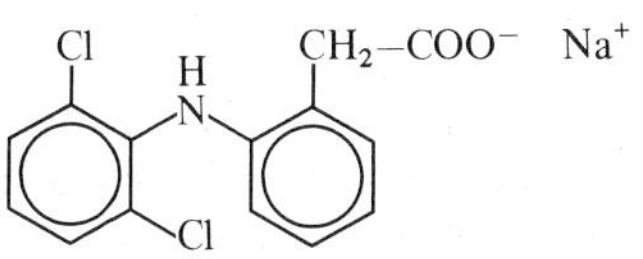

Diclofenac *(Voltaren)*
MW 318,1
Säure, pK_a 4,0

Pharmakokinetik Bioverfügbarkeit 60%, Plasmaproteinbindung über 99%, Verteilungsvolumen geschätzt 0,7 l/kg, Halbwertszeit 1,8 Std, nahezu vollständige Metabolisierung in der Leber und Ausscheidung der Metabolite in Urin und Galle. Vollständige Resorption aus Suppositorien.

Pharmakodynamik Kompetitive Hemmung der Cyclooxygenase, in sehr hoher Dosierung möglicherweise auch Beschleunigung des Wiedereinbaus von Arachidonsäure in Phospholipide.

Indikationen Entzündliche und auch degenerative Gelenkerkrankungen, Morbus Bechterew, akuter Gichtanfall, Weichteilentzündungen. Schwere Dysmenorrhoe.

Dosierung Erwachsene beginnend mit täglich 2 × 25 mg bis täglich 150 mg. Kinder 2–3 mg/kg.

Unerwünschte Wirkungen Gastrointestinale Störungen 20%, aber immer noch weniger als bei Acetylsalicylsäure oder Indometazin; ZNS-Störungen 5% (Kopfschmerz, Schwindel, Ohrensausen), aber vor allem Kopfschmerz weit weniger als beim „klassischen" Indometazin. Alle gruppenspezifischen unerwünschten Nebenwirkungen werden beobachtet, ohne daß eine davon besonders häufig oder schwer aufträte. Klinisch wichtige Interaktionen sind nicht bekannt. Die Pharmakokinetik ist nicht altersabhängig.

Indometazin

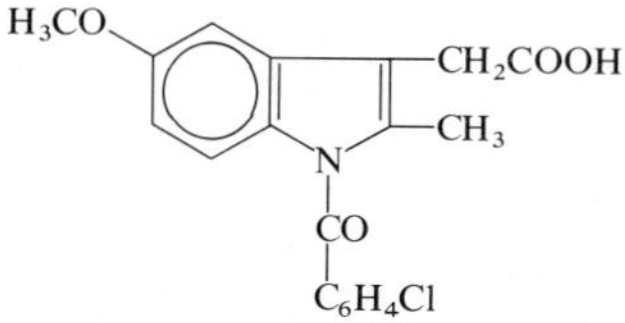

MW 357,80
Säure, pK_a 4,5

Pharmakokinetik Bioverfügbarkeit 98% (oral), 80% (rektal), Verteilungsvolumen 0,4–1,5 l/kg KG, Plasmaproteinbindung 92–95%, Halbwertszeit 4–12 h. 15% werden unverändert renal ausgeschieden (tubuläre Sekretion), der Rest wird hauptsächlich durch O-Demethylierung metabolisiert und als Glucuronid ausgeschieden. Der enterohepatische Kreislauf ist ausgeprägt. Toxische Plasmakonzentrationen > 6 mg/l.

Indikation und Dosierung Ungeeignet als Analgeticum und Antipyreticum. Geeignet als Antirheumaticum und zur Therapie der Gicht. Dosierung: Beginnend mit 2 × 25 mg/Tag bis zu einer Tagesdosis von 200 mg/Tag, bei der jedoch mit einer Vielzahl von unerwünschten Wirkungen zu rechnen ist.

Unerwünschte Wirkungen

- Stirnhirn-Kopfschmerz (20–60%) und Schwindel (10%) besonders bei Therapiebeginn.
- Psychische Symptome aller Art (häufiger als nach Phenylbutazon). Deshalb nicht verordnen bei Neurosen,
- Psychosen, Parkinsonismus, Epilepsie.
- Retinopathien, deshalb ophthalmologische Kontrollen.
- Na^+- und Wasserretention, Verzögerung der Li^+-Ausscheidung.
- Agranulocytosen sind seltener als nach Phenylbutazon.
- Gastrointestinale Störungen bei 25% aller Behandelten (mehr als bei Phenylbutazon).

Naproxen [62]

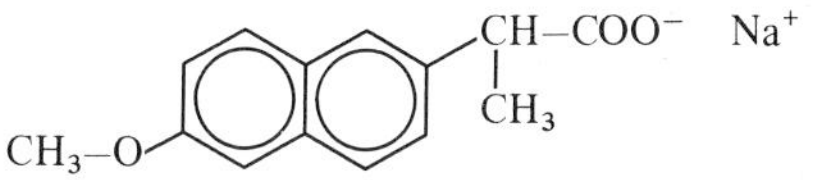

Naproxen
(Proxen)
MW 252,2
Säure, pK_a 4,5

Pharmakokinetik Bioverfügbarkeit 95%; Verteilungsvolumen 0,09 l/kg, Plasmaproteinbindung in therapeutischen Dosen 99%, bei sehr hohen Dosen Sättigung der Plasmaproteinbindung; Halbwertszeit 12–15 Std. Nur 10% werden vornehmlich durch tubuläre Sekretion renal unverändert ausgeschieden, aber diese Menge steigt nach Sättigung der Plasmaproteinbindung wegen des Anstieges des freien Naproxen im Plasma.

Pharmakodynamik Kompetitive Hemmung der Cyclooxygenase

Indikationen Wie Diclofenac

Dosierung Bis zu 750 mg täglich

Unerwünschte Wirkungen Gastrointestinale Symptome sind am häufigsten, ZNS-Symptome seltener. Wegen der hohen und zur Sättigung strebenden Plasmaproteinbindung des Naproxen in Kombination mit seinem kleinen Verteilungsvolumen sollten Interaktionen durch Verdrängung aus der Proteinbindung zu erwarten sein. Sie wurden beobachtet, haben aber keine klinische Relevanz gewonnen.

Ibuprofen

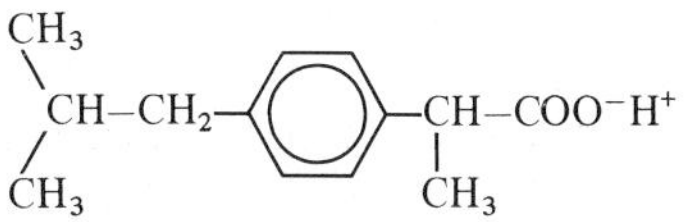

Ibuprofen *(Brufen)*
(Tabalon)
MW 206,3
Säure, pK_a 4,5

Pharmakokinetik Bioverfügbarkeit nahe 100%, Verteilungsvolumen 0,14 l/kg, Plasmaproteinbindung 99%, Elimination vollständig durch hepatischen Metabolismus, Halbwertszeit 2 Std.

Dosis 3 bis 4 × 400 mg täglich. Ungeachtet dieser hohen Substanzmengen wurde über klinisch relevante Interaktionen (am hepatischen Metabolismus oder an der Plasmaproteinbindung) bisher nicht berichtet.

Indikationen, unerwünschte Wirkungen Ibuprofen ist Antirheumaticum, wird aber auch als Analgeticum eingesetzt. Seine unerwünschten Wirkungen sind die der sauren Antirheumatica, aber insgesamt so gering, daß Ibuprofen in mehreren Ländern aus der Verschreibungspflicht entlassen wurde.

Piroxicam

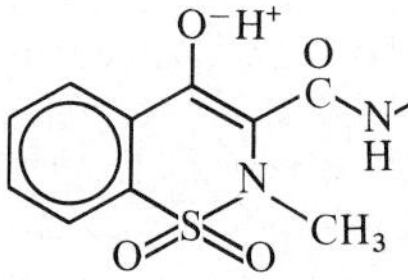

Piroxicam *(Felden)*
MW 331,3
Säure, pK_a 5,5

Pharmakokinetik Bioverfügbarkeit nahe 100%, Verteilungsvolumen 0,14 l/kg, Plasmaproteinbindung 99%, Elimination hauptsächlich durch hepatischen Metabolismus mit 30–60 Std. Halbwertszeit und altersunabhängig, aber besonders lang bei Leberinsuffizienz.

Pharmakodynamik und Indikationen Wie bei den anderen sauren Antirheumatica

Dosierung Die lange Halbwertszeit erlaubt die Verordnung nur einer Tagesdosis von 20 mg, aus dem gleichen Grund ist auch die Gabe einer Ladungsdosis von 40 mg empfohlen worden. Dem Vorteil der singulären Tagesdosis steht die Gefahr gegenüber, daß bei Unverträglichkeitserscheinungen z. B. aus allergischer Ursache das auslösende Agens gefährlich lange im Organismus verbleibt.

Unerwünschte Wirkungen Gastrointestinale Beschwerden in 20% besonders bei höherer Dosierung; Nierenfunktionsstörungen bedürfen besonderer Aufmerksamkeit; Phototoxizität wurde beobachtet.

Pyrazolonderivate

Stoffe *Propyphenazon* (in vielen Kombinationspräparaten) dient als Analgeticum und Antipyreticum.
Metamizol (Noramidopyrin-methansulfonat, *Novalgin*), ist Analgeti-

cum und Spasmolyticum für Sonderindikationen. Es ist wasserlöslich und dadurch i. v. injizierbar.
Phenylbutazon und *Oxyphenbutazon* sind Antirheumatica für sehr begrenzte Sonderindikationen.

Phenylbutazon

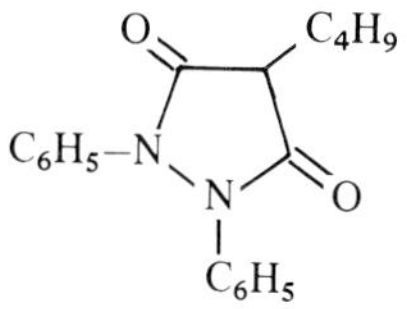

Pyrazolonderivate sind gut bioverfügbar. Phenylbutazon und Oxyphenbutazon sind Säuren mit 99% Plasmaproteinbindung. Sie werden auch zu einem erheblichen Teil unverändert durch die Nieren ausgeschieden, wobei sie andere Stoffe kompetitiv erst vom tubulären Sekretionssystem, später von Rückresorptionssystem verdrängen. Die hohe Plasmaproteinbindung, die Inanspruchnahme des Monoxygenasensystems und des tubulären Sekretions- und Rückresorptionssystems schaffen Voraussetzungen für viele und unübersichtliche Interaktionen zwischen Phenylbutazon und Oxyphenbutazon einerseits und Pharmaka mit ähnlicher Pharmakokinetik andererseits. Verstärkt wird z. B. die Wirkung von Phenprocoumon, Phenytoin und oralen Antidiabetica.

Unerwünschte Wirkungen

Phenylbutazon und Oxyphenbutazon unterscheiden sich nicht wesentlich in ihren (erwünschten und) unerwünschten Wirkungen. Von den systembedingten unerwünschten Wirkungen ist die Na^+- und Wasserretention besonders wichtig: sie kann zu einer Zunahme des Plasmavolumens um 50% führen. Von den substanzspezifischen unerwünschten Wirkungen sind wichtig:

- Agranulocytose mit schlechter Rückbildungstendenz. Die Agranulocytoseinzidenz war der hauptsächliche Beweggrund für die strenge Indikationseinschränkung bei den früher häufig verordneten Stoffen Phenylbutazon, Oxyphenbutazon und Metamizol.
- Senkung des Blutdruckes nach intravenöser Injektion von Metamizol kommen vor. Sie waren ein weiterer Grund für die Indikationseinschränkung bei Metamizol.
- Dermatologische Reaktionen (immunologische Ursache?).
- Verschlechterung der Leber- und Pankreasfunktion besonders nach Vorschädigung (Alkohol).
- Verstärkung einer bestehenden Krampfneigung (durch Wasserretention?).

Gold [85]

Gold wird durch intramusculäre Injektion in Form löslicher Verbindungen (Aurothioglucose *Aureotan*) zugeführt. Bei oraler Gabe von Auranofin *(Ridaura)* beträgt die Bioverträglichkeit 25%.

Pharmakokinetik, Dosierung Die Pharmakokinetik ist zu Therapiebeginn ganz anders als während der Dauertherapie. Man beginnt mit einer Injektion von 5–10 mg und beobachtet in der folgenden Woche genau das Auftreten unerwünschter Wirkungen (s. unten), injiziert höchstens 25 mg in der zweiten und höchstens 50 mg in der dritten und jeder folgenden Woche, bis man eine Gesamtdosis von 300–400 mg Gold appliziert hat. Wegen einer Goldelimination von etwa 1 mg/Tag injiziert man im Abstand von 3 Wochen jeweils 25 mg Gold nach und untersucht dabei stets das Blutbild. Plasmaproteinbindung 95%, Elimination zu ¾ renal, zu ¼ intestinal, Anreicherung in den von der rheumatischen Erkrankung befallenen Geweben.

Pharmakodynamik Gold wird in viele Zellen, darunter besonders in die Zellen der cellulären Immunabwehr aufgenommen. In den Makrophagen und anderen Zellen hemmt es die lysosomalen Hydrolasen. Genauere Kenntnisse über die Wirkungsmechanismen fehlen.

Unerwünschte Wirkungen

- Granulocytopenien (als Ausdruck einer Allergie?).
- Dermatitis und Stomatitis bei 40%, gastrointestinale Beschwerden bei 20–50% aller Patienten.
- Glomerulonephritis, Tubulusnekrose, Leuko- und Thrombopenien sind zwar selten, erfordern aber die Überwachung des Patienten vom Beginn der Therapie an (Blutbild, Urin, Sediment).

Bei schweren Nebenwirkungen muß die Therapie beendet werden. Die Elimination kann mit Dimercaprol beschleunigt werden.

Indikation Basistherapie bei chronischen rheumatischen Erkrankungen.

d-Penicillamin

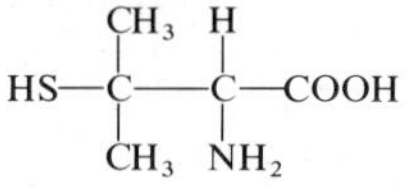

MW 149,21
pK_a der HS-Gruppe 10,5
der HOOC-Gruppe 1,8
der Aminogruppe 7,9

Pharmakokinetik Penicillamin *(Trolovol)* ist zu 50% bioverfügbar, das Verteilungsvolumen beträgt ca. 1,4 l/kg KG, ein Teil der Verbindung ist kovalent an Protein gebunden. Nach neueren Untersuchungen liegt die Plasmahalbwertszeit mit 86–110 min erheblich unter den früher angegebenen Werten (3,5 h). Als D-Aminosäure wird Penicillamin nicht metabolisiert. Es kann jedoch Disulfide mit sich selbst und mit Cystein bilden.

Dosierung Bei primär chronischer Polyarthritis 250 mg/Tag bis 750 mg/Tag ansteigend.
Bei Schwermetallintoxikationen oral oder intravenös bis zu 3 g/Tag für 4 Wochen, danach Unterbrechung für mindestens 2 Wochen.

Pharmakodynamik Der Wirkungsmechanismus bei primär-chronischer Polyarthritis ist ungeklärt und beruht vielleicht auf einer Hemmung der Vernetzung von Tropokollagen oder auf einer Depolymerisation von Immunkomplexen. Der Wirkungsmechanismus bei Schwermetallvergiftungen mit Quecksilber, Blei, Gold, Kobalt, Kupfer und Zink beruht auf einer Chelatbildung mit diesen Metallen. Die Chelate sind gut nierengängig und werden schnell ausgeschieden.

Unerwünschte Wirkungen

- *Neuropathien* (Myasthenie-Syndrom) durch Bildung einer Schiff-Base mit Vitamin B_6 (durch Substitution von Vitamin B_6 zu beseitigen).
- Geschmacksstörungen durch Verarmung an Kupfer (durch Kupfersubstitutionen zu beseitigen), gastrointestinale Symptome (häufig).
- Leukopenien, die in einzelnen Fällen zu irreversibler Agranulocytose führen können. Ständige Blutbildkontrolle! Ursache ist eine Überempfindlichkeit. Bestehende Leuko- oder Thrombopenie = Kontraindikation.
- *Immunnephritis* mit Proteinurie. Schwerste und bedenklichste Nebenwirkung. Bestehender Nierenschaden ist Kontraindikation.
- Haut-, Schleimhaut- und gastrointestinale Reaktionen (30%).

Indikation Basistherapie bei chronischen rheumatischen Erkrankungen.

Chloroquin

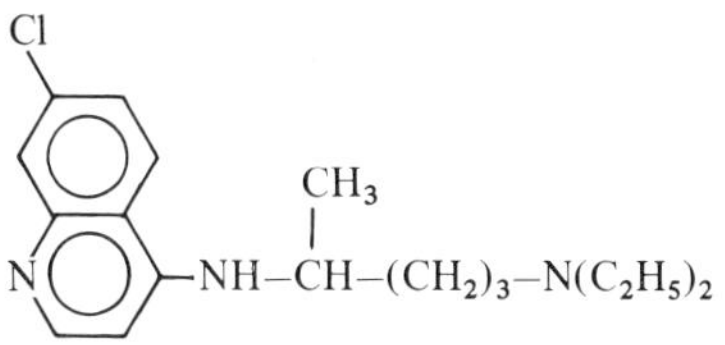

Chloroquin *(Resochin)*
MW 319,88
Base, pK_a 8,4

Pharmakokinetik Resorption gastrointestinal >90%, Verteilungsvolumen zu hoch für Hämodialyse, Proteinbindung 55%, Halbwertszeit 5–7 Tage. Lunge, Leber, Milz und Nieren enthalten hohe Chloroquin-Konzentrationen. Zufuhr möglichst per os, da nach i.v. Injektion starke Blutdrucksenkung möglich.

Dosierung Dosierung bei rheumatischen Erkrankungen: 250 m/Tag, Richtdosis für Kinder 4 mg/kg KG und Tag. Malaria: s. S. 407.

Pharmakodynamik bei rheumatischen Erkrankungen Chloroquin wirkt bei 40% der behandelten Patienten mit primär chronischer Polyarthritis mit einer Latenzzeit von mehreren Monaten. Der Wirkungsmechanismus ist unbekannt.

Unerwünschte Wirkungen ***Häufig:*** Durch Einlagerung von Chloroquin Corneatrübung (reversibel) und Hautreaktionen (Pruritus), Kopfschmerz, Haarausfall, Anorexie und Myopathien.

Selten: Retinaschäden (Rotsehen, irreversibel), ototoxisch, Photoallergien und Depigmentierung, Psychosen, Hämolysen bei Glucose-6-Phosphat-Dehydrogenasemangel.

Indikation Basistherapie der chronisch-rheumatischen Erkrankungen.

Mittel zur Behandlung der Gicht

Indomethacin Akuter Gichtanfall: 300 mg/Tag auf mehrere Einzeldosen verteilt, nach Abklingen des Anfalls (2–3 Tage) Dosis reduzieren in Schritten von 50 mg.

Phenylbutazon Akuter Gichtanfall (wenn früher Indomethacin versagt hat): 600–800 mg/Tag auf mehrere Einzeldosen verteilt, Reduktion in Schritten von 100 mg.

Colchicin ***Pharmakokinetik und Dosierung.*** Alkaloid der Herbstzeitlose mit MW = 399,45, unter physiologischen Bedingungen nichtionisiert, aber wasserlöslich. In Deutschland nur für orale Zufuhr erhältlich *(Colchicum-Dispert).* Resorption schnell und vollständig, Wirkungsbeginn frühestens 30 min nach erster Dosis. Verteilungsvolumen 2,2 l/kg KG, Plasmaproteinbindung 32%, Halbwertszeit 20 h. Zur langen Halbwertszeit (und damit zur starken Kumulationsneigung) trägt ein enterohepatischer Kreislauf bei. 20% werden unverändert renal eliminiert, der Rest metabolisiert. Deshalb braucht bei Therapie des akuten Anfalls die Dosis wegen einer Niereninsuffizienz nicht reduziert werden. Dosierung im akuten Anfall: 0,5 mg stündlich bis maximal 8 mg Gesamtdosis oder bis zum Rückgang der Schmerzen bei geringerer Dosis, danach Verlängerung des Dosierungsintervalls.

Indikation und Wirkungsmechanismus. Colchicin ist das wirksamste Mittel in der Therapie des akuten Gichtanfalls. Es wirkt so spezifisch gegen Schmerzen durch Gicht, daß Erfolg oder Mißerfolg einer Colchicingabe differentialdiagnostische Bedeutung hat.
Der Wirkungsmechanismus ist nicht klar. In Betracht zu ziehen sind folgende Umstände:

- Colchicin verhindert die Bildung der T-Untereinheiten der Mikrotubuli. Bei einer Entzündung führt dies zu einer Verminderung der Leukocytenbeweglichkeit.

- ○ Colchicin hemmt die Teilung von Zellen in der Metaphase. Die Bildung der Teilungsspindel wird gestört.
- ○ Colchicin hemmt die Phagocytose durch polymorphkernige Leukocyten. Offen ist, ob die biochemischen Vorgänge, die für die Immobilisierung und Teilungshemmung von Zellen relevant sind, auch hierfür eine Rolle spielen. Hemmung der Phagocytose bedeutet sowohl Reduktion der Entstehung hierbei freiwerdender Harnsäure als auch Reduktion des Anfalls saurer Stoffwechselprodukte (Milchsäure) des Leukocytenstoffwechsels. Solche sauren Produkte könnten zu einer Senkung des Gewebs-pH und damit zur Ausfällung von Harnsäure führen.
- ○ Colchicin reduziert die Freisetzung eines schmerzerzeugenden Glycoproteins, das durch Neutrophile nach Phagocytose von Uratkristallen freigesetzt wird.

Unerwünschte Wirkungen

- ● *Gastrointestinale Beschwerden* treten bereits bei therapeutischer Dosierung im oberen Bereich auf: Tenesmen, Übelkeit, Erbrechen. Gleichzeitig kommt es zu Resorptionsstörungen, die aber bei einer kurzdauernden Therapie noch erträglich bleiben. Überdosierung führt zu reiswasserähnlichen Durchfällen mit bedrohlichen Elektrolyt- und Wasserverlusten.

Allopurinol

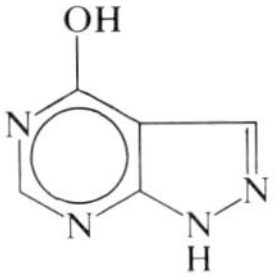

MW 136,11
Säure, pK_a 9,4

Pharmakokinetik und Dosierung. Resorption 80%, Verteilungsvolumen 1,6 l/kg, Halbwertszeit 6 h, aber der aktive Metabolit Oxpurinol hat 1 Tag Halbwertszeit. Plasmaproteinbindung 5%. Bei Dauertherapie werden 20% unverändert renal ausgeschieden. Bei Niereninsuffizienz ohne Dialysepflicht braucht die Dosis nicht reduziert werden. Initial 6 × 100 mg/Tag zur Senkung der Plasma-Harnsäure-Konzentration, später 1–2 × 100 mg/Tag zur Dauerprophylaxe.

Wirkungsmechanismus. Der therapeutisch relevante Hauptmechanismus ist die Hemmung der Xanthinoxidase, wodurch sowohl die Reaktion Hypoxanthin→Xanthin als auch die Reaktion Xanthin →Harnsäure gehemmt wird.

Unerwünschte Wirkungen. Zu Therapiebeginn evtl. Auslösung eines akuten Gichtanfalls (Therapie: Colchicin, Prophylaxe: Hohe Diurese durch hohe Flüssigkeitszufuhr). Später gastrointestinale Beschwerden, Juckreiz, Hautsymptome, Fieber.

- ○ Allopurinol wird als Gichtprophylakticum bei cytostatischer Therapie eingesetzt und hemmt dann den Abbau von 6-Mercaptopurin.

Uricosurica: Probenecid, Sulfinpyrazon, Benzbromaron

Wirkungsmechanismus. Weil Harnsäure einen pK_a von 5,6 hat, wird ein großer Teil der glomerulär filtrierten Harnsäure bei physiologischem Urin-pH in den Tubuli rückresorbiert. Dem kann man auf zwei Wegen entgegenwirken:

1) Man erzeugt einen erhöhten Fluß alkalischen Urins. Dann steigt der Anteil ionisierter, nicht rückresorbierbarer Harnsäure in der Tubulusflüssigkeit.

2) Man blockiert den tubulären Rückresorptionsmechanismus für Säuren mit Uricosurica. Die hierfür brauchbaren Pharmaka blockieren jedoch in niedrigen Dosen erst den tubulären Säuresekretionsmechanismus und erst in höheren Dosen den Reabsorptionsmechanismus. Hieraus folgt, daß zu Beginn der Therapie ein Gichtanfall ausgelöst werden kann (den man mit Colchicin beherrschen kann).

Pharmakokinetik, Dosierung, unerwünschte Wirkungen

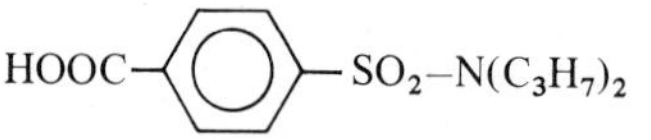

***Probenecid** (Benemid)*
MW 285,36
Säure, pK_a 3,4

Resorption >90%, Verteilungsvolumen 0,15 l/kg KG, Plasmaproteinbindung 90–95%, Halbwertszeit (bei hoher prophylaktischer Dosierung) 8–12 h. Hauptsächlich das Glucuronid, aber nur wenig Probenecid werden renal eliminiert. Gastrointestinale und dermatologische Symptome können auftreten. Dosis 2–3 g/Tag.

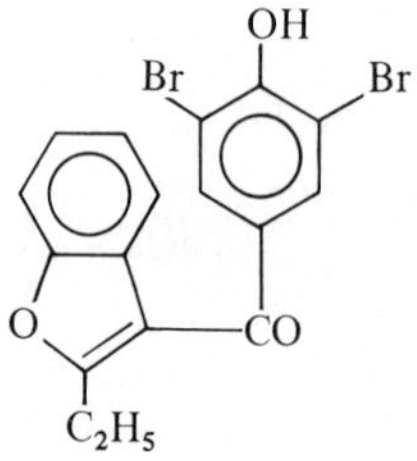

***Benzbromaron** (Uricovac)* [164]
MW 424,09
Säure

Resorption 50%, Verteilungsvolumen 1,2 l/kg KG, Dosis 80 mg/Tag. Diarrhoen können auftreten.

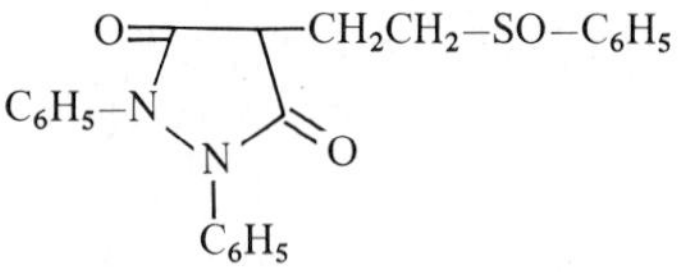

***Sulfinpyrazon** (Anturano)*
MW 404,49
Säure, pK_a 2,8

Resorption >90%, Verteilungsvolumen 0,15 l/kg KG, Plasmaproteinbindung 99%, Halbwertszeit 4 h. 50% werden unverändert renal ausgeschieden. Bei Niereninsuffizienz verringert man deshalb die Dosis. Uricosurische Dosis: 3 × 100 mg oder 2 × 200 mg/Tag.

Wegen der nahen Verwandtschaft zu Phenylbutazon sind Blutbildkontrollen angebracht.

Interaktionen Wegen ihres Säurecharakters verdrängen sich die Uricosurica untereinander von den tubulären Transportsystemen, die gleiche Interaktion besteht aber auch mit anderen sauren tubulär sezernierten Substanzen wie z. B. mit Acetylsalicylsäure oder Penicillinen. Probenecid wird eingesetzt, um die tubuläre Elimination von Penicillinen zu verlangsamen.

Calciumionen an der glatten Muskulatur und Herzmuskulatur

Die molekularbiologischen Vorgänge bei der Wirkung von Pharmaka auf das Kontraktionsverhalten der glatten Muskulatur und der Herzmuskulatur waren noch vor zehn Jahren weitgehend unbekannt. Die Tatsachen über die Wirkungsweise von Glyceroltrinitrat, Noradrenalin, Isoprenalin, Nitroprussid-Natrium oder Herzglycosiden mußte man ohne nähere Kenntnis der tieferen Ursachen auswendig lernen. Heute ist das Netzwerk der Vorgänge bei der Kontraktion und Relaxation so weit bekannt, daß man es zum molekularbiologischen Verständnis der Wirkung myotroper Pharmaka heranziehen kann. Obwohl unsere Kenntnisse noch nicht umfassend sind, wissen wir, daß den Ca^{2+}-Ionen eine entscheidende Bedeutung für die Kontraktion aller Arten von Muskulatur zukommt. Aus didaktischen Gründen empfiehlt sich, die Vorgänge bei der phylogenetisch älteren glatten Muskulatur zuerst darzustellen und danach zu erläutern, welche Änderungen des Systems dazu geführt haben, daß Herz- und Skelettmuskulatur erhöhten Anforderungen gerecht werden können. Unser Wissen sowohl zur glatten Muskulatur als auch zur Herzmuskulatur wollen wir in vier Fragenkreise ordnen:

- *1. Wie kommen Calciumionen in die Zelle?*
- *2. Wie führen Calciumionen in der Zelle zur Kontraktion?*
- *3. Wie wird die Kontraktion beendet?*
- *4. Wie werden Calciumionen aus dem Cytoplasma entfernt?*

Glatte Muskulatur [5, 35, 77, 78, 79, 80, 328]

1. Wie kommen Calciumionen in die Zelle?

Wir machen uns dies anhand der Abbildung 37 klar. Zwischen den Calciumkonzentrationen im Extrazellulärraum ($\geqq 10^{-3}$ M) und im Intrazellulärraum der relaxierten Zelle ($\sim 10^{-7}$ M) besteht ein großer Unterschied. Deshalb strömen Ca^{2+}-Ionen schnell in die Glattmuskelzellen ein, wenn sich auf deren Plasmamembran Kanäle für Calciumionen öffnen. Calciumkanalproteine wurden bisher noch nicht aus der Glattmuskulatur, sondern aus der quergestreiften Muskulatur isoliert [52, 99, 144, 172, 173].

Es gibt zwei Arten solcher Kanäle: potentialgesteuerte Kanäle (POCs, potential operated channels) und rezeptorgesteuerte Kanäle (ROCs, receptor operated channels). Vielleicht sind beide Kanäle biochemisch sehr ähnlich.

- ***Potentialgesteuerte Kanäle (POCs)*** öffnen sich, wenn das Membranpotential der Zellen – aus welchen Gründen auch immer – absinkt.

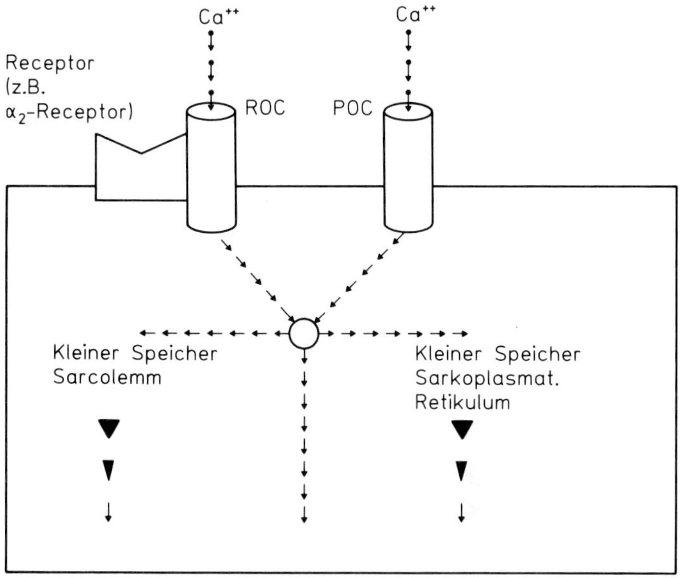

Abb. 37. Anstieg der Calciumionenkonzentration im Cytoplasma der glatten Muskulatur

Sie kommen nicht auf allen Glattmuskelzellen vor, aber überall, wo sie vorkommen, haben sie gegen Calciumkanalinhibitoren (z. B. Nifedipin) ungefähr die gleiche Empfindlichkeit. POCs in der glatten Muskulatur werden durch Transmitterstoffe meist gar nicht beeinflußt.

- ***Rezeptorgesteuerte Kanäle (ROCs)*** öffnen sich, wenn mit ihnen verbundene Rezeptoren durch Agonisten, z. B. durch Noradrenalin besetzt werden. Die Rezeptoren vermitteln die Öffnung der ROCs direkt über ein N-Protein, nicht etwa über die Bildung intrazellulärer Signalmoleküle. ROCs kommen auf allen Arten glatter Muskulatur vor, sind aber gegen Calciumkanalinhibitoren sehr unterschiedlich empfindlich. Dies ist eine wesentliche Ursache für die unterschiedliche Empfindlichkeit verschiedener Arten glatter Muskulatur gegen den gleichen Calciumkanalinhibitor.

- ***Freisetzung aus intrazellulären Speichern.*** Die Einstromgeschwindigkeit der über geöffnete ROCs und POCs einströmenden Ca^{2+}-Ionen reicht noch nicht aus für eine schnelle Anfangsphase der Kontraktion der glatten Muskulatur. Je mehr eine solche schnelle Anfangsphase charakteristisch für eine bestimmte Art glatter Muskulatur ist, desto deutlicher ist ein intrazelluläres Ca^{2+}-Speichersystem ausgebildet, aus dem zusätzlich Ca^{2+}-Ionen freigesetzt werden können. Der erste Speicher liegt an der *Innenseite der Plasmamembran,* der zweite Speicher ist das *sarkoplasmatische Retikulum.* Die Ca^{2+}-Freisetzung aus ihnen wird durch die über POCs und ROCs einfließenden Calciumströme getriggert (Verstärkereffekt). Beide Speicher sind in der glatten Muskulatur noch nicht sehr groß, und in manchen Arten glatter Muskulatur fehlen sie praktisch ganz. Ihre Entleerung verstärkt und beschleunigt deshalb nur die Anfangsphase der Kontraktion. Danach wird die Kontraktion durch den über POCs und ROCs einfließenden Ca^{2+}-Strom aufrechterhalten. Die auf Seite 41 beschriebene Calciumfreisetzung aus dem endoplasmatischen Retikulum durch das Phosphoinositolsystem spielt bei allen Arten der Muskulatur nach bisheriger Erkenntnis keine wesentliche Rolle. Hingegen wird das Phosphoinositolsystem durchaus als eines der für die Öffnung der ROCs verantwortlichen Systeme diskutiert.

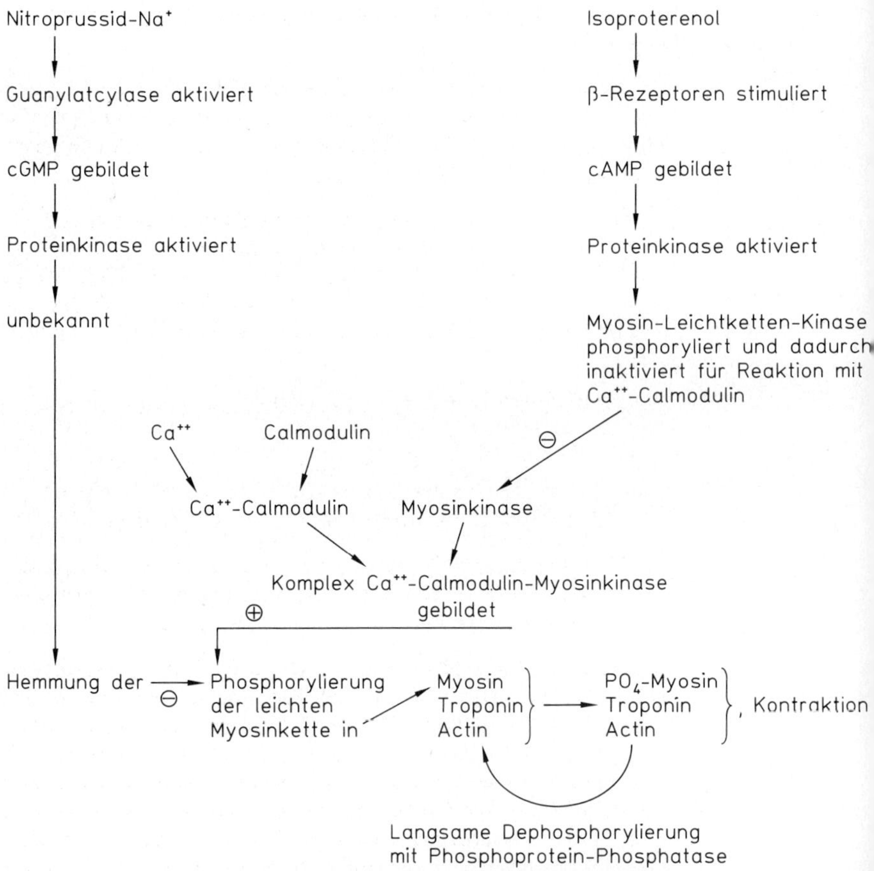

Abb. 38. Kontraktionszyklus der glatten Muskulatur

2. Wie führen Ca^{2+}-Ionen in der Glattmuskelzelle zur Kontraktion?
Hierzu betrachten wir die Abbildung 38. Die freigesetzten Ca^{2+}-Ionen vereinigen sich im Cytoplasma mit Calmodulin.

Ca^{2+}-Calmodulin aktiviert Myosin(Leichtketten)-Kinase, indem es einen Komplex [Ca^{2+}-Calmodulin-Myosinkinase] bildet. Die Aktivität des so gebildeten Komplexes kann gegenreguliert (gehemmt) werden durch cAMP-bildende Vorgänge (z. B. durch Stimulation von β-Rezeptoren auf der glatten Muskelzelle). Wenn cAMP ansteigt, wird eine Proteinkinase aktiv, die die Myosinkinase phosphoryliert, worauf sich die Bindung zwischen Ca^{2+}-Calmodulin und Myosinkinase löst.

Ca^{2+}-Calmodulin-Myosinkinase phosphoryliert unter Verbrauch von MgATP das Myosin. Diese Aktivierung kann gegenreguliert (gehemmt) werden durch cGMP-bildende Vorgänge, z. B. durch Aktivierung der Guanylatzyklase mit NO-Anlieferung aus Nitroprussid-Natrium (s. 223) mit Glycerolnitraten (s. 219) oder mit Molsidomin (s. 222).

Phosphoryliertes Myosin reagiert mit Actin. Diese Reaktion führt zur Kontraktion. - Troponin in der glatten Muskelzelle kann Ca^{2+} noch nicht annehmen und trägt deshalb noch nicht zur Einleitung des Kontraktionsvorganges bei.

3. Wie wird in der glatten Muskulatur die Kontraktion beendet?
Der Komplex PO_4-Myosin-Troponin-Actin wird durch eine Phosphoprotein-Phosphatase (langsam!) dephosphoryliert, worauf die Verbindung Myosin-Actin sich löst. Zur Beendigung der Kontraktion ist auch die Entfernung von Calciumionen aus dem Cytoplasma nötig.

4. Wie werden die Ca^{2+}-Ionen aus dem Cytoplasma der Glattmuskelzelle entfernt?
Hierfür bestehen zwei Mechanismen, die an der Glattmuskelzelle noch schwach ausgeprägt sind, bei der Herz- und Skelettmuskulatur aber mit hoher Geschwindigkeit und Kapazität arbeiten.

Ca^{2+}-Auswärtspumpe. Über diese Pumpe verfügen alle Glattmuskelzellen. Für sie wird Energie aus ATP mit einer Ca^{2+}-abhängigen ATPase bereitgestellt.

Speicherung im sarkoplasmatischen Retikulum (auch im Sarkolemm). Glattmuskelzellen aus vielen, aber nicht allen Gebieten verfügen über die Fähigkeit, einen Teil des cytoplasmatischen Ca^{2+} in das sarkoplasmatische Retikulum zurückzuspeichern. Die hierfür notwendige Pumpe wird durch Ca^{2+}-Calmodulin aktiviert. In Ausnahmefällen ist die Aktivierung aber auch durch cAMP-liefernde Prozesse, also z. B. durch Stimulation von Betarezeptoren möglich. Diese Variante zeigt bereits einen Übergang zu den Verhältnissen bei der Herzmuskulatur.

Herzmuskulatur

Vergleichende Betrachtung zwischen glatter Muskulatur und Herzmuskulatur

Die Existenz eines Pumpsystems in einem primitiven Kreislauf ist ein evolutionärer Vorteil. Eine solche Pumpe muß aber schneller kontrahieren und relaxieren als Glattmuskulatur das tut. Die Bereitstellung und Entfernung von intrazellulärem Ca^{2+} muß also erheblich beschleunigt werden, und auch das lange Bestehen des PO_4-Myosin-Troponin-Actin-Komplexes der glatten Muskulatur muß evolutionär überwunden werden.

Für die schnelle Bereitstellung von Ca^{2+} werden in der Herzmuskulatur zwei Wege geöffnet: Ausmaß und Geschwindigkeit der Ca^{2+}-Freisetzung aus dem sarkoplasmatischen Retikulum nehmen zu, und der Ca^{2+}-Einstrom aus dem Extrazellulärraum durch Calciumkanäle steigt. Am Herzen gibt es keine ROCs, d.h. keine Kanäle, die potentialunabhängig öffnen. Die „POCs" am Herzen sind mit denen der glatten Muskulatur nicht gleichzusetzen: Ca^{2+}-Kanäle der Herzmuskulatur öffnen sich potentialabhängig, aber auch abhängig von der Stimulation von β-Rezeptoren. Zur maximalen Aktivierung aller POCs, die am Herzen weit mehr Bedeutung für den Ca^{2+}-Einstrom haben als an der glatten Muskulatur, bedarf es einer tiefen Depolarisation und schnellen Repolarisation, wie sie in dieser Form bei glatter Muskulatur nicht vorkommt. Sie wird an der Herzmuskelzelle durch die neue Funktion „Na^+-Aktionspotential" eingerichtet. Die bei einem solchen Aktionspotential eintretende minimale intrazelluläre Zunahme an Natrium und Abnahme an Kalium muß im Mittel rückgängig gemacht werden. Hierzu ist eine *Na^+-K^+-Pumpe* neu in Funktion genommen, und zusätzlich gibt es einen Na^+-Ca^{2+}-Austausch *(Na^+-Ca^{2+}-Antiport).*

Für die schnelle ***Entfernung von Ca^{2+} aus dem Cytoplasma*** sind in der Herzmuskelzelle zwei Wege ausgebaut: Sowohl die Wiederaufnahme von Ca^{2+} in das sarkoplasmatische Retikulum als auch das Wegschaffen von Ca^{2+} aus der Zelle verlaufen in der Herzmuskelzelle mit weit höherer Kapazität und Schnelligkeit als in der Glattmuskelzelle.

Die Hauptsache, nämlich die sehr große Beschleunigung im Wechsel zwischen Kontraktion und Relaxation wurde in der Evolution nicht durch Ausbau des Myosin-Mechanismus, sondern durch Neueinrichtung und Ausbau des Troponinmechanismus erreicht. Die Schnelleinleitung und Schnellbeendigung der Kontraktion geschieht über Calcifizierung und Decalcifizierung von Troponin C. Der im glatten Muskel angelegte Weg über Myosin dient nur noch zur Modulation der Kontraktion. Die NO-liefernden Pharmaka (Nitroprussid-Natrium, Glycerylnitrate, Molsidomin) haben damit ihren hemmenden Einfluß auf die Kontraktion nahezu vollständig verloren. Das erklärt die Selektivität ihrer Wirkung auf die glatte Muskulatur.

Nach dieser Übersicht arbeiten wir die dabei dargestellten Hauptunterschiede in unsere vier Fragenkreise ein.

1. Wie kommen Calciumionen in die Herzmuskelzelle? [459]
Wir betrachten hierzu Abbildung 39. Die vollständige Aktivierung der Calcium-Kanäle verlangte die Erfüllung von zwei Bedingungen: Die Depolarisation des Membranpotentials muß tief genug sein und wenigstens über eine kurze Zeit innerhalb der Depolarisationszeit müssen die Kanäle phosphoryliert sein. Die erste Bedingung der tiefen Depolarisation erfüllt die Herzmuskelzelle durch die „Neueinrichtung“ der Depolarisation durch den schnellen Na^+-Einstrom (Na^+-Aktionspotential). Die Phosphorylierung der Calcium-Kanäle geschieht durch eine cAMP-abhängige Proteinkinase. Durch Aktivierung von β-Rezeptoren mit nachfolgender Mehrbildung von cAMP wird die Phosphorylierung der POCs gesteigert [106]. Dadurch wird während der Depolarisation die Öffnungshäufigkeit von bisher schon öffnenden POCs erhöht, und bisher noch geschlossenene POCs werden öffnungsfähig gemacht. Stimulation von β-Rezeptoren erhöht den Ca^{2+}-Einstrom über Kanäle während der Depolarisation von Herzmuskelzellen.

Eine ***Vermehrung des kontraktions-wirksamen Ca^{2+} mit Digitalisglycosiden*** wird auf anderem Weg erreicht. Durch die „Neueinrichtung Na^+-Aktionspotential“ kommt es zu einer minimalen Zunahme von Na^+ intrazellulär bei jedem Aktionspotential. Eine neu eingerichtete Pumpe, die membranständige Na^+, K^+-ATPase, befördert dieses intrazelluläre Natrium im Austausch gegen Kalium in den Extrazellulärraum zurück. Hemmt man die Na^+, K^+-ATPase mit Digitalisglycosiden, so steigt die intrazelluläre Na^+-Konzentration. Deshalb nimmt der Na^+-Gradient über die Membran ab, der die Energie für die Ca^{2+}-Abgabe durch den Ca^{2+}-Na^+-Antiport bereitstellt. Dies führt zur Zunahme des intrazellulären Ca^{2+} und damit zu einer positiv-inotropen Wirkung.

2. Wie führen Ca^{2+}-Ionen in der Herzmuskelzelle zur Kontraktion?
Ca^{2+} reagiert mit ***Troponin C,*** wonach durch Konformationsänderung des Troponin die Troponin-Verriegelung zwischen Actin und Myosin weggezogen wird und die Kontraktion erfolgt. Man beachte, wie wenig Schritte bei der Herzmuskulatur zwischen Calcium-Einstrom und Kontraktion liegen.

3. Wie wird die Kontraktion in der Herzmuskelzelle beendet?
Durch Ca^{2+}-Einstrom wird parallel zur Kontraktionsauslösung auch eine Proteinkinase aktiviert, und diese Aktivierung kann durch cAMP-liefernde Vorgänge (β-Rezeptorenaktivierung) verstärkt werden. Die Proteinkinase phosphoryliert Troponin I, worauf sich Ca^{2+} von Troponin C wieder löst. Troponin gewinnt damit sofort seine Riegelfunktion zurück (und wird desphosphoryliert). Die Kontraktion ist beendet, wenn das freiwerdende Ca^{2+} sofort aus dem Cytoplasma entfernt wird.

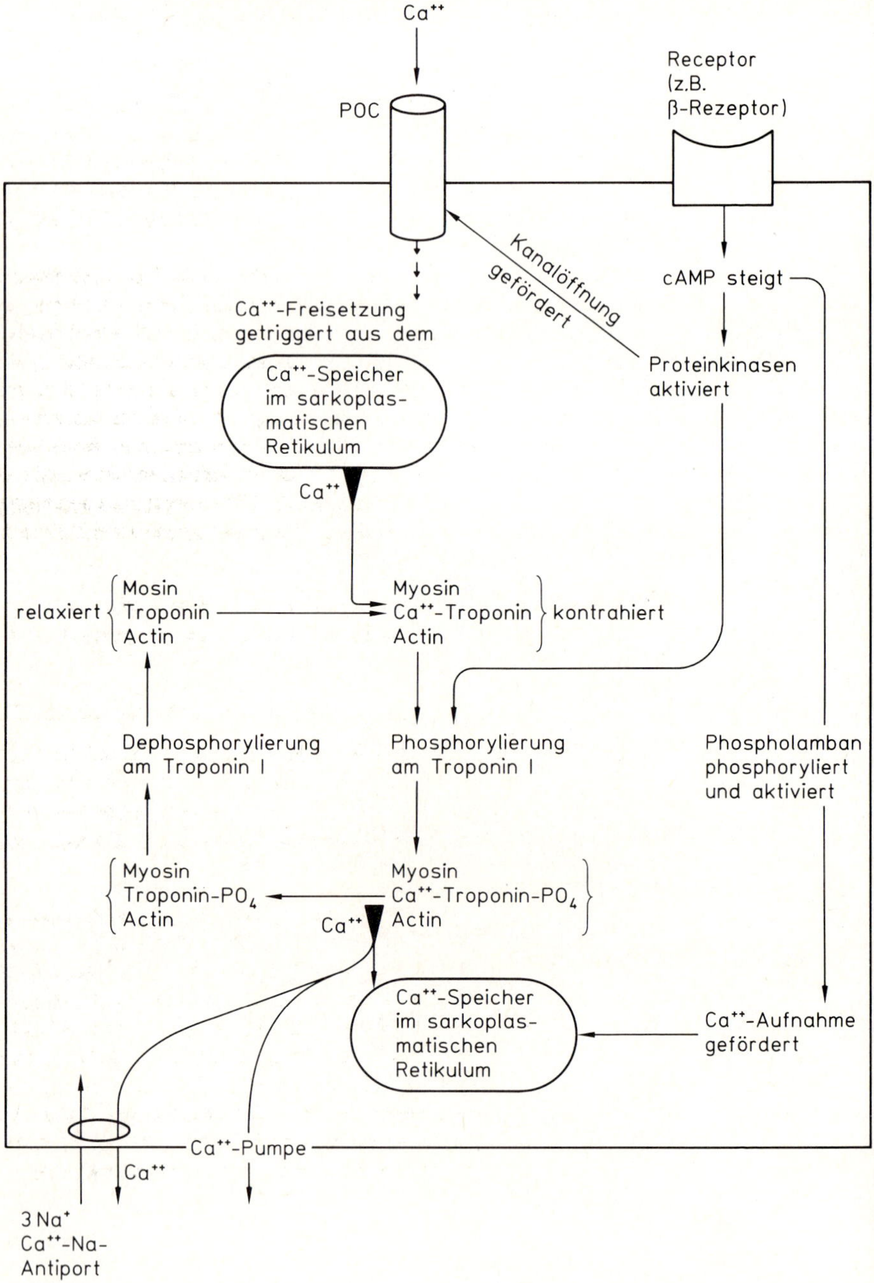

Abb. 39. Ca^{++}-Ionen und Kontraktionszyklus an der Herzmuskulatur

4. Wie werden Ca^{2+}-Ionen aus dem Cytoplasma der Herzmuskelzelle entfernt?

Speicherung im sarkoplasmatischen Retikulum. Eine Ca^{2+}-stimulierte MgATPase pumpt Ca^{2+}-Ionen schnell in das Lumen des Ca^{2+}-speichernden sarkoplasmatischen Retikulums zurück. Dieser Pumpvorgang wird noch beschleunigt, wenn das mit dem sarkoplasmatischen Retikulum verbundene Protein Phospholamban über cAMP-liefernde Vorgänge (z. B. aus Beta-Rezeptorstimulation) phosphoryliert wurde.

Ca^{2+}-ATPase. Eine Ca^{2+}-ATPase pumpt Ca^{2+} aus dem intrazellulären in den extrazellulären Raum. Ihre Aktivität kann durch Phosphorylierung gesteigert werden.

Ca^{2+}-Na^{+}-Antiport. Die Ausschleusung von Ca^{2+} über diesen Mechanismus ist quantitativ bedeutender als die Entfernung von Ca^{2+} mit der Ca^{2+}-ATPase.

Calciumkanal-Liganden
[79, 80, 144, 172, 173, 175, 218, 266, 283, 428, 461, 463]

Calciumkanäle haben hochaffine Bindungsstellen für Pharmaka. Die bisher bekannten drei Bindungsdomänen sind alle auf demselben Kanalprotein angeordnet. Den drei Bindungsdomänen entsprechen Pharmaka aus drei Klassen chemischer Verbindungen. Leitsubstanzen der drei Klassen sind Verapamil, Diltiazem und Nifedipin. Aus allen drei Klassen sind Verbindungen bekannt, die den Ca^{2+}-Einstrom durch die Calciumkanäle im zeitlichen Mittel herabsetzen. Solche Verbindungen werden im deutschen Schrifttum als ***Calciumantagonisten***, im englischen Schrifttum auch als Calciumkanalantagonisten, Calciumkanalblocker usw. bezeichnet. Ihr therapeutischer Wert ist gesichert. In der dritten Klasse (den Dihydropyridinen) mit der Leitsubstanz Nifedipin wurden aber auch „Calciumagonisten" gefunden, die den Ca^{2+}-Einstrom durch die Calciumkanäle im zeitlichen Mittel erhöhen. Sie sind wertvolle Werkzeuge des Experimentatoren, haben aber bislang keine therapeutische Bedeutung.

Calciumantagonisten aus der gleichen Klasse verdrängen sich gegenseitig aus ihren Bindungsstellen kompetitiv. Calciumantagonisten aus verschiedenen Verbindungsklassen beeinflussen gegenseitig ihre Bindung allosterisch, aber nicht kompetitiv. So verstärken (unter speziellen Bedingungen) d-cis-Diltiazem und Nifedipin gegenseitig ihre Bindung, und Verapamil reduziert nicht-kompetitiv die Bindung von Nifedipin.
Für jeden Calciumantagonisten gibt es ein charakteristisches Verhältnis der Wirkungsstärken an den einzelnen Organen. Tabelle 14 zeigt dies für die Leitsubstanzen der drei Verbindungsklassen.
Aber auch für zwei Calciumantagonisten aus derselben Verbindungsklasse muß das Verhältnis der Wirkungsstärken nicht identisch sein. So ist für Niludipin das Wirkungsverhältnis von Relaxation der Darmmuskulatur zu Relaxation der Gefäßmuskulatur größer als für Nifedipin.

Aus den Verhältnissen der Wirkungsstärken werden bevorzugte ***Indikationen*** hergeleitet. Verapamil wirkt stärker als Diltiazem und weit stärker als Nifedipin auf den Ca^{2+}-Strom im Sinusknoten und Vorhof. Es ist bei paroxysmaler supraventrikulärer Tachykardie, Vorhofflattern, auch Vorhofflimmern und bei supraventrikulärer Extrasystolie induziert und ist damit der Prototyp eines Antiarrhyth-

Tabelle 14

	Verapamil	Diltiazem	Nifedipin
Periphere Vasodilatation	+	++	+++
Reflektorische sympathische Aktivierung	+	+	++
negativ chronotrop	++	+	0
negativ inotrop	++	+	(+)
Herzfrequenz	↓	↓	↑ (reflektorisch)
Herzzeitvolumen	Ø	↑	↑↑
Druck im rechten Vorhof	↑↑	↑	(↑)

micums der Klasse IV. Zwar erweitert es auch die arterielle Strombahn, wird aber in Deutschland für die daraus ableitbaren Indikationen weniger eingesetzt. Im Unterschied zu Verapamil steht bei Nifedipin die relaxierende Wirkung auf die Gefäßmuskulatur ganz im Vordergrund, supraventrikuläre Wirkungen am Herzen fehlen praktisch. Nifedipin wird deshalb als Antihypertensivum, bei koronaren Durchblutungsstörungen, auch bei Morbus Raynaud eingesetzt. Diltiazem nimmt eine Mittelstellung zwischen Verapamil und Nifedipin ein.

Nifedipin [69, 346, 426]

Chemie

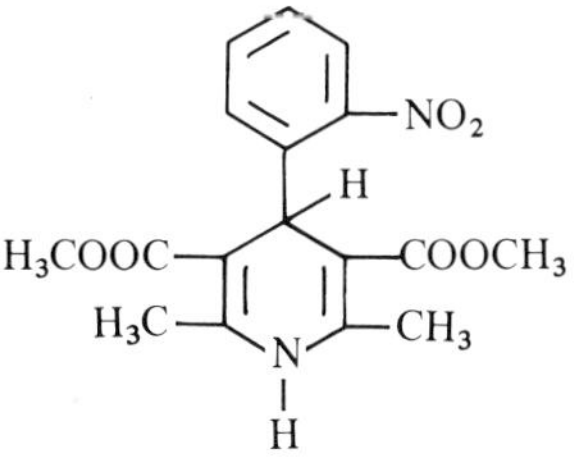

Nifedipin *(Adalat)*
(nichtionisiert im Organismus)
MW 346,3

Pharmakokinetik Bioverfügbarkeit 40–70%, Plasmaproteinbindung 92%, therapeutische Plasmakonzentrationen 0,25 bis 1 mg/l, Verteilungsvolumen 1,3 l/kg, Elimination durch Metabolismus zu unwirksamen Metaboliten, Plasmahalbwertszeit 3–4 Stunden.

Wirkungsmechanismus Nifedipin besetzt Bindungsstellen am *(nicht geöffneten)* Calciumkanal und setzt dadurch die Öffnungswahrscheinlichkeit der Kanäle herab. Der einzelne Kanal öffnet sich unter der Wirkung von Nifedipin weniger häufig, aber die Dauer einer Kanalöffnung wird nicht verkürzt. Die Reduktion des Ca^{2+}-Stromes ist am wirksamsten an der glatten Muskulatur der arteriellen Gefäße.

Wirkungsverteilung

- Starke *Dilatation der Widerstandsgefäße* (Arteriolen) im großen Kreislauf mit Senkung der Herznachbelastung. Dilatation der Arteriolen auch im kleinen Kreislauf. Mäßige Dilatation verengter epicardialer Strecken der Coronargefäße. Geringe negativ-inotrope Wirkung. Keine Wirkung auf die venösen Kapazitätsgefäße und auf die Zellen des Erregungsleitungssystems.

Indikationen

- ***Hypertonie.*** Mit zusätzlicher Verordnung von β-Blockern dämpft man die unerwünschte reflektorische Tachykardie. Auch die Kombination mit Saluretica ist empfehlenswert. Bei krisenhafter Hypertonie führt schnelle Resorption von Nifedipin aus der Mundhöhle nach Zerbeißen einer 20 mg-Kapsel in der Regel schnell zu einer Blutdrucksenkung. Die Indikation auch bei pulmonaler Hypertonie bedarf weiterer Sicherung. Die Senkung der Nachlast durch Nifedipin beim Herzinfarkt wird nur vereinzelt befürwortet, zum Teil abgelehnt unter Hinweis auf die Gefahr einer Infarktausdehnung.

- ***Angina pectoris.*** Zum Erfolg tragen hauptsächlich zwei Mechanismen bei: Erstens wird (durch Arteriolenerweiterung) die Nachlast gesenkt. Zweitens werden kontrahierte Gebiete auf den epicardialen Abschnitten der Coronargefäße relaxiert; deshalb wird die Perfusion der dahinterliegenden subendocardialen Muskelschichten verbessert.

Unerwünschte und gefährliche Wirkungen

- ***Periphere arterielle Durchblutungsstörungen.*** Sie treten bei 10% der Behandelten auf. Kopfschmerzen, Hitzewallungen, Rötung der Gesichtshaut und Beinödeme werden beobachtet. Eine Herzinsuffizienz höheren Grades muß vor Gabe mit Nifedipin beseitigt werden. Nach abruptem Absetzen wurde ein schneller und starker Blutdruckanstieg beobachtet. Nifedipin soll in der Schwangerschaft nicht gegeben werden, weil des hochdosiert im Tierversuch teratogen ist.

Interaktionen Nach Nifedipin kann die Plasmakonzentration von Digoxin ansteigen. Nifedipin darf man mit Betablockern kombinieren, wenn keine Herzinsuffizienz besteht.

Dosierung Oral 3 × 5 bis 3 × 20 mg/Tag, intravenös 5 bis 15 mg/12 Std.

Vergiftungstherapie Hämodialyse hat wegen der hohen Plasmaproteinbindung keinen Sinn, die bisherigen Erfahrungen mit der Hämoperfusion sind enttäuschend. Am besten bewährt ist die Kombination aus Schrittmachertherapie, Infusion von Dopamin (25 µg pro kg und Minute), Adrenalin oder Orciprenalin und zusätzlich die Injektion von Calciumgluconat (bis zu 4 g).

Verapamil

Chemie

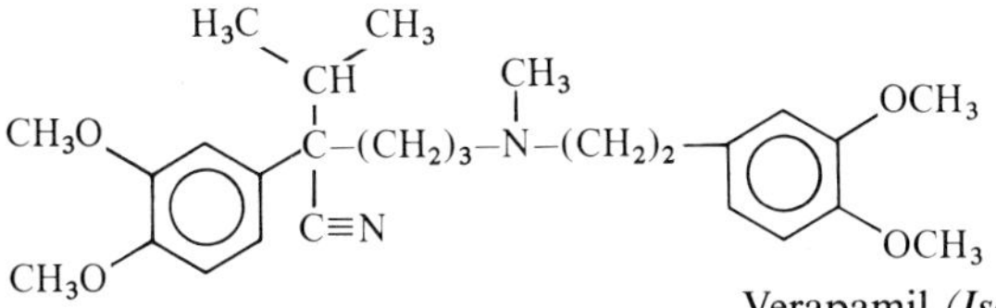

Verapamil *(Isoptin)*
Base, pK_a 9
MW 454,62

Pharmakokinetik Bioverfügbarkeit anfänglich 10 bis 22% durch starken First-Pass-Effekt, *bei Dauertherapie aber steigend.* Hierfür wird eine nicht genauer untersuchte „Sättigung" der abbauenden Enzyme in der Leber verantwortlich gemacht. Bei Diltiazem beobachtet man diese ansteigende Bioverfügbarkeit in noch stärkerem Maße. Auch bei Lebercirrhose ist die Bioverfügbarkeit von Verapamil bis auf 80% erhöht. Verteilungsvolumen 3,6 l/kg, Plasmaproteinbindung 90%, therapeutische Plasmakonzentrationen 60 bis 100 µg/l, Plasmahalbwertszeit 4 ± 2 Stunden. Elimination zu mehr als 90% durch hepatischen Metabolismus. Der durch N-Demethylierung entstehende Metabolit ist noch schwach wirksam.

Wirkungsmechanismus [198, 357] Verapamil besetzt vom Cytoplasma her Bindungsstellen auf den geöffneten Calciumkanälen. Bei Repolarisation steigt die Tendenz des Verapamil, sich vom Kanal wieder zu lösen.

Wirkungsverteilung Die cardiale Wirkung steht bei Verapamil ganz im Vordergrund. Sie dauert nach einer i.v.-therapeutischen Dosis bis zu 6 Stunden an, die Arteriolenerweiterung hingegen zur 20 Minuten.

- ***Die Hauptwirkung ist die Verzögerung der Leitung im AV-Knoten*** durch Blockierung des langsamen Ca^{2+}-Kanals. Hieraus erklärt sich die Indikation bei paroxysmaler supraventriculärer Tachykardie und anderen schnellen supraventriculären Rhythmusstörungen. Die Wirkung auf den AV-Knoten ist stärker als die der Betablocker. Sie wird sowohl durch Betablocker als auch durch Herzglykoside (Zunahme des Vagotonus) verstärkt.

- ***Abnahme der Sinusknotenfrequenz*** durch Blockade des langsamen Ca^{2+}-Kanals, in der Regel weitgehend reflektorisch kompensiert. Betablocker schalten diese Kompensation aus (Gefahr!), und ein Sick-sinus-Syndrom bildet bereits eine Kontraindikation.

- Geringe negativ inotrope Wirkung, die in der Regel reflektorisch kompensiert wird.

Für die Therapie ventriculärer Extrasystolen kann Verapamil im allgemeinen wenig empfohlen werden, da seine Wirkung am AV-Knoten bei weit niedrigeren Konzentrationen beginnt als am His-Purkinje-System und man deshalb mit AV-Blockierungserscheinungen vor oder spätestens bei Eintritt einer ventriculären Wirkung rechnen muß. Aus dem gleichen Grund kann Verapamil auch kaum die Übertragung eines Vorhofflatterns auf die Kammer unterbrechen, wenn diese nicht durch den AV-Knoten, sondern durch das akzessorische Bündel erfolgt. Wie gut Verapamil bei Vorhofextrasystolie wirkt, hängt vom Entstehungsort der Extrasystole und damit vom Ca^{2+}-Anteil des Aktionspotentials am Entstehungsort ab. Bei Vorhofflattern und Flimmern ist die Wirkung schwer voraussagbar: wenn die ektopischen Reizbildungsorte so weit depolarisiert sind, daß der Ca^{2+}-Anteil ihrer Aktionspotentiale dominierend ist, wird die Verapamilwirkung rhythmisierend sein, andernfalls wird nur eine Frequenzsenkung des Flatterns und eine Blockade seiner AV-Überleitung zustande kommen.

Indikationen Paroxysmale supraventriculäre Arrhythmie, Flattern, Flimmern und Extrasystolie des Vorhofs.

Unerwünschte und gefährliche Wirkungen Exteme Bradykardie, Verstärkung einer Herzinsuffizienz, Kopfschmerz, Schwindel, Übelkeit, Wärmegefühl, Obstipation.

Interaktionen Verapamil soll man - von kardiologischen klinischen Sonderindikationen abgesehen - nicht mit Betablockern kombinieren (Verstärkung der AV-Blockade und Aufhebung der reflektorischen Kompensation der negativ-inotropen und negativ-chronotropen Verapamilwirkung). Bei Patienten, die auf Digoxin eingestellt sind, erhöht Verapamil die Digoxin-Plasmakonzentration.

Kontraindikationen Sick-Sinus-Syndrom, dekompensierte Herzinsuffizienz, Myokardinfarkt mit Bradykardie, Hypotonie, kardiogener Schock, unerwünschte Komplettierung eines AV-Blocks.

Dosierung Oral bis 240 mg/Tag, auch in Retard-Form. Bei paroxysmaler Tachykardie 5 bis 10 mg mit 1 mg/min i.v. zur Unterbrechung der Anfälle.

Vergiftungstherapie [219] Hämodialyse hat wegen der hohen Plasmaproteinbindung keinen Sinn, die bisherigen Erfahrungen mit der Hämoperfusion sind enttäuschend. Am besten bewährt ist die Kombination aus Schrittmachertherapie, Infusion von Dopamin (25 μg pro kg und Minute), Adrenalin oder Orciprenalin und die Injektion von Calciumgluconat (bis zu 4 g).

Diltiazem [86]

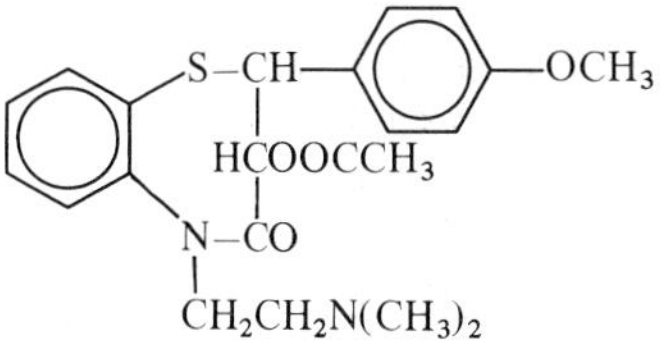

Diltiazem,
Dilzem
MW 4/4,52
pka 7,7

Pharmakokinetik Bioverfügbarkeit initial 30%, bei Dauertherapie auf 90% steigend. Verteilungsvolumen 5,3 l/kg, Plasmaproteinbindung 78 bis 87%, Halbwertszeit 4,9 Stunden (eventuell ansteigend), therapeutische Plasmakonzentrationen 100 bis 300 µg/l. Elimination durch Desacetylierung in der Leber. Der Metabolit wird über die Faeces ausgeschieden, zum Teil aus dem Darm rückresorbiert und ist biologisch wirksam.

Wirkung Der Wirkungsmechanismus und die Wirkungsverteilung sind dem Verapamil ähnlich.

Anwendung Indikationen, Gefahren und Kontraindikationen sind dem Verapamil ähnlich. Die Erweiterung der Gefäße erfolgt wie bei Nifedipin auf der arteriellen Kreislaufseite.

Dosierung 2×60 mg bis 3×60 mg/Tag

Relaxantien der glatten Muskulatur

Organische Nitrate [425]

Chemie Therapeutisch eingesetzt werden ***Glyceroltrinitrat***, ***Isosorbitdinitrat*** und dessen Metabolit ***Isosorbit-5'-Mononitrat***

$CH_2\text{-}O\text{-}NO_2$
$CH\text{–}O\text{-}NO_2$
$CH_2\text{-}O\text{-}NO_2$

Glyceroltrinitrat
MW 227,09

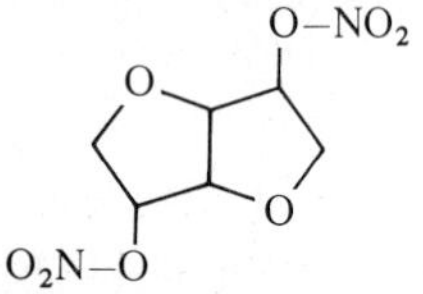

Isosorbitdinitrat
MW 236,14

Pharmakokinetik ***Glyceroltrinitrat*** ist sehr lipophil und wird deshalb auch aus Salben percutan resorbiert. Diese Anwendungsform hat jedoch wegen der Gefahr schneller Toleranzentwicklung (siehe unten) an Bedeutung verloren. Bei oraler Zufuhr wird es sehr schnell über die Mundschleimhaut resorbiert. Der Patient soll es dort belassen und nicht verschlucken, denn nach Resorption aus dem Darm unterliegt es einem sehr hohen „first pass effect" in der Leber.
Die Halbwertszeit für die Resorption über die Mundschleimhaut liegt bei 2 min, und dem entspricht die Latenzzeit bis zum Einsatz der Wirkung. Glyceroltrinitrat dringt auch in das ZNS ein. Elimination: Nahezu vollständig in der Leber durch Reduktion mit Nitratreductase und unter Verbrauch von reduziertem Glutathion. Es entsteht 1,2- oder 1,3-Glyceryldinitrat. Diese Metaboliten haben noch 1/10 der Wirkung von Glyceroltrinitrat, aber eine Halbwertszeit von 2 h.

Isosorbitdinitrat wird genauso schnell wie Glyceroltrinitrat durch die Mundschleimhaut (Bioverfügbarkeit 60%) und auch über die Darmschleimhaut (Bioverfügbarkeit 19%) resorbiert. Verteilungsvolumen: 3,1 l/kg KG (sehr groß entsprechend der hohen Lipophilie). Elimination: Durch Metabolismus wie Glyceroltrinitrat, Halbwertszeit 0,7–1,1 h.Isosorbitdinitrat hat ca. 1/6 der Wirkung von Glyceroltrinitrat, seine Mononitro-Metaboliten sind noch wirksam.

Isosorbit-5'-Mononitrat. Wegen des nahezu fehlenden first pass effect ist die Verbindung zu mehr als 95% bioverfügbar, die maximale Plasmakonzentration aber erst eine Stunde nach oraler Gabe erreicht. Verteilungsvolumen 0,8 L/kg, Eliminationshalbwertszeit 4,5 Std. Elimination durch Reduktion zum Sorbit oder durch Glucuronidierung.

Pharmakodynamik Organische Nitrate geben im Organismus NO ab, das mit SH-Gruppen einer noch nicht genau bekannten Verbindung unter Bildung von Nitrosothiolen reagiert. Die „Nachlieferung" von SH-Gruppen erfolgt durch Glutathion. Durch zu hohe Dauerdosierung aller organischen Nitrate kann diese Nachlieferung erschöpft werden: Toleranz bildet sich aus. Der Nachlieferungsmechanismus läßt sich durch gleichzeitige Infusion des SH-Gruppendonors N-Acetylcystein (s. S. 193) quantitativ stärken. Von dieser Möglichkeit macht man aber auch intensivmedizinisch nur in Ausnahmefällen gebrauch [2, 102, 452, 487]. – Die Nitrosothiole aktivieren die cytoplasmatische Guanylatcyclase, worauf cGMP steigt und dadurch die Phosphorylierung von Myosin (nur in der glatten Muskulatur für die Kontraktion wichtig, s. S. 208) gehemmt wird.

Gefäßsystem des großen Kreislaufes. Die stärkste Dilatation erfahren die postcapillären (venösen) Kapzitätsgefäße, eine mäßige Dilatation erfahren die größeren Arterien (z. B. die epikardialen Teile der Coronargefäße und cardiale intramurale Colateralen), eine geringe Dilatation erfahren die Arteriolen. Konsequenzen dieses „Musters" sind:

● – *der rechts- und linksventriculäre Füllungsdruck* nimmt schon bei geringer Dosierung durch das „venöse Pooling" stark ab. Dies führt – unabhängig von der Wirkung auf die Gefäße im kleinen Kreislauf (s. unten) – zu einer Abnahme des pulmonalen Capillardruckes und zu einer Abnahme des enddiastolischen Füllungsdruckes des Herzens (synonym: Reduktion der Vorlast oder des „preload"). Die Abnahme des venösen Füllungsdruckes hat zwei wünschenswerte Konsequenzen: Erstens wird die Innenschicht der Ventikelmuskulatur in der Diastole besser durchblutet und ein Sauerstoffdefizit kann abgetragen werden, zweitens „rutscht" ein überdehnter Ventrikel auf der Frank-Starling-Kurve in den optimalen Bereich zurück. Als Summe dieser beiden Effekte ergibt sich eine erhebliche Verbesserung des *Wirkungsgrades der Herzarbeit:* Das Verhältnis von entwikkelter mechanischer Energie zu verbrauchter metabolischer Energie nimmt zu, oder für die gleiche mechanische Arbeit wird weniger Sauerstoff verbraucht. Dies ist die entscheidende Ursache für die Wirkung organischer Nitrate bei Angina pectoris;

● – *der arterielle Druck* sinkt erst bei höherer Dosierung. Die Erweiterung der zuführenden Teile der Coronarien führt jedoch zu keiner nennenswerten Mehrdurchblutung des Myokards, weil die Arteriolen und Capillaren ohnehin durch lokale Acidose weitgestellt sind. Nur intramurale Collateralen können zusätzlich durch organische Nitrate erweitert werden. Der globale Coronarfluß nimmt ab.

Gefäßsystem des kleinen Kreislaufes. Der Widerstand in der pulmonalen Strombahn sinkt. Ob diese Wirkung klinisch Bedeutung für die Wirkung von organischen Nitraten beim Lungenödem hat, ist quantitativ nicht hinreichend bekannt.

Herz. Das Schlagvolumen ändert sich wenig.

- ***Bronchien, Sphincteren.*** Auch hier wirken organische Nitrate relaxierend. Deshalb werden sie in angelsächsischen Ländern bei Gallenkoliken eingesetzt. Ihre Einbeziehung in den Therapieplan bei bronchospastischen Zuständen wurde vorgeschlagen.

Indikationen

- Angina pectoris.
- Myokardinfarkt, wenn der enddiastolische Druck im Ventrikel zu hoch ist.
- Lungenödem, besonders das durch Stauung bedingte.
- Krisenhafte hypertone Zustände.

Dosierungen ***Glyceroltrinitrat.*** Oral: Bei Angina pectoris Kapseln zu 0,8 mg/Kapsel für die perlinguale Resorption. Intravenöse Infusion: Bei schwerem Lungenödem in der ersten Minute bis zu 1 mg, danach von 5 auf 1 mg/Std oder weniger absteigen. Dieser Dosierungshinweis gilt auch für Coronarinfarkte, schwere Herzinsuffizienzen und krisenhaft hypertensive Zustände.

Isosorbitdinitrat, Isosorbitmononitrat. Beide Stoffe sollen nicht über den ganzen Tag zur „Dauerprophylaxe“ dosiert werden, weil die dauernde Aufrechterhaltung der therapeutisch wirksamen Plasmakonzentration von 100 µg Mononitrat/L zu ausgeprägter Toleranz führt. 3 × 20 mg Mononitrat, nicht retardiert, machen noch keine Toleranz. Nitrate soll man nur für die Tageszeit des Beschwerdemaximums geben.

Unerwünschte Wirkungen Kopfschmerzen, orthostischer Kollaps. Bei plötzlichem Entzug kann es nach höherer Dosierung Reboundererscheinungen geben. Nach Ethanol-Genuß ist die Blutdrucksenkung besonders stark. Die Nierendurchblutung kann bedrohlich abnehmen.

Molsidomin

Chemie, Pharmakokinetik, Dosierung

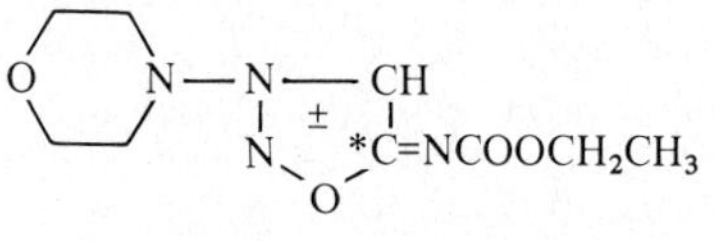

Molsidomin *(Corvaton)*
MW 242,24

Molsidomin ist zu 44% bioverfügbar. Es unterliegt in der Leber in unbekanntem Ausmaß einem First-Pass-Metabolismus zu wirksamen Metaboliten. Nach oraler Gabe von 2 mg Molsidomin dauert die Wirkung der Muttersubstanz + Metaboliten so lange, daß erst nach 12 h nachdosiert werden muß.

Wirkungsweise Die Wirkung geht vom aktiven Metaboliten SIN 1 aus.

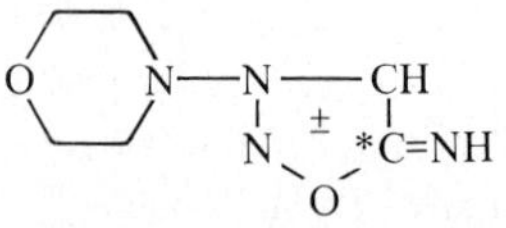

3-Morpholino-sydnonimin
(SIN 1)

SIN 1 verursacht eine direkte Aktivierung (nicht über Nitrosothiol) der cytoplasmatischen Guanylatcyclase. Der weitere Wirkungsmechanismus gleicht dem für Nitroverbindungen beschriebenen (s. S. 220).
Molsidomin dilatiert die venösen Kapazitätsgefäße; die Wirkung auf die Arteriolen (Widerstandsgefäße) ist noch geringer als bei Glyceroltrinitrat. Ein erhöhter Pulmonaldruck und die Vorbelastung des Herzens werden reduziert.

Indikation Pectanginöse Beschwerden bei überhöhter Vorbelastung des Herzens.

Unerwünschte Wirkungen Geringe Blutdrucksenkung, geringe Tachykardie, orthostatische Regulationsstörungen, Kopfschmerzen.

Nitroprussidnatrium

Chemie, Schutzvorschriften für Infusion

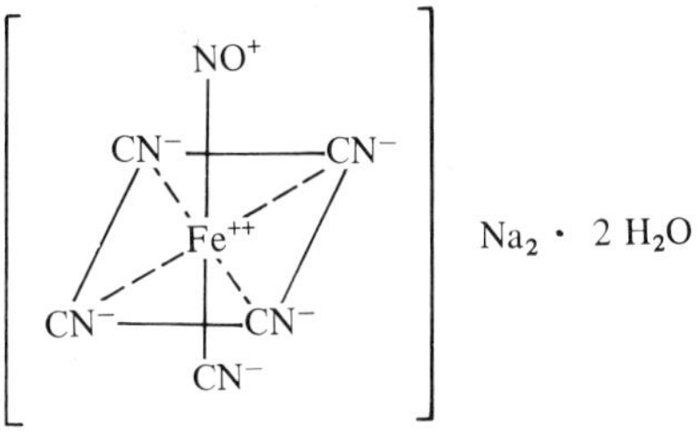

Nitroprussidnatrium
Nipruss
MW 297,97

Die Lösungen müssen zur Infusion frisch zubereitet und sofort infundiert werden. Wegen der hohen Lichtempfindlichkeit und der chemischen Reaktionsfähigkeit muß man einen separaten Perfusor, in dem der Spritzenzylinder lichtgeschützt (Aluminiumfolie) ist, benutzen. Die Mischung mit anderen Pharmaka ist verboten.

Pharmakokinetik NPNa ist ein großes, hydrophiles, zweifach negativ geladenes Ion, wird deshalb nahezu nicht aus dem Gastrointestinaltrakt resorbiert und muß durch Dauerinfusion zugeführt werden. Die Halbwertszeit der Wirkung beträgt 2,5 min und entspricht der Abbaugeschwindigkeit. NPNa dringt nicht in das ZNS ein.
Metabolismus. $HbFe^{++}$ überträgt auf das Komplexion ein Elektron und wird dadurch zu $HbFe^{3+}$ = Methämoglobin. Nach Elektronenübernahme zerfällt das Komplexion unter Freisetzung von 5 Cyanidionen, von denen eins sofort an das Methämoglobinmolekül gebunden wird. Die 4 restlichen Cyanidionen werden zu Thiocyanat metabolisiert. Dessen Halbwertszeit beträgt 1 Woche, ist aber bei Niereninsuffizienz erheblich länger. Weil NPNa häufig bei dialysepflichtigen Patienten infundiert wird, ist es gut zu wissen, daß Thiocyanat bei der Dialyse entfernt wird.

Dosierung Man stellt eine Lösung her, die 50 mg NPNa in 500 ml 5% Glucose enthält und beginnt die Infusion mit einer Geschwindigkeit von 0,5 μg/kg KG und Minute (entspricht 50 ml der Glucoseverdünnung in 2 h bei einem 70 kg schweren Erwachsenen). Man erhöht die Infusionsgeschwindigkeit je nach Wirkung. Eine mittlere Dosis sind 3 μg/kg KG und Minute. Überschreitet man diese Dosierung oder ist der Patient niereninsuffizient, so steigt die Thiocyanatkonzentration im Plasma eventuell auf toxische Werte von 50–100 mg/l [198]. – Initial kann die Infusionsgeschwindigkeit auf maximal 10 μg/kg KG und Minute erhöht werden, jedoch ist dann mit einer Cyanidvergiftung zu rechnen. In diesem Fall wird die Infusion von 10 mg Natriumthiosulfat ($Na_2S_2O_3.5H_2O$) pro mg NPNa empfohlen.

Pharmakodynamik NPNa wirkt dilatierend auf die glatte Muskulatur der venösen Kapazitätsgefäße und weit mehr der arteriellen Widerstandsgefäße (Arteriolen) im Wege einer Erhöhung von cGMP. Die Wirkung auf die Arteriolen ist erheblich stärker als bei Glyceroltrinitrat. Das Schlagvolumen kann deshalb steigen. Im Unterschied zu Glyeroltrinitrat wirkt NPNa nahezu nur auf die Gefäßmuskulatur.

Indikationen Hypertensive Krisen, kontrollierte intraoperative Blutdrucksenkungen.

Gefahren

- ● Blutdrucksturz durch zu hohe initiale Infusionsgeschwindigkeit oder durch Ausschwemmung von NPNa aus dem Perfusorkatheter, wenn andere Pharmaka im Bolus injiziert werden (Cave!).
- ● Cyanidintoxikation mit Acidose bei zu schneller Infusion.
- ● Thiocyanatintoxikation (Hypothyreosen, aber auch Hyperreflexie und Krämpfe, Psychosen).
- ○ Rebound-Phänomene wurden bei abruptem Absetzen einer höherdosierten Infusion beobachtet.

Dihydralazin

Chemie

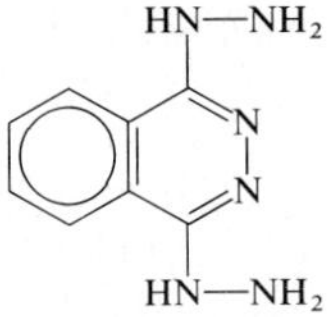

Dihydralazin
Nepresol
Base, pk_a 7,1
MW 190,21

Pharmakokinetik Bioverfügbarkeit: Dihydralazin unterliegt einem erheblichen first pass effect (zu sättigen). Bei Erstpassage durch die Leber wird es acetyliert. Das Ausmaß der Acetylierung ist genetisch determiniert (s. S. 60). Schnelle Acetylierer haben eine Bioverfügbarkeit von 14% oder weniger, langsame Acetylierer eine solche von 35%. Plasma-

proteinbindung 90%, Verteilungsvolumen 6–8 l/kg KG, Eliminationshalbwertszeit 6 h (kein signifikanter Unterschied zwischen schnellen und langsamen Acetylierern).
Obwohl nur 10% unverändert über die Nieren ausgeschieden werden, kommt es aus unbekannter Ursache bei Niereninsuffizienz zu erheblicher Kumulation.

Dosierung Oral beginnend mit 3 × 12,5 mg/Tag, steigend auf 3 × 25 bis maximal 3 × 50 mg/Tag. Intravenös bis zu 4 × 25 mg/Tag (bei stationärer Therapie krisenhafter Hypertonien).

Pharmakodynamik Dihydralazin dilatiert die glatte Muskulatur der Arteriolen, nicht der Venolen. Der Perfusionswiderstand der Nieren nimmt ab, wegen der Blutdrucksenkung steigt jedoch die Filtration in der Regel nicht. Die Blutdrucksenkung bleibt gering, weil keine venöse Dilatation erfolgt und die Herzfrequenz (Angina pectoris!) und damit das Herzminutenvolumen reflektorisch zunimmt. Sie wird aber stark, wenn die reflektorische Gegenregulation, z. B. durch β-Sympatholytica, ausgeschaltet wird. – Nach Gabe von Hydralazin entstehen keine orthostatischen Beschwerden; eine Folge der Renin-Freisetzung ist eine Zunahme der Na^+- und Wasserretention (Aldosteronmechanismus). Sie kann ebenfalls durch β-Blocker stark vermindert werden.
Dihydralazin erreicht in der Gefäßwand eine hohe Konzentration. Bisher hat man eine direkte Wirkung auf die glatte Muskulatur als Wirkungsweise angenommen. Eine vermehrte Freisetzung von Prostaglandinen könnte eine wesentliche Rolle spielen.

Indikation, Hypertonien, auch pulmonale Hypertonien.

Unerwünschte Wirkungen Pseudo-Lupus-erythematodes besonders bei Frauen, besonders bei langsamen Acetylierern und besonders bei HLA-D4-Konfiguration. Rückbildung nach Absetzen und Therapie mit Glucocorticoiden.
Angina pectoris durch Zunahme des Schlagvolumens und der Herzfrequenz, Kopfschmerzen, Nausea, Paraesthesien durch Hydrazonbildung mit Vitamin B_6.
Verstopfte Nase, Diarrhoen.

Minoxidil [73]

Chemie

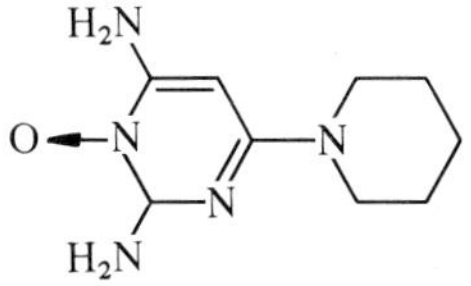

Minoxidil
(Lonolox)
MW

Pharmakokinetik Bioverfügbarkeit 95%, Verteilungsvolumen 12 L/kg, kaum Plasmaproteinbindung, aber Anreicherung in der Gefäßwand. Deshalb lange Wirkung der Einzeldosis (3 Tage), obwohl Plasmahalbwertszeit nur 3-4 Std. Elimination hauptsächlich als Glucuronid.

Pharmakodynamik Indikationen Sehr ähnlich dem Dihydralazin bzw. Hydralazin

Dosierung Wie bei Dihydralazin ist es wenig nützlich, Minoxidil ohne gleichzeitige Ausschaltung der sympathischen Gegenregulation (z. B. mit β-Sympatholytica) zu verordnen. Im Gegenteil baut man Minoxidil auf einer guten Basistherapie auf und beginnt mit Einzeldosen von 5 mg.

Unerwünschte Wirkungen Kreislaufgegenregulationen wie bei Dihydralazin, Pericardergüsse, Hypertrichose (Abusus als Haarwuchsmittel ist bekannt geworden).

Purinderivate (Methylxantine)

Chemie und Vorkommen

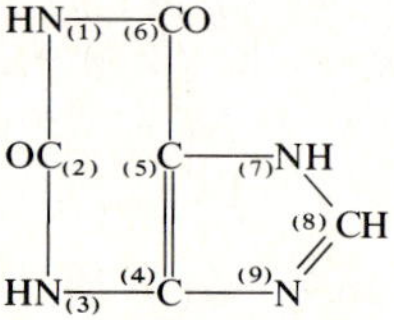

Theophyllin: 1,3-Dimethylxanthin
Säure, pK_a 8,75; MW 180,2
Coffein: 1,3,7-Trimethylxanthin
Theobromin: 3,7-Dimethylxanthin

Um die Wasserlöslichkeit von Theophyllin zu verbessern (das von den drei Methylxanthinen die größte therapeutische Bedeutung hat), wurde Ethylendiamin als Lösungsvermittler zugesetzt. Die entstehende Kombination heißt Aminophyllin. In ihr hat Ethylendiamin eine geringe gefäßdilatierende Eigenwirkung, die sich der Theophyllinwirkung hinzuaddiert.
Beachte: 240 mg Aminophyllin *(Euphyllin)* enthalten 175 mg Theophyllin.

Pharmakokinetik von Theophyllin [25, 277, 466] Bioverfügbarkeit in besonderen Zubereitungsformen heute 95%, Verteilungsvolumen 0,3-0,7 l/kg KG, therapeutische Plasmakonzentration 10-20 mg/l, toxisch bereits 30 mg/l, Plasmaproteinbindung 60%, Eliminationshalbwertszeit stark schwankend: deutlich kürzer für Raucher (ca. 3 h) als für Nichtraucher (ca. 9 h). Theophyllin wird in der Leber oxidiert und demethyliert (sättigbar!) nur 10% werden unverändert renal ausgeschieden, beim Säugling 50%. Durch Rauchen wird der Metabolismus beschleunigt (Enzyminduktion?). Wegen der begrenzten Kapazität der Demethylierung ist die Halbwertszeit bei hoher Dosierung verlängert. Bei Vergiftungen ist eine Hämoperfusion indiziert [492].

Dosierung von Theophyllin Oral Erwachsene: Am Morgen und Abend je 1-2 × 225 mg Aminophyllin. Kinder ab 3. Lebensjahr: Am Morgen und Abend je

8–12 mg Aminophyllin/kg KG (Plasmakonzentration unbedingt während der Einstellung und danach vierteljährlich bestimmen! Aktuelle Bestimmung bei Infekten!).
Intravenös (mit einer Ampullenlösung, die 240 mg Aminophyllin/ 10 ml enthält): Ladungsdosis für unvorbehandelte Erwachsene 720 mg/30 min, für vorbehandelte Erwachsene 360 mg/30 min, Erhaltung mit 0,66 mg/kg KG und Stunde (entspr. für 60 kg praktisch: 15 ml Ampullenlösung + 35 ml Kochsalzlösung = 50 ml, zu infundieren in 8 h). Kinder bis zu 9 Jahren 1,2 mg/kg KG und Stunde, von 9–16 Jahren 1 mg/kg KG und Stunde. – Theophyllin ist ein sehr wertvolles Pharmakon, aber exakte Dosierung und Messung der Plasmakonzentration sind unerläßlich.

Wirkungsmechanismus Die antagonistische Wirkung von Theophyllin gegen Adenosin an Adenosinreceptoren beginnt im niedrigen Konzentrationsbereich. Im höheren, klinisch noch erreichbaren Konzentrationsbereich beginnt die Hemmung der Phosphodiesterase, womit ein Anstieg von cAMP einhergeht. Welcher dieser Vorgänge für die einzelnen Theophyllin-Wirkungen die größere Bedeutung hat, ist noch ungenügend bekannt. In Konzentrationen, die klinisch nicht erreicht werden, wirkt Theophyllin auf die Ca^{2+}-Ionenverteilung in der Zelle.

Periphere Wirkungen ***Relaxation der Bronchialmuskulatur.*** Theophyllin ist besonders wirksam und erhält aus dieser Wirkung seine Hauptindikation.
Gefäße. Sowohl die Arteriolen (Widerstandsgefäße) als auch die Kapazitätsgefäße werden dilatiert. Die Erweiterung der pulmonalen Strombahn bei pulmonaler Hypertension und chronisch-bronchospastischen Zuständen ist erwünscht. Die Zunahme der Durchblutung der Coronargefäße bringt keinen wesentlichen Nutzen, da durch die positiv-inotrope Wirkung (s. unten) der Energieverbrauch gleichzeitig steigt. Eine wichtige Ausnahme machen die Cerebralgefäße: Sie werden kontrahiert. Hierauf beruht der Einsatz von Coffein in analgetisch wirksamen Kombinationspräparaten. Die pathologisch erhöhte Capillarpermeabilität und die dadurch bedingte Neigung zur Ödembildung wird reduziert. In höheren Dosen verursacht vor allem Coffein durch zentrale Erregung eine Blutdruckerhöhung.
Herz. Durch direkte kardiale Wirkung besonders von Theophyllin wird eine Tachykardie, Zunahme der Kontraktionskraft und Zunahme des Sauerstoffverbrauchs hervorgerufen.
Zunahme der Diurese. Hierfür sind mehrere Mechanismen verantwortlich: Die Niere wird besser durchblutet, weil Theophyllin das Herzminutenvolumen erhöht und die Nierengefäße erweitert. Deshalb nimmt die glomuläre Filtrationsrate zu, und die Wasserrückresorption nimmt ab, weil der Salzgradient in der Markzone besser ausgewaschen wird. Diese Mechanismen sind bedeutsam bei herzinsuffizienten Patienten, aber wenig bedeutsam bei Herzgesunden.

Bei ihnen ist für die Diuresesteigerung ein dritter Mechanismus, die direkte Hemmung der tubulären Reabsorption von Ionen (Na^+, Cl^-) maßgebend.

Zunahme der Magensaftsekretion. Diese Wirkung tritt auch nach parenteraler Zufuhr von Coffein ein.

Relaxation der Muskulatur der Sphincteren. Ein therapeutischer Versuch bei Spasmen, z. B. des Sphincter oddi, auch bei Tonuserhöhung durch Analgetica vom Morphintyp, ist gerechtfertigt.

Zentrale Wirkungen

Beseitigung von Müdigkeit. Wirksam ist vor allem Coffein. Die Merkfähigkeit und das Kombinationsvermögen werden gesteigert. Bei manchen Personen wirkt Coffein umgekehrt: Es löst Müdigkeit aus. Zur Erklärung nimmt man an, daß Coffein Neutronenverbände funktionsunspezifisch erregt und daß sich bei Personen mit „Coffeinumkehr" der Antrieb „müdigkeitserzeugender" Neuronenverbände gegen den Antrieb anderer Neuronenverbände durchsetzt.

Das Atemminutenvolumen nimmt nach Theophyllin deutlich zu.

Zur Unterbrechung extrapyramidaler Anfälle nach Verordnung von Neuroleptica ist Coffein (parenteral) indiziert.

Vergiftungen

Akute Coffeinvergiftungen kommen vor, besonders im Sommer, wenn Kinder große Mengen coffeinhaltiger Getränke zu sich nehmen. Rauschartige Zustände mit schreckhafter Ängstlichkeit wegen überstarker Assoziationen bestehen, Tremor und Erhöhung der spinalen Reflexe sind feststellbar. Therapie: Lagerung im ruhigen, dunklen Raum, Diazepam oder Barbiturate.

Chronische Coffeinvergiftungen durch übermäßigen Kaffeegenuß führen zu paranoid-psychotischem Verhalten, wobei die Wahnideen sich auf irgend etwas in der Umwelt (Nachbarn, Kinder, Hunde usw.) beziehen.

Akute Theophyllinvergiftungen. Sie sind meist Folge einer unzuverlässigen Dosierung oder eines veränderten Stoffwechsels nach Beendigung des Rauchens. Auch Suicidversuche mit Theophyllin kommen vor. Bei leichteren Vergiftungsfällen genügt die Beschleunigung der Elimination mit Aktivkohle oral. Für schwere Vergiftungen hat sich die Hämoperfusion sehr bewährt. Die Hämodialyse ist auch, aber weniger wirksam.

Gefahren, Kontraindikationen

Coffein ist bei Herzkranken schädlich, wenn eine Tachykardie den Zustand verschlechtern würde.

Eine Kontraindikation besteht auch bei Ulcus ventriculi et duodeni.

Ob bei Gicht durch Verbot jeden Kaffeegenusses ein wesentlicher Schritt in der Gichtprophylaxe getan wird, erscheint angesichts der erheblichen Mengen endogen produzierter Harnsäure zweifelhaft.

Vom übermäßigen Kaffeegenuß während der Schwangerschaft wird gewarnt.

Pharmaka mit direkter kardialer positiv-inotroper Wirkung

Herzwirksame Glykoside [137]

Chemie Herzglykoside haben folgende gemeinsame Strukturmerkmale: Ein Zucker (Mono-, Di-, Tri- oder Tetrasaccharid) ist glykosidisch an die Position 3β eines substituierten Steroidgerüstes gebunden. Das substituierte Steroidgerüst heißt *Genin* oder Aglykon. Die Genine haben eine bestimmte cis-trans-Verknüpfung der Ringsysteme. In Position 14β steht eine HO-Gruppe. In Position 17β steht ein ungesättigter fünf- oder sechsgliedriger Lactonring. Glykoside mit fünfgliedrigem Lactonring heißen Cardenolide, solche mit sechsgliedrigem Lactonring Bufadienolide.

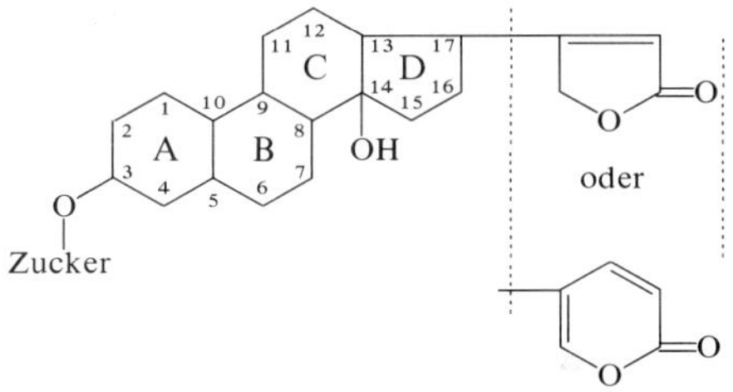

Abb. 40. Grundstruktur der Herzglykoside

Die in diesem Kapitel erwähnten Herzglykoside Strophanthin, Digoxin, β-Methyldigoxin und β-Acetyldigoxin sind Cardenolide. Digoxin und Digitoxin enthalten das gleiche Trisaccharid (aus drei Molekülen Digitoxose bestehend), bei β-Methyldigoxin und β-Acetyldigoxin ist die endständige Digitoxose methyliert bzw. acetyliert. Das Genin von Digoxin (Bezeichnung: Digoxigenin) enthält im Vergleich zum Genin von Digitoxin (Bezeichnung: Digitoxigenin) eine zusätzliche HO-Gruppe in Position 12. g-Strophanthin enthält (zusätzlich zu der HO-Gruppe in 14) drei weitere HO-Gruppen und eine HO-CH_2-Gruppe. Die chemische Konfiguration bestimmt Qualität und Quantität der Wirkung. Die Wirkungsqualität steckt im Genin; der glykosidisch gebundene Zucker und die HO-Gruppen am Genin bestimmen die Wirkungsquantität und Pharmakokinetik.

Auf dem Markt befinden sich viele Glykoside oder Kombinationspräparate mit Glykosiden. Für die Therapie in der Praxis genügen zwei Monopräparate: Digitoxin und ein Präparat mit ähnlicher Halbwertszeit wie Digoxin.

Bioverfügbarkeit Herzglykoside werden im Dünndarm überwiegend passiv resorbiert, und zwar um so besser, je lipidlöslicher sie sind. Digitoxin hat eine, Digoxin zwei und g-Strophanthin drei hydrophile Konfigurationen im Genin, deshalb ist entsprechend aus wässriger Lösung (Phase)

- ● ***Digitoxin*** 100% bioverfügbar,
- ● ***Digoxin*** 70% bioverfügbar,
- ○ *Strophanthin* weniger als 4% bioverfügbar.

Die Bioverfügbarkeit von Digoxin hat man durch Acetylierung oder Methylierung hydrophiler HO-Gruppen zu verbessern versucht.

- ● β-***Acetyldigoxin*** ist zu 78% bioverfügbar.

Es wird noch in der Darmwand desacetyliert, im Blut wird also nur Digoxin gefunden. Die Bioverfügbarkeit aus ethanolischer Lösung kann höher sein.

β-*Methyldigoxin* ist bis zu 90% bioverfügbar. Es wird in der Leber zu Digoxin demethyliert. Die Demethylierung kann bei Leberschäden verzögert sein (Cave!).

Interaktionen: Die Resorption von Herzglykosiden wird durch Antacida, Ionenaustauscher (Colestyramin = *Quantalan*) und Aktivkohle erheblich und bei Diarrhoe mäßig reduziert. Sie steigt bei Verzögerung der Darmpassage.

Verteilung, Plasmaproteinbindung, Hämoperfusion ***Digitoxin*** hat ein Verteilungsvolumen von 0,4–0,7 l/kg KG (leichter Anstieg bei Nieren- oder Leberinsuffizienz) und eine Plasmaproteinbindung von 90–97%.

Ein erheblicher Anteil der Gesamtdosis befindet sich demnach im zentralen Compartiment und kann bei Intoxikation (Suicid) durch Hämoperfusion entfernt werden. *Die Hämoperfusion ist indiziert.* – ***Digoxin*** hat ein Verteilungsvolumen von 9–10 l/kg KG, die Proteinbindung beträgt nur 10–30%. Wegen des hohen Verteilungsvolumens und der folglich extravasculär befindlichen Hauptmenge des Digoxins ist eine *Hämoperfusion nicht indiziert.* Dies gilt auch für Methyldigoxin.

Elimination [378] ***Digitoxin*** wird zu etwa 80% durch Metabolismus hauptsächlich in der Leber eliminiert, wobei die sukzessive Abspaltung von Digitoxose-Einheiten der quantitativ überwiegende Prozeß ist. Die Metaboliten (Bis- und Monodigitoxoside des Digitoxigenins) sind noch schwach herzwirksam. – Digitoxin und seine Abbauprodukte werden in hohen Anteilen glucuronidiert. – Digitoxin und seine Metaboliten werden zu 60% durch die Niere (tubuläre Reabsorption) und zu 40% durch die Galle ausgeschieden. Bei Niereninsuffizienz erfolgt die Ausscheidung überwiegend und so ausreichend durch Galle und Darm, daß eine Dosisreduktion nicht notwendig ist, obwohl die Glucuronide z.T. im Darm gespalten und danach wirksame Produkte rückresorbiert werden (enterohepatischer Kreislauf).

Mit einer wesentlichen Verzögerung der Elimination bei Hepatitis oder anderweitig reduzierter Leberfunktion ist nach klinischer Erfahrung nicht zu rechnen. Die *Plasmahalbwertszeit* des Digitoxins beträgt 7–8 Tage, die Abklingquote 7%/Tag.

Digoxin wird zu 75% durch glomeruläre Filtration eliminiert und nur zu 10% metabolisiert, zu maximal 25% über die Galle ausgeschieden. Die biliäre Elimination hat bei Niereninsuffizienz ganz ungenügende kompensatorische Kapazität (Unterschied zu Digitoxin), so daß die Dosierung reduziert werden muß (s. unten). Die *Plasmahalbwertszeit* beträgt 1,5–2 Tage (die Abklingquote 20%/Tag), sie kann bei Anurie auf 4 Tage steigen und ändert sich nicht bei Leberinsuffizienz.

Strophanthin wird nahezu vollständig renal eliminiert und hat eine Halbwertszeit von ca. 16 h (Abklingquote 40%/Tag), die bei Anurie auf das Vierfache steigt.

Therapeutische Plasmakonzentrationen

Bei therapeutischen Plasmakonzentrationen braucht noch kein Therapieerfolg vorhanden zu sein, „toxische“ Konzentrationen werden nicht selten anstandslos vertragen und sind gelegentlich therapeutische Konzentrationen. Mit diesen Vorbehalten sind die therapeutischen Plasmakonzentrationen

- für Digitoxin 15–25 ng/ml,
- für Digoxin 0,5–1,5 ng/ml,
- ○ für Strophanthin 0,5 ng/ml.

Tabelle 15. Einzeldosis von Digoxin als Funktion der Kreatininclearance. Lebensalter und Serumkreatinin korrelieren nur locker mit der Creatininclearance und damit auch nur locker mit der Digoxindosis. (Nach Ohnhaus et al. [1974] Dtsch Med Wochenschr 99:1797–1803)

% der vollen Einzeldosis (z. B. 0,25 mg Digoxin/ 15 Tropfen)	Lebensalter [Jahre]	Kreatinin-clearance [ml/min]	(Serumkreatinin) [μmol/l]	[mg/100 ml]
100	20	103	90	1,0
93	30	89	100	1,1
84	40	79	111	1,24
77	55	66	125	1,4
70	65	54	145	1,65
63	75	44	170	1,9
54	90	31	220	2,5
49		23	275	3,1
42		14	400	4,6
35		3,3	1200	13,5

Dosierungen

Erwachsene ohne Niereninsuffizienz, jünger als 60 Jahre

Digitoxin. Mittelschnelle Sättigung ambulant: Am ersten Tag 3 Tabletten Digitoxin *(Digimerck)* 0,1 mg (Abstand von 6 Std zwischen jeder Tablette, dazwischen auf Verträglichkeit achten), dasselbe am zweiten Tag und am dritten Tag. Erhaltungsdosis täglich 0,1 mg Digitoxin.

Digoxin. Schnellsättigung (nur in Ausnahmefällen!) stationär mit 0,4 mg Digoxin *(Novodigal)* initial intravenös, danach je 0,2 mg Digoxin nach 6, 12, 18, 24 h. Mittelschnelle Sättigung ambulant: Wie bei Digitoxin, aber mit Tabletten zu 0,25 mg Digoxin *(Lanicor)*. Erhaltungsdosis 0,25-0,375 mg Digoxin (1-1½ Tablette). Die langsame Sättigung ambulant ist möglich durch *Gabe der Erhaltungsdosis von Anfang an*. Diese Methode ist am wenigsten gefährlich und deshalb zu empfehlen.

Erwachsene älter als 60 Jahre oder mit Niereninsuffizienz

Digitoxin. Die Sättigungsdosis braucht nicht reduziert werden; bei ambulanter Sättigung kann man zur Sicherheit Tabletten mit nur 0,07 mg anstelle der 0,1-mg-Tabletten Digitoxin verwenden (Schema sonst wie beim jüngeren Erwachsenen). Auch die Erhaltungsdosis braucht allenfalls bei totaler Anurie reduziert werden.

Digoxin. Keine Reduktion der Sättigungsdosis, aber Reduktion der Erhaltungsdosis entsprechend der Kreatininclearance bzw. des Serumkreatinins (nach Tabelle 15).

Kinder bis zu 10 Jahren (Tabelle 16)

Tabelle 16. Digoxindosierungsbereich bei Kindern

	Sättigungs-dosis in mg/kg KG	Erhaltungsdosis pro Tag in mg/kg KG
Neugeborene	0,035	0,01
1 Monat-1 Jahr	0,05	0,02
1 Jahr-10 Jahre	0,04	0,01

Zeitlicher Wirkungsverlauf

Tabelle 17. Zeitlicher Wirkungsverlauf bei Herzglykosiden

	Strophantin	Digoxin	Digitoxin
Wirkungsbeginn i.v.	2-10 min	3-30 min	25-120 min
oral		120-180 min	180-300 min
Wirkungsmaximum i.v.	0,5-2 h	1-6 h	4-12 h
oral		3-6 h	8-12 h

Wirkungsmechanismus [12, 41, 134, 213, 264, 292]

Eingebettet in die Plasmamembran sind Moleküle, die in sich die Eigenschaften einer Na^+, K^+-abhängigen ATPase und einer Ionenpumpe vereinen. Die Ionenpumpe tauscht 3 Na^+ (außen) gegen 2 K^+ (innen), ist also elektrogen. Die α-Untereinheiten der Moleküle besitzen auf ihrer Membranaußenseite die Fähigkeit, K^+-Ionen zu binden. Wenn sich die Bindungsstelle für K^+ in hochaffinem Zustand befindet, kann sie auch Herzglycoside binden. Während K^+-Ionen nach ihrer Bindung in die Zelle transportiert werden, wird dieser Einwärtstransport nach Bindung der Herzglycoside unterbrochen. Damit kommt auch der Auswärtstransport von Na^+ (innen) zum Erliegen, die Na^+-Konzentration in der Zelle steigt, das Membranpotential nimmt ab, die Zelle verliert K^+ (Anstieg von K^+ im Serum bei Digitalisintoxikation). Das überschüssige Na^+ wird vermehrt über einen anderen Weg aus der Zelle ausgeschleust, nämlich über den Na^+-Ca^{2+}-Antiport (s. S. 213). Der Antiport dient physiologisch der Entfernung von Ca^{2+} aus der Zelle im Austausch gegen Na^+. Wird seine Richtung wegen des hohen intrazellulären Na^+ umgekehrt, so nimmt Ca^{2+} in der Zelle stark zu, das sarkoplasmatische Reticulum wird vermehrt mit Ca^{2+} beladen und setzt deshalb bei jeder Depolarisation auch vermehrt Ca^{2+} frei. Dies hat eine stärkere Kontraktion der Herzmuskelzelle zur Folge. Der indirekte Einfluß der Herzglycoside auf den Na^+-Ca^{2+}-Antiport wird auch für ihre schwache Wirkung auf die renalen Tubuli und die Gefäßmuskulatur verantwortlich gemacht.

Direkte Wirkungen auf mechanische Herz- und Kreislauffunktionen

Positiv-inotrope Wirkung

Herzwirksame Glykoside wirken positiv-inotrop, das heißt

- sie führen zu einer Zunahme der *Kontraktionsamplitude* (Schlagvolumen),
- sie führen zu einer Zunahme der *Kontraktionsgeschwindigkeit* (Kontraktilität).

Durch die positiv-inotrope Wirkung verschaffen die Herzglykoside dem Herzen eine günstigere Kurve auxotonischer Maxima.

Einfluß auf den Wirkungsgrad der Herzarbeit. Wenn das Herz mehr mechanische Arbeit leistet, so kann die hierzu notwendige Energie theoretisch aus zwei Quellen gewonnen werden: Entweder könnte der Wirkungsgrad verbessert werden (d. h. die chemische Energie wird zu einem geringeren Teil in Wärmeenergie und zu einem höheren Teil in mechanische Arbeit verwandelt), oder der Verbrauch an chemischer Energie könnte ansteigen.

Am insuffizienten Herzen beobachtet man bei einsetzender Herzglykosidwirkung mehrere Prozesse. Zunächst steigt bei Beginn der Herzglykosidwirkung der Energieverbrauch minimal an, fällt dann aber erheblich ab, wobei sich der Wirkungsgrad der Herzarbeit erheblich verbessert. Ursachen sind erstens die Abnahme der Überdehnung und damit die Verbesserung des Wirkungsgrades entsprechend dem Laplace-Gesetz (s. Physiologie), zweitens der Rückgang

des bei Herzinsuffizienz erhöhten reflektorischen Sympathicus-Antriebes und der dadurch bedingten Tachykardie.
Am suffizienten Herzen verursachen Herzglykoside eine geringe Zunahme des Energieverbrauchs (an der Grenze der Meßbarkeit), da sie auch hier die Kontraktionsgeschwindigkeit erhöhen. Das Schlagvolumen kann geringfügig zunehmen oder durch Tonuserhöhung in Diastole abnehmen. *Die Digitalisierung eines Herzgesunden führt nicht zu einer Verbesserung der Herzleistung und ist ohne erwiesenen prophylaktischen Wert.*

Vaguserregende Wirkung

Eine Erhöhung der efferenten vagalen Aktivität erreicht man bereits mit therapeutischen Dosen. Die dadurch entstehende Bradykardie ist in vielen Fällen so erwünscht, daß Herzglykoside nicht zur Therapie einer Herzinsuffizienz, sondern zur Reduktion einer Tachykardie eingesetzt werden. Dies gelingt mit Digoxin so gut wie mit Digitoxin. - Als Ursachen für die Erhöhung der Vagusaktivität wird eine Glykosidwirkung sowohl auf Strukturen im ZNS als auch auf Baro- und Chemoreceptoren diskutiert.

Gefäßconstrictorische Wirkung

Sie tritt bei Konzentrationen von 10–100 nmol/l Digoxin ein. Bei einem Molekulargewicht von 781 bedeutet dies eine Plasmakonzentration von wenigstens 7,8 ng/ml. Da therapeutische Plasmakonzentrationen selten über 2 ng/ml liegen, kann die Bedeutung der Gefäßconstriction bei der Glykosidtherapie nicht sehr groß sein. Venen sind stärker betroffen als Arterien. Beim Herzinsuffizienten gleicht die Gefäßerweiterung durch Rückgang des reflektorisch bei Insuffizienz erhöhten Sympathotonus jedenfalls eine denkbare Gefäßverengung durch direkte Glykosidwirkung aus.

Sekundärwirkungen bei Herzinsuffizienz

Sekundärwirkungen am Herzen
Das endsystolische Volumen nimmt (wegen der Zunahme der Kontraktionskraft) stark ab, folglich nimmt das Schlagvolumen zu, folglich nimmt (bei zunächst unveränderter Frequenz) das Minutenvolumen zu. Der enddiastolische Druck sinkt, wodurch die Überdehnung des Herzens zurückgeht und die Herzsilhouette sich verkleinert.

Erhöhtes Minutenvolumen und verbesserte Durchblutung der Peripherie. Die Ursache des erhöhten Minutenvolumens ist eine Zunahme des Schlagvolumens bei zunächst unveränderter Frequenz, wie oben beschrieben. Diese Erhöhung des Minutenvolumens führt jedoch nicht zu einer Zunahme des arteriellen Druckes, sondern zu einer besseren Durchblutung der Peripherie, da sich die vorher eng gestellten Gefäße öffnen (Rückgang des reflektorisch erhöhten Sympathotonus).

Zunahme der Diurese. Die vermehrte Diurese bei Beginn einer Behandlung mit Herzglykosiden ist eine Folge der Verbesserung der Nierendurchblutung, wodurch die glomeruläre Filtrationsrate kräftig ansteigt. Insoweit handelt es sich auch hier um eine spezielle Folge der verbesserten Durchblutung der Peripherie. Eine direkte Wirkung der Herzglykoside auf die Diurese („Salurese“) ist in therapeutischer Dosierung irrelevant. Sie wäre auch nicht wünschenswert wegen der dann erhöhten Gefahr einer Hypokaliämie, da bei Therapiebeginn die renale Ausscheidung von Kaliumionen durch den noch bestehenden und sich erst langsam rückbildenden sekundären Hyperaldosteronismus erhöht ist. Die Diurese bleibt aus, wenn als Folge der Herzinsuffizienz Ödeme noch nicht entstanden sind.

Rückbildung des sekundären Hyperaldosteronismus. Sie ist die Folge der verbesserten Nierendurchblutung; mangelhafte Nierendurchblutung ist eine der möglichen Ursachen des sekundären Hyperaldosteronismus. Änderungen der Aldosteronwirkung erfolgen langsam, daher kann es zu Therapiebeginn bei starker Diurese zu beachtlichen K^+-Verlusten kommen. Vorsicht ist daher geboten, wenn gleichzeitig ein Hochdruck besteht, der mit Saluretica behandelt werden soll.

Abnahme des Venendruckes. Der Venendruck nimmt ab wegen der Erhöhung des Minutenvolumens und der vermehrten Diurese, im weiteren Sinne auch durch die Rückbildung des sekundären Hyperaldosteronismus.

Abnahme der Herzfrequenz. Die Herzfrequenz nimmt aus verschiedenen Gründen ab.
Erstens: Durch Abnahme des Venendruckes. Mit dem Rückgang des Venendruckes verschwindet die Ursache für die vorher bestehende reflektorische Tachykardie.
Zweitens: Durch extrakardiale Wirkung auf den efferenten N. vagus.

Wirkungen auf das Erregungsleitungssystem

Sinusknoten: negativ-chronotrope Wirkung. Abnahme der Erregungsbildungsgeschwindigkeit durch glykosidbedingte erhöhte Vagusaktivität und zusätzlich beim Herzinsuffizienten durch Abnahme des bei Insuffizienz reflektorisch erhöhten Sympathotonus. Bei Vergiftungen wird der Vaguseinfluß so stark, daß die Erregungsbildung im Sinusknoten aufhören kann.

Erregungsleitende Fasern im Vorhof. Bei therapeutischer Dosierung steht im Vordergrund die Abnahme des reflektorisch erhöhten Sympathotonus und die Zunahme des Vagotonus. Deshalb wird die Leitung verlangsamt und ektopische Schrittmacher bei Vorhofflattern (weniger gut bei Vorhofflimmern) werden – mit wechselndem therapeutischen Erfolg – unterdrückt. Bei toxischer Dosierung gewinnt die direkte Wirkung der Glykoside auf die erregungsleitenden Vorhofsfasern Vorrang: Im Bereich niedrigerer Toxicität wird zuerst die Phase-4-Depolarisation (s. Abb. 41) beschleunigt, durch Vaguseinfluß ist die effektive Refraktärzeit verkürzt. Dies kann einen ektopischen Schrittmacher befähigen, den unter Vaguseinfluß verlangsamten Sinusknoten zu „überholen“: Regelmäßiges Vorhofflattern entsteht. Hypokaliämie fördert die Beschleunigung der Phase-4-Depolarisation durch Glykoside. - Im Bereich höherer Toxicität treten sog. verzögerte Nachdepolarisationen (der Phase-4-Depolarisation aufgesetzt) unregelmäßig an verschiedenen Stellen des Vorhofs auf. Wegen der durch Vaguseinfluß verkürzten effektiven Refraktärzeit können sie das Aktionspotential vorzeitig erneut auslösen: unregelmäßiges (d.h. multifocales) Vorhofflimmern kann entstehen.

AV-Knoten: negativ-dromotrope Wirkung. (Abnahme der Leitungsgeschwindigkeit der Erregung). Die Wirkungen der Glykoside auf den AV-Knoten sind durch zwei besondere Umstände bestimmt: Der Knoten steht unter starkem Vaguseinfluß, und das Aktionspotential ist überwiegend ein Ca^{++}-Aktionspotential. Glykoside führen sowohl durch Vermehrung des Vagusantriebs und Verminderung des Sympathicusantriebs als auch durch direkte Wirkung auf das AV-Gewebe zu einer Verlängerung der effektiven Refraktärzeit und einer Verzögerung der Leitungsgeschwindigkeit. Der Mechanismus der direkten Wirkung ist ungenügend bekannt.

Purkinje-System: positiv-bathmotrope Wirkung (Zunahme der Bildungsgeschwindigkeit der Erregung). Das Purkinje-System steht nicht mehr unter dem Einfluß des Vagus, aber noch unter Sympathicuseinfluß. Die wichtigsten direkten Wirkungen sind eine Beschleunigung der Phase-4-Depolarisation, die (besonders bei AV-Block) zur Kammertachykardie führen kann, und in höheren Dosen die Auslösung von Extrasystolen durch verzögerte Nachdepolarisationen. Die effektive Refraktärzeit und die Leitungsgeschwindigkeit werden in therapeutischen Dosen nicht, in toxischen Dosen nur wenig verändert.

Arbeitsmuskulatur. Die effektive Refraktärzeit ist verkürzt.

Indikationen [136, 280]

Die Indikationen in den deutschsprechenden Ländern werden etwas weiter gestellt als in den angelsächsischen Ländern, die Dosierungen liegen höher.

Stauungsinsuffizienz. NYHA III und IV und besonders Stauungsinsuffizienz mit Vorhofflimmern, jedoch nicht bei Insuffizienz durch Perikarditis oder durch Myokarditis (erhöhte Arrhythmiegefahr bei geringem therapeutischem Nutzen). *Ein Nutzen einer prophylaktischen Digitalisierung ist für keine Indikation erwiesen.* Herzglykoside bleiben unwirksam bei Herzinsuffizienz durch Alkoholismus (Thiaminmangel), Hypoxie (erhöhte Arrhythmiegefahr), Hyperthyreose, Intoxikationen, Herzamyloidose, Ventrikelaneurysma, Coronarinsuffizienz oder Hypertonie ohne Herzinsuffizienz, sie nutzen wenig bei Cor pulmonale.

Vorhofflimmern und Vorhofflattern mit absoluter Arrhythmie. Herzglykoside komplettieren hier den Block und führen das Herz aus der absoluten Arrhythythmie zu einem langsamen Rhythmus (z. B. Knotenrhythmus), der Voraussetzung für ein ausreichendes Minutenvolumen ist. Auch bei einfachem Vorhofflattern und -flimmern wird ein Therapieversuch mit Digoxin gemacht, der jedoch nicht immer zum Erfolg führt.

EKG-Veränderungen Die wichtigsten EKG-Veränderungen sind diejenigen, die durch die *therapeutische* Wirkung beim Patienten entstehen. Dies ist bei der Stauungsinsuffizienz die Drehung der elektrischen Herzachse entsprechend der sich ändernden Herzsilhouette, damit z. B. die *Abnahme der vorher bestehenden R-Überhöhung,* bei Vorhofflattern und Flimmern die Regularisierung des Vorhofrhythmus oder die Komplettierung eines partiellen AV-Blocks. Diesen Änderungen sind weitere „substanzeigene" Wirkungen überlagert, die oft schwer erkennbar sind. Bereits bei niedriger Dosierung beobachtet man eine *ST-Senkung bis zur T-Inversion* als direkte Wirkung und *eine PQ-Verlängerung* als Ausdruck der indirekten Wirkung auf die Frequenz. *Die QT-Dauer ist verkürzt,* weil die Repolarisation beschleunigt wird.

Toxische Symptome ***Nausea und Erbrechen*** (durch Stimulation von Receptoren am Boden des 4. Ventrikels). Nausea ist die häufigste Nebenwirkung bei Therapie mit Herzglykosiden und kann schon bei therapeutischen Dosen auftreten. Erbrechen kommt vor.

Neurologische Symptome. Sehstörungen (meist Gelbsehen), Kopfschmerzen, Delirien und Halluzinationen sind sichere Zeichen einer Überdosierung.

EKG. Die elektrokardiographischen Störungen sind in der Reihenfolge ihres Auftretens in Tabelle 18 angegeben und können aus den Ausführungen über die elektrophysiologischen Glykosidwirkungen (s. oben) ohne weiteres abgeleitet werden. Aus den Plasmakonzentrationen in der Tabelle erkennt man:

- Die therapeutische Breite der Herzglykoside ist gering.

Kontraindikationen *Unbeachtete Digitalisüberdosierung während der Vorbehandlung* (weitaus wichtigste Kontraindikation!).
Myokarditis, paroxysmale Ventrikeltachykardien, geplante Elektrokonversion (wegen der dann bestehenden Gefahr des Kammerflimmerns). Bei Komplettierung eines AV-Blocks besteht die Gefahr eines Adam-Stokes-Anfalls. Absolute Kontraindikation bei subvalvulärer Aortenstenose (extrem selten!).

Tabelle 18. Wirkungsstärke des Digoxins in Abhängigkeit von der Plasmakonzentration. (Aus: Nusser E., Trieb G. [1979] Herzrhythmusstörungen - Diagnose und Therapie, 2. Aufl. Schattauer, Stuttgart New York, p 395 ff.

ng/ml		*Wirkungen*
6,3		Kammerflimmern
5,7		AV-Block III. Grades
4,8		Sinoatrialer Block
4,7		Vorhoftachykardie mit Block
4,5		AV-Block II. Grades
3,9		Bradykardes Vorhofflimmern
3,6		Bigeminus, Knotenrhythmus
3,4		AV-Block I. Grades
3,3		Supraventriculäre Tachykardie, ES
3,0		Ventr. ES, Sinusbradykardie
2,9		Muldenförmige ST-Strecke
2,8	Übergang zum toxischen Bereich	(Linksschenkelblock)
2,3		
1,5	Oberer Wirkungsbereich	
1,3 0,9	Optimaler Wirkungsbereich	
	Latenter Wirkungsbereich	

Gefahren durch Wirkungszunahme [44, 123, 146]

Förderung der Resorption, z. B. bei Ruhigstellung des Darms mit Spasmolytica, aber auch mit starken Analgetica.

Chinidin. Bei Gabe von Chinidin steigt die Plasmakonzentration von Digoxin um das 1,5- bis 2-fache. Ursachen hierfür sind sowohl eine Abnahme der renalen Clearance als auch eine Abnahme des Verteilungsvolumens von Digoxin. Die Abnahme des Verteilungsvolumens versteht man am besten als eine Abnahme von Bindungsquantität für Digoxin, bedingt durch eine Wirkung von Chinidin an Digoxin-Bindungsstellen. In der Tat nimmt die Wirkungsstärke von Digoxin ungeachtet der steigenden Plasmakonzentration so wenig zu, daß man derzeit empfiehlt, bei Beginn der Chinidintherapie die Digoxindosis nicht zu reduzieren, sondern den Patienten klinisch zu beobachten [356].

Hypothyreose. Die Plasmakonzentration von Digoxin ist bei Hypothyreose erhöht, die glomeruläre Filtration vermindert [255].

Niereninsuffizienz [378]

Höheres Lebensalter (> 60). Erfahrungsgemäß ist die Nichtbeachtung des höheren Lebensalters (oder des Umstandes, daß der Patient während der Therapie älter wird) Hauptursache von Glycosidvergiftungen. Drei Ursachen sind verantwortlich für die Wirkungsverstärkung: Die renale Filtration nimmt altersbedingt ab, die Empfindlichkeit des Herzens nimmt zu, die glycosidbindende Skelettmuskelmasse nimmt ab.

Hypercalcämie verstärkt die Glykosidwirkung (z. B. bei Hyperparathyreoidismus).

Hypokaliämie und Hypomagnesiämie verstärken die Glykosidwirkung. Hypokaliämie wird z. B. durch Laxantienabusus, Diuretica in Antihypertensiva, Glucocorticoide oder Carbenoxolon verursacht.

Sympathomimetica und ***Theophyllin***, auch ***Hypoxie*** verstärken besonders die arrhythmogene Glykosidwirkung.

Gefahren durch Wirkungsabnahme

Hemmung der Resorption durch Adsorbentien (Antacida, Colestyramin, Aktivkohle) oder Laxantien (auch durch Metoclopramid, Domperidon sowie bei Malabsorption durch die Grunderkrankung (Pankreatitis).

Metabolisierung beschleunigt durch Enzyminduktion, z. B. mit Rifampicin. Barbituraten, Antiepileptica, bei Hyperthyreose (s. oben bei Hypothyreose!).

Hypocalcämie

Hyperkaliämie, wobei jedoch die AV-blockierende Glykosidwirkung verstärkt wird.

Vergiftungsbehandlung

Suicidale Vergiftung. Die Diagnose wird aus dem EKG und der Anamnese gestellt, danach Blut für die Analytik abgenommen. Die schnell ausführbare Bestimmung der K^+-Plasmakonzentration ergibt in der Regel erhöhte Werte.

Bei einer Vergiftung mit Digoxin ist die intravenöse Injektion von Antidigoxin-Fab-Fragmenten inzwischen in so vielen Fällen bewährt, daß sie so früh wie möglich erfolgen sollte [391, 422]. Man injiziert 4–6 Ampullen zu 80 mg Fab in 20 Minuten. 80 mg Fab des Handelspräparates „Digitalis-Antidot BM" binden 1 mg Digoxin. Die quantitative Digoxinbestimmung ist nach Gabe des Antidots nur noch mit Hochdruckflüssigkeitschromatographie, nicht mehr mit immunologischen Verfahren möglich.
Parallel zur Injektion der Fab-Fragmente (deren Beschaffung oft zeitraubend ist) verfährt man wie folgt:
Der Patient wird an den EKG-Monitor angeschlossen und erhält 0,5 mg Atropin i. V. zum Schutz gegen die Verstärkung des Vagotonus bei der unmittelbar anschließend gründlich ausgeführten Magenspülung, an deren Ende eine Aufschwemmung von 8 g Cholestyramin *(Quantalan)* oder 20 g Aktivkohle (beides Adsorbentien) in 200 ml 1,8%iger Natriumsulfatlösung (als Laxans) im Magen belassen wird. Die Entfernung noch nicht resorbierten Glykosids ist die wichtigste Maßnahme. Bei Digitoxinvergiftung wird die Hämoperfusion an XAD 4 (weniger gut, aber auch geeignet: Kohle) vorbereitet. Die Hämoperfusion bei Digoxinvergiftung sowie in allen Fällen die einfache Hämodialyse ist ohne Nutzen. Rhythmusstörungen werden wie folgt angegangen: Bei reinen Sinusbradykardien, sinu-atrialen Blockierungen und partiellen AV-Blockierungen ohne Vorhofflattern (oder -flimmern) 0,5 mg Atropin zur Reduktion des Vagotonus, danach – prophylaktisch – Niederbringen eines passageren Schrittmachers (denn man weiß nie, was noch aus dem Darm nachresorbiert wird!). Die Hyperkaliämie wird nur bei unerwünschten AV-Blockierungserscheinungen oder bei sehr hohen Werten behandelt. Zur Prophylaxe ventriculärer Tachykardien bzw. bei einzelnen ventriculären Extrasystolen 25 mg Diphenylhydantoin initial, bei guter Verträglichkeit nach 10 min Dauerinfusion von 15 mg/min (0,25 mg/kg KG und min, *Phenhydan*-Infusionslösung). Bei Versagen – oder wenn bei Vorhofflattern die Beseitigung des bestehenden Blockes durch Diphenylhydantoin droht – 50 mg Lidocain *(Xylocain)* initial i. v., danach Dauerinfusion 1–4 mg/min. Kardioversion nur bei hämodynamisch untragbarer therapieresistenter Kammertachykardie oder Kammerflimmern. – Die Gabe von Adsorbens in Natriumsulfat wird im Abstand von 6 h wiederholt, bis der Erfolg eintritt.

Vergiftung durch chronische Überdosierung. Herzglykoside absetzen, Plasmakonzentrationen von K^+ und Herzglykosid bestimmen, K^+ gegebenenfalls substituieren. Diphenylhydantoin oral 2 × 100 mg bis 2 × 300 mg/Tag, dazwischen (nicht gleichzeitig!) 4 g Cholestyramin *(Quantalan)*.

Antiarrhythmica

[165, 167, 318, 384, 397, 494]

Die besondere Form des Aktionspotentials in den erregungsleitenden Strukturen des Herzens beruht auf dem stark ausgeprägten Ca^{++}-Einwärtsstrom, der das sog. Plateau (Phase 2 des Aktionspotentials) gestaltet (Abb. 41). Im Sinusknoten und AV-Knoten ist der Calcium-Einwärtsstrom sogar dominierend für das Aktionspotential, der schnelle Natrium-Einwärtsstrom der Phase 0 ist in diesen Strukturen von geringer Bedeutung.

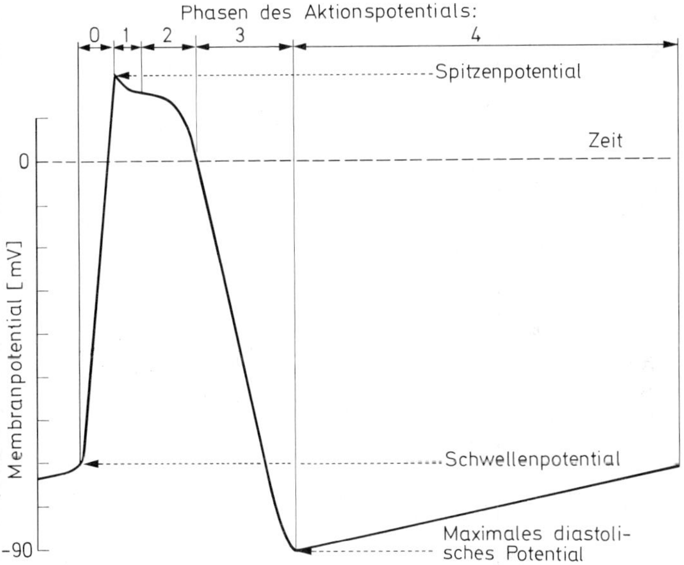

Abb. 41. Schematische Darstellung des Potentialverlaufs in einer Zelle des Erregungsbildungssystems

Erregbarkeit eines bestimmten Herzgewebes: Mit diesem Ausdruck beschreibt man die Fähigkeit des Herzgewebes, auf elektrische Stimuli (aus dem Nachbargewebe oder einem Stimulator) zu reagieren.

Automatizität (oder Automatie) eines bestimmten Teils des Erregungsleitungssystems: Mit diesem Ausdruck beschreibt man die Fähigkeit des betrachteten Teils des Erregungsleitungssystems, Schrittmacherpotentiale zu bilden.

Phase 0: Sprunghafte Öffnung der Na^+-Kanäle, Na^+-Einstrom, dadurch Depolarisation.
Phase 2: Inaktivierung der Na^+-Kanäle, Öffnung der Ca^{2+}-Kanäle, Ca^{2+}-Einstrom, dadurch Ausbildung des typischen „Buckels" im Aktionspotential bestimmter Zellen des Erregungsleitungssystems.
Phase 3: Zuerst Inaktivierung des Ca^{2+}-Einstroms, dann Einsatz eines repolarisierenden K^+-Ausstroms, Übergang der Na^+-Kanäle in den Ruhezustand am Ende der Phase 3 nach genügender Repolarisation.
Phase 4: Langsame Depolarisation, weil der potentialbestimmende Einfluß des K^+-Gradienten durch Abnahme der K^+-Permeabilität abnimmt und unter Wirkung des Sympathicus ein Ca^{2+}-Einstrom einsetzt.
Refraktärzeiten. Während der *absoluten Refraktärzeit* läßt sich auch durch maximale elektrische Stimulation kein Aktionspotential auslösen. Es folgt eine kleine Zeitspanne, in der sich mit maximaler elektrischer Stimulation ein deformiertes Aktionspotential auslösen läßt, das noch nicht fortgeleitet wird. Dieses kleine Intervall bildet zusammen mit der absoluten Refraktärzeit die *effektive Refraktärzeit*. In der darauf folgenden *relativen Refraktärzeit* wird mit erhöh-

Tabelle 19. Einteilung der Antiarrhythmica [191, 486]

Klasse I:	Die Stoffe reduzieren die Steilheit des Aktionspotentialaufstrichs in Phase 0 und die Geschwindigkeit der diastolischen Depolarisation in Phase 4 *Klasse IA:* Aufstrich mäßig verzögert, Repolarisation und Aktionspotential verlängert, im EKG sind PR, QRS und QT verlängert. Chinidin, Procainamid, Ajmalin, Disopyramid *Klasse IB:* Aufstrich kaum verzögert, Repolarisation und Aktionspotential verkürzt, QT verkürzt. Lidocain, Mexiletin, Tocainid, Phenytoin, Aprindin, Propafenon *Klasse IC:* Aufstrich stark verzögert, Repolarisation und Aktionspotential kaum verändert, PR und QRS verlängert. Encainid, Lorcainid, Flecainid
Klasse II:	Beta-Sympatholytica
Klasse III:	Die Stoffe verlängern die Repolarisation und das Aktionspotential, dadurch nimmt die effektive Refraktärzeit stark zu. Sie wirken nicht auf die Steilheit des Aktionspotentialaufstrichs. Amiodaron, Sotalol
Klasse IV:	Calciumantagonisten Verapamil, Diltiazem
Vorbehalt:	Die Klasseneinteilung einiger Stoffe ist umstritten (Beispiel: Propafenon)

ter elektrischer Stimulationsstärke ein fortgeleitetes Aktionspotential ausgelöst (das bei früher Stimulation noch deformiert sein kann).
Umfangreiche elektrophysiologische Untersuchungen machten es möglich, klinische Wirkungen von Antiarrhythmica elektrophysiologisch zu erklären. Der theoretische Erkenntnisstand erlaubt jedoch erst in wenigen Fällen das umgekehrte Verfahren, nämlich aus den elektrophysiologischen Wirkungen Voraussagen auf die klinischen Indikationen zu machen.
Die übliche Einteilung nach dem elektrophysiologischen Wirkungsmechanismus zeigt Tabelle 19.

β-Sympatholytica (β-Blocker) als Antiarrhythmica

Pharmakokinetik, Dosierung Intravenös Propranolol 10 mg sehr langsam, Pindolol 0,4 mg. Die meisten Untersuchungen liegen naturgemäß für Propranolol, den ältesten β-Blocker, vor, jedoch bieten neuere Pharmaka, z.B. wegen ihrer günstigeren Pharmakokinetik, für die Dauertherapie Vorteile.

Pharmakodynamik β-Blocker unterscheiden sich nicht hinsichtlich ihrer Wirkungsweise und Indikationen. Sie reduzieren den sympathischen Antrieb auf das Herz und bewirken dadurch

- ● eine Verzögerung der Phase-4-Depolarisation, u.a. weil der durch Sympathotonus unterhaltene Ca^{2+}-Einstrom reduziert wird. Diese Verzögerung ist verantwortlich für die Abnahme der Sinusknotenfrequenz. Sie wird kaum beobachtet, wenn das Herz schon vor Gabe des β-Blockers unter minimalem sympathischen Einfluß stand, aber sie verhindert eine Sinustachykardie bei physischer oder psychischer Belastung;
- ○ die Abnahme der Phase-4-Depolarisation begründet auch den Einsatz der β-Blocker bei ventriculärer Extrasystolie;
- ● eine Zunahme der effektiven Refraktärzeit besonders im AV-Knoten. Diese Wirkung begründet ihren Einsatz bei Vorhofflattern und -flimmern in Konkurrenz zu Verapamil. Die Kombination von β-Blockern mit Verapamil ist sehr gefährlich, weil sie zu einem AV-Block führen kann;
- ○ β-Blocker haben im Experiment auch Wirkungen, die denen von Chinidin ähnlich sind. Diese Wirkungen treten erst bei Konzentrationen auf, die bei der Therapie kaum erreicht werden.

Vorwiegend kardial wirksame Calciumantagonisten: Verapamil s. S.217

Chinidin

Chemie

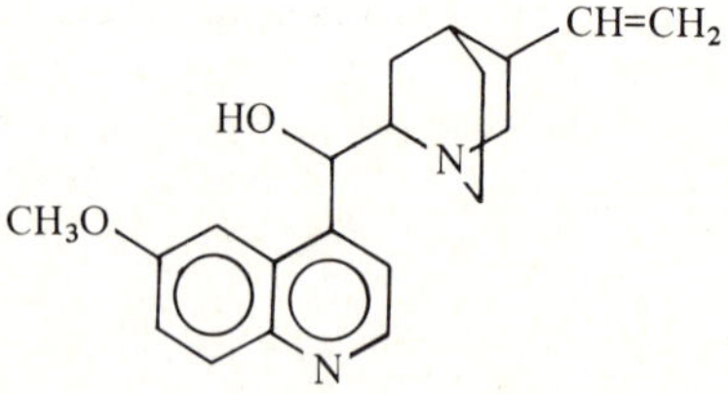

Chinidin
Base, pk_a 8,6
MW 324, 43

Pharmakokinetik Bioverfügbarkeit 70% (stark schwankend), Plasmaproteinbindung 90% (deutlich weniger bei Hypalbuminämie, Urämie, Herzinsuffizienz), Verteilungsvolumen 2,3-2,6 l/kg KG, wirksame Plasmakonzentrationen 2-5 mg/l, Plasmahalbwertszeit 6-7 h. Chinidin wird in der Leber hydroxyliert (verzögert bei Lebercirrhose); ca. 20% werden unverändert renal ausgeschieden.

Interaktionen Die Wirkung von Anticoagulantien vom Dicumaroltyp wird durch Chinidin verstärkt. Anstieg der Digoxin-Plasmakonzentration digitalisierter Patienten nach Verordnung von Chinidin s. S. 238. Der Abbau von Chinidin wird durch enzyminduzierende Stoffe wie Phenobarbital oder Phenytoin beschleunigt.

Dosierung Am besten oral in Retard-Form (z. B. 2-3 × 300 mg *Optochinidin retard*). Nach der ersten Tablette einen Tag warten, ob Überempfindlichkeitsreaktion auftritt.

Indikationen

- ● Chinidin wird (in Deutschland) hauptsächlich bei Vorhofflattern und -flimmern eingesetzt, und zwar sowohl zur Prophylaxe nach Kardioversion als auch zur primären Therapie. Die Chinidinwirkung am Vorhof beginnt bereits bei niedrigen Plasmakonzentrationen. Bei Chinidinunverträglichkeit versucht man Disopyramid, bei dem aber das Verhältnis der Wirkungen am Vorhof und Ventrikel bereits geringer ist und dessen Metabolit eine stärkere anticholinerge (d. h. AV-deblockierende) Wirkung hat als Chinidin.
- ○ Chinidin ist bei ventriculärer Extrasystolie Mittel der ferneren Wahl: Es ist zwar gut wirksam, aber erst in höheren Plasmakonzentrationen, bei denen bereits mit vielen unerwünschten Wirkungen zu rechnen ist.

Wirkungsweise Bei Hypokaliämie ist Chinidin weniger wirksam. Das klinisch zu beobachtende cardiale Wirkungsbild ist die Resultante aus drei Wirkungen: Direkte Wirkung auf die Membran der Herzzellen, anticholinerge Wirkung, α-sympatholytische Wirkung.

Sinusknoten. Die Abnahme des Na^+-Einstroms unter Chinidin spielt keine Rolle, weil der Na^+-Einstrom am Sinusknoten klein ist. Chinidin verlangsamt die *Phase-4-Depolarisation,* aber die gleichzeitige einsetzende *anticholinerge Wirkung* hebt am Sinusknoten diese Wirkung auf, wodurch die Frequenz unverändert bleibt, gelegentlich sogar zunimmt. Beim Sinusknotensyndrom aber bleibt der Einfluß der anticholinergen Chinidinwirkung schwach, und die negativ-chronotrope Chinidinwirkung in Phase 4 kann gefährlich werden.

Vorhofmuskulatur. Bei Vorhofflimmern und Vorhofflattern hat Chinidin seine Hauptindikation. Ektopische Herde in der Vorhofmuskulatur, ja die Vorhofmuskulatur an sich hat einen geringeren Ca^{2+}-Anteil und einen höheren Na^{+}-Anteil im Aktionspotential als der Sinusknoten. Sie steht auch nicht so stark unter Vaguseinfluß. Die Chinidinwirkung wird dementsprechend andere Schwerpunkte haben. Durch Verlangsamung der *Phase-1-Depolarisation* und Leitfähigkeit kommt es zuerst zu einer Verlangsamung der Flatterfrequenz. Der Sinusrhythmus setzt dann nicht gleitend, sondern sprunghaft ein, weil die auch durch Chinidin bedingte Verlängerung der *effektiven Refraktärzeit* die Verlangsamung des ektopischen Focus gleichsam überholt. Das kleine vorzeitige Aktionspotential eines ektopischen Focus kann das refraktär gewordene Nachbargewebe nicht mehr erregen.

AV-Knoten. Im oberen Teil ist der Na^{+}-Anteil des Aktionspotentials und der Vaguseinfluß bedeutend, im unteren Teil ist der Ca^{2+}-Anteil des Aktionspotentials bedeutend, der Vaguseinfluß noch deutlich. Chinidin verursacht hier gegeneinanderlaufende Wirkungen ähnlich wie am Sinusknoten. Dabei kann sich eine leichte Verkürzung der *Refraktärzeit* ergeben. Für die Therapie des Vorhofflatterns hat das gelegentlich unangenehme Folgen: Die Frequenz des ektopischen Focus ist schon reduziert, aber noch immer erheblich schneller als der Sinusrhythmus, auf den der Vorhof noch nicht umgesprungen ist. Die „langsame" ektopische Frequenz kann aber nach Unterschreiten eines Mindestwertes plötzlich den AV-Knoten passieren, dessen Refraktärzeit sich ja gleichzeitig verkürzt hat. Man vermeidet diese Situation durch Vordigitalisieren des Patienten.

Leitungssystem im Ventrikel. Hier gibt es keinen Vaguseinfluß mehr, das Aktionspotential hat sowohl einen starken Na^{+}- als auch einen starken Ca^{2+}-Anteil. Chinidin wirkt hier hauptsächlich auf die Anstiegsgeschwindigkeit in *Phase 0* und verzögert dadurch die Leitung (QRS-Komplex verbreitert), es verzögert über den gleichen Mechanismus auch die Leitung über das akzessorische Bündel (erwünscht). Die Verzögerung der *Phase-4*-Depolarisation führt zu einer Senkung der Frequenz auch in ektopischen Schrittmachern unter die Frequenz des Sinusknotens, wodurch der Sinusknoten wieder führen kann. Im oberen Bereich therapeutischer Konzentrationen wird die Verlängerung der *Refraktärzeit* groß genug für eine (zusätzliche) Hebung der Schwelle des Aktionspotentials.

Gefahren ***Gefahren aus kardialer Ursache***

- ○ Paradoxe Kammertachykardie (s. oben).
- ○ Bei Verlängerung des QRS-Komplexes über 140 ms oder bei Präexistenz einer entsprechenden QRS-Verbreiterung besteht die Gefahr verschiedenartiger Blockierungserscheinungen, auch die Gefahr einer Asystolie sowie einer ventriculären Tachykardie (durch toxische Depolarisierung von Purkinje-Fasern).
- ○ Eine Herzinsuffizienz wird verstärkt.

Extrakardiale unerwünschte Wirkungen

- ● Überempfindlichkeitsreaktionen gegen Chinidin in Form anaphylaktoider Reaktionen bereits nach der ersten Dosis.
- ● Erbrechen und Diarrhoe treten bei 30% der Patienten auf und können so stark sein, daß sowohl wegen der subjektiven Beschwerden als auch wegen der gestörten Resorption die (stets orale) Therapie abgebrochen werden muß.
- ● Viele neurologische Erscheinungen wie Ohrensausen, Doppeltsehen, Lichtscheu, Farbsehstörungen.
- ● Vor der intravenösen Injektion ist wegen des starken Blutdruckabfalls und vor der intramusculären Injektion wegen der Schmerzhaftigkeit abzuraten.
- ● Eine allergische Thrombocytopenie kann sich nach mehrwöchiger Therapie entwickeln.
- ● Die Elimination oraler Antikoagulantien wird verzögert.
- ● Wechselwirkung mit Phenobarbital, Phenytoin; mit Digoxin.

Therapie der Vergiftung Die Beschleunigung der Chinidinelimination durch saure Diurese ist nur dann erfolgversprechend, wenn der pH nicht schon ohnehin bei 6 liegt. Angesichts des mäßigen Verteilungsvolumens, aber der hohen Plasmaproteinbindung wäre bei schweren Vergiftungen eine Hämoperfusion zu erwägen (Erfahrungen liegen nicht vor). Die Injektion von Glucagon wird empfohlen.

Disopyramid [64]

Chemie

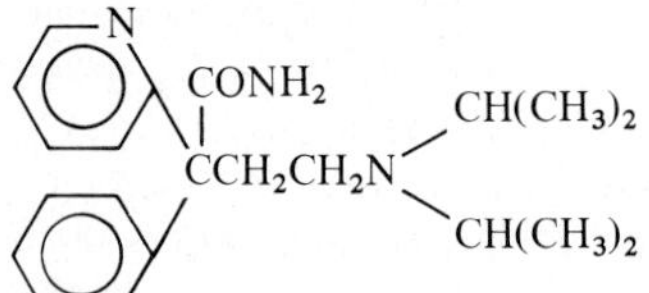

Disopyramid

Disopyramid *(Rythmodul)*
Base, pK_a 8,36
MW 339,49

Pharmakokinetik Bioverfügbarkeit 57–84%, Verteilungsvolumen 0,7 ± 0,1 l/kg KG, Plasmaproteinbindung konzentrationsabhängig und im therapeutischen Bereich 40–90% und bei Vergiftungen nur noch 5% der Gesamtmenge im Plasma (dann Dialyse möglich!), Plasmahalbwertszeit ≥6 h. 20% der Dosis werden N-dealkyliert, und der Metabolit hat eine starke anticholinerge und eine noch geringe antiarrhythmische Wirkung. Er wird zusammen mit 50% der Muttersubstanz renal ausgeschieden. Therapeutische Konzentration der Muttersubstanz im Plasma: 2–5 mg/l.

Dosierung Oral 4 × 100 mg/Tag, evtl. am Anfang steigern, später wieder reduzieren. Eine Dosisreduktion bei Niereninsuffizienz ist notwendig.

Pharmakodynamik Die kardialen Wirkungen entsprechen qualitativ denen des Chinidins, jedoch soll die negativ-inotrope Wirkung stärker sein. Die anticholinerge Wirkung (des Metaboliten) ist am AV-Knoten stärker als die von Chinidin und bringt auch extrakardial Gefahren mit sich.

Indikationen
- Vorhofflattern und -flimmern (in niedriger Dosierung).
- Ventrikuläre Extrasystolen (in höheren Dosen).

Gefahren, unerwünschte Wirkungen Die Verstärkung einer bestehenden Herzinsuffizienz soll gefährlicher sein als bei Chinidin. Bei Glaukom steigt der Augeninnendruck (anticholinerge Wirkung des Metaboliten). Urinretention durch anticholinerge Wirkung, besonders bei Prostatahypertrophie. Mundtrockenheit und andere Symptome anticholinerger Wirkung.

Ajmalin, Prajmaliumbitartrat

Chemie und Pharmakokinetik

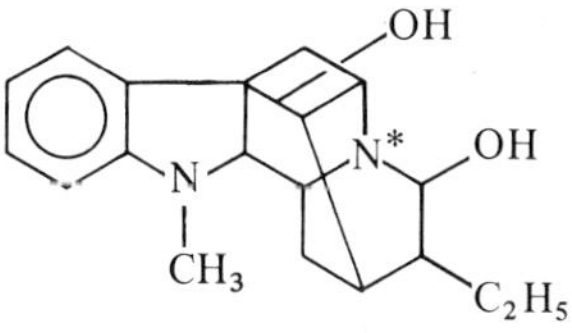

Ajmalin

Ajmalin
Base, pK_a 8,2
MW 326,44

Resorption: unzureichend. Halbwertszeit nach i.v. Injektion: nur 15 min. Deshalb wurde Prajmaliumbitartrat *(Neo-Gilurytmal)* entwickelt. Der im Formelbild mit * bezeichnete N ist darin mit einer Propylgruppe quarterniert. Prajmaliumbitartrat hat eine Bioverfügbarkeit von 50%, eine Halbwertszeit von 5–6 h und wird zu 60% biliär ausgeschieden. Therapeutische Plasmakonzentrationen um 30 µg/l.

Dosierung Intravenös Ajmalin 50 mg in 10 min unter EKG-Kontrolle. Prajmaliumbitartrat oral: Initial 4 × 20 mg/Tag, rückgehend auf 1–2 × 20 mg/Tag.

Pharmakodynamik, Indikationen Ajmalin und Prajmaliumbitartrat haben qualitativ ähnliche Wirkungen wie Chinidin, die anticholinerge und die hypotensive Wirkung bei intravenöser Injektion sind jedoch sehr gering. Bei niedriger Dosierung ist die Leitungsverlangsamung im His-Purkinje-System, im akzessorischen Bündel (und im Ventrikel) nahezu alleinige Wirkung, bei höherer Dosierung werden auch Frequenz, Leitung und Überleitung im Vorhof reduziert. Hauptindikation für Ajmalin sind Zustände, bei denen das akzessorische Bündel unerwünscht funktioniert, also Reentry-Tachykardien und Vorhofflattern oder -flimmern mit schneller Überleitung (am AV-Knoten vorbei). Ajmalin wirkt hierbei durch Erhöhung der Refraktärzeit und Verlangsamung der Leitung (bevorzugt?) im akzessorischen Bündel.

Unerwünschte Wirkungen Bei therapeutischer Dosierung bereits intrahepatische Cholestase, vereinzelt Agranulocytosen, negativ-inotrope Wirkung.
In höherer Dosierung AV-Block, Atemdepression.

Procainamid

Chemie

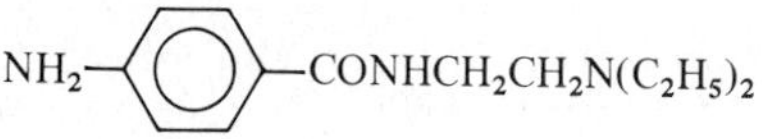

Procainamid *(Novocamid)*
Base, pK 9,24
MW 235,33

Pharmakokinetik Bioverfügbarkeit 75–90%, Verteilungsvolumen 2,5 l/kg KG, Plasmaproteinbindung 15%, therapeutische Plasmakonzentration 4–8 mg/l, Plasmahalbwertszeit 2–4 h. 50% werden unverändert renal ausgeschieden. Der Hauptmetabolit N-Acetylprocainamid ist antiarrhythmisch fast so wirksam wie die Muttersubstanz, hat eine Halbwertszeit von 6–8 h und wird zu 85% renal ausgeschieden. Wegen der längeren Halbwertszeit des Metaboliten verlängert man nach einiger Zeit das Dosierungsintervall. Die Acetylierungsgeschwindigkeit ist genetisch determiniert: Es gibt Schnell- und Langsamacetylierer. Therapeutische Plasmakonzentration 3–10 mg/l.

Dosierung Sie ist wegen des hohen Anteils der renalen Elimination von der Kreatininclearance abhängig. Bei einer Clearance von >50 ml/min: oral 250 mg im Abstand von 3 h, bei geringerer Clearance Verlängerung des Dosisintervalls auf 4,5–6 h, nicht verwenden bei Clearance <10 ml/min. Dauerinfusion i.v. 2 mg/kg KG und min.

Pharmakodynamik, Indikationen, Gefahren Procainamid hat qualitativ ähnliche kardiale Wirkungen wie Chinidin, die anticholinerge und die blutdrucksenkende Wirkung sind geringer, die α-sympatholitische Wirkung fehlt. Procainamid ist Mittel der ferneren Wahl bei der akuten Therapie ventriculärer Extrasystolen, bei denen es intravenös injiziert werden darf. Wegen der Entwicklung von antinucleären Antikörpern bei 60% der behandelten

Patienten, von denen ¼ bis ⅓ unter dem Bild eines Lupus erythematodes erkranken, eignet sich Procainamid nicht zur Dauertherapie. Langsame Acetylierer zeigen diese Nebenwirkung vermehrt.

Propafenon

Chemie

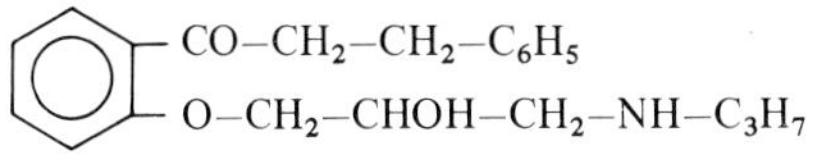

Propafenon

Propafenon *(Rytmonorm)*
Base, pK_a 9
MW 341,46

Pharmakokinetik Bioverfügbarkeit 50–100% (First-Pass-Effekt?), Verteilungsvolumen 3,6 l/kg KG, Plasmaproteinbindung 90%, therapeutische Plasmakonzentration 0,5–1 mg/l, Wirkungshalbwertszeit 3,8–5 h. Elimination nahezu vollständig durch hepatischen Metabolismus.

Dosierung 300 mg im Abstand von 12 h oral. Infusion i.v. 0,5–1 mg/kg in 5 min.

Wirkungsweise Klinisch im Vordergrund steht eine starke Leitungsverzögerung durch chinidinartige Wirkung. Hinzu kommt etwas β-sympatholytische und calciumantagonistische Wirkung.

Indikationen Ventriculäre Extrasystolen, therapierefraktäre Vorhoftachykardien, unerwünschte Leitung des akzessorischen Bündels (hiergegen sehr gut wirksam).

Unerwünschte Wirkungen Schwindel, Parästhesien, Sehstörungen, Mundtrockenheit, Obstipation, Übelkeit.

Lidocain als Antiarrhythmicum

Chemie, Pharmakokinetik, Dosierung s. S. 257. Dosierung initial intravenös 100 mg. Dauerinfusion 4 mg/min für 3 Std., danach die Hälfte. Therapeutische Plasmakonzentrationen 1,5–5 mg/l.

Indikationen Lidocain ist wegen seiner kurzen Halbwertszeit (1–2 h, jedoch schneller in der Verteilungsphase zu Therapiebeginn) das am besten steuerbare Pharmakon unter den bei tachykarden Rhythmusstörungen wirksamen Stoffen. Es wurde daher auf Intensivstationen bei einer großen Zahl verschiedener Rhythmusstörungen erprobt.

Dabei hat sich gezeigt: Lidocain ist

- wirksam bei ventriculärer Extrasystolie (auch bei solcher nach Herzglykosid-Intoxikation),

- wirksam bei ventriculärer Tachykardie,
- ○ unwirksam bei Vorhof-Rhythmusstörungen.

Der Hauptnachteil des Lidocains für die ambulante Therapie, die insuffiziente Resorption, wurde in Folgepräparaten ähnlicher chemischer Struktur wie z. B. Mexiletin beseitigt.

Wirkungsweise *Verzögerung der Phase-4-Depolarisation.* Zwar verzögert Lidocain die Phase-4-Depolarisation, aber diese Wirkung wird reflektorisch über den Sympathicus an allen Herzabschnitten aufgehoben und hat für die therapeutische Wirkung keine Bedeutung.

Verlangsamung der Phase-0-Depolarisation. Lidocain verringert die Geschwindigkeit der Phase-0-Depolarisation in depolarisiertem Gewebe bereits in therapeutischen Konzentrationen, aber erst in toxischen Konzentrationen auch in gesunden Gewebsabschnitten. Dies hat unter anderem zur Folge, daß bei therapeutischer Plasmakonzentration die Leitungsgeschwindigkeit in gesundem Herzgewebe unverändert bleibt und nur in hypoxischen Gebieten absinkt.

- Die *negativ-inotrope Lidocainwirkung* ist gering und hat ihre Ursache ebenfalls in der Reduktion der schnellen Depolarisation.

Verkürzung des Aktionspotentials und der effektiven Refraktärzeit. Lidocain verkürzt das Aktionspotential und die effektive Refraktärzeit dort, wo es im Herzen lang ist (His-Purkinje-System), aber nicht dort, wo es bereits kurz ist (Vorhof). Es verlängert stark die relative Refraktärzeit. Diese Phänomene hat man spekulativ zur Erklärung der therapeutischen Wirkung herangezogen: Ventriculäre Tachyarrhythmien sind oft Folge einer im Ventrikel kreisenden Erregung, und solche kreisenden Erregungen beruhen auf pathologischer Verlängerung der effektiven Refraktärzeit in besonderen Ventrikelgebieten (z. B. in hypoxischen Gebieten). Lidocain reduziert stark die Differenz zwischen den effektiven Refraktärzeiten in verschiedenen ventriculären Gewebsabschnitten und beseitigt dadurch die Voraussetzung für eine im Ventrikel kreisende Erregung.

Unerwünschte Wirkungen s. S. 258.

Mexiletin

Chemie

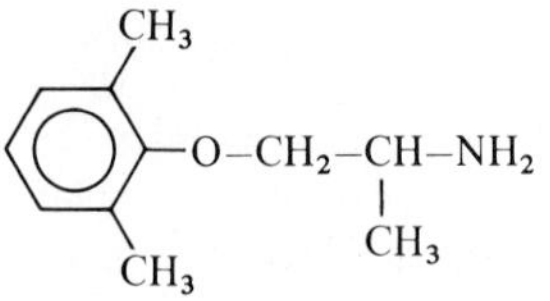

Mexiletin

Mexiletin *(Mexitil)*
pK 9,0
MW 179,27

Pharmakokinetik Bioverfügbarkeit 80–88%, Verteilungsvolumen 5–9 l/kg KG, Plasmaproteinbindung 55–70%, therapeutische Plasmakonzentration

0,75–2,0 mg/l, Plasmahalbwertszeit 10 h. Bei physiologischem Urin-pH werden maximal 10% unverändert ausgeschieden, der Rest metabolisiert. Der renale Anteil läßt sich durch saure Diurese (pH 5,0) erheblich steigern.

Dosierung Oral 3 × 200 mg/Tag. Intravenös: 250 mg/10 min initial, 250 mg in der nächsten Stunde, danach 0,5–1 mg/min.

Pharmakodynamik, Indikationen Mexiletin wirkt im wesentlichen wie Lidocain und hat dieselben Rhythmusstörungen als Indikation. Es ist aber wegen seiner Pharmakokinetik zur oralen Langzeittherapie geeignet.

Gefahren Sinusknotensyndrom, Hypotonie.
Die negativ-inotrope Wirkung ist groß genug, um eine Kontraindikation bei Myokardinsuffizienz zu begründen. Am ZNS werden die unerwünschten Wirkungen des Lidocains ausgelöst, besonders nach der entbehrlichen intravenösen Injektion. Nausea tritt sogar bei mehr als 50% der Patienten auf. Eine Photodermatitis wurde beschrieben.

Tocainid

Chemie

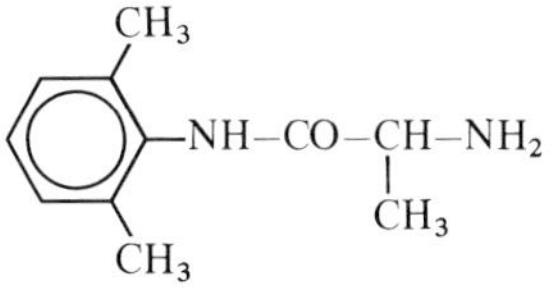

Tocainid *(Xylotocan)*
pK 7,8
MW 192,26

Pharmakokinetik Bioverfügbarkeit 100%, Verteilungsvolumen 1,6–3,2 l/kg, Plasmaproteinbindung unter 20%, therapeutische Plasmakonzentration 6–10 mg/l, Plasmahalbwertszeit 13,5 Std. Im Urin werden 40% unverändert ausgeschieden, unter alkalischer Diurese nimmt diese Menge stark ab. Tocainid wird auf einem besonderen Weg metabolisiert: Am primären Amin wird erst CO_2 addiert, danach ein Glucuronid gebildet.

Dosierung Oral 3 × 400 mg

Sonstiges Ähnlich Mexiletin

Phenytoin als Antiarrhythmicum

Kardiale Indikation und Dosierung Ventriculäre Extrasystolie bei Herzglykosidintoxikationen. Man injiziert bis zu 250 mg mit 10–20 mg/min. Gesamtdosis nicht höher als 300–400 mg/Tag. Wegen der langen Halbwertszeit sind Dauerinfusionen unnötig, die Therapie wird mit oralen Dosen von 100 mg fortgesetzt. Bei Hypokaliämie ist die Wirkung schwach. Therapeutische Plasmakonzentrationen 10-18 mg/l.

Wirkungsweise Phenytoin wirkt elektrophysiologisch ähnlich wie Lidocain. Es ist unbekannt, warum es dennoch nicht die gleiche klinische Wirkungsbreite hat.

Sonstiges s. S. 360.

Aprindin

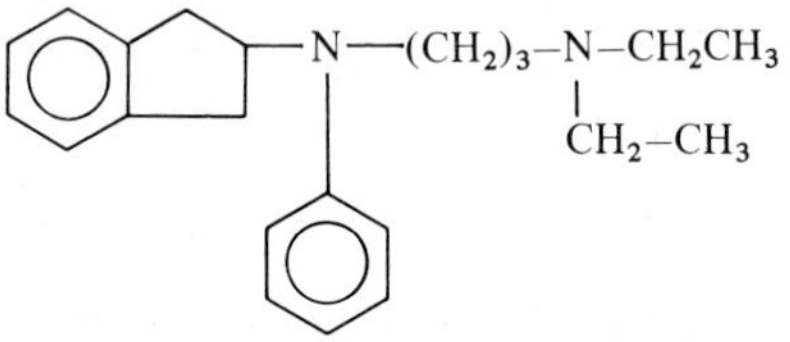

Aprindin

Aprindin *(Amidonal)*
Base, pK_a 10,06
MW 322,50

Pharmakokinetik Bioverfügbarkeit 70%, Plasmaproteinbindung 85-95%, Verteilungsvolumen 3,7 l/kg KG (davon 1,7 l/kg KG zentral), Plasmahalbwertszeit 20-30 h, wirksame Plasmakonzentration 1-2 mg/l. Fast vollständig metabolisiert. Der Metabolit Desethylaprindin ist wirksam.

Dosierung Initial 4 × 50 mg am 1. und 2. Tag, danach 50-100 mg/Tag.

Pharmakodynamik Elektrophysiologisch wirkt Aprindin ähnlich wie Lidocain, die Verlangsamung der Phase-0-Depolarisation ist jedoch besonders ausgeprägt und führt zu einer auch klinisch deutlichen

- Verzögerung der Leitungsgeschwindigkeit im His-Purkinje-System und im Ventrikelmyokard.
- Die Verzögerung der Leitungsgeschwindigkeit auch im AV-Knoten entspricht nicht dem Lidocain-Wirkungsbild.

Indikationen Aprindin ist ein sehr wirksames Mittel bei ventriculärer Extrasystolie und WPW-Syndrom - z. T. wirksamer als Disopyramid - doch haben es seine unerwünschten Wirkungen zu einem Mittel der ferneren Wahl gemacht.

Unerwünschte Wirkungen Initial Hypotension, Doppeltsehen, Somnolenz. Später Muskelschmerzen (häufig und lästig), Tremor, Ataxie, Verwirrtheit. Die größte Gefahr ist jedoch die Auslösung einer Agranulocytose (Schätzungen: 0,1-1% aller Fälle).

Flecainid [103, 148, 210]

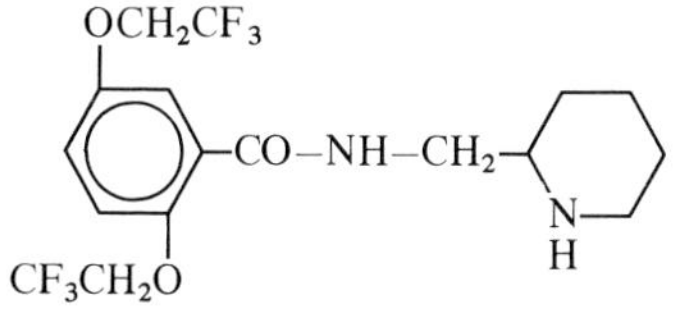

Flecainid *(Tambocor)*
pK 9,3
MW 414,36

Pharmakokinetik Bioverfügbarkeit 95%, Plasmaproteinbindung 32-58%, Verteilungsvolumen 8,4-9,4 l/kg, renal ausgeschieden 44% bei saurem, aber nur 7% bei alkalischem Urin, therapeutische Plasmakonzentration 0,2-0,8 (?) mg/l. Halbwertszeit 14-20 Std (verlängert bei Herzinsuffizienz, Niereninsuffizienz).

Dosierung Zurückgenommen auf 2 × 100 mg täglich

Indikationen Ventrikuläre Tachyarrhythmien, Komplexe und Extrasystolen.

Pharmakodynamik Je stärker die Zellen vordepolarisiert sind und je höher die Frequenz ist, desto stärker verzögert Flecainid den Aktionspotentialaufstrich. Die Abnahme der Leitungsgeschwindigkeit erfolgt bevorzugt im His-Purkinje-Sstem und in den Schenkeln. Die effektive Refraktärzeit beim Menschen wird verlängert.

Unerwünschte Wirkungen Schwindel, Kopfschmerz, Doppeltsehen, Übelkeit, Schlagvolumenabnahme. Nicht vorhanden bei Leitungsstörungen oder starker Bradycardie, bei deutlich verlängerter QT-Zeit. Besonders bei Überdosierungen wurden lebensgefährliche Situationen beobachtet (auch paradoxe Tachycardien).

Lorcainid [133]

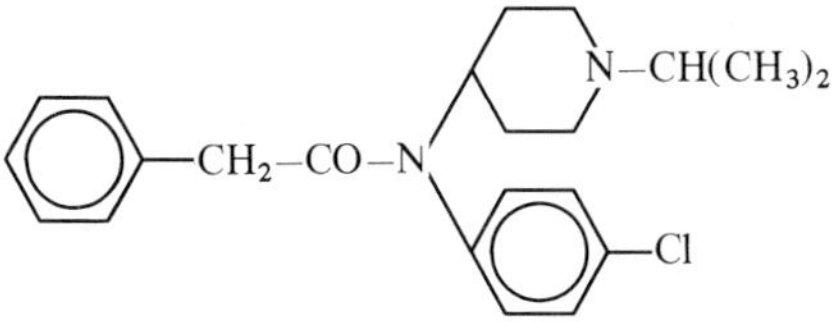

Lorcainid *(Remivox)*
pK 9,44
MW 407,38

Pharmakokinetik Bioverfügbarkeit extrem variabel, bei Dauertherapie ansteigend. Nor-Lorcainid ist der (wirksame!) Hauptmetabolit. Verteilungsvolumen ungefähr 7 l/kg, Halbwertszeit 8 Std. Die wirksamen Plasmakonzentrationen variieren stark; 0,1-0,4 mg/l sind vertretbar. Plasmaproteinbindung 75%.

Dosierung 2 × 100 mg. Wegen des abnehmenden first pass-Effektes, also der zunehmenden Bioverfügbarkeit von Lorcainid, auch wegen der einem Gleichgewicht zustrebenden Plasmakonzentration des wirksamen Metaboliten Nor-Lorcainid, sollte man innerhalb der ersten Behandlungswoche die Dosis nicht erhöhen.

Sonstiges Indikationen und viele unerwünschte Wirkungen sind denen des Flecainid recht ähnlich, die Verträglichkeit insgesamt etwas besser.

Amiodaron

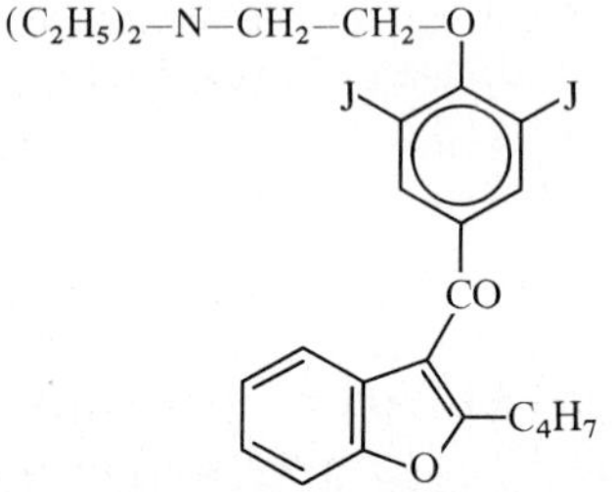

Amiodaron *(Cordarex)*
MW 645,32

Pharmakokinetik Bioverfügbarkeit sehr variabel zwischen 20 und 80%, Resorption sehr langsam über 5–10 Stunden, das Verteilungsvolumen ist sehr hoch und nicht gut bestimmbar, die Eliminationshalbwertszeit nach Abbruch einer Dauertherapie ist länger als einen Monat. Therapeutische Plasmakonzentrationen liegen zwischen 0,9 und 5,3 mg/l.

Dosierung In der ersten Woche 2–3 × 200 mg, danach 200 mg täglich

Indiaktionen Therapieresistente Kammerextrasystolien und WPW-Syndrom, auch supraventrikuläre Tachyarrhythmien. Amiodaron ist ein sehr wertvolles Antiarrhythmicum, das nur wegen seiner beachtlichen unerwünschten Wirkungen Mittel der ferneren Wahl ist.

Wirkungsweise Amiodaron ist ein Klasse-III-Antiarrhythmicum: Es hat keinen Einfluß auf den Aufstrich des Aktionspotentials, sondern verlängert die (anterograde) Erregungsleitung durch Verlängerung der effektiven Refraktärzeit. Das Aktionspotential wird verbreitert.

Unerwünschte Wirkungen Kornea-Ablagerungen (90%), Änderung der Schilddrüsenfunktion, Unverträglichkeit mit Stoffen der Klasse I A, Photosensibilisierung mit Hyperpigmentierung (violet), in weniger als 1% der Patienten Alveolitis, Lungenfibrose. Nicht beim Sinusknotensyndrom sowie beim AV-Block (Grade 1 und 2) verordnen. Antiarrhythmische Wirkungen setzen wegen der langsamen Resorption nach oraler Gabe langsam (nach Stunden) ein, aber nach intravenöser Injektion können gefahrdrohende QRS-Verbreiterungen sehr schnell entstehen.

Sotalol [415]

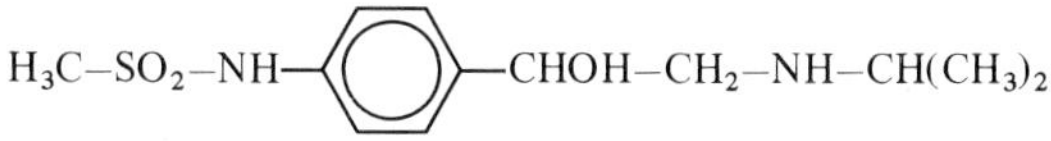

Sotalol *(Sotalex)*
pK 8,3 und 9,8
MW 272,36

Pharmakokinetik Bioverfügbarkeit 90%, keine Plasmaproteinbindung, Verteilungsvolumen 1,6–2,4 l/kg, therapeutische Plasmakonzentrationen 1–3 mg/l, Halbwertszeit 10–15 Std, kein Metabolismus, Elimination renal.

Dosis Einschleichend von 80 mg auf 160 mg täglich.

Indikation Supraventrikuläre und ventrikuläre tachycarde Arrhythmien.

Wirkungsweise Sotalol hat nur eine schwache β-sympatholytische Wirkung, die zu seiner Herzwirkung wenig beiträgt. Wichtiger ist die Klasse-III-Wirkung des Sotalol. Die effektive Refraktärzeit wird verlängert. Die Wirkung ist weniger durchgreifend als die von Amiodaron, die unerwünschten Wirkungen aber auch weniger gravierend.

Unerwünschte Wirkungen Wie bei β-Sympatholytica (s. S. 243), zusätzlich besteht Gefahr bei vorbestehender QT-Verlängerung.

Antiarrhythmica bei bradykarden Herzrhythmusstörungen

Für die Therapie bradykarder Herzrhythmusstörungen spielen gegenwärtig Herzschrittmacher eine weit größere Rolle als Pharmaka. Eine begrenzte Bedeutung haben Atropin, Ipatropiumbromid und Orciprenalin. Die Infusionsgeschwindigkeiten für Orciprenalin *(Alupent)* liegt im Bereich von 5–10 μg/min.

β_1-wirksame Sympathomimetica wie Orciprenalin und Isoprenalin beschleunigen die Phase-4-Depolarisation in allen Herzabschnitten (wichtigste Wirkung) durch Vermehrung des Einstroms von Na^+ und Ca^{++} während der Phase 4. Sie beschleunigen auch die Depolarisationsgeschwindigkeit in Phase 0 und erhöhen dadurch die Leitungsgeschwindigkeit. Ihre Hauptindikation ist der partielle AV-Block.

Atropin hebt die Verlängerung der Phase 4, aber auch die Verlängerung der effektiven Refraktärzeit auf, die durch den Einfluß des N. vagus in den Strukturen des Vorhofs entsteht.

Pharmakologie der Nervenleitfähigkeit

Lokalanaesthetica [97, 196]

Lokalanaesthetica (LA) sind Stoffe, die zu einer reversiblen Ausschaltung der Schmerzempfindung durch lokale Unterbrechung des afferenten Impulszustroms führen.

Chemie ***Allgemeine Strukturmerkmale.*** Die Wirkungsqualität ist bedingt durch eine tertiäre Aminogruppe und einer CO-Gruppe (Carboxylgruppe), zwischen denen sich bei den meisten Lokalanaesthetica 1–2 C-Atome befinden. Die CO-Gruppe kann Bestandteil einer Esterkonfiguration (Ester-LA) oder einer Säureamidkonfiguration (Säureamid-LA, kurz auch Amid-LA genannt) sein. Diese Konfiguration ist bei Pharmaka häufig zu finden. Folge: Viele Pharmaka haben starke LA-Nebenwirkungen, so manche Antihistaminica, Phenothiazine und β-Sympatholytica.

Spezielle Struktur und besondere Indiaktionen (exemplarisch)

Lidocain
(Xylocain)

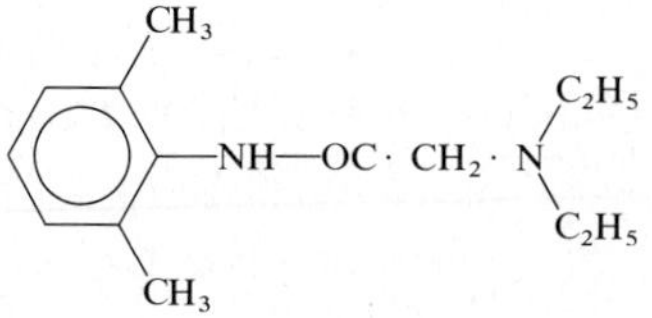

MW 234,34
Base, pK_a 7,86

Lidocain ist der Prototyp der modernen Säureamid-Lokalanaesthetica. Es ist für alle Formen der Lokalanaesthesie einschließlich der Oberflächenanaesthesie brauchbar und hat außerdem große Bedeutung als Antiarrhythmicum. Weitere Lokalanaesthetica vom Säureamidtyp:

Bupivacain (Carbostesin) mit sehr langer Wirkungsdauer für Periduralanaesthesien. Höchstdosis 2 mg/kg KG.
Butanilicain (Hostacain) für die Zahnheilkunde.
Carticain (Ultracain) (nicht für Oberflächenanaesthesie).
Etidocain (Duranest) zur Leitungsanaesthesie.
Mepivacain (Scandicain) für die Zahnheilkunde (≤ 4 mg/kg KG).
Prilocain (Xylonest) (nicht für Oberflächenanaesthesie, beachte Potenz als Methämoglobinbildner) verengt selbst die Gefäße. Höchstdosis 3 mg/kg KG.

Procain
(Novocain)

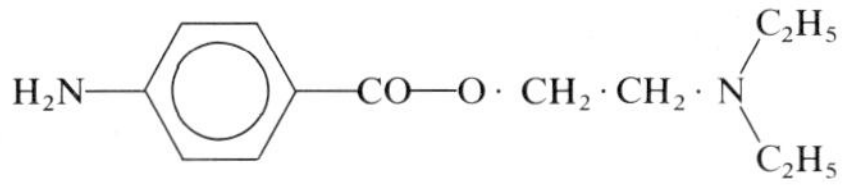

Procain
(Novocain)
Base, pK_a 8,0
MW 236,32

Procain ist der Prototyp der älteren Localanaesthetica vom Estertyp. Seine klinische Bedeutung ist gering. Oxybuprocain *(Novesine),* Proxymetacain und Tetracain *(Pantocain)* sind Localanaesthetica, deren Anwendung nur für die Oberflächenanaesthesie zu empfehlen ist. Nach versehentlich intravenöser Injektion oder zu umfangreicher oder schneller tracheobronchialer Resorption löst Tetracain Krämpfe aus.

Lidocain: Pharmakokinetik

Bioverfügbarkeit (wegen eines hohen First-Pass-Metabolismus) nach oraler Zufuhr nur 30%, daher nicht geeignet für die orale Zufuhr als Antiarrhythmicum. Resorption von den Schleimhäuten bei Oberflächenanaesthesie jedoch beträchtlich. Proteinbindung 70%, Verteilungsvolumen 1,2 l/kg KG, Plasmakonzentration bei Dauerinfusion als Antiarrhythmicum 2-5 mg/l, Plasmahalbwertszeit 1-2 h. Lidocain wird vollständig in der Leber durch Amidasen metabolisiert. Toxische Wirkungen oberhalb von 7-8 μg/ml.

Lidocain: Dosierung

Zur Lokalanaesthesie in 0,5-1(-2)%iger Lösung, wobei aber eine Gesamtmenge von 4 mg/kg KG nicht überschritten werden soll (achte zusätzlich auf Vasoconstrictor, s. unten!). Zur intravenösen Therapie: Bolus von 50-100 mg, danach 1-4 mg/min (EKG-Monitor!). Einige Metaboliten des Lidocains sind noch wirksam, weshalb die Dosis nach 12-24stündiger Dauerinfusion eventuell reduziert werden muß.

Metabolismus der Ester-Lokalanaesthetica

Esterlokalanaesthetica wie Procain werden bereits am Wirkungsort durch Plasmaesterasen hydrolysiert. Dabei können sowohl gefäßerweiternde Stoffe (Diäthylaminoäthanol aus Procain) als auch Bakterienwuchsstoffe (p-Aminobenzoesäure aus Procain) entstehen.

Zusatz von Vasoconstringentien

Sie erfolgt nur bei der Infiltrations- und Leitungsanaesthesie und hat den Zweck, durch regionale Vasoconstriction den Abtransport des LA zu verzögern. Verwendet werden hauptsächlich Noradrenalin und Adrenalin. Bei Injektion in endarterielle Gefäßgebiete dürfen vasoconstrictorische Zusätze auf keinen Fall verwendet werden (Nekrosegefahr).

Wirkungsmechanismus

Lokalanaesthetica haben einen pK_a in der Nähe des extracellulären pH von 7,4. Nach ihrer Injektion in das Gewebe diffundiert nur der nichtionisierte Anteil in den intraaxonalen Raum der Nervenaxone.

Dieser Anteil dissoziiert nach seiner Membranpassage im intraaxonalen Raum noch stärker als im extraaxonalen Raum, weil der intraaxonale pH bei 7,0 liegt. Warum Lokalanaesthetica bei Injektion in saures, entzündetes Gewebe schlecht wirken, ist auf S. 12 durchgerechnet. Sowohl das ionisierte als auch das nichtionisierte LA-Molekül ist von der Innenseite der Axonmembran her in der Lage, mit Strukturen der Na^{+}-Kanäle zu reagieren. Dadurch wird die Na^{+}-Permeabilität des Axons reduziert und verschwindet endlich ganz: Die Leitung des Aktionspotentials ist unterbrochen.

Die Leitung in den dünnen Axonen wird durch geringere Konzentrationen der LA blockiert als die Leitung in den dicken Axonen. Deshalb: Bei Anfluten eines LA fallen zuerst die durch dünne Axone vermittelten Sinnesqualitäten aus in der Reihenfolge Temperatur-Schmerz-Berührung-(Motorik).

Ursache hierfür ist der unterschiedliche Internodalabstand bei Fasern unterschiedlichen Kalibers. Wenigstens drei nebeneinanderliegende Ranvier-Schnürringe müssen blockiert werden, um die saltatorische Erregungsleitung zu unterbrechen. Die Ringe liegen bei dünnen Fasern dicht aneinander, bei dicken Fasern weiter auseinander. Bei Diffusion des Lokalanaestheticums werden deshalb bei dünnen Fasern schneller drei nebeneinander liegende Ringe blokkiert sein als bei dicken.

Unerwünschte Wirkungen

Lokal

- ○ Gefäßerweiterung durch Spaltprodukte der Ester-LA, aber geringgradig auch durch direkte Wirkung der LA. Um der dadurch bedingten schnelleren Resorption entgegenzuwirken, ist ein Zusatz von Catecholaminen oder von Octapressin üblich.
- ○ Gewebsschaden bei Daueranwendung (Auge!) oder bei Anwendung auf verletzter Oberfläche ist möglich.

Bei ***systemischer Applikation*** oder bei Resorption größerer Mengen aus dem Depot in den Kreislauf:

- Am Kreislauf: Gefäßdilatation mit Blutdruckabfall; die Gegenregulation durch Ausschüttung von Adrenalin aus der Nebenniere ist gleichfalls durch LA behindert.
- Am Herzen: Abnahme der Ausbreitungsgeschwindigkeit der Erregung; diese Wirkung ist für die einzelnen LA wahrscheinlich unterschiedlich stark. Bei Lidocain ist sie gering. Bei anderen LA kann relativ schnell ein AV-Block entstehen. Außerdem:
- Abnahme der Kontraktionskraft.
- Am Zentralnervensystem: Tremor, dann Krämpfe durch Disinhibition im limbischen System. Lidocain verursacht eine Sedation.

Dosisunabhängig: Allergische Reaktionen. Besonders bei Ester-LA; dann ist der Wechsel auf Amid-LA eventuell möglich, da Kreuzallergie selten ist.

Cocain

Besonderheiten der Wirkung. Für die schnelle Entfernung von Noradrenalin aus dem synaptischen Spalt hat die Hauptbedeutung die Rückresorption von Noradrenalin in den intraaxonalen Raum des präsynaptischen Neurons. Cocain blockiert diese Rückresorption. Dadurch wirkt körpereigenes Noradrenalin länger und insoweit stärker. Dies gilt auch für extern zugeführte Catecholamine. Anwendung: Cocain führt als Lokalanaestheticum nicht zu einer Gefäßerweiterung, sondern zu einer Gefäßverengung. Der Zusatz von Catecholaminen zu Cocainlösungen für die Lokalanaesthesie wäre ganz unsinnig.
Cocain verhindert auch das Eindringen von indirekten Sympathomimetica in das präsynaptische Neuron (s. S.295); diese Pharmaka können also Noradrenalin nicht mehr aus dem präsynaptischen Intracellulärraum verdrängen und bleiben deshalb wirkungslos.

Cocain-Mißbrauch. Die subjektiven Symptome sind denen bei Amphetamin-Mißbrauch ganz ähnlich; Euphorie, Gefühl „to be turned on", psychische Dependenz. Die Zufuhr erfolgt oft durch Schnupfen über die Nasenschleimhäute. Hierbei können Nekrosen der Schleimhaut entstehen. Auch beim Gebrauch als Oberflächenanaestheticum in der Augenheilkunde besteht die Gefahr der Hornhautschädigung! Deshalb soll die Anwendung nur durch den Facharzt erfolgen. Die Toleranzentwicklung für Cocain ist geringer als für Opiate.

Tetrodotoxin

Dieses Gift aus dem Kugelfisch (Ostasien) ist eine sehr hydrophile, stark basische Verbindung, die aus dem Darm noch resorbiert wird, aber zu polar ist, um in das Innere von Neuronen einzudringen. Tetrodotoxin blockiert die spannungsabhängigen Natriumkanäle selektiv, und zwar von der Außenseite der Plasmamembran her.

Pharmakologie cholinerger Synapsen

Das cholinerge System

Primärer Botenstoff: Acetylcholin

$CH_3COO-CH_2CH_2N^+(CH_3)_3$ Acetylcholin
Als synaptischer Transmitter wird Acetylcholin freigesetzt aus den präsynaptischen Terminalen von α- und γ-Motoneuronen, postganglionären parasympathischen Neuronen, präganglionären sympathischen und parasympathischen Neuronen, und aus Neuronen im ZNS. Die Freisetzung erfolgt nach Ca^{2+}-Einstrom in die präsynaptische Terminale. Der Ca^{2+}-Einstrom wird unter physiologischen Bedingungen durch Depolarisation der Terminale ausgelöst.

Receptoren für Acetylcholin [87, 98, 124, 232, 305, 358, 387, 499]

Es gibt zwei Receptorenarten: Receptoren vom Nicotin-Typ (n-Receptoren) und Receptoren vom Muskarintyp (m-Receptoren). Bei m-Receptoren unterscheidet man die Untergruppen m_1 und m_2.

Receptoren vom Nicotintyp. Das Receptoren-Monomer besteht aus den Untereinheiten α, β, γ, δ. Die Untereinheiten sind durch Genduplikation und anschließender Mutation aus einem gemeinsamen Ursprungsgen entstanden (Abb. 42). Die Unterschiede in der Primärstruktur der Untereinheiten sind zwischen den Species sehr gering: Die Untereinheiten müssen schon früh in der Entwicklungsgeschichte ihre optimierte Struktur gewonnen haben. Auch untereinander sind sich die Untereinheiten sehr ähnlich (Zahl der Aminosäuren für Untereinheiten aus dem elektrischen Organ der Fisch-Species Torpedo: α 437, β 469, γ 489, δ 501), aber die geringen Unterschiede machen die Bindungsfähigkeit für Acetylcholin aus: Nur die α-Untereinheiten besitzen in Pos. 192 und 193 Cysteine. Der n-Receptor kann auf verschiedenen Wegen geregelt werden. [310, 311, 402, 433] „Von innen" kann dies durch Phosphorylierung oder Dephosphorylierung von Serinen geschehen. Der Receptor besitzt auf seinen α-Untereinheiten auch Bindungsstellen relativ hoher Affinität für nichtkompetitive Inhibitoren (Lokalanästhetica, Antihistaminica, Neuroleptica u.a.). Eine weitere Regelung geschieht über eine Beschleunigung der Endocytose oder der Neusynthese; 20% der Receptoren haben eine Lebenszeit von ca. 19 Stunden, 80% eine solche von ca. 13 Tagen. Erst 15 Minuten nach seiner Neusynthese wird der Receptor voll funktionstüchtig.
Physiologischer Ligand (Agonist) am n-Receptor ist Acetylcholin. Pharmakologische Liganden sind z. B. Muskelrelaxantien vom Typ des Pancuronium (nichtdepolarisierende Muskelrelaxantien, S. 274).

Pharmaka, die an die m-Receptoren binden, besetzen nicht die Acetylcholin-Bindungsstelle der n-Receptoren; sie können als nichtkompetitive Antagonisten wirken.
Acetylcholin bindet an die α-Untereinheiten der n-Receptoren mit einer Bindungskonstante von etwa 7×10^{-9} M. Nach der Bindung öffnet sich der Ionenkanal 1-10 msec lang und stellt während dieser Zeit eine Leitfähigkeit von 30 picoSiemens her. Danach geht er über eine initiale Phase schneller Desensibilisierung und eine spätere Phase langsamer Desensibilisierung wieder in den öffnungsbereiten Ruhezustand über.
Nur die α-Untereinheiten können Acetylcholin binden. In Position 192/193 mutierte α-Untereinheiten können dies nicht mehr. - Die Aminosäureketten aller Untereinheiten α, β, γ, δ sind auf der Außenseite der Plasmamembran am freien NH_2- eines Asparagin glycosiliert. Gegen diese Kohlehydrate richten sich bei Myasthenia gravis die Antikörper. Die Kette jeder Untereinheit durchdringt die Plasmamembran fünfmal. Nur eine der fünf in der Plasmamembran verlaufenden Strecken nimmt an der Bildung des Ionenkanals teil. Dieser Ionenkanal ist von fünf Untereinheiten, nämlich von je einer β-, γ- und δ-Einheit und von zwei α-Untereinheiten begrenzt (Abb. 43). Ein solcher aus 5 Untereinheiten bestehender n-Receptor kann mit einem zweiten n-Receptor covalent zu einem Dimer verknüpft sein. Dies geschieht durch eine Disulfid-Brücke zwischen den beiden δ-Untereinheiten.
Der n-Receptor (Monomer) zeigt einen Aufbau, dem man auch bei anderen Receptoren begegnet: Er hat nicht eine, sondern zwei Bindungsstellen für seinen Liganden. Wird die erste α-Untereinheit von Acetylcholin besetzt, erhöht sich die Wahrscheinlichkeit für die Öffnung des Ionenkanals wenig, wird zusätzlich die zweite α-Untereinheit besetzt, erhöht sie sich stark.
Der n-Receptor ist der heute am besten erforschte Receptor. Weitere Untersuchungen zielen darauf ab, seine Tertiärstruktur in der Plasmamembran zu ermitteln. Wenn dies gelungen ist, wird zum ersten Mal möglich werden, was seit Jahrzehnten das Ziel der Pharmakologen und pharmazeutischen Chemiker ist: Man wird Wirkstoffe synthetisieren können, die möglichst genau passende Schlüssel für ein in seinem räumlichen Aufbau bekanntes Schloß sind. Eine weitere Erkenntnis zeichnet sich ab: Es scheint für den Aufbau von

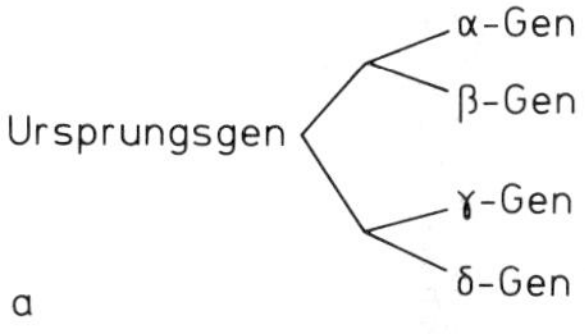

Abb. 42. Stammbaum der Gene für die Untereinheiten des n-Receptors

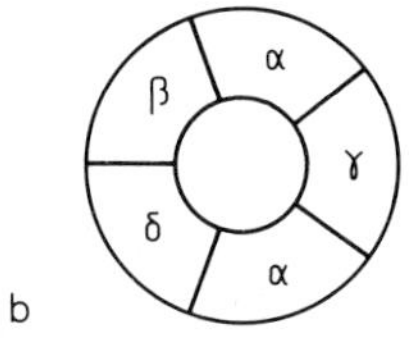

Abb. 43. Anordnung der Untereinheiten des n-Receptors

Receptoren allgemeine Regeln zu geben, und es kann deshalb zeitsparend sein, die molekularbiologische Realisierung einer allgemeingültigen Regel an einem Receptor - dem n-Receptor - zu untersuchen und danach gezielt zu ermitteln, ob die Regel an einem anderen Receptor ähnlich realisiert ist.

Lokalisation: Auf den postsynaptischen Membranen der neuromusculären Synapsen der Skeletmuskulatur, der postganglionären vegetativen Neurone in den autonomen Ganglien, auf Neuronen im ZNS.

Agonisten: Acetylcholin, Nicotin in niedrigen Konzentrationen, an vegetativen Ganglien auch Tetramethylammonium und Dimethylphenylpiperazin.

Antagonisten: Nichtdepolarisierende Muskelrelaxantien (s. S. 274) und Dekamethonium an neuromuskulären Synapsen; Tetraethylammonium, Pentamethonium und Hexamethonium an ganglionären Synapsen.

Receptoren vom Muscarintyp. In ersten Untersuchungen wurde ein Molekulargewicht um 80000 angegeben. Auch m-Receptoren sind auf der Außenseite der Plasmamembran glycosiliert. Die Primärstruktur ist noch nicht vollständig aufgeklärt, aber die bisher bekannten Teilsequenzen vermitteln zwei überraschende Erkenntnisse: Für den m-Receptor besteht so gut wie keine DNA-Sequenzhomologie mit dem n-Receptor, wohl aber eine Sequenzhomologie mit dem β-Receptor des catecholaminergen Systems [330]. Wie der n-Receptor wird auch der m-Receptor durch Phosphorylierung und Dephosphorylierung geregelt. Für die Ermittlung der Primärstruktur besteht eine Komplikation: Aus funktionellen Untersuchungen ist bekannt, daß es zwei Untergruppen der m-Receptoren geben muß [48, 214, 289, 475] - nur für die m_1-Receptoren ist Pirenzepin Antagonist. Unterschiede der m_1- und m_2-Receptoren müssen also entweder durch Unterschiede im Kohlehydrat-Anteil oder in der (Primär-)Struktur der Proteinkette erklärt werden. Die zweite Möglichkeit ist nach gegenwärtigem Kenntnisstand die wahrscheinlichere.

Lokalisation. Auf den Zellen der vegetativen Erfolgsorgane und auf Neuronen im ZNS. Es gibt Zellen, die nicht (mehr?) cholinerg innerviert werden, aber noch Acetylcholinreceptoren haben. Hierzu gehören besonders die glatten Muskelfasern der Gefäße. Die Zahl der m-Receptoren im ZNS nimmt beim Morbus Alzheimer ab [208].
Agonisten: Acetylcholin, Bethanechol, Carbachol *(Doryl),* Methacholin, Pilocarpin, Muscarin.
Antagonisten: Atropin und chemische Verwandte, Pirenzepin.

Signaltransduktion [285, 306, 343, 389]. Die Signaltransduktion war beim n-Receptor sehr einfach: Bindung von Acetylcholin führte zur

Änderung der Konformation des Receptors und damit zur Öffnung des Ionenkanals. Der m-Receptor ist nicht mehr so „primitiv“ organisiert: Zumindest der m_2-Receptor muß an ein N-Protein koppeln. Folgende Sequenz ist wahrscheinlich: Acetylcholin bindet sich an den m-Receptor $\rightarrow$ die α-Einheit des N-Proteins tauscht GDP gegen GTP aus $\rightarrow$ die $\beta\gamma$-Einheit des N-Proteins verursacht die Öffnung des Ionenkanals. In diese Signaltransduktion kann die Zelle regelnd eingreifen, indem sie cGMP ansteigen läßt; dies wirkt der Ankopplung des N-Proteins an den Receptor entgegen [67]. - Die Öffnung des Ionenkanals ist nicht die einzige Funktion, die Agonisten auf m-Receptoren vermitteln. Stimulation von m_1-Receptoren verursacht einen vermehrten Abbau von Phosphatidylinositol, Stimulation der m_2-Receptoren führt zu einer Hemmung der Adenylatcyclase.

Wirkungen des Acetylcholins

Acetylcholin bewirkt auf der postsynaptischen Membran eine Permeabilitätserhöhung sowohl für Na^+ als auch für K^+.
Wenn der Effekt auf die Na^+-Permeabilität überwiegt: Depolarisation (Beispiel: Muskelfibrillation bei Hemmung der Acetylcholin-Hydrolyse, s. S. 266). Wenn der Effekt auf die K^+-Permeabilität überwiegt: Polarisation (Beispiel: Verzögerung der Phase-4-Depolarisation an den Schrittmacherzellen im Herzen).

Wirkungen im motorischen System. Depolarisation sowohl der Arbeits- als auch der Spindelmuskelfasern.

Wirkungen im ZNS. Im ZNS gibt es viele cholinerg innervierte Neuronengruppen mit vielen, z. T. noch diskutierten Funktionen. Für die Therapie bedeutsam sind cholinerge Strukturen in den Basalganglien. Die Neurone tragen Receptoren vom Muscarintyp und stehen im Aktivitätsgleichgewicht mit dopaminergen Neuronen. Bei Funktionsausfall der dopaminergen Neurone trägt das Überwiegen der cholinergen Aktivität zum Bild des Morbus Parkinson bei.

Tabelle 20. Wirkungen von Acetylcholin im autonomen System

Auge: Sphincter pupillae	Miosis
M. ciliaris	Akkommodation
Herz: Frequenz	Frequenzabnahme
AV-Knoten	Blockierungserscheinungen
Gefäße:	alle etwas (wenig) dilatiert
Bronchialmuskel:	Kontraktion
Bronchialdrüsen:	Sekretion
Magen-Darm-Motilität	Zunahme
Sekretion	Zunahme
Harnblase: Sphincter	Öffnung
Detrusor	Kontraktion
Exokrine Drüsen	Profuse Sekretion

Abbau und Wiederaufbau des Acetylcholins Der Abbau von Acetylcholin in der Synapse geschieht sehr schnell durch die membranständige und spezifische Acetylcholinesterase. Das entstehende Cholin hat nur noch ca. 1/1000 Acetylcholinwirkung und wird schnell in die präsynaptische Terminale aufgenommen. Dort dient es der Cholinacetylase zur Resynthese von Acetylcholin. Außerhalb der Synapse wird Acetylcholin durch unspezifische im Plasma gelöste Esterasen hydrolysiert, für deren Aktivität die „Butyrylcholinesterase" der Klinischen Chemie repräsentativ ist. Beide Enzyme enthalten Serin in ihrem aktiven Zentrum, beide werden daher auch von Cholinesterasehemmern gehemmt.

Regulationsmechanismen Bereits erwähnt wurde: Die Receptoren können phosphoryliert (damit inaktiviert) und dephosphoryliert werden; Anstieg von cGMP führt zur Abkopplung des N-Proteins vom Receptor und damit zur Aufhebung der Signaltransduktion. Ferner nimmt bei starker Stimulation die Resynthese der (kurzlebigen) Acetylcholinreceptoren ab. Präsynaptisch wirkt der Metabolit Cholin auf Receptoren vom Muskarintyp und hemmt über sie die Freisetzung von Acetylcholin.

Direkte Parasympathomimetica

Direkte Parasympathomimetica sind Pharmaka, die wie Acetylcholin erregend auf die Acetylcholinreceptoren der autonomen Erfolgsorgane wirken. Acetylcholin wird zu schnell abgebaut, als daß es therapeutisch verwendbar wäre.

Carbachol *(Doryl)* Chemisch: Carbaminsäure-Cholinester. Der Abbau durch Hydrolyse erfolgt langsamer als der von Acetylcholin. Das Präparat kann oral (Einzeldosis 2 mg) oder subcutan (Einzeldosis 0,25 mg), aber nicht intravenös (massive unerwünschte Wirkungen am Herzen, Bronchospasmus) zugeführt werden. Eine vertretbare Indikation ist eine Darmatonie, jedoch wird das Pharmakon wegen seiner Wirkung auf Herz und Bronchien wenig verordnet.

Pilocarpin Pilocarpin ist ein Pflanzenalkaloid, das wegen seiner schweren systemischen unerwünschten Wirkungen nur noch lokal in der Augenheilkunde verwendet wird. Es erzeugt eine Miosis und ist bei Weitwinkelglaukom indiziert. Wie bei Lokalanaesthetica diffundiert die nichtionisierte Form, aber es wirkt das Ion (pK_a 7,05).

Indirekte Parasympathomimetica: Cholinesterasehemmer

Indirekte Parasympathomimetica sind Stoffe, die durch Hemmung der Acetylcholinesterase den Abbau von Acetylcholin in der Synapse verzögern. Dadurch wird die Acetylcholinwirkung sowohl verlängert als auch verstärkt. Solche Esterasehemmstoffe können nicht nur die Acetylcholinesterase, sondern auch die unspezifische Cholinesterase und andere Enzyme hemmen. Verallgemeinernd spricht man daher von *Cholinesterasehemmern*.

Alkylphosphate

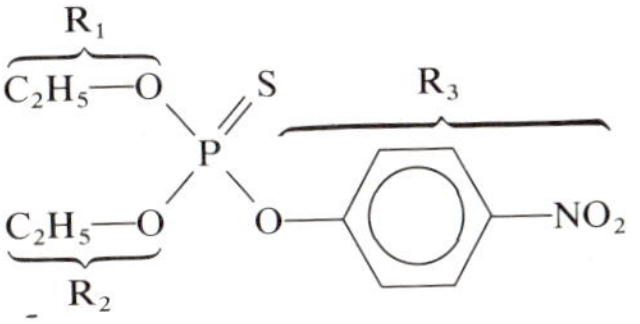

Nitrostigmin
= *Parathion*
= E 605
MW 291,27

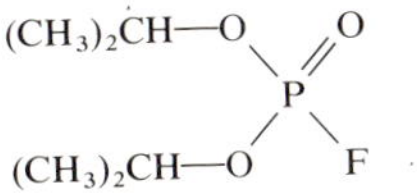

Diisopropylfluorphosphat
= DFP
MW 184,15

Bedeutung, Vergiftungsmöglichkeiten. Diese Stoffe haben in der Therapie eine geringe Bedeutung; gelegentlich werden sie an Stelle von Eserin in der Ophthalmologie verwandt. Sie dienen hauptsächlich als Schädlingsbekämpfungsmittel, wobei es nach unsachgemäßer Benutzung zu schweren Vergiftungen kommen kann. Die toxische Wirkung war Anlaß zur Entwicklung von Alkylphosphaten, die als C-Waffen geeignet sind.

Wirkungsmechanismus. Das Phosphoratom der Alkylphosphate hat einen starken Elektronenmangel, weil es einen entsprechenden Substituenten (Halogen, oder wie bei E 605 die p-Nitrophenylgruppe) trägt. Die Cholinesterase enthält die Aminosäure-Folge –Glu–Ser–Ala– und ist damit ein sog. Serinenzym: Der Sauerstoff der OH-Gruppe im Serin ist elektronenreich. Bei der Reaktion von DFP mit Cholinesterase, die hier beispielhaft gewählt wird, beobachtet man deshalb die nachstehend wiedergegebene Reaktionsfolge:

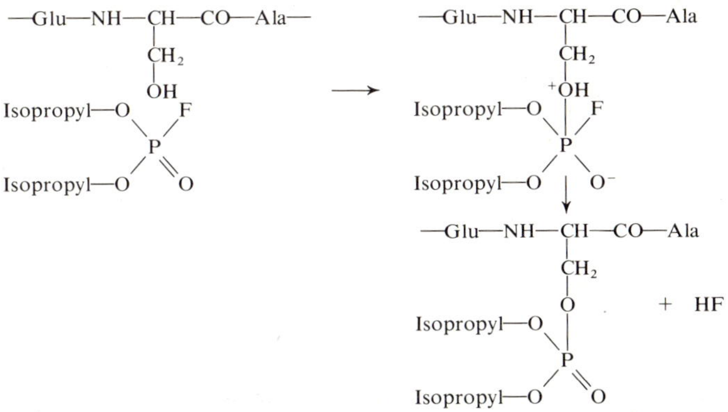

Eine „Alterung“ dieses Alkylphosphat-Enzym-Komplexes kann durch Abspaltung von Alkylresten (R_1 oder R_2) auftreten. Diese Alterung hat zur Folge, daß Cholinesterasereaktivatoren (s. S. 267) kaum noch wirksam werden können.

Pharmakokinetik
Resorption: Sowohl bei Inhalation (nach Versprühung) als auch nach Ingestion (akzidentiell, suicidal, Mord) als auch nach Benetzung der Haut (Unfälle) erfolgt die Resorption sehr schnell.
Atemschutzgeräte und Schutzkleidung tragen!
Einsetzen der Vergiftungssymptome nach Minuten!
Verteilung. Alkylphosphate dringen auch in das ZNS ein. Dies ist besonders wichtig für die Therapie, da nur Atropin, nicht jedoch Cholinesterasereaktivatoren (s. S. 267) dorthin in ausreichendem Maße folgen können.
Metabolismus. Wichtig ist, daß eine Zunahme der Toxicität die Folge metabolischer Prozesse sein kann. So wird die kaum wirksame ($-P=S$)-Verbindung Parathion z. T. in die giftigere ($-P=O$)-Verbindung Paraoxon umgewandelt.
Die Bindung an die esteratische Stelle ist praktisch irreversibel, weil das Gleichgewicht der Reaktion ganz auf der Bindungsseite liegt. Nichtgebundene Alkylphosphate werden hydrolysiert (spontan oder enzymatisch).

Wirkungen. Die während der Vergiftung zu beobachtenden Wirkungen entsprechen ganz der einer „Acetylcholinvergiftung“.
Autonomes System. Zunahme der Sekretion in den Bronchien (lebensgefährdend!), Tränen-, Speichel- und Schweißdrüsen, Bronchoconstriction (aggraviert die Gefährdung durch Bronchialhypersekretion), Bradykardie, Blutdruckschwankungen, Hyperperistaltik, Miosis (M. sphincter pupillae), Akkommodationsstörungen (Krampf des M. ciliaris).
Skeletomotorisches System. Schwache, fibrilläre Muskelzuckungen (vgl. Succinylcholin, S. 275!), später Lähmungserscheinungen (Atmung!).
Zentralnervensystem. Ataxie, Tremor, Krämpfe, Koma, Atemlähmung.
Bei chronischer Vergiftung mit kleinen Dosen Kopfschmerzen (resistent gegen Analgetica), Angstgefühl. Sowohl die chronische als auch die akute Vergiftung kann zu Spätschäden in Form peripherer Neuropathien führen [502].
Gerinnungssystem. Viele Gerinnungsfaktoren sind Serin-Enzyme. Gerinnungsstörungen bei Alkylphosphat-Vergiftungen sind deshalb zu erwarten und oft zu beobachten [505].

Therapie der Alkylphosphatvergiftung. Der Therapeut schütze sich zunächst selbst gegen Inhalation oder Kontamination.

- *Giftentfernung.* Cutane Resorption: Kleider entfernen, dann abspülen, dann abseifen, dann mit Alkohol abreiben.

Ingestion: Magenspülung und schon in der ersten Spülflüssigkeit Kohle als Adsorbens aufschwemmen. Kein Ricinusöl, keine Milch!! (starke Resorptionsbeschleunigung). Abführen mit Natriumsulfat.

- *Sicherung der Oxigenierung* durch O_2-Gabe; häufig sind Intubation und Beatmung (mit positiv-endexspiratorischem Druck, wenn möglich) erforderlich. Bronchialsekret absaugen.
- *Pharmakotherapie.* Man legt eine Verweilkanüle (später im Hospital einen zentralvenösen Katheter) und injiziert *initial 50 mg Atropin,* danach 2 mg Atropin alle 15 min. Wesentlich höhere Atropindosen haben sich nicht bewährt, sondern häufig zu Symptomen einer Atropinvergiftung geführt. Ziel der Atropingaben ist die Unterbrechung der profusen Bronchialsekretion, die den Patienten primär gefährdet. In diesen Dosen unterdrückt man auch gleichzeitig die zentral bedingten Krämpfe. Die Pupillenweite ist ohne Bedeutung. – Die Hämoperfusion ist bei Alkylphosphatvergiftungen sinnvoll, wenn das Verteilungsvolumen genügend klein ist. Dies ist bei Demethon-S-methylsulfon *(Metasystox),* Chlorpyrifos, Methamidophos, aber kaum bei Paraoxon und nicht bei Parathion der Fall. Die sorgfältige Pflege ist wenigstens so wichtig wie der Einsatz der Hämoperfusion. Für die Diagnostik und die Verlaufskontrolle der Vergiftung eignet sich die Bestimmung der Plasmacholinesterase, wenn die direkte analytische Alkylphosphatbestimmung nicht möglich ist.

  Die Injektion von *Cholinesterasereaktivatoren* ist zu Beginn der Intoxikation sehr wirksam und unterdrückt die Alkylphosphatwirkung auf die Motorik (wichtig für die Spontanatmung), hat aber keinen Einfluß auf die zentralen Alkylphosphatwirkungen. Man injiziert Obidoxim *(Toxogonin)* 250 mg intravenös frühestens 10 min nach Injektion von Atropin. Die Wirkung ist erst nach 20 min deutlich. Danach kann man die gleiche Dosis nochmals injizieren. Nicht bei Dimethoat-Vergiftung geben. Krämpfe durch zentrale Alkylphosphatwirkung, die durch Atropin nicht ausreichend unterdrückt werden, behandelt man mit Diazepam. Gefürchtet sind Q-T-Verbreiterungen im EKG, die in eine torsade-de-points-Konfiguration übergehen und in ventriculärer Arrhythmie und Kammerflimmern enden [288]. Man bringt einen Stimulationskatheter in den rechten Ventrikel nieder und beginnt die Overdrive-Stimulation mit wenigstens 120/min; nach einiger Zeit kann bereits die Rücknahme auf 90/min möglich sein.

Cholinesterase-reaktivatoren

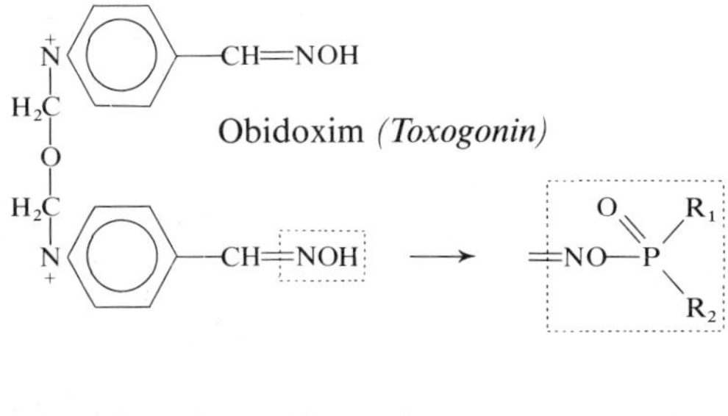

Obidoxim *(Toxogonin)* MW des Kations: 288,3

Pharmakokinetik. Nur zur i.v. Injektion. Verteilungsvolumen 0,2 l/kg KG, Eliminations-Halbwertszeit 80 min. 84% werden unverändert renal ausgeschieden.

Wirkungsmechanismus. Der quartäre Pyridinium-Stickstoff bindet an der anionischen Stelle des aktiven Zentrums des Enzyms, die bei Vergiftung mit (den meisten) Alkylphosphaten ja frei bleibt. Die Oximgruppierung übernimmt danach das Alkylphosphat von der esteratischen Stelle des aktiven Zentrums in der in der Formel angedeuteten Weise.
Folgerung 1. Wegen der Besetzung der anionischen Enzymseite kann ein Reaktivator in zu hoher Dosierung selbst merklich als Esterasehemmer durch Blockade des anionischen Zentrums freier Enzymmoleküle wirken. Die Dosierung ist also begrenzt. Die Dosierungsvorschrift in der Packung ist genau zu beachten.
Folgerung 2. Wegen der quartären Stickstoffatome werden Reaktivatoren dieses Typs die Blut-Hirnschranke schlecht überwinden (s. Verteilungsvolumen!). Bei Obidoxim ist die Penetration in das ZNS zwar schon merklich, reicht aber auf gar keinen Fall aus, um die Atropinbehandlung zu ersetzen.
Eine *toxische Wirkung* auf die Leber wird diskutiert.

Carbaminsäureester

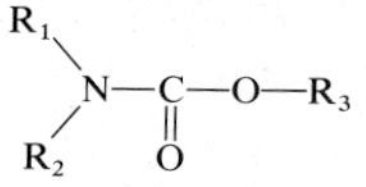

Grundstruktur der Carbaminsäure

R_1: —H
R_2: —CH_3
R_3:

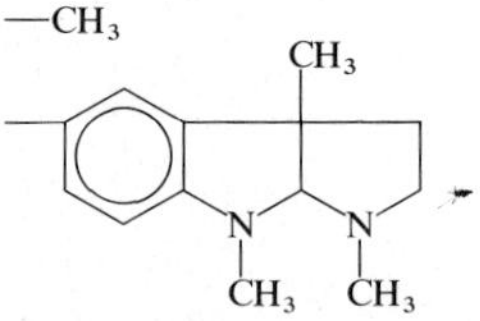

Physostigmin *(Eserin)* MW 275,36

R_1: —CH_3
R_2: —CH_3
R_3:

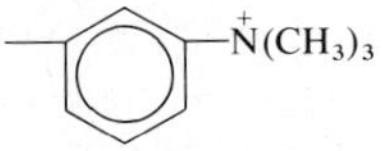

Neostigmin *(Prostigmin)*
MW Kation 223,3

R_1: —H
R_2: —CH_3
R_3:

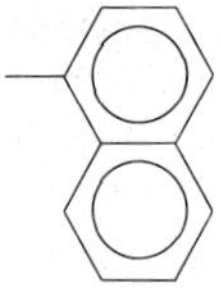

Carbaryl *(Sevin)*
MW 204,25

Wirkungsmechanismus. Der Wirkungsmechanismus zeigt zu dem der Alkylphosphate gewisse Ähnlichkeiten: Die esteratische Stelle im aktiven Zentrum des Enzyms wird carbamyliert. Die Enzymblokkade ist jedoch gut reversibel. Cholinesterasereaktivatoren wirken nicht antagonistisch, sondern können die Wirkung verlängern.

Neostigmin, Pyridostigmin, Distigmin

Pharmakokinetik. Wegen des quarternären Stickstoffs sind diese Stoffe nahezu vollständig ionisiert und werden deshalb sehr schlecht resorbiert (Bioverfügbarkeit für Neostigmin 1-2%, für Pyridostigmin 7,6%). Verteilungsvolumina: Neostigmin 1,1 l/kg KG, Pyridostigmin 1,4 l/kg KG. Beide Stoffe werden z.T. unverändert renal eliminiert (Clearance 0,6 l $kg^{-1} h^{-1}$ für Pyridostigmin). Diese Pharmakokinetik macht plausibel, daß bei Myastheniepatienten unter gleicher oraler Pyridostigmindosis die Plasmakonzentration um 700% schwankt.

Dosierung. Wegen der schlechten Bioverfügbarkeit sind die parenteralen Dosen weit niedriger als die oralen. Einzeldosen für Neostigmin *(Prostigmin)* i.v. 0,5 mg, oral <15 mg, für Pyridostigmin i.v. 1 mg, oral 10-60 mg.

Pharmakodynamik. Der Wirkungsmechanismus, beschrieben im Abschnitt Cholinesterasehemmer, läßt die Frage aufkommen, ob Neostigmin nicht auf zwei Arten wirken könnte: Erstens durch Blockade der Cholinesterase, wodurch die Acetylcholinkonzentration an der Synapse ansteigt (Hauptmechanismus); zweitens durch eine eigene Erregung cholinerger Receptoren (Nebenmechanismus). Tatsächlich hat Neostigmin an den Receptoren der neuromusculären Synapse eine merkliche Intrinsic Activity.
Indikationen: z.B. Myasthenia gravis, Glaukom.
Kontraindikationen: Asthma bronchiale, bradykarde Herzinsuffizienz.

Physostigmin

Physostigmin dringt in das ZNS ein (Base, pK_a 8,08). Bioverfügbarkeit 82-98%, Verteilungsvolumen 0,7 l/kg, Halbwertszeit 20-40 min. Physostigmin wird sowohl in der Augenheilkunde *(Eserin)* als auch in der Toxikologie (Physostigmin-Salicylat) eingesetzt. Bei Vergiftungen mit starker anticholinerger zentraler Wirkungskomponente (tricyclische Antidepressiva, Antihistaminica, Atropin) kann man bei Erwachsenen 2 mg, bei Kindern 0,5-1 mg langsam i.v. injizieren.

Parasympatholytica

Parasympatholytica sind Stoffe, die Antagonisten des Acetylcholins an den cholinoceptiven postsynaptischen Membranen der vegetativen Erfolgsorgane sind.
Die wichtigsten Parasympatholytica leiten sich von Atropin ab.

Atropin Atropin ist ein Ester aus Tropasäure und Tropin.

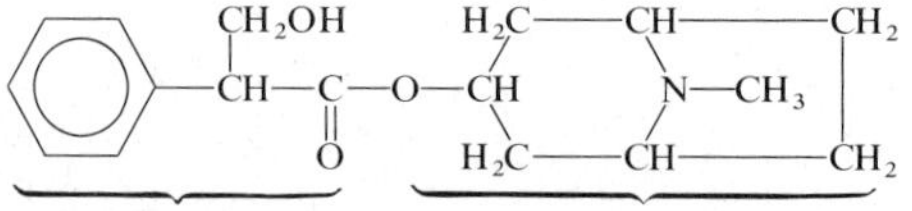

Tropasäure Tropin

Atropin

Base, pK_a 9,25
MW 289,4

Pharmakokinetik. Bioverfügbarkeit ca. 90%, Plasmaproteinbindung 50%, Verteilungsvolumen 2-4 l/kg KG, Plasmahalbwertszeit 13-38 h. 25-40% werden unverändert renal eliminiert, der Rest in der Leber hydrolysiert. - Atropin tritt in das ZNS und in die Muttermilch über und passiert die Placentarschranke. Der Anteil an renal unverändert eliminiertem Atropin läßt sich durch saure Diurese nicht wesentlich erhöhen, weil beim physiologischen Urin-pH Atropin schon weitgehend ionisiert ist. Hämodialyse bei Vergiftungen war wirkungslos.

Dosierung. Einzeldosen sind 0,5-1 mg. Bei Alkylphosphatvergiftungen höhere Dosierung.

Pharmakodynamik. Atropin und Abkömmlinge sind kompetitive Antagonisten des Acetylcholins an Receptoren vom Muscarintyp.

Drüsen: Inhibition

- ● der Schweißdrüsen schon in geringen Dosen (erhöhte Temperatur bei Atropinvergiftung besonders im Kindesalter);
- ● der Speicheldrüsen, Bronchialdrüsen, Larynxdrüsen (erwünscht in der Prämedikation zur Narkose, bei Therapie der Alkylphosphatvergiftung);
- ○ der Magensekretion erst in höheren Dosen, wobei der Patient sich nach geringeren Dosen schon wohler fühlt, weil die Spasmen der glatten Muskulatur zurückgehen. Die Menge des produzierten Magensaftes geht zurück, aber der pH bleibt praktisch unverändert oder sinkt.
- ○ Kein Einfluß auf die Sekretion von Pankreassaft, Galle und Milch.

Glatte Muskulatur: Relaxation

- ○ Bronchien: Nur mäßig relaxierend wirksam, bei cholinergem Asthma noch am besten. Deutlich unterlegen dem Adrenalin und Isoproterenol. Die Nebenwirkungen lassen die Dauerbehandlung mit wirksamen Dosen nicht zu.
- ● Glatte Muskulatur im Magen-Darm-Trakt: Vom Magen bis Colon ist der Tonus stärker als die Motilität *gesenkt*.
- ● An der Galle (Ductus choledochus) reicht der Effekt nicht aus, um z. B. Morphin voll zu antagonisieren.
- ○ Uterus: keine Wirkung.
- ○ Ureter: mäßig relaxierend wirksam.
- ○ Gefäße: kaum beeinflußt; Ausnahme: Dilatation der Hautgefäße in höhreren Dosen (sekundär?).

Herz. Tachykardie. Schon bei Anwendung am Auge kann die AV-Überleitung beschleunigt sein.

Auge. Schon nach therapeutischen Dosen in der Anaesthesie: *Sphincter iridis gelähmt, daher Mydriasis;* dadurch: bestehendes Glaukom verschlechtert. *Ciliarmuskel gelähmt.* Atropin kann hier bis zu 6 Tagen wirken. Entsprechend lange dauert die Akkommodationsstörung.

ZNS. Therapeutisch: Erregung, Schlafstörung, etwas antiemetisch. *Toxisch:* Halluzinationen → Lähmung.

Scopolamin ist ein Ester aus Tropasäure und Scopin. Da sein pK_a von 7,55 dem physiologischen Plasma-pH viel näher liegt als der pK_a von Atropin, dringt es besser in das ZNS ein und wird auch weit mehr als Atropin hepatisch metabolisiert (99%). Wirkungen, die stärker als bei Atropin sind: zentrale Sedation, antiemetische Wirkung (hervorragend!), Hemmung der Speichelsekretion, Wirkungen am Auge, Wirkung bei Morbus Parkinson. – Schwächer als bei Atropin sind die gastrointestinalen und kardialen Wirkungen.

Homatropin wirkt kürzer als Atropin und wird in der Diagnostik der Ophthalmologie verwendet.

Tropicamid wirkt noch kürzer als Homatropin und wird ebenfalls in der Augenheilkunde verwendet.

N-Butyl-Scopolamin, N-Methyl-Scopolamin Bei N-Butyl-Scopolamin *(Buscopan)* ist der Stickstoff im Tropin mit einer Butylgruppe quarterniert. Die Verbindung ist also nahezu vollständig ionisiert. Dies hat eine erwünschte und eine unerwünschte Folge: Erwünscht ist, daß die Verbindung nicht die Blut-Hirn-Schranke passiert und deshalb nahezu keine zentralen Wirkungen hat. Unerwünscht ist, daß die Bioverfügbarkeit unter 10% liegt und damit wahrscheinlich stark streut, die Wirkungsstärke also schlecht mit der oralen Dosis korreliert. N-Butyl-Scopolamin wird häufig, aber mit wechselndem Erfolg bei Spasmen, z. B. bei Uretherenspasmen eingesetzt. – N-Methyl-Scopolamin *(Holopon)* ist ähnlich zu beurteilen.

Ipatropiumbromid *Atrovent* Diese ebenfalls quarternierte scopolaminähnliche Verbindung wird per inhalationem bei bronchospastischen Zuständen zugeführt. Nach 4 „Hüben" hält die Wirkung etwa 6 h an. Sie ist mäßig stark und kann die Wirkung der klassischen Broncholytica nur unterstützen. Neue Indikation: Bradycarde Herzrhythmusstörungen.

Vergiftungen mit Atropin ***Ätiologie.*** Atropinvergiftungen findet man bei Kindern besonders nach dem Genuß der Tollkirsche. Vergiftungen im Erwachsenenalter können nach Genuß von Pilzen (Amanita pantherina) auftreten, die atropinähnliche Substanzen enthalten.

Diagnose.

- Gerötete, trockene, heiße Haut, Durst (durch Hyperthermie), Leukocytose.
- Pupillen weit (Mydriasis), Akkomodationsstörungen.
- Tachykardie.
- Erregung, die in Halluzinationen übergehen kann; bei Scopolamin jedoch Sedation!

Therapie. Die allgemeine Therapie bei Vergiftungen (s. S. 429) ist wichtiger als die Injektion von „Antidoten“! - Magenspülung mit einer rosa gefärbten (1:5000) Lösung von Kaliumpermanganat, zum Schluß große Menge Carbo medicinalis. Forcierte Diurese bei liegendem Blasenkatheter. Keine Medikamente gegen Hyperthermie, nur physikalische Maßnahmen (Eisbeutel). Zimmer abdunkeln wegen fehlender Reaktion der Pupille auf Licht. Bei Erregung Diazepam. Bei bedrohlicher Tachykardie auf suffizientes Atemminutenvolumen achten (evtl. Sauerstoff), Versuch mit β-Blockern. Der therapeutische Quotient von Atropin ist groß.

Pirenzepin
[75]

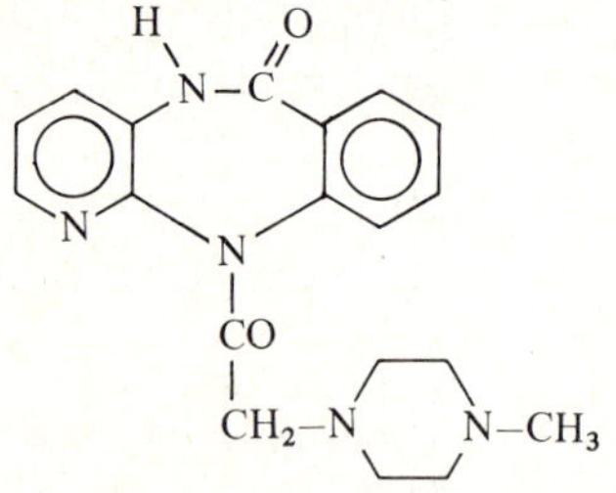

Pirenzepin
(Gastrozepin)
Base, pK_a 8,05
80% ionisiert bei pH 7,4

Die Struktur ist der des tricyclischen Antidepressivums Dibenzepin ähnlich. Pirenzepin ist jedoch erheblich polarer. Hieraus erwachsen pharmakokinetische Eigenschaften, die sich von Dibenzepin wesentlich unterscheiden: Die Bioverfügbarkeit sinkt auf 26%, die Plasmaproteinbindung auf 10%, das Verteilungsvolumen auf 0,2 l/kg KG. Entsprechend gering ist die Konzentration im ZNS, so daß zentrale Wirkungen von Pirenzepin allenfalls gering sind (Verstärkung der Alkoholwirkung ist nicht auszuschließen). Pirenzepin wird zu je 50% glomerulär und über den Darm ausgeschieden. Plasmahalbwertszeit 10-11 h. Dosierung: oral 2 × 25-50 mg/Tag, intravenös 2 × 10 mg/Tag.
Alle Indikationen von Pirenzepin in der Gastroenterologie erklären sich aus seiner Antimuscarinwirkung, die bevorzugt am Gastrointestinaltrakt auftritt. Pirenzepin wirkt ganz bevorzugt auf m_1-Receptoren. Nebenwirkungen sind Appetitanregung, Akkomodationsschwäche, Mundtrockenheit. Pirenzepin verursacht keine reaktive Hypersekretion, in therapeutischen Dosen keine Tachycardie, sehr selten zentral bedingte Verwirrung.

Ganglionär wirksame Substanzen

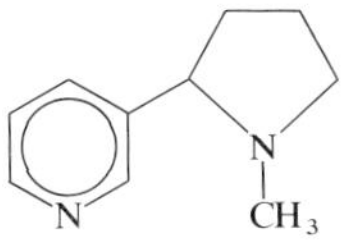

Nicotin
MW 162,23

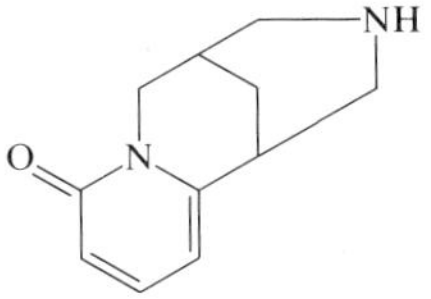

Cytisin
MW 111,1

Nicotin und Cytisin

Vorkommen, Ätiologie der Vergiftung. Nicotinvergiftungen bei „Erstrauchern“ sind allgemein bekannt. Suicide durch Trinken wäßriger Extrakte aus Tabak sind selten geworden. Nicotinvergiftungen durch unvorsichtigen Umgang mit nicotinhaltigen Insektenbekämpfungsmitteln kommen vor. – Cytisin, das im Goldregen vorkommt, führt in manchen Gegenden in jedem Frühjahr zu einer Vielzahl von Vergiftungen bei Kindern. Die Prognose ist gut, weil nach Genuß größerer Mengen Cytisin bzw. Goldregenblüten (und -schoten) meist Erbrechen eintritt. Die Wirkungen von Nicotin und Cytisin sind sehr ähnlich. Cytisin wirkt bevorzugt auf die sympathischen Ganglien.

Pharmakokinetik
Resorption. Von überall her, beachte für Toxikologie; auch von Haut und Magen.
Verteilung. Durch Placenta, durch Milch, ins ZNS.
Elimination. 80% (hauptsächlich in der Leber) oxidiert. Halbwertszeit 30–60 min.
Wirkungen und Vergiftungsbild. Nicotin depolarisiert in niedriger Konzentration cholinoceptive Neurone sowohl in sympathischen als auch in parasympathischen Ganglien, wodurch Zeichen einer sympathischen Erregung und gleichzeitig Zeichen einer parasympathischen Erregung entstehen. In höherer Dosierung verhindert es die Repolarisation und führt dann zu Zeichen sympathischer und parasympathischer Lähmung. Das Vergiftungsbild ist entsprechend vielfältig. Atemfrequenz und Blutdruck steigen zunächst an, kalter Schweiß bricht aus, durch zentrale Wirkung wird Nausea und Erbrechen ausgelöst. Bei suicidaler Vergiftung kommt es nachfolgend zur Umkehr der Hypertonie in eine Hypotonie und der Hyperpnoe in eine Apnoe.

Therapie. Eine Beatmung ist bei Reduktion des Atemminutenvolumens am wichtigsten! Im Anschluß an die Intubation gleich Magenschlauch niederbringen und mit Kaliumpermanganatlösung 1:5000 spülen. Kreislauftherapie und Infusion sowie forcierte Diurese erst nach Sicherstellung eines adäquaten Atemminutenvolumens beginnen.

Hexamethonium ist ein veralteter Ganglienblocker.

Nichtdepolarisierende Muskelrelaxantien [49, 374]

Substanzen Im Handel sind Alcuronium (*Alloferin*) und die beiden Steroid-Derivate Pancuronium und Vecuronium. d-Tubocurarin gehört der Medizingeschichte an, weil es Histamin freisetzt und ganglienblokkierend wirkt.

Pharmakokinetik Die Verbindungen haben ein oder zwei quarternäre Stickstoffatome, weshalb sie aus dem Gastrointestinaltrakt kaum resorbiert werden, ein kleines Verteilungsvolumen (0,2 bis 0,35 l/kg) haben, an Plasmaproteine wenig gebunden werden (20–40%) und die Blut-Hirnschranke nicht überwinden. Zwar überwinden sie die Placentarschranke, aber dies hat klinisch keine erhebliche Bedeutung. Die Plasma-Halbwertszeiten in der β-Phase betragen 3 h für Alcuronium, 2 h für Pancuronium, 0,5–1,5 h für Vecuronium, aber die Wirkungsdauern sind erheblich kürzer, weil sich die Stoffe aus dem Intravasalraum in den Extracellulärraum verteilen und dadurch die Kinetik eines offenen Zweikompartimentsystems haben; weniger die Eliminationshalbwertszeit als vielmehr die Verteilungshalbwertszeit bestimmt die Wirkungsdauer. Sie ist für Alcuronium am längsten, wenig kürzer für Pancuronium, am kürzesten für Vecuronium (nach Injektion von 100 μg/kg ungefähr 20 min). Inhalationsanaesthetica verstärken und verlängern die Wirkung in der Stufung Halothan < Isofluran < Enfluran. Die Verbindungen werden in unterschiedlichem Ausmaß metabolisiert. Deshalb ist die Gefahr einer zu langen Wirkungsdauer bei Niereninsuffizienz gering für Vecuronium, deutlicher bei Pancuronium, recht deutlich bei Alcuronium.

Dosierung *Richtlinien:* Vecuronium 100 μg/kg, Pancuronium 60 μg/kg oder bei Dauerinfusion 0,35 μg pro kg und min, Alcuronium 150 μg/kg.

Pharmakodynamik Die Verbindungen verdrängen kompetitiv Acetylcholin von den n-Receptoren der neuromuskulären Synapse, führen aber selbst nicht zu einer Depolarisation. Schnelle Muskeln (Finger, äußere Augenmuskeln) werden vor langsamen Muskeln gelähmt. Zuletzt fällt das Diaphragma kurz nach der Intercostalmuskulatur aus. Die Willkürmotorik ist schneller gestört als die Reflexmotorik.

Interaktionen, Antagonisten

- ● Cholinesterasehemmer wirken antagonistisch. Neostigmin und Pyridostigmin haben aber nur eine kurze Wirkungsdauer, so daß nach ihrer „erfolgreichen" Injektion am Ende der Operation bereits während des Transportes die Gefahr der Recurarisierung besteht.
- ○ Barbiturate, Stickoxydul, Halothan, Isofluran und Enfluran verstärken die relaxierende Wirkung (sie wirken unspezifisch auf die postsynaptische Membran).
- ● Erhebliche Verstärkung der Wirkung durch Antibiotica der Aminoglykosidgruppe, durch Polymyxine, durch Tetracycline und durch

Lincomycin. Aminoglykosidantibiotica reduzieren die Wahrscheinlichkeit der Freisetzung von Acetylcholin-Quanten; Polymyxine reduzieren den „Inhalt" der Acetylcholin-Quanten.

Unerwünschte Wirkungen

Pancuronium. Eine geringe Tachykardie und geringer Blutdruckanstieg sind wenigstens teilweise Folge einer Blockade von Muscarintyp-Receptoren. Gelegentlich Zeichen einer Ganglienblockade.
Alcuronium. Keine wesentlichen unerwünschten Wirkungen, aber deutliche Eliminationsverzögerung bei Niereninsuffizienz.

Depolarisierende Muskelrelaxantien: Succinylbischolin

Chemie

$$\left[\begin{array}{r} (CH_3)_3N^+ - CH_2CH_2 - OOC \\ | \\ CH_2 \\ | \\ (CH_3)_3N^+ - CH_2CH_2 - OOC \end{array}\right] 2\,Cl^-$$

Succinylbischolin,
Suxamethonium
(Succinyl-Asta)
MW des Kations: 290,41

Wie bei den nichtdepolarisierenden Muskelrelaxantien findet man auch hier einen streng symmetrischen Molekülaufbau mit je einem quarternären Stickstoff in jeder Molekülhälfte.

Dosierung und Pharmakokinetik

100 mg i.v. beim Erwachsenen. Suxamethonium wird sowohl von der Acetylcholinesterase an der neuromusculären Synapse als auch von Esterasen im Blut gespalten. An der neuromusculären Synapse erfolgt die Hydrolyse im Vergleich zu der des Acetylcholins langsam; dies ist eine wesentliche Voraussetzung für die Dauerdepolarisation durch Succinylcholin. Insgesamt gesehen erfolgt die Hydrolyse jedoch so schnell, daß nach einmaliger Injektion der zur Intubation notwendigen Dosis der Patient bereits nach 2 min wieder spontan atmet.

- Eine wichtige Ausnahme von der Regel der sehr schnellen Hydrolyse von Suxamethonium besteht bei Patienten mit angeborenem Mangel an Plasmacholinesterase. Bei ihnen dauert die Relaxation unter Umständen über eine Stunde. Zur Beschleunigung des Abbaus injiziert man heute die kommerziell erhältliche Cholinesterase. Ist sie nicht verfügbar, hilft Beatmung über mehrere Stunden.

Wirkungsverlauf

Nach der ersten Injektion beobachtet man unkoordinierte Kontraktionen der Skeletmuskulatur (Fasciculationen); die Patienten klagen postoperativ teilweise über Muskelkater. Selten führen die Fasciculationen zu Frakturen. Wird eine zweite Injektion unmittelbar nach Abklingen der ersten notwendig, so sind die Fasciculationen viel schwächer.

- ○ Vorsicht bei Glaukom wegen Kontraktion der äußeren Augenmuskeln.
- ● Hyperkaliämie, plötzlich nach Injektion auftretend, bedingt durch synchrone Depolarisation vieler Muskelzellen.
- ● Maligne Hyperthermie.

Dualblock Diese Erscheinung wird besonders bei Neugeborenen und Säuglingen beobachtet. Nach initialer Depolarisation repolarisieren die Muskelzellen unvollständig, und zwar besonders bei zu hoher Dosierung von Succinylcholin. Der Dualblock ist nur langsam reversibel. Seine Erklärung ist noch nicht befriedigend.

Präsynaptische cholinoceptive Receptoren Cholinoceptive Receptoren gibt es auch auf der präsynaptischen Terminale der neuromusculären Synapse. Ihre Blockade durch Vorausinjektion einer kleinen Dosis, z. B. von Alcuronium, verhindert weitgehend die Fasciculationen nach Succinylbischolin-Injektion. Diese Receptoren sind vielleicht auch bedeutsam für die Entstehung des Dualblocks.

Andere Pharmaka, die den Tonus oder die Kontraktion der Skelettmuskulatur beeinflussen

Wirkung im ZNS ***Halothan*** und einige andere Inhalationsanästhetica setzen den Tonus der Muskulatur durch Wirkung im ZNS herab.

Baclofen *(Lioresal)* wirkt ebenfalls im ZNS. Es ist ein Derivat der γ-Aminobuttersäure, eines physiologischen Transmitters im ZNS. Wahrscheinlich wirkt es wie GABA auf die B-Untergruppe der GABA-Receptoren, erhöht jedoch nicht die Cl^--Permeabilität, sondern die K^+-Permeabilität. Die resultierende Stabilisierung des Membranpotentials (gelegentlich sogar Hyperpolarisation) erklärt die inhibitorische Wirkung der Verbindung, die klinisch für die Therapie spastischer Zustände genutzt wird. Man beginnt die Therapie mit 3×5 mg oral und kann langsam bis 60 mg Tagesdosis erhöhen. Baclofen setzt das Reaktionsvermögen herab, erzeugt besonders zu Beginn der Behandlung Übelkeit, Durchfälle, Kopfschmerzen und viele neurologische und psychiatrische Symptome, verstärkt die Wirkung von Antihypertensiva, wirkt nicht bei Morbus Parkinson, ist bei Epilepsie kontraindiziert, und wird bei Niereninsuffizienz erheblich langsamer ausgeschieden. Bei intakter Nierenfunktion beträgt die Plasmahalbwertszeit 4 Stunden.

Auch ***Benzodiazepine*** wirken im ZNS muskelrelaxierend.

Wirkung an der neuromuskulären Synapse Aminoglycosidantibiotica, Amphotericin B, Colistin und Polymyxin B, Clindamycin und Lincomycin, Ajmalin, Chinidin und Schleifendiuretica können die Wirkung polarisierender Muskelrelaxantien und die Symptome einer Myasthenia gravis verstärken.

Wirkung in der Muskelzelle

Dantrolen (Dantrolen i.v., *Dantamacrin*) [473]

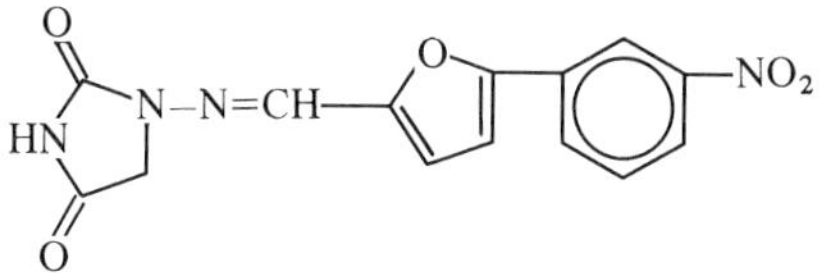

Dantrolen ist ein Hydantoin-Derivat, also eine schwache Säure. Eingesetzt zur Injektion wird das Na^+-Salz in wäßriger Lösung deren pH 9,5 ist und die deshalb präzise intravasal injiziert werden muß.

Pharmakokinetik. Bioverfügbarkeit oral wohl nicht besser als 25%, Verteilungsvolumen im Bereich von 2 l/kg, Hauptmetabolit ist 5-Hydroxy-Dantrolen, das noch die halbe Wirkungsstärke des Dantrolen hat. Metaboliten und Quellsubstanz werden renal eliminiert. Die Plasmahalbwertszeiten von Dantrolen und 5-Hydroxy-Dantrolen liegen im Bereich von 12–15 Std.

Pharmakodynamik. Dantrolen hemmt die Freisetzung von Ca^{2+} aus dem Speicher des sarkoplasmatischen Reticulums der Skeletmuskelzelle (s. S. 41).

Anwendung und Dosierung: Zur Prophylaxe der malignen Hyperthermie präoperativ 2–5 mg/kg i.v., zur Therapie der malignen Hyperthermie bis zu 10 mg/kg i.v., danach für drei Tage 4–8 mg/kg oral. Zur Therapie spastischer Zustände 1 bis 4 × 25 mg/Tag oral.

Unerwünscht: Leberschäden bei 1–2% der Behandelten mit einer Mortalität von 20% oder mehr. Gastrointestinale Beschwerden, Benommenheit, Schwindel, Verstärkung der Wirkung von Tranquilizern. Bei Schädigung der Leber, der Lunge oder des Herzens Verordnung vermeiden.

Pharmakologie catecholaminerger Synapsen

Das catecholaminerge System

Catecholamin-Begriff

Verbindungen, die sich vom Ortho-Dihydroxybenzol ableiten lassen und in der Seitenkette eine Aminogruppe haben, heißen Catecholamine.

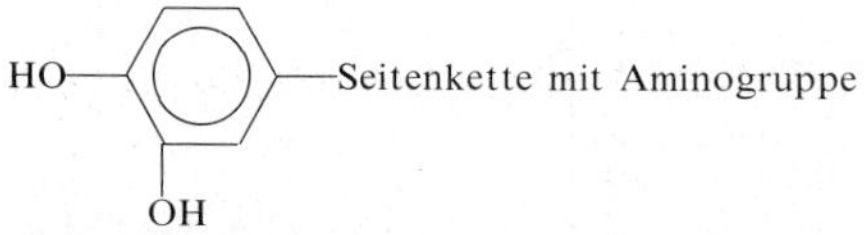

Catecholamine

Beachte: Der Begriff Catecholamin ist nur chemisch definiert, keineswegs sagt er etwas über die biologische Wirkung der Catecholamine aus. Viele Catecholamine wirken zwar sympathomimetisch (Definition S. 285), aber weder sind alle Catecholamine Sympathomimetica, noch sind alle Sympathomimetica Catecholamine!

Primäre Botenstoffe

Im Organismus existieren zwei synaptische Transmitter (Noradrenalin und Dopamin) und ein Hormon und Transmitter (Adrenalin) mit Catecholaminstruktur.
Alle drei Substanzen sind nicht sehr receptorspezifisch, d.h. sie wirken auf mehr als eine Receptorart. Ziel der Forschung war und ist, Pharmaka mit Wirkung möglichst nur auf eine Receptorart zu entwickeln.

Biosynthese der primären Botenstoffe

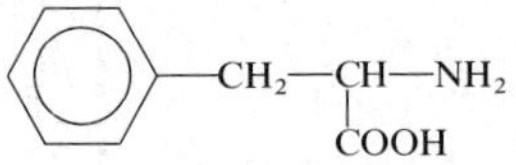

Phenylalanin kann als die Aminosäure angesehen werden, von der die Synthese ausgeht. Aus ihr entsteht in der Leber mit Phenylalanin-Hydroxylase (oder wenig im Neuron mit Tyrosin-Hydroxylase)

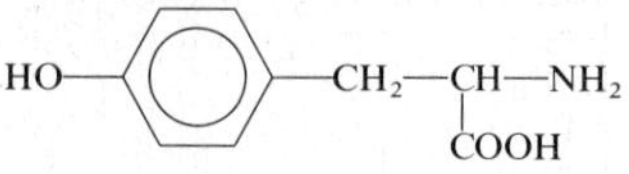

Tyrosin wird aus dem Blut in das adrenerge oder noradrenerge Neuron aufgenommen. Das nunmehr im Cytoplasma befindliche Tyrosin wird durch Tyrosin-Hydroxylase (im Cytoplasma) hydroxyliert.

- Die Hydroxylierung mit Tyrosin-Hydroxylase ist der geschwindigkeitsbegrenzende Schritt beim Aufbau von Noradrenalin und Adrenalin. Er unterliegt der *Rückwärtshemmung* durch Noradrenalin. Bei erhöhter neuronaler Aktivität steigt die Enzymaktivität durch cAMP-abhängige Phosphorylierung des Enzyms.
  Als Hydroxylierungsprodukt entsteht

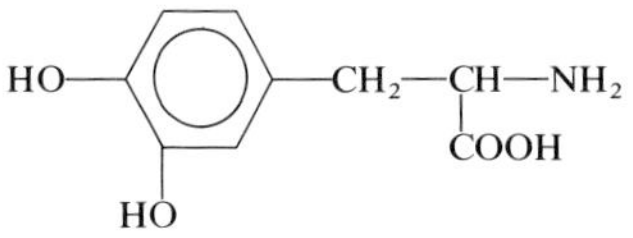

Dopa, l-Dihydroxyphenylalanin, kann aus dem Blut noch in das ZNS aufgenommen werden, denn Dopa passiert zum Unterschied von den Folgeprodukten (Dopamin, Noradrenalin, Adrenalin) noch gut die Blut-Hirn-Schranke.
Dopa wird mit Dopa-Decarboxylase im Cytoplasma decarboxyliert zu

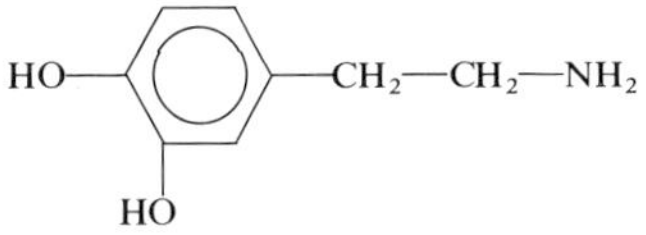

Dopamin ist an Synapsen im ZNS (s. Antiparkinsonmittel, S. 314). Transmitter. – Für den nächsten biochemischen Schritt wandert Dopamin in die Granula und wird dort mit Dopamin-β-Hydroxylase hydroxyliert zu

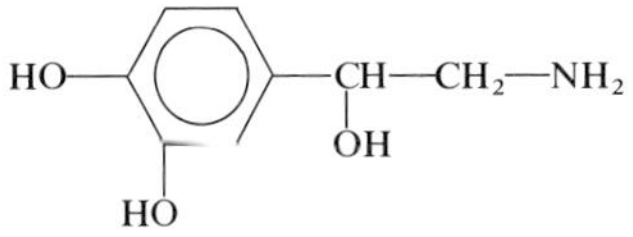

Noradrenalin wird in den Granula z. T. an ein Protein gebunden: man sieht diesen Komplex aus Noradrenalin, Protein und ATP als Speicher an. Weiteres Noradrenalin befindet sich ungebunden in den Granula. Besonders wichtig ist, daß auch extragranuläres Noradrenalin im Cytoplasma vorhanden ist, weil das in den Granula gebildete Noradrenalin teilweise die Granula wieder verläßt.
Nur im Nebennierenmark wird Noradrenalin mit Phenyläthanolamin-Methyltransferase (im Cytosol) umgewandelt zu

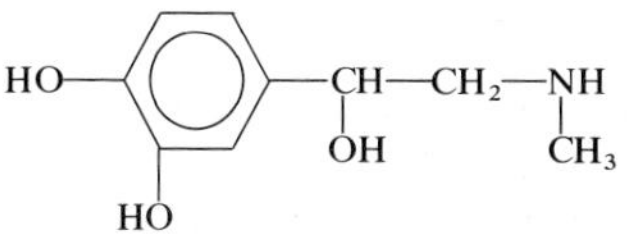

Adrenalin

- ○ Die am Aufbau von Noradrenalin und Adrenalin beteiligten Enzyme sind relativ unspezifisch. Dies erklärt, warum eine pharmakologische Beeinflussung der Synthese durch Enzyminhibitoren oft überraschende Wirkungen und Nebenwirkungen in anderen Systemen (z. B. im Serotoninstoffwechsel) zur Folge hat.

Beendigung der Wirkung der Catecholamine

Der wichtigste Mechanismus für die Beendigung der Wirkung der freigesetzten Catecholamine ist die Rückresorption aus dem synaptischen Spalt in das präsynaptische Neuron.
Der konkurrierende Prozeß des biochemischen Abbaus ist in drei Fällen quantitativ bedeutsam:

- ○ für die Inaktivierung von Noradrenalin, das an der Gefäßmuskulatur freigesetzt wird,
- ○ für die Inaktivierung von Adrenalin (das aus der Nebenniere freigesetzt wird),
- ● für die Inaktivierung der vom Arzt parenteral injizierten Stoffe Dopamin, Noradrenalin und Adrenalin sowie anderer synthetischer Catecholamine.

Metabolismus

- ● Hauptweg für den (extraneuronalen) Abbau: Zuerst Methylierung der meta-ständigen HO-Gruppe am Ring durch COMT = Catechol-O-Methyltransferase (in der Leber und den Gefäßwänden). Die entstehenden Produkte Normetanephrin bzw. Metanephrin sind pharmakologisch kaum wirksam. Sie werden anschließend durch MAO = Monoaminoxidase oxidativ desaminiert. Es entsteht Vanillinmandelsäure.

  Bereits Normetanephrin bzw. Metanephrin können glucuronidiert oder sulfatiert und danach ausgeschieden werden.
- ● Abbau intraneuronalen Noradrenalins.
  Intraneuronales Noradrenalin, das nicht in Speichern geschützt liegt, wird zuerst von MAO oxidativ desaminiert. Es entsteht Dihydroxymandelsäure, die später zu Vanillinmandelsäure umgewandelt wird.

Catecholaminreceptoren [10, 76, 84, 122, 236, 247, 281, 282, 312, 315, 321, 404, 405, 421, 437, 465, 468]

Hochaffine Bindungsstellen für Catecholamine gibt es nicht nur auf innervierten Zellen, sondern auch auf nichtinnervierten glatten Muskelzellen, Leberzellen, Fettzellen, Erythrocyten, Thrombocyten, Leukocyten, Makrophagen, Mastzellen usw. Ob diese Bindungsstellen auch Receptoren sind, ist noch nicht in allen Fällen nachgewiesen, weil die zur hochaffinen Bindung gehörende funktionelle Veränderung noch nicht überall gefunden wurde.
Man unterscheidet Dopaminreceptoren, α-Receptoren und β-Receptoren. Jede dieser drei Gruppen ist nochmals unterteilt.
Die Aufklärung der Primärstruktur ist für den β_2-Receptor und den α_2-Receptor gelungen und für die anderen Receptoren im Gang.

Der β_2-Receptor besteht aus 418 Aminosäuren (46 kDalton), wird ohne Leitsequenz synthetisiert, ist glycosiliert und imponiert in der SDS-Gelelektrophorese mit dem größeren Molekulargewicht von 65 kDalton. Die entsprechenden scheinbaren Größen der anderen Receptoren werden geschätzt auf 62 kD für β_1, 80 kD für α_1, 60 kD für $\alpha_2 \cdot$ 85–94 kD für D_2.
Catecholaminreceptoren vermitteln ihre Aktivierung meist durch N-Proteine an die jeweiligen Erfolgszellen. Receptoren der Untergruppen D_1, β_1 und β_2 aktivieren über ein N_s-Protein die Adenylatcyclase. Receptoren der Untergruppen D_2 und α_2 hemmen über ein N_i-Protein die Adenylatcyclase. Receptoren der Untergruppe α_1 aktivieren über ein N_s-Protein die Phospholipase C zu Spaltung von Phosphatidyl-Inositol.

Dopaminreceptoren [55, 228, 234, 237, 404, 405, 441, 493] Bester Agonist für Dopaminreceptoren ist Dopamin; Noradrenalin ist ein weit schwächerer Agonist. Dopaminreceptoren werden in die Klassen D_1 und D_2 unterteilt. Tabelle 21 gibt die wesentlichen Eigenschaften wieder.

Tabelle 21. Eigenschaften von Dopaminreceptoren

	D_1	D_2
Wirksame Konzentration von Dopamin	µmol/l	nmol/l
Antagonist	Bulbocapuin	(Haloperidol)
Agonist	Fenoldopam	
Solpirid *(Dogmatil)* und Metoclopramid *(Paspertin)* sind	schwach wirksam	Antagonisten
Vorkommen z. B.	Nierenarteriolen (Dilatation)	Eminentia mediana, Hypophyse, Substantia nigra

α-Receptoren [258, 322, 440, 508] α-Receptoren werden in die Klassen α_1 und α_2 eingeteilt. In manchen Geweben kommen beide Klassen nebeneinander vor und haben dann auch gleiche Funktion. Von den physiologischen Catecholaminen ist Adrenalin der stärkste Agonist, Noradrenalin ist etwas weniger stark, Dopamin ist am schwächsten. Die α-agonistische Dopaminwirkung von Dopamin ist jedoch eine wertvolle Eigenschaft für die Therapie.

Tabelle 22. Eigenschaften von α-Receptoren

	α_1	α_2
Agonist	Methoxamin *(Rolinex)*	Clonidin *(Catapresan)*
Antagonist	Prazosin *(Minipress)*	Yohimbin
Vorkommen z. B.	Hautgefäße Niere Milzkapsel Harnblase M. dilat. pupillae Leber	postsynaptisch im ZNS präsynaptisch auf dem zweiten peripheren sympathischen Neuron Thrombocyten

β-Receptoren β-Receptoren werden in die Klassen β_1 und β_2 eingeteilt. Von den physiologischen Catecholaminen ist Adrenalin der stärkste Agonist, Noradrenalin ist erheblich schwächer und Dopamin nur sehr schwach wirksam. Über beide Receptorarten wird die Adenylatcyclase aktiviert.

Tabelle 23. Eigenschaften von β-Receptoren

	β_1	β_2
Agonist	Dobutamin *(Dobutrex)*	Salbutamol *(Sultanol)* Terbutalin *(Bricanyl)*
Antagonisten	z. B. Practolol, Metoprolol *(Beloc)*	
Vorkommen z. B.	Herz Fettgewebe Juxtaglomeruläre Zellen	Bronchialmuskulatur Uterus Gefäße in Muskeln und Leber Mastzellen

Präsynaptische Catecholaminreceptoren [65, 327, 434] An catecholaminergen Synapsen kommen Catecholaminreceptoren nicht nur auf der postsynaptischen, sondern auch auf der präsynaptischen Membran vor. Präsynaptische D_2-Receptoren vermitteln eine Hemmung der Dopaminsynthese durch Hemmung der Tyrosinhydroxylase.

Präsynaptische β_2-Receptoren fördern die Noradrenalinausschüttung; sie werden durch geringe Konzentrationen von synaptisch freigesetztem Noradrenalin erregt.

Präsynaptische α_2-Receptoren hemmen die Noradrenalinfreisetzung. Sie werden durch höhere Konzentrationen von synaptisch freigesetztem Noradrenalin erregt und kommen an allen α-Synapsen vor. Ihre Existenz und Funktion trägt wesentlich dazu bei, daß eine Blutdrucksenkung mit α-Blockern dann schlecht gelingt, wenn sie eine starke α_2-blockierende Komponente haben. Allgemein dienen die präsynaptischen Receptoren der Regulation der Transmitterfreisetzung.

Wirkungen nach Stimulation peripherer Catecholaminreceptoren

Tabelle 24. Übersicht über die Verteilung catecholaminerger Receptoren in einigen Organen und Geweben (ohne ZNS)

Organ	Receptortyp	Wirkung
Herz		
Sinusknoten	β_1	Tachykardie, Zunahme der Automatie
Vorhöfe	β_1	Zunahme der Kontraktionskraft und der Leitungsgeschwindigkeit
AV-Knoten	β_1	Zunahme der Überleitungsgeschwindigkeit
Purkinje-System	β_1	Zunahme der Leitungsgeschwindigkeit
Ventrikel	β_1, α_1	Zunahme der Kontraktionskraft
Zusammenfassung: Am Herzen kommt es durch β_1-Stimulation zu Tachykardie, positiv-inotroper Wirkung und Zunahme des O_2-Verbrauchs.		
Gefäße		
Muskel, Leber	β_2 (α)	weit (eng)
Coronargefäße	β (α)	weit (eng)
Mesenterialgefäße	β (α)	weit (eng)
Haut	α (β)	eng (weit)
Niere, Milzkapsel	α	eng
Renale Arteriolen Mesenteriale Arteriolen	D_1	weit
Juxtaglomerul. Zellen	β_1	Reninfreisetzung gefördert
	α_2	Reninfreisetzung gehemmt?
Bronchialmuskulatur	β_2	Relaxation
Uterus	β_2, (α)	Dilatation, (Kontraktion), die Reaktionsfähigkeit des Uterus gegen α- und β-sympathomimetische Stoffe hängt stark vom Hormonspiegel ab. In der Schwangerschaft besteht eine gute Empfindlichkeit gegen β-Sympathomimetica
Darmmotilität	β_1	Hemmung

Tabelle 24. (Fortsetzung)

Organ	Receptortyp	Wirkung
Sphinceteren in Magen, Darm, Harnblase	α_1	Kontraktion
M. dilatator pupillae	α_1	Kontraktion, Mydriasis
Skelettmuskulatur	β_2	Glykogenolyse
Fettgewebe [420]	β_1	Lipolyse
Mastzellen	β_2	Hemmung der anaphylaktischen Reaktion durch Hemmung der Freisetzung von Histamin
Thrombocyten	α_2	Aggregation

Catecholaminreceptoren im ZNS

Transmitter der Catecholamingruppe im ZNS sind Noradrenalin und Dopamin. Die Neurohistologie und Topographie der catecholaminergen Synapsen im ZNS ist weitgehend geklärt, mit Bindungsstudien ist die Existenz von Catecholaminreceptoren im ZNS nachgewiesen, durch Injektion von Agonisten und Antagonisten ist eine Vielzahl von Wirkungen bekannt. Es ist jedoch noch nicht möglich, eine Liste wie für die peripheren Wirkungen der Tabelle 24 aufzustellen. Deshalb werden die bekannten Einzeltatsachen bei Besprechung der entsprechenden Pharmaka dargestellt.

Regulation der Wirkung
[32, 33, 56, 58, 111, 194, 238, 291, 322, 324, 418, 460]

Zur Gegenregulation einer überschießenden Wirkung bestehen mehrere Möglichkeiten:

Regulation durch Herabsetzung der Transmitterfreisetzung. Sie wird durch die Stimulation präsynaptischer Receptoren durch „überfließenden" Transmitter ausgelöst. Bei Noradrenalinsynapsen stimuliert Noradrenalin präsynaptische α_2-Receptoren, wodurch wahrscheinlich der zur Transmitterausschüttung notwendige Calciumionen-Einstrom reduziert wird. Bei Dopaminsynapsen stimuliert Dopamin präsynaptische Dopaminreceptoren und löst dadurch eine Herabsetzung der Dopaminsynthese aus.

Regelung durch Herabsetzung der Receptorendichte. Sie wurde besonders bei β-Receptoren beobachtet und geschieht wahrscheinlich durch eine schnelle „Internalisation" der Receptoren, aber auch durch eine Änderung des Gleichgewichtes zwischen Abbau und Resynthese. Die so „versteckten" Receptoren kann man wieder hervorlocken, wenn sie nicht zwischenzeitlich abgebaut sind. Die Neusynthese von Receptoren läßt sich durch Glucocorticoide (β-Receptoren in der Lunge oder T_3 (β-Receptoren am Herzen) fördern.

Regelung durch Abkopplung vom N-Protein.

Regelung durch Herabsetzung der Receptoraffinität. Dieser Mechanismus ist hinsichtlich seiner klinischen Bedeutung wenig untersucht. Experimentell wurde gezeigt, daß eine Vermehrung von GTP und eine Erhöhung der Dissoziationsgeschwindigkeit des Receptor-Agonist-Komplexes eintritt.

Regulation durch reflektorische Vorgänge. Das am besten bekannte Beispiel ist der Befund, daß nach Gabe von Noradrenalin eine reflektorisch bedingte Bradykardie (und nicht eine durch Noradrenalinstimulation kardialer β-Receptoren ausgelöste Tachykardie) beobachtet wird.

Sympathomimetica

Sympathomimetica sind Stoffe, die die Symptomatologie einer Sympathicuserregung ganz oder teilweise auslösen („nachahmen") können. Als dieser historische Begriff geprägt wurde, war man sich zwar der Bedeutung von Noradrenalin und Adrenalin, aber noch nicht von Dopamin bewußt. So kommt es, daß man heute von α- und β-Sympathomimetica und bei den Antagonisten auch von α- und β-Sympatholytica spricht, aber daß diese klassischen Wortgebilde beim Dopamin keine Fortsetzung erfahren haben. Hier spricht man von dopaminergen und antidopaminergen Stoffen.

Chemische Merkmale der Sympathomimetica

Alle an dieser Stelle zu besprechenden Pharmaka mit sympathomimetischen Wirkungen lassen bei genauer Betrachtung die Phenyläthylamin-Grundstruktur auch dann erkennen, wenn das Molekül (meist durch Ringschlüsse bedingt) kein direktes Phenyläthylaminderivat mehr ist. Nur für direkte Derivate des Phenyläthylamins gelten die in das Formelbild eingezeichneten Ziffern und Buchstaben.

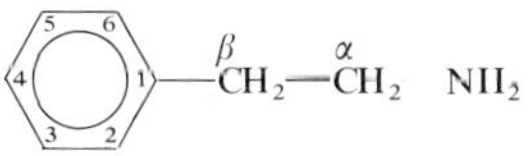

Phenyläthylamin

Förderung der Erregung der α-Receptoren

Der Wirkung auf α-Receptoren förderlich ist:

- Je eine HO-Gruppe in Position 3 und 4.
- Eine HO-Gruppe in β; das Kohlenstoffatom in β wird dadurch asymmetrisch. Die entstehende Verbindung soll linksdrehend sein.
- H- oder noch besser CH_3- als Substituent am N.

Förderung der Erregung der β-Receptoren

- In 3, 4 und β wie für Erregung von α-Receptoren: OH-Gruppen.
- Größerer Substituent am N.

Die Einführung einer CH_3-Gruppe am N verstärkt die β-sympathomimetische Wirkung mehr als die α-sympathomimetische. So ist die α-sympathomimetische Wirkung von Adrenalin zwar stärker als die

α-sympathomimetische Wirkung von Noradrenalin, die β-sympathomimetische Wirkung von Adrenalin aber ist *viel* stärker als die β-sympathomimetische Wirkung von Noradrenalin.
Ist der Substituent größer als eine CH_3-Gruppe, so bleibt die β-sympathomimetische Wirkung erhalten, die α-sympathomimetische Wirkung nimmt wieder ab.

Förderung der Resorption aus dem Magen-Darm-Trakt
Pharmaka, die wie vorstehend beschrieben substituiert sind (Adrenalin, Noradrenalin, Isoprenalin), werden teilweise bereits in den Mucosazellen des Darmes, danach stark in der Leber durch COMT an der HO-Gruppe in 3 methyliert. Die in das Blut gelangenden Verbindungen sind nicht mehr wirksam. Die Methylierung kann verhindert oder gehemmt werden:

- Durch Wegnahme der HO-Gruppe in 3, weil die COMT dann keinen Angriffsort mehr hat.
- Durch Wegnahme der HO-Gruppe in 4 oder durch Verschiebung dieser Gruppe nach 5, weil dann die HO-Gruppe in 3 nicht mehr konditioniert ist.

Abbau der Sympathomimetica ist auch möglich durch MAO-Wirkung auf die Aminogruppe in der Seitenkette. Die oxidative Desaminierung durch MAO kann reduziert werden:

- Durch Substitution in α (meist mit einer CH_3-Gruppe), weil dies die MAO sterisch hindert.

Aus dem Vergleich der Bedingungen in diesen vorhergegangenen Abschnitten folgt: Die Forderung nach möglichst starker α- oder β-sympathomimetischen Wirkung und die Forderung nach sehr guter Resorption nach oraler Zufuhr laufen konträr! Man sei daher kritisch gegenüber Sympathomimetica, die für orale Medikation angeboten werden und „kreislauftonisierend" wirken sollen.

Förderung des Verhältnisses zentrale Wirkung : periphere Wirkung

- Keine oder höchstens eine ringständige HO-Gruppe; je weniger HO-Gruppen, desto besser die Lipoidlöslichkeit und damit desto besser das Eindringen in das ZNS.
- Keine HO-Gruppe in β.
- Substituent (CH_3-Gruppe) in α; das Kohlenstoffatom α wird dadurch asymmetrisch. Die entstehenden Verbindungen sollen rechtsdrehend sein. Der Substituent hemmt die MAO.

Hemmung der indirekt-sympathomimetischen Wirkung
Indirekte Sympathomimetica (s. S. 295) wirken durch Entleerung von Transmitter aus den präsynaptischen Terminalen. Diese Wirkung ist kaum vorhanden, wenn OH-Gruppen in 3 *und* 4 stehen, die Entfernung der OH-Gruppe in 3 fördert sie etwas, die Entfernung der OH-Gruppe in 4 stark.
Beachte: Indirekt sympathomimetische Wirkung, zentrale Wirkung und Resorption nach oraler Zufuhr beinhalten sehr ähnliche Strukturforderungen.

Dopamin als Pharmakon

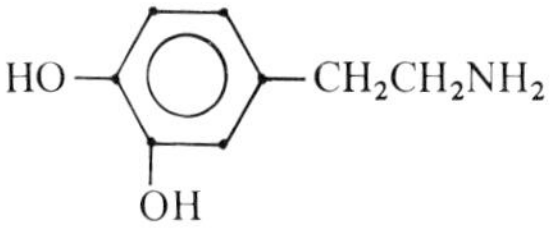

Dopamin MW 153,18

Pharmakokinetik Keine Resorption nach oraler Zufuhr wegen eines extrem hohen „first pass effect“ in Darmepithel und Leber. Keine Permeation der Blut-Hirnschranke, deshalb keine zentralen Wirkungen. Plasmahalbwertszeit 2 min, also sehr gut steuerbar. Elimination nach intravenöser Infusion durch COMT und MAO (75%), und Aufbau zu Noradrenalin (25%).

Dosierung <3-5-12 µg/kg KG und min (d.h. Erwachsene: 50 mg in > 4-2-1 h).

Pharmakodynamik In niedriger Dosierung (<3 µg/kg KG und min) Stimulation von Dopaminreceptoren in den Nierenarteriolen, dadurch Zunahme der Nierendurchblutung: Rinde + 36%, Mark + 19%, Glomerulumfiltrat + 14%).
Durchblutungszunahme auch im Versorgungsbereich der A. mesenter. sup. und A. coelica, ebenfalls durch Stimulation der dort befindlichen Dopaminreceptoren. Geringer Blutdruckabfall durch die vorstehenden Gefäßerweiterungen möglich.
In mittlerer Dosierung (<6 µg/kg KG und min) Blutdruckanstieg durch direkte α_1-sympathomimetische Wirkung und durch Noradrenalinfreisetzung (indirekte sympathomimetische Wirkung).
In hoher Dosierung (12 µg/kg KG und min) β_1-sympathomimetische Wirkung am Herzen.

Gefahren Die α-sympathomimetische Wirkung hoher Dopamindosen hat bei vorgeschädigten Gefäßen mehrfach zu Gangrän an den Akren geführt.

Interaktionen. Neuroleptica blockieren auch noch die peripheren postsynaptischen Dopaminreceptoren. Dies gilt auch für die in der Intensivmedizin gebrauchten Pharmaka Metoclopramid *(Paspertin)* und Dehydrobenzperidol. Es ist zu beachten bei Suiciden mit Neuroleptica, und tricyclischen Antidepressiva.

β-Sympathomimetica: Isoprenalin, Orciprenalin

Chemie

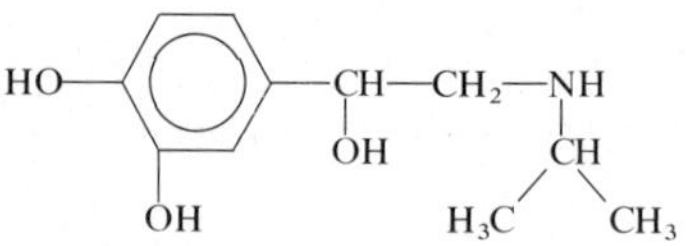

Isoprenalin
MW 211,27

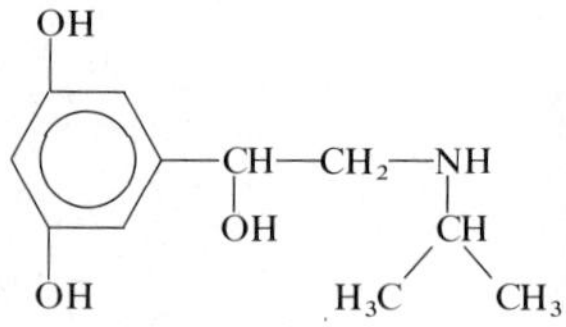

Orciprenalin
MW 211,27

Pharmakokinetik Schlechte Bioverfügbarkeit nach oraler Gabe (Orciprenalin 40%) durch hohen „first pass effect", der aber bei Orciprenalin weniger ausgeprägt ist als bei Isoprenalin. Die Plasmahalbwertszeit von Orciprenalin beträgt 1,5 h, die Wirkung nach oraler Gabe von 20 mg dauert nicht länger als 4 h.

Indikation Zur Therapie von Überleitungsstörungen (vor einer Schrittmacherimplantation). Wegen der kardialen Wirkungen auf β_1-Receptoren sind Isoprenalin und Orciprenalin als Bronchospasmolytica durch die β_2-betonten Sympathomimetica ersetzt.

Pharmakodynamik Sie ist bedingt durch das Zusammenwirken von β_1- und β_2-sympathomimetischen Effekten. Kardiale Frequenzerhöhung, Zunahme des Schlagvolumens und Erweiterung der Arteriolen in Haut und Leber wirken auf den arteriellen Druck wie folgt zusammen:

Starke Abnahme des diastolischen Druckes }
Geringe Zunahme des systolischen Druckes } Abnahme des Mitteldruckes.

Der Wirkungsgrad der Herzarbeit wird schlechter. Die kardialen Symptome einer Hypercalcämie und einer Hypokaliämie werden durch Isoprenalin und Orciprenalin verstärkt.

β_2-betonte Sympathomimetica

Der Verwendung von Isoprenalin und Orciprenalin als Broncholytica standen ihre kardialen Wirkungen sehr unerwünscht im Wege, zudem war ihre Pharmakokinetik mangelhaft. Deshalb wurde die Synthese von Sympathomimetica mit überwiegender Wirkung auf β_2-Receptoren erfolgreich versucht.

Pharmaka Salbutamol *(Sultanol)*, Terbutalin *(Bricanyl)*, Hexoprenalin *(Etoscol)*, Fenoterol (*Berotec* in der Pulmonologie, *Partusisten* in der Geburtshilfe), Reproterol *(Bronchospasmin)*, Clenbuterol *(Spiropent)* (aufgezählt in historischer Reihenfolge).

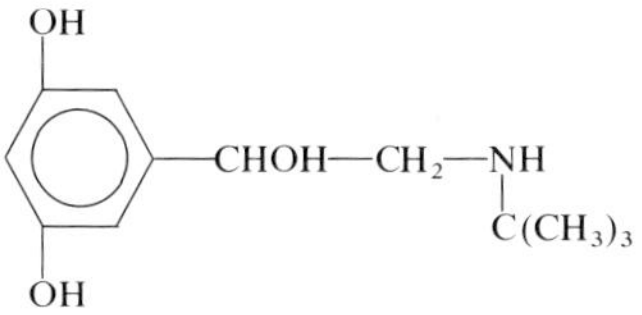

Terbutalin *(Bricanyl)*

MW 225,29, pK_a 10,1 (Aminogruppe)

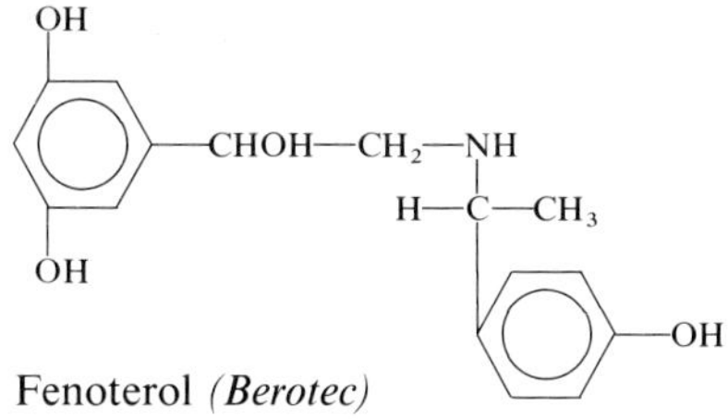

Fenoterol *(Berotec)*

MW 303,36, pK_a 8,5 für die Aminogruppe
pK_a 9,9 für die phenolischen Hydroxylgruppen

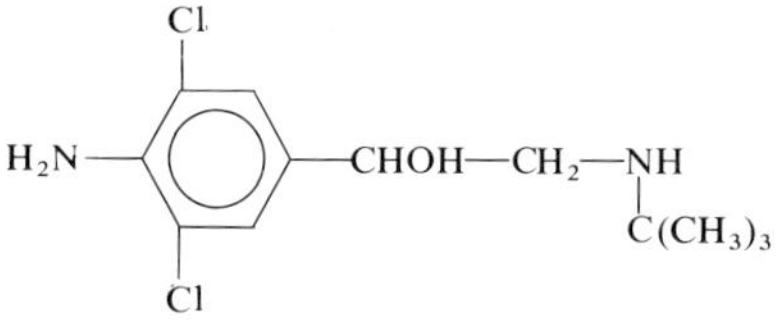

Clenbuterol
(Spiropent)
MW 277,19, pK_a 9,57 für die aliphatische Aminogruppe

Pharmakokinetik Wegen der 3- und 5-Position der phenolischen OH-Gruppen werden Terbutalin und Fenoterol von COMT nicht abgebaut, sondern sulfatiert oder glucuronidiert. Einen besonders geringen „first pass effect" und eine lange Halbwertszeit hat Clenbuterol, dessen pharmakokinetische Daten exemplarisch genannt werden sollen: Bioverfügbarkeit >90%, Verteilungsvolumen 1 l/kg KG, Plasmaproteinbindung 45–68% (Anreicherung in oder an den Erythrocyten). 66% werden unverändert renal mit einer terminalen Halbwertszeit von 34 h ausgeschieden. Die Plasmahalbwertszeit für den Abfall der Fenoterolkonzentration nach intravenöser Dauerinfusion (Geburtshilfe) beträgt 15–22 min.

Pharmakodynamik, Indikationen

- ● Stark relaxierende Wirkung auf die Bronchialmuskulatur, deshalb Broncholytica der ersten Wahl. Applikation meist über Dosieraerosole. Solche Aerosole können im akuten Asthmaanfall nur noch schwer in die Peripherie des Bronchialbaums gelangen.
- ● Stark relaxierende Wirkung auf die Uterusmuskulatur. Diese Wirkung wird bei vorzeitig einsetzenden Wehen therapeutisch genutzt [488]. Zur intravenösen Infusion steht nur Fenoterol *(Partusisten)* zur Verfügung. Dosierung: 0,4 µg bis 4 µg/min.
- ○ β_2-Sympathomimetica haben nur geringe dilatierende Wirkung auf die peripheren Gefäße. Von daher droht weder Gefahr noch ist ein therapeutischer Nutzen zu erwarten.
- ○ Einige Verbindungen wirken schwach positiv inotrop [323].

Unerwünschte Wirkungen

- ● Ein leichter Fingertremor tritt bei allen β_2-Sympathomimetica auf und ist Folge einer peripheren Wirkung der Stoffe.
- ○ Bei Einsatz in der Geburtshilfe wurde bei hoher Dosierung ein Lungenödem beobachtet.
- ● Hyperthyreose und tachykarde Arrhythmien bilden Kontraindikationen, weil auch die β_2-betonten Sympathomimetica noch einen Rest von β_1-sympathomimetischer Wirkung haben.

β_1-betonte Sympathomimetica: Dobutamin [272]

Die positiv-inotrope β_1-sympathomimetische Wirkung der Catecholamine wäre als „schnell steuerbare" Wirkung in der Intensivmedizin durchaus erwünscht, wenn nur die ebenfalls durch β_1-Stimulation bedingte Tachykardie vermeidbar wäre. β_1-Receptoren sind ebensowenig alle untereinander gleich wie β_2-Receptoren. So wie die β_2-betonten Sympathomimetica entgegen den Erwartungen die Arteriolen der Muskulatur nicht wesentlich erweitern und folglich keine Blutdrucksenkung verursachen, so könnten bestimmte Catecholamine vielleicht bevorzugt positiv-inotrop und nicht so sehr positiv-chronotrop wirken. Die erste Substanz, die diesem Prinzip genügte, war Dobutamin *(Dobutrex)*.

Chemie

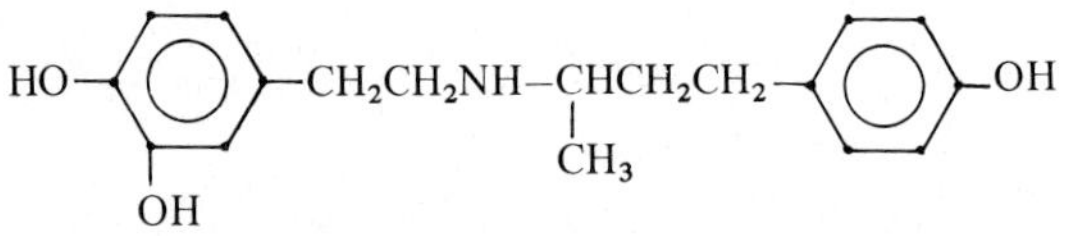

Dobutamin *(Dobutrex)* MW 301,39

Pharmakokinetik Dobutamin unterliegt einem sehr starken „first pass effect" und kann daher nur intravenös infundiert werden. Es dringt nicht in das ZNS ein. Schneller Metabolismus durch COMT. Plasmahalbwertszeit 2 min.

Dosierung 5–7,5 µg/kg KG und min (Erw. 65 kg z. B.: 25 mg/h = 6,4 µg/kg KG und min). Nicht zu hoch dosieren wegen Tachykardiegefahr!

Pharmakodynamik Bei Dobutamin ist das Verhältnis β_1-Stimulation/β_2-Stimulation 3–4mal höher als bei Isoprenalin. Die positiv-inotrope Wirkung setzt bei niedrigerer Dosierungsgeschwindigkeit eher ein als die positiv-chronotrope, jedoch ist der Abstand zwischen beiden Dosierungsgeschwindigkeiten gering, die individuelle Anpassung deshalb unerläßlich.

Der Eintritt einer positiv-inotropen vor der positiv-chronotropen Wirkung wurde erklärt mit einer besonders hohen Empfindlichkeit derjenigen β_1-Receptoren, die die positiv-inotrope Wirkung vermitteln. Dobutamin hat zusätzlich eine geringe α-sympathomimetische Wirkung, die man nach Blockade der β-Receptoren auch als geringe

Blutdruckerhöhung beobachten kann. Man kann annehmen, daß sich β_1-sympathomimetische und α_1-sympathomimetische Effekte in der Peripherie nahezu aufheben, aber am Herzen synergistisch positiv-inotrop wirken.
Dobutamin hat keine Wirkung auf Dopaminreceptoren und keine indirekt sympathomimetische Wirkung.

Indikationen Zur Erhöhung des Schlagvolumens unter klinischen Bedingungen. *Nicht* zur Blutdruckerhöhung bei ausreichender Herzfunktion!

Gefahren Bei Überdosierung starke Blutdruckerhöhung, Tachykardie.

α-sympathomimetische Imidazolinderivate

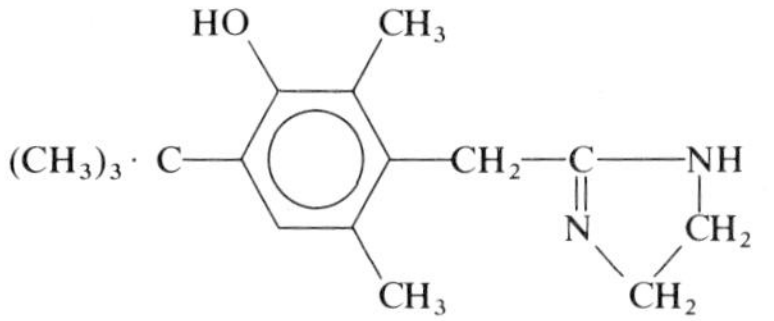

Oxymetazolin *(Nasivin),* Base, pK_a 10,5

Naphazolin *(Privin),* Tetryzolin *(Tyzyne),* Xylometazolin *(Otriven).*

Diese Pharmaka sind fast rein α-sympathomimetisch wirksam. Sie werden zur lokalen Gefäßconstriction in Sprays und anderen Arzneizubereitungsformen verwendet, die zur Abschwellung der Schleimhäute, besonders der Schleimhäute in Nase und Rachen, dienen. Resorptive Vergiftungen mit kräftigen systemischen α-sympathomimetischen Effekten können vorkommen. Eine besondere

- Gefahr ist eine zentrale Wirkung, die besonders bei Säuglingen zu Atemstörungen und komatösen Zuständen führen kann.
- Bei chronischem Gebrauch besteht durch eine dauernde Minderdurchblutung die Gefahr der Schleimhautschädigung.
- Kontraindiziert bei Rhinitis sicca.
- Gefahr bei Engwinkelglaukom.

Noradrenalin und Adrenalin

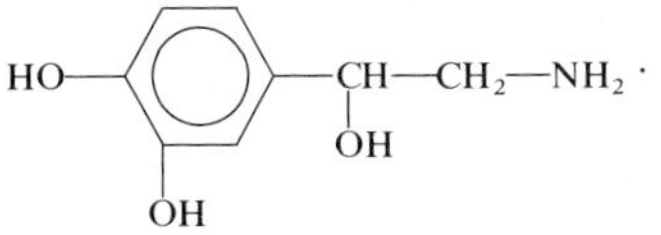

Noradrenalin
(Arterenol)
MW 169,18

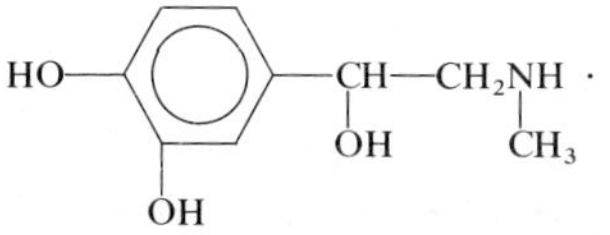

Adrenalin
(Suprarenin)
MW 183,21

Pharmakokinetik Der „first pass effect“ ist durch Metabolismus bereits in den Mucosazellen des Darms so groß, daß keine nennenswerte Bioverfügbarkeit mehr besteht. Beide Stoffe werden bei intravenöser Infusion schnell durch COMT abgebaut (Halbwertszeit 1–2 min).

Dosierung Intravenöse Dauerinfusion: Noradrenalin und Adrenalin mit 0,1 μg/kg KG und min (Noradrenalin gelegentlich noch zusätzlich zu Dopamin bei Hypotonie, Adrenalin beim anaphylaktischen Schock ungefähr in diesem Bereich, nachdem akut von Hand intravenös injiziert wurde), Adrenalin intravenös „von Hand“ beim anaphylaktischen Schock 0,5 mg in 20 ml isotonischer Lösung sehr langsam nach Wirkung. Als Zusatz zu Lokalanaesthetica nicht mehr als 0,5 mg Gesamtmenge.
Nicht in alkalischen Lösungen (z. B. $NaHCO_3$) infundieren, da dann schnelle Zersetzung der Stoffe eintritt!

Wirkungen ***Noradrenalin*** stimuliert ganz vornehmlich α-Receptoren. Seine geringe stimulierende Wirkung auch auf β-Receptoren macht sich besonders an den Coronargefäßen und am Herzen bemerkbar.
Nach Injektion von Noradrenalin kommt es zu einem Anstieg des peripheren Widerstandes und damit zu einem Anstieg des systolischen und diastolischen Druckes. Durch Erregung der Baroreceptoren setzt danach eine Gegenregulation ein. Sie ist so stark, daß die primär vorhandene geringe Erregung der β_1-Receptoren im Sinusknoten gleichsam überspielt wird und eine deutliche Bradykardie (!) besteht. Zusammengefaßt:

- Systolischer Druck steigt } Mitteldruck steigt.
- Diastolischer Druck steigt }
- Herzfrequenz sinkt reflektorisch.

Adrenalin wirkt α-sympathomimetisch und β-sympathomimetisch. Die α-sympathomimetische Wirkung ist stärker, die β-sympathomimetische Wirkung sehr viel stärker als bei Noradrenalin.
Bronchialmuskulatur. Adrenalin wirkt sehr gut broncholytisch durch seine β-sympathomimetische Komponente.
Stoffwechsel. Unter Adrenalin nimmt sowohl die Glykogenolyse als auch die Lipolyse stark zu.
Herz. Entsprechend der β-sympathomimetischen Komponente werden alle kardialen Funktionen der Tabelle 24 gefördert.
Gefäßsystem. Die Reaktion des Gefäßsystems ist, da sowohl vornehmlich α-innervierte als auch vornehmlich β-innervierte Gefäßgebiete reagieren, kompliziert und muß in Einzelheiten besprochen werden. Zunächst ist festzustellen: β-Receptoren in den Gefäßgebieten sprechen auf geringere Konzentrationen von Adrenalin an als α-Receptoren, aber wenn man mit hohen Adrenalindosen alle α- und β-Receptoren der Gefäße aktiviert, so ist die durch Aktivierung der

α-Receptoren bedingte Kontraktion in einzelnen Gefäßgebieten insgesamt stärker als die durch Aktivierung der β-Receptoren bedingte Dilatation in anderen Gefäßgebieten, so daß der periphere Gesamtwiderstand ansteigt. Hieraus kann man ableiten:

- Bei Dauerinfusion sehr geringer Adrenalinmengen kann der diastolische Druck abfallen, da die Dilatation durch β-sympathomimetische Wirkung noch stärker ist als die Constriction durch α-sympathomimetische Wirkung. Da jedoch gleichzeitig Frequenz und Schlagvolumen des Herzens (gleichfalls durch β-sympathomimetische Wirkung, auf die kardialen Receptoren gerichtet) zunehmen, kommt es zu einem Anstieg des systolischen Druckes. Der Mitteldruck als Resultante nimmt zu. Hierin unterscheidet sich Adrenalin von Isoprenalin (s. dort); Ursache für den Unterschied ist die auch bei Infusion kleiner Adrenalindosen bereits schwach wirksame α-sympathomimetische Komponente des Adrenalins.
- Bei Einzelinjektionen einer größeren Adrenalindosis in einem kurzen Zeitraum steigen systolischer, diastolischer (und mittlerer) Druck an, da die vornehmlich α-innervierten Gefäßgebiete sich jetzt alle kontrahieren. Beim Abklingen der Adrenalinwirkung beobachtet man nicht selten, daß der arterielle Mitteldruck zunächst unter das vor Adrenalininjektion bestehende Ausgangsniveau fällt, weil die Schwelle für die Erregung der α-Receptoren bereits unterschritten ist, die Wirkung auf die β-Receptoren aber noch überschwellig ist.
- Blockiert man die β-Receptoren mit einem geeigneten Pharmakon, so beobachtet man nach Adrenalininjektion nur den Blutdruckanstieg, aber nicht mehr den Abfall unter das Ausgangsniveau am Ende der Adrenalinwirkung. – Blockiert man hingegen die α-Receptoren, so beobachtet man fast nur den Blutdruckabfall *(Adrenalinumkehr).*
- In den Hautgefäßen überwiegt die α-sympathomimetische Wirkung von Adrenalin. Deshalb ist Adrenalin als vasoconstringierender Zusatz zu Lösungen, die Lokalanaesthetica enthalten, geeignet.
- Die Nierengefäße kontrahieren sich unter dem Einfluß von Adrenalin. Diese Kontraktion erfolgt schon bei Infusion geringer Mengen von Adrenalin, weshalb Adrenalin bei bestehender Mangeldurchblutung der Niere vor Noradrenalin insoweit keinen Vorteil hat.
- Die Skeletmuskelgefäße werden unter Einwirkung von Adrenalin weiter; dies gilt jedoch nicht bei intramusculärer Injektion der üblichen Adrenalin-Ampullenlösung (1 mg/ml). In diesem Fall ist die lokale Konzentration von Adrenalin so über alle Maßen hoch, daß die starke Aktivierung der wenigen α-Receptoren zu einer Kontraktion der Gefäße der Umgebung und damit zu einer Resorptionsverzögerung führt.
- Der Druck im kleinen Kreislauf steigt an.
- An den Mesenterialgefäßen überwiegt die β-sympathomimetische Wirkung bei hinreichend kleinen Dosen: Die Gefäße dilatieren.

- ○ Die Durchblutung der Coronargefäße steigt. Dies ist jedoch nicht nur die Folge der Erregung der dort befindlichen β-Receptoren. Unter anderem erweitern sich die Coronargefäße unter dem Einfluß saurer Stoffwechselprodukte, die durch den höheren Energiebedarf des Herzens unter der Wirkung von β_1-sympathomimetischen Pharmaka vermehrt anfallen. Auf jeden Fall deckt die Zunahme der Durchblutung der Coronargefäße nicht vollständig den zusätzlich entstehenden Sauerstoffbedarf des Herzens. Im Gegenteil wirkt Adrenalin als „maligner Coronardilatator".
- ● Eine bestehende Hypertonie kann bereits durch Resorption des Noradrenalinanteils einer zur Lokalanaesthesie benutzten Lösung bedrohlich verstärkt werden. Besondere Gefahr besteht beim Cor pulmonale.
- ● Bei bestehender Gefäßsklerose kann eine plötzliche Druckerhöhung durch Noradrenalin und Adrenalin zur Ruptur von Gefäßen besonders im ZNS und zu Blutungen mit schweren Folgezuständen (Hemiplegie) führen.
- ● Bei Anaesthesien mit halogenhaltigen Inhalationsanaesthetica, unter der Einwirkung von Chloralhydrat oder bei Vergiftung mit halogenhaltigen Kohlenwasserstoffen ist das Erregungsbildungs- und Leitungssystem des Herzens stark sensibilisiert. Auch die geringe β-sympathomimetische Wirkung des Noradrenalins reicht hier schon aus zur Auslösung einer bedrohlichen Arrhythmie. Deshalb ist (auch) Noradrenalin bei Halothananaesthesien kontraindiziert.
- ○ Während der Schwangerschaft kann Noradrenalin Uteruskontraktionen auslösen.
- ○ Bei Prostatahypertrophie kann Noradrenalin die Beschwerden verstärken.
- ● Die Injektion von Lösungen, die Noradrenalin oder Adrenalin enthalten, an den Acren (Endarterien-Gebiete!) ist ein Kunstfehler, da der durch Gefäßconstriction bedingte Sauerstoffmangel zu Nekrosen führen kann.
- ● Bei Sauerstoffmangel soll Adrenalin nicht injiziiert werden, da es zu einer weiteren Verschlechterung des Verhältnisses von Sauerstoffangebot zu Sauerstoffbedarf führen kann. Das gilt auch für die Energiebilanz bei Hyperthyreose, besonders am Herzen.
- ○ Symptome einer Hypercalcämie oder einer Hypokaliämie am Herzen können durch die geringe β-sympathomimetische Komponente des Noradrenalins bereits merklich verstärkt werden.
- ● Die blutdruckerhöhende Wirkung von Adrenalin, Noradrenalin (und Dopamin) ist bei einer bestehenden Acidose erheblich herabgesetzt, die Anwendung dieser Stoffe also nur bei gleichzeitiger Acidosebekämpfung gerechtfertigt.

Norfenefrin, Phenylefrin, Etilefrin

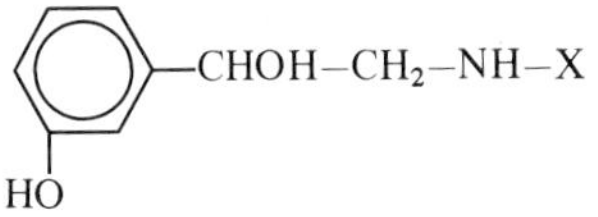

Norfenefrin: X = H; Phenylefrin: X = $-CH_3$;
Etilefrin: X = $-C_2H_5$

Norfenefrin *(Novadral)* und Phenylefrin wirken rein α-sympathomimetisch. Etilefrin *(Effortil)* hat durch die Ethylsubstitution (s. S. 285) eine zusätzliche β-sympathomimetische Komponente. Norfenefrin: Bioverfügbarkeit 20%, Halbwertszeit 3,5 h; Etilefrin: Bioverfügbarkeit 30%, Halbwertszeit 2,4 h. Beide Stoffe werden in oralen Zubereitungsformen zur „Blutdruckerhöhung" angeboten. Etilefrin (Verteilungsvolumen 1,6 l/kg) dringt wahrscheinlich schon geringgradig in das ZNS ein.
Phenylefrin dient als Mydriaticum; es verursacht keine Akkomodationslähmung, denn der Ciliarmuskel hat keine α-Receptoren.

Indirekte Sympathomimetica

Definition Indirekte Sympathomimetica sind Pharmaka, die an peripheren Synapsen zwischen Sympathicus und Erfolgsorgan wirken, deren Wirkung sich auf die präsynaptische Terminale (das Terminalreticulum) dieser Synapsen richtet, und *die aus dem Terminalreticulum den physiologischen Transmitter in den synaptischen Spalt hinein freisetzen.*

Wirkungsweise Indirekte Sympathomimetica setzen die sympathischen Überträgerstoffe dadurch frei, daß sie in das sympathische Neuron eindringen und Noradrenalin aus den Speichervesikeln verdrängen. Das freigesetzte Noradrenalin wird z.T. durch MAO abgebaut, z.T. durch die synaptische Membran in den synaptischen Spalt abgegeben. Während bei physiologischer Noradrenalinfreisetzung auf elektrischen Stimulus die Speichervesikel in toto durch Exocytose „ausgestoßen" werden, fließt bei pharmakologischer Freisetzung nur Noradrenalin aus. Deshalb ist die physiologische, nicht aber die pharmakologische Noradrenalinfreisetzung mit einer Freisetzung von Dopamin-β-hydroxylase verbunden.
Die indirekten Sympathomimetica werden nicht nur durch die Zellmembran in das Cytoplasma, sondern auch in die Granula aufgenommen. Einige können durch elektrischen Reiz freigesetzt werden.

- *Eine weitere Wirkung der indirekten Sympathomimetica besteht darin, daß sie die Rückresorption des Transmitters in das Terminalreticulum hemmen.* Indirekte Sympathomimetica treten mit anderen rückresorptionshemmenden Pharmaka (Guanethidin, tricyclische Psychopharmaka) um die Bindungsstelle auf dem Terminalreticulum in Konkurrenz.

Wirkungsbedingungen Voraussetzung für die Wirkung von indirekten Sympathomimetica ist:

Sie müssen in das Neuron eindringen können.

- Das Neuron muß noch genügend mobile Überträgersubstanz enthalten (1% des physiologischen Wertes ist etwa der Grenzwert).

Hieraus ergibt sich:

- Wenn indirekte Sympathomimetica in kurzen Abständen hintereinander in gleichen Dosen appliziert werden, so nimmt die Wirkung ab. Die Ursache ist, daß der Überträgerstoff nicht schnell genug in die mobile Form übergeführt und so nachgeliefert werden kann, und daß auch die Rückresorption des Überträgerstoffs in die Terminale des präsynaptischen Neurons durch das indirekte Sympathomimeticum behindert ist. Wartet man längere Zeit und wiederholt dann die Applikation des indirekten Sympathomimeticums, so ist die Wirkung eventuell sogar in voller ehemaliger Höhe vorhanden. Der gesamte Vorgang ist ein Beispiel für Tachyphylaxie.
- Wenn die Speicher für den sympathischen Überträgerstoff geleert sind (z. B. durch Reserpin), wirken indirekte Sympathomimetica nicht.
- Wenn das Eindringen der indirekten Sympathomimetica in das sympathische Neuron durch andere Pharmaka verhindert wird (z. B. durch Cocain oder Imipramin), können sie nicht wirken.

Ephedrin

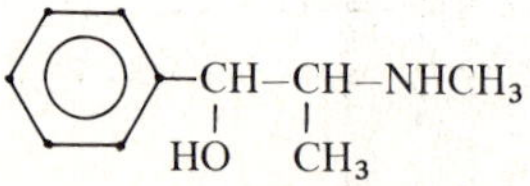

Ephedrin
(Ephetonin®)
Base, pK_a 9,63
MW 165,24

Pharmakokinetik. Wegen der fehlenden phenolischen OH-Gruppen ist die Bioverfügbarkeit 90% und die Penetrationsfähigkeit durch die Lipidmembran der präsynaptischen Terminale gut für die nichtionisierte Form (bei pH = 7,4 nur 0,6% der Gesamtdosis). Die nichtionisierte Form überwindet auch die Blut-Hirn-Schranke und löst danach zentrale Wirkungen aus. Ephedrin ist weder für MAO noch für COMT Substrat, sondern wird zum (noch wirksamen) Norephedrin demethyliert. Ephedrin und Norephedrin werden renal eliminiert; die Eliminationsgeschwindigkeit ist um so langsamer, je höher der Urin-pH über 7 liegt, und beträgt 2,5–4 h, die Wirkungsdauer beträgt 4–6 h.

Dosierung. Einzeldosis 25 mg oral für Erwachsene.

Wirkungen. Indirekt und direkt sympathomimetisch.

- Broncholyse durch Erregung von β-Receptoren.

- Gefäßconstriction durch Erregung von α-Receptoren.
- Zunahme des Atemminutenvolumens durch zentrale Wirkung. Wegen seiner broncholytischen, schleimhautabschwellenden und atemstimulierenden Wirkungen ist Ephedrin Bestandteil vieler Hustensäfte.

Unerwünschte Wirkungen. Störungen des Nachtschlafs durch zentrale Stimulation, Kopfschmerzen, Tachykardie, Gefahr der psychischen Abhängigkeit.

Tyramin ist ein „reines" indirektes Sympathomimeticum, das zu experimentellen Zwecken und als Mydriaticum benutzt wird.

Amezinium

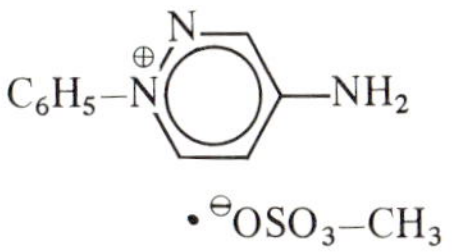

Amezinium
(Regulton)
MW 313,33

Amezinium ist eine quarternäre Stickstoffverbindung und dringt deshalb kaum in das ZNS ein. Es ist zu 60% bioverfügbar und hat eine Plasmahalbwertszeit von 9 Stunden. Es wirkt durch zwei Mechanismen: Erstens verdrängt es als indirektes Sympathomimeticum Noradrenalin aus den präsynaptischen Terminalen, zweitens wirkt es in den präsynaptischen Terminalen sympathischer Nervenendigungen als Hemmstoff der MAO. Aus den Wirkungsmechanismen folgt, daß andere Monoaminoxidasehemmer seine Wirkung verstärken und tricyclische Antidepressiva die Wirkung abschwächen. Das Präparat wird in Dosen von 3 × 10 mg oral zur symptomatischen Therapie der Hypotonie empfohlen.

Zentral erregende Sympathomimetica und ähnliche Stoffe

Definition Zentral erregende Sympathomimetica sind Stoffe mit sympathomimetischer Wirkung (per definitionem in der *Peripherie!*), die zusätzlich Wirkungen im ZNS haben.

Struktur und Wirkung

$$C_6H_5-CH_2-CH(CH_3)-NH_2$$

Amphetamin
MW 135,21
pK_a 9,94

$$C_6H_5-CH_2-CH(CH_3)-NH(CH_3)$$

Methamphetamin
MW 149,24
pK_a 9,99

$$C_6H_5-CH(OH)-CH(CH_3)-NH_2$$

D-Norpseudoephedrin

Amphetamin und Methamphetamin sind Rauschmittel. D-Norpseudoephedrin ist noch Bestandteil vieler sogenannter „Appetitzügler". Fenetyllin *(Captagon),* Amphetaminil *(AN 1),* wurden früher mit gleicher und werden heute mit anderer Indikation angeboten, nicht selten dienen sie Sportlern zur „Leistungssteigerung".
Wie bereits erwähnt, führt das Fehlen aromatischer Hydroxylgruppen zu einer guten Resorption nach oraler Zufuhr, das zusätzliche Fehlen der OH-Gruppe in β und die Substitution in α zur Widerstandsfähigkeit gegen MAO. Peripher wirken die Pharmaka vornehmlich indirekt sympathomimetisch.

Wirkungsweise im ZNS

Die Wirkungsweise im ZNS ist der indirekt sympathomimetischen Wirkung in der Peripherie ähnlich: Amphetamin setzt Dopamin aus präsynaptischen Terminalen frei, es hemmt die Wiederaufnahme von Dopamin in die präsynaptische Terminale und es hemmt die Monoaminoxidase (Enzym-Substrat-Komplex wird gebildet, aber bleibt wegen der sterischen Hinderung in α lange bestehen).

Wirkungen

Amphetamin und Methamphetamin waren bereits in den dreißiger Jahren auf dem Markt, und zwar mit damals unumstrittener Bestimmung:

- Beseitigung von Müdigkeit.
- Beseitigung des Erschöpfungsgefühls nach körperlicher Leistung oder auch zur Prophylaxe körperlicher Erschöpfungszustände.

Die Pharmaka fanden umfangreichen Einsatz während des Zweiten Weltkrieges (Flugzeug- und U-Boot-Besatzungen, Fernfahrer) und bei sportlichen Wettkämpfen, vor allem bei solchen Disziplinen, in denen Dauerleistungen zu erbringen sind (Langläufer, Feldspieler, Radfahrer). Die Dopingkontrolle bei sportlichen Wettkämpfen fahndet heute nach zentral wirksamen Pharmaka aus der Gruppe der Sympathomimetica.
Zum dauernden Gebrauch von Amphetamin und Methamphetamin verleitet vor allem deren

- psychisch aktivierende Wirkung. Eine Stimmungsverbesserung bewirken sie nicht. Psychische Dependenz entwickelt sich häufig, physische Dependenz besteht insoweit nicht, als nach plötzlichem Absetzen der Pharmaka nur ein tiefer und extrem langer Schlaf einsetzt, jedoch lebensgefährdende physische Reaktionen nicht auftreten.
- Die Pharmaka haben eine appetitzügelnde Wirkung. Sie kommt durch die Wirkung der Pharmaka auf Neuronenverbände im Hypothalamus zustande.

Als in der Nachkriegszeit die Zahl übergewichtiger Personen wieder zunahm, waren die Bemühungen der Industrie darauf gerichtet, Pharmaka zu entwickeln, die nur den Appetit zügeln, aber nicht euphorisierend wirken sollten. Es stellte sich jedoch bald heraus, daß dies problematisch war: Bei psychisch ungebrochener Eßlust wurden die „Appetitzügler" als Stimulantien zusätzlich genossen.

- Die vollständige Trennung von appetitzügelnden und anderen zentralen Wirkungen ist bis heute nicht gelungen. Gegenwärtig scheint Fenfluramin *(Ponderax)*, die beste Sicherheit gegen mißbräuchliche Benutzung als Stimulans zu bieten, da es kaum stimulierend wirkt.

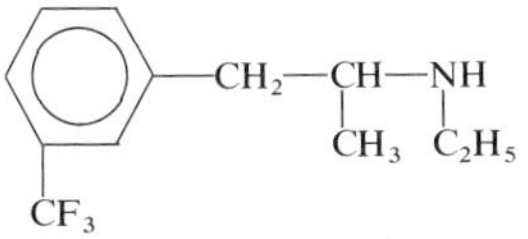

Fenfluramin *(Ponderax)*

Base, pK_a 9,1
MW 231,26

Gegen Ende der sechziger Jahre wurde bei einigen Appetitzüglern eine gefährliche Nebenwirkung bekannt.

- Eine primär pulmonale Hypertonie wurde bei einigen (nicht mehr im Handel befindlichen) Appetitzüglern gehäuft festgestellt. In einem Kommissionsbericht an die Deutsche Gesellschaft für Kreislaufforschung wurde der Verdacht ausgesprochen, daß diese Erkrankung auch nach anderen Appetitzüglern oder Stoffen mit sympathomimetischer Wirkung auftreten könne.

Sonstige Gefahren und Kontraindikationen

Sie ergeben sich aus den Kontraindikationen der α- und β-Sympathomimetica. Zusätzlich ist bedeutsam:

- MAO-Inhibitoren und Appetitzügler dürfen nicht gleichzeitig verabfolgt werden. Der Grund hierfür ist, daß viele Appetitzügler indirekte Sympathomimetica sind, die Noradrenalin auch im ZNS freisetzen. Bereits MAO-Inhibitoren allein haben jedoch eine stark antriebsfördernde Wirkung. Zusätzlich Freisetzung von Noradrenalin würde diese Wirkung erhöhen.

Behandlung der akuten Vergiftung

Akute Vergiftungen treten meist als Folge von „Experimenten" bei Drogenabhängigen auf, die sich ***Amphetamin, Methamphetamin*** usw. intravenös injizieren.

Man gibt bei schweren Erregungszuständen Chlorpromazin *(Megaphen)* 50 mg i.m. (i.v. nur sehr langsam!), bei danach noch bestehender Hypertonie infundiert man Glyceryltrinitrat, bei Tachykardie gibt man einen β-Receptorenblocker. Man stellt den pH des Urins sauer (Infusion von HCl, zur schnellen Erreichung dieses Ziels auch Injektion von Ascorbinsäure). Ein Blasenkatheter muß wegen der Sphincterkontraktion gelegt werden.

Fenfluramin-Vergiftungen treten bei Kindern auf und sind gefährlich. Man korrigiert eine bestehende Hypoglykämie, stellt wegen des pK_a von 9,1 den Urin-pH unter 6,5 und leitet eine forcierte Diurese ein. Chlorpromazin und β-Blocker s. vorstehend, außerdem Diazepam bei Krampfneigung und Antiarrhythmica (meist Lidocain) bei Rhythmusstörungen. Defibrillationsmöglichkeit muß bestehen! Magenspülung und forcierte Diarrhoe vestehen sich von selbst.

β-Sympatholytica (β-Blocker) [159, 167]

β-Sympatholytica sind Pharmaka, die die Wirkung von β-Sympathomimetica (auch die β-sympathomimetische Wirkung synaptisch freigesetzten Noradrenalins) *durch Blockade peripherer β-Receptoren aufheben.* Die bisher bekannten β-Sympatholytica tun dies als kompetitive Antagonisten.

Die Zahl der β-Blocker ist Legion. Die auf dem Markt befindlichen werden alle nach oraler Gabe resorbiert. Die Tabelle 25 gibt eine Übersicht über pharmakokinetische und pharmakodynamische Eigenschaften. Man erkennt:

Die Bioverfügbarkeit schwankt zwischen 10 und 90%; Stoffe mit niedriger Bioverfügbarkeit haben einen hohen „first pass effect". Die Metabolite sind jedoch z.T. wirksam (z.B. bei Acebutolol). – Die Verteilungsvolumina liegen z.T. erheblich über 1 l/kg KG und lassen bereits zentrale Wirkungen der Pharmaka vermuten. Der metabolisch eliminierte Anteil ist unterschiedlich groß, bei Pindolol und Sotalol ist er so gering, daß bei schwerer Niereninsuffizienz die Dosis reduziert werden sollte.

Tabelle 25. β-Sympatholytica

	pK_a	Bioverfügbarkeit [%]	Halbwertszeit [h]	Verteilungsvolumen [l/kg KG]	Im Urin unverändert [%]	Bemerkungen
Acebutolol *(Prent)*	9,76	20–60	7	1,2	34	partieller β-Agonist
Alprenolol *(Aptin)*	9,63	10	2–3	3,3	1	partieller β-Agonist
Atenolol *(Tenormin)*	9,6	50–60	6	1	40	$\beta_1:\beta_2=35:1$
Bisoprolol *(Concor)*		90	10–12	3,2	50	$\beta_1:\beta_2=75:1$
Metoprolol *(Beloc Lopresor)*	9,69	50	3–4	5,6	3	$\beta_1:\beta_2=20:1$
Oxprenolol *(Trasicor)*		24–60	1–2	1,2	<5	partieller β-Agonist
Penbutolol *(Betapressin)*	9,3	100	1–3	0,3	<20	partieller β-Agonist 90% Albuminbindung
Pindolol *(Visken)*	8,8	100	4	2,0	40	partieller β-Agonist
Propanolol *(Dociton)*	9,42	30	3–4	3,6	1	93% Albuminbindung
Sotalol *(Sotalex)*	8,3	100	7,5–15	1,3	75	
Timolol *(Temserin)*	9,0	75	2,7	2,0–2,5	20	

Pharmakodynamik, „Kardioselektivität“ [498]

Wegen der unerwünschten Wirkungen bei β_2-Blockade hat man versucht, β_1-betonte β-Blocker zu synthetisieren. Bisher ist der in dieser Hinsicht beste β-Blocker Bisoprolol *(Concor)* an β_1-Receptoren 75mal wirksamer als an β_2-Receptoren [448]. Dies reicht noch nicht aus, um bei chronischen Bronchospastikern die Verstärkung des Bronchospasmus sicher zu vermeiden. Zum Einsatz bei Diabetikern werden sie bevorzugt, weil die β-Zellen ihre Regulierbarkeit umso besser behalten, je weniger ihre β_2-Rezeptoren blockiert sind [252].

Einige β-Sympatholytica haben eine schwache intrinsische Aktivität. Für manche Patienten, die initial eine β-Blockade mit erheblichen Kreislaufregulationsstörungen beantworten, soll die Verordnung solcher Stoffe vorteilhaft sein.

Die „unspezifisch membranabdichtende chinidinartige“ Wirkung der β-Blocker spielt im Bereich klinischer Dosen wohl keine wesentliche Rolle.

Dosierung

Die oralen Dosen differieren stark von Präparat zu Präparat und sind auch bei Präparaten mit hoher Bioverfügbarkeit deutlich höher als die intravenös empfohlenen Dosen. Einige intensivmedizinisch wichtige Dosierungen (intravenös, sehr langsam mit Kurzinfusion): Metoprolol (*Beloc* i.v. *Lopresor* i.v.) 5 mg in 5–10 min, nach 5–10 min Pause 2mal wiederholbar; gleiche Dosierung für Oxprenolol und Propanolol, halbe Dosierung für Pindolol.

Indikationen

- Coronarinsuffizienz mit Angina pectoris: β-Blocker reduzieren die Kontraktionsgeschwindigkeit (gemessen als Druckanstiegsgeschwindigkeit dp/dt) und verbessern dadurch erheblich den Wirkungsgrad der Herzarbeit. Die Durchblutung in mangelperfundierten Herzgebieten wird nicht eingeschränkt. Besonders bedeutsam ist, daß die β-Blocker die reflektorisch bedingte Zunahme der Frequenz und der Inotropie bei Belastung herabsetzen oder ganz ausschalten.
- Die negativ-inotrope Wirkung ist zwar gering, aber groß genug, daß eine bestehende Herzinsuffizienz vor Verordnung der β-Blocker beseitigt werden soll.
- Tachykarde Rhythmusstörungen: β-Blocker reduzieren die Frequenz im Sinusknoten und in sekundären Schrittmachern durch Hemmung der diastolischen Depolarisation, und sie reduzieren die Leitungsgeschwindigkeit im Erregungsleitungssystem.
- Hypertonie: β-Blocker sind Bestandteil der Basistherapie der Hypertonie, besonders beim jüngeren Hypertoniker. Der Wirkungsmechanismus hierbei ist noch immer nicht geklärt. Die Wirkung setzt nach Beginn der oralen Therapie langsam ein und erreicht ihre volle Stärke erst nach mehreren Tagen. Akut senken β-Blocker in therapeutischen Dosen den arteriellen Druck nahezu nicht und führen nur zu einer Verengung von Muskelgefäßen (β_2-Blockade). Der

antihypertensive Effekt tritt nach bisheriger Erkenntnis auch bei den β_1-betonten Stoffen auf.

- ○ Weitwinkelglaukom (Herabsetzung der Kammerwasserproduktion)
- ● Nach eingetretenem Coronarinfarkt bei erhaltener und muskulärer Suffizienz

Unerwünschte Wirkungen, Gefahren

Nausea, Erbrechen, Diarrhoe zu Therapiebeginn.

- ● Verstärkung einer bestehenden Herzinsuffizienz.
- ● Verstärkung eines AV-Blockes 1. und 2. Grades.
- ● Verstärkung eines Bronchospasmus durch β-$_2$-Blockade.
- ● Verstärkung von peripheren Durchblutungsstörungen durch β_2-Blockade in den Muskelgefäßen.
- ○ Verstärkung der Wirkung von Insulin und Sulfonylharnstoffderivaten durch Blockade der β_2-Receptoren, die in der Muskulatur die Glykogenolyse vermitteln.
- ● Gefährlicher funktioneller Synergismus mit Verapamil, auch mit Diltiazem: Die sympathetische reflektorische Gegenregulation gegen die blutdrucksenkende Verapamilwirkung wird ausgeschaltet, die Wirkung von Verapamil am AV-Knoten wird verstärkt.
- ● Müdigkeit und Verstärkung der Ethanolwirkung.
- ● Rebound-Effekt. Bei plötzlichem Absetzen eines β-Blockers während der antihypertensiven Therapie kann sich ein krisenhaft hypertoner Zustand entwickeln, bei Behandlung wegen einer Angina pectoris können schwere Anfälle, ja ein Infarkt ausgelöst werden. Gefahr: Atemstillstand [257]

Therapie bei Vergiftungen

Magenspülung und Darmentleerung; Beine hoch- und Kopf tieflagern. Glucagon 30 mg/kg KG in 3 min i.v. Orciprenalin (Alupent)-Infusion bei extremer Bradykardie oder Rhythmusstörungen, beginnend mit 10 µg/kg KG und h. Gegebenenfalls Schrittmacher und Beatmung. Erfahrungen zur forcierten Diurese liegen kaum vor; ein Nutzen ist nur bei denjenigen Stoffen der Tabelle 25 zu erwarten, die ein niedriges Verteilungsvolumen und einen hohen renalen Eliminationsanteil haben.

α_1-betonte Sympatholytica

Prazosin

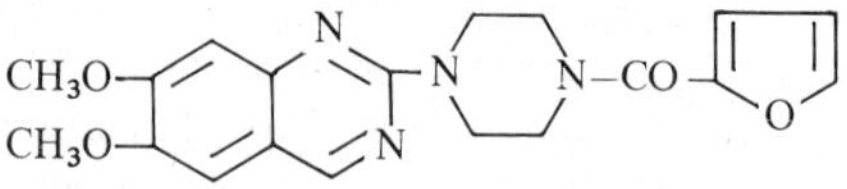

Prazosin *(Minipress)*, MW 388; Base, pK_a 6,5.

Pharmakokinetik

Bioverfügbarkeit 57%, Verteilungsvolumen 0,6 l/kg KG, Plasmaproteinbindung 95%, Plasmahalbwertszeit 2,5–4 h, aber Wirkungsdauer 10 h. Prazosin wird hauptsächlich durch Metabolismus in der Leber (O-Dealklierung der CH_3O-Gruppe mit nachfolgender Glucuroni-

dierung) eliminiert. Bei Niereninsuffizienz ist die Halbwertszeit verringert.
Dosierung. Beginn mit 0,5 mg oral; die Wirkung tritt innerhalb der nächsten zwei Stunden ein. Langsame Dosissteigerung bis 6 × 5 mg/Tag.

Terazosin *(Heitrin)* [457] Die Konfiguration 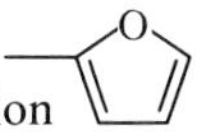 des Prazosin wurde durch 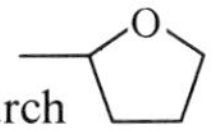 ersetzt. pK_a 7,9. Vorteil gegenüber Prazosin ist die erheblich bessere Bioverfügbarkeit von 90%. Im übrigen: Verteilungsvolumen unter 0,5 l/kg, Proteinbindung 90–94%; die Plasmahalbwertszeit ist mit 10–18 Std. gegenüber Prazosin erheblich verlängert.
Dosierung. Beginn mit 1 mg oral; die Wirkung tritt innerhalb der nächsten Stunde ein. Langsame Dosissteigerung bis 20 mg/Tag.

Wirkungsweise. Prazosin und Terazosin sind kompetitive Antagonisten an α_1-Receptoren. Das an der Synapse daraufhin erhöhte Noradrenalin findet präsynaptisch unbesetzte α_2-Receptoren vor, wirkt an ihnen unbeeinträchtigt als Agonist und bewirkt dadurch eine Reduktion der Noradrenalinfreisetzung. Es besteht volle Adrenalinumkehr.

Wirkungen. Dilatation der venösen Kapazitätsgefäße und der Arteriolen, wobei die Wirkung auf die Kapazitätsgefäße im Vordergrund steht und bei Therapiebeginn zum orthostatischen Kollaps führen kann. Die Wirkung auf viscerale Gefäße ist stärker als die auf Extremitätengefäße. Prazosin und Terazosin kann und soll man mit Thiazid-Diuretica oder β-Blockern kombinieren.

Indikationen. Hypertonie.

Unerwünschte Wirkungen. Orthostatischer Kollaps bei zu hoher Dosis, Kopfschmerzen, Übelkeit, verstopfte Nase.

Indoramin [211]

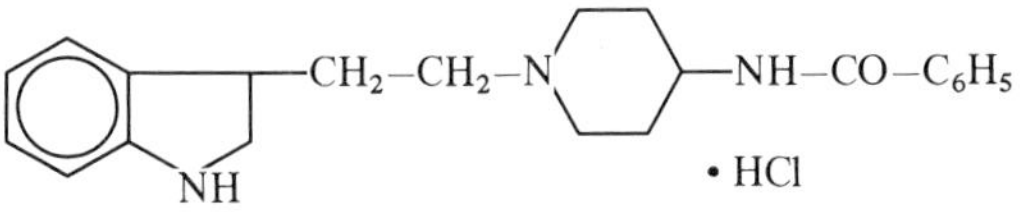

Indoramin
(Wydora)
MW 383,9
pK_a 7,8

Pharmakokinetik. 31% bioverfügbar (starke präsystemische Elimination), Verteilungsvolumen 7,4 l/kg, 92% plasmaproteingebunden, hauptsächlich durch Metabolismus in der Leber eliminiert, Plasmahalbwertszeit 5,5 Std. (bei Lebercirrhose verlängert).
Pharmakodynamik. Kompetitiver Antagonist an α_1-Receptoren. Die Wirkung ist an den Hautgefäßen der Extremitäten besonders deutlich. Klinik. Oral 2 × 25 mg, bis 6 × 25 mg steigend, bei Hypertonie zusätzlich zu Thiaziden und β-Blockern. Vorteilhaft ist die im Vergleich zu Prazosin und Terazosin geringere Orthostase. Unerwünscht sind Sedation (19%), trockener Mund, Gleichgewichtsstörungen und Ejakulationsschwierigkeiten.

α_1- und α_2-Sympatholytica

Die therapeutische Bedeutung dieser Stoffe ist mäßig bis gering. Dies liegt vornehmlich daran, daß ein großer Teil ihrer Wirkung auf postsynaptische (α_1-)Receptoren durch vermehrte Freisetzung von Noradrenalin (wegen der gleichzeitigen Blockade präsynaptischer α_2-Receptoren) aufgehoben wird. Folgende α_1- und α_2-blockierende Stoffe sind im Handel: Chlorpromazin, Dehydrobenzperidol und Haloperidol, Phenoxybenzamin, Phentolamin, Tolazolin, Buflomedil und die Mutterkornalkaloide Ergotamin, Dihydroergotamin und Dihydroergotoxin.
Bei Chlorpromazin, Dehydrobenzperidol und Haloperidol ist die α-sympatholytische Wirkung nur eine erwünschte Begleitwirkung zur Hauptwirkung.

Phenoxybenzamin Der Stoff wirkt rein α-sympatholytisch an Arteriolen durch Alkylierung von α-Receptoren. Außerdem hat Phenoxybenzamin eine direkt relaxierende Wirkung auf die glatte Muskulatur. Der Einsatz zu diagnostischen Zwecken (einmalige, meist schnelle Injektion einer „größeren" Dosis) ist sehr gefährlich (schockartige orthostatische Dysregulation). Indiziert ist die prä- und intraoperative Anwendung in kleinen Dosen zur Hemmung der Freisetzung von Adrenalin und ähnlicher Stoffe aus der Nebenniere. Phenoxybenzamin wirkt nicht gegen β-sympathomimetische Wirkungen freigesetzten Adrenalins. Präoperative Dosierung einschleichend mit 2×5 mg/Tag und auf mehr als 30 mg/Tag steigend. Unerwünscht: Reflektorische Tachycardie. Weitere Indikation: Herabsetzung des pathologisch gesteigerten Tonus des Harnblasensphinkters nach Querschnittslähmung.

Phentolamin *(Regitin)* Phentolamin ist kompetitiver Antagonist an α-Receptoren und wirkt kürzer als Phenoxybenzamin. Indikation: Hypertensive Krisen bei Phaeochromocytom. Unerwünscht: Reflektorische Tachycardie.

Tolazolin *(Priscol)* Das Präparat dient zur Therapie lokaler Durchblutungsstörungen in der Augenheilkunde.

Secalealkaloide

Unter den Secalealkaloiden befinden sich α-sympatholytische Stoffe, aber auch Verbindungen mit hoher Affinität zu Dopamin- und zu Serotoninreceptoren. Die Besprechung der Mutterkornalkaloide erfolgt wegen der α-sympatholytischen Vertreter traditionsgemäß, wenn auch nicht gerade mit überzeugender systematischer Logik, bei den Sympatholytica.

Chemie Die natürlich vorkommenden Mutterkornalkaloide sind Derivate der Lysergsäure. Beim Vergleich der Strukturformel mit der des Serotonins erkennt man in beiden Verbindungen die Struktur des Tryptamins wieder. Die natürlich vorkommenden und therapeutisch bedeutsamen Mutterkornalkaloide sind Säureamide oder Peptide. Halbsynthetische Derivate können an (a) hydriert oder an (b) substituiert sein.

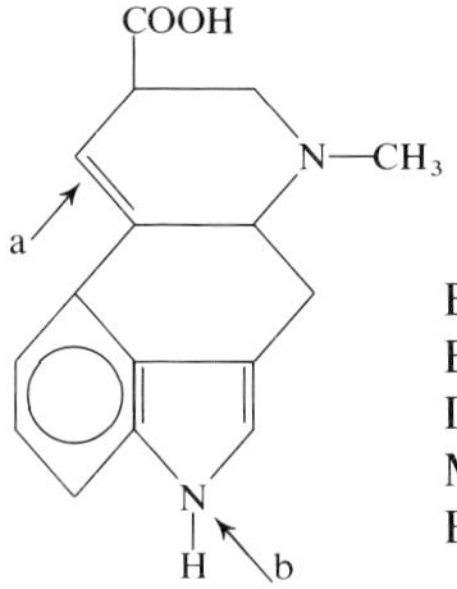

	MW	pK_a
Ergotamintartrat	1313,46	6,4
Ergometrintartrat	800,92	7,3
Dihydroverbindungen		6,9
Methysergidhydrogenmaleinat	469,54	6,6
Bromergocryptinmesilat	750,74	4,9

Pharmakokinetik

Tabelle 26. Pharmakokinetik der Secalealkaloide

	Bioverfügbar (%)	Verteilungs-volumen (l/kg/	Plasma-halbwertszeit (h)
Ergotamin	5	1,85	2
Dihydroergotamin	0,5	0,3–0,6	2,4
Dihydroergotoxin	10	10–20	13
Bromocryptin	95		44
Methysergid	13	0,9	1
			4

Natürliches Vorkommen, Vergiftungsbild Mutterkornalkaloide kommen im Pilz Claviceps purpurea vor. Der Pilz wächst vor allem auf Roggenähren. Im Mittelalter wurde Getreide vermahlen, das Claviceps purpurea in größeren Mengen enthielt. Personen, die aus solchem Mehl zubereitete Speise täglich genossen, erkrankten unter dem Bild des „ignis sacer“: An den Akren (Finger- und Zehenspitzen, Nasenspitze) entstand erst ein brennendes Gefühl („Feuer“), anschließend entwickelten sich Nekrosen. Die Ursache war eine durch Mutterkornalkaloide bedingte Dauerkontraktion der Gefäßmuskulatur. Das „ignis sacer“ befiel große Teile der Bevölkerung und war wie Pest, Cholera und Pocken gefürchtet. In ihm wurde eine Strafe Gottes gesehen. In neuerer Zeit wurde über Vergiftungserscheinungen bei Personen berichtet, die zu große Mengen von Mutterkornalkaloiden durch Abusus von „Migränemitteln“ zu sich nahmen.

Ergometrin und Methylergometrin *(Methergin)*

- Direkte erregende Wirkung auf die glatte Muskulatur des Uterus bei schnellem Wirkungseinsatz nach der Injektion; rhythmische Kontraktionen bei genügend niedriger Dosierung. Der gravide Uterus ist empfindlicher als der nichtgravide.
- Keine Wirkung auf die glatte Muskulatur der Gefäße.
- Keine α-sympatholytische Wirkung.

Unerwünscht: Nur bei hoher Dosierung tritt Übelkeit, Erbrechen auf.

Dihydroergotoxin, Dihydroergotamin [326]

Ergotoxin ist kein Reinalkaloid, sondern ein Gemisch aus drei Alkaloiden (Ergocristin, Ergokryptin, Ergocornin). ***Dihydroergotoxin*** *(Hydergin)* ist ein durch Hydrierung der Komponenten (in Stellung (a) des Lysergsäure-Formelbildes) entstehendes Produkt.

- Nur sehr schwache Wirkung auf den Uterus (etwas deutlicher ante partum).
- Erhöhung des Gefäßtonus auf der venösen Seite (Arteriolen und Capillaren bleiben unbeeinflußt) durch direkte Wirkung auf die venöse Gefäßmuskulatur.
- Deutliche α-sympatholytische Wirkung in der Peripherie und zusätzlich Reduktion des zentralen Sympathotonus.

Dihydroergotamin. Es entsteht aus Ergotamin durch Hydrierung (der Doppelbindung in (a) des Formelbildes der Lysergsäure). In seinen Wirkungen ist es dem Dihydroergotoxin ähnlich; seine Wirkung auf die Muskulatur der Venen ist stärker.

Unerwünschte Wirkungen. Übelkeit, Erbrechen, bei intravenöser Anwendung (cave: intraarteriell) auch Angina-pectoris-Schmerzen.

Ergotamin [453]

- Direkt erregende Wirkung auf die Uterusmuskulatur, wobei die Tonuserhöhung auch in niedrigen Dosen vorherrscht. Langsamer Wirkungseinsatz.
- Direkte Erregung der Muskulatur in den Arteriolen, besonders in der Endstrombahn. Hierin liegt die Ursache für die Auslösung des „ignis sacer“. Auch die Muskulatur in den Venen kontrahiert sich.
- α-sympatholytische Wirkung an den Gefäßen, die aber durch die direkte Gefäßwirkung überdeckt wird.

Ergotamin wird in Kopfschmerz- und Migränepräparaten als Komponente verwendet. Es wirkt durch Verengung der weit dilatierten cerebralen Gefäße.

Unerwünschte Wirkungen

- Übelkeit, Erbrechen sowie Diarrhoe; Auslösung durch zentrale Wirkung.
- Coronare Durchblutungsstörungen werden ausgelöst oder verstärkt.

- Durchblutungsstörungen in den Akren bei Abusus ergotaminhaltiger Präparate (Ergotismus).
- Muskelschmerzen, die ihre Ursache wahrscheinlich auch in einer Gefäßkontraktion haben.
- Ergotamin nicht bei Hypertonie, Glaukom, Coronarinsuffizienz, Gefäßerkrankungen, Angina pectoris, Gravidität, während der Lactation verordnen.

Bromergocryptin *(Pravidel)* [284]

Wirkungsweise. Bromergocryptin ist ein Agonist an Dopaminreceptoren vom Typ D_2. Dies begründet seine Indikationen als Mittel zum Abstillen, bei Galaktorrhoe und bei Morbus Parkinson.

Hemmung der Prolactinsekretion. Hierzu tragen zwei Mechanismen bei. Erstens stimuliert Bromergocryptin dopaminoceptive Neurone im Hypothalamus, die daraufhin einen Prolactinhemmfaktor in das hypophysäre Pfortadersystem freisetzen. Der Prolactinhemmfaktor hemmt die Prolactinsekretion der hierfür zuständigen Zellen im Hypophysenvorderlappen. Zweitens hemmt Bromergocryptin durch Aktivierung von Dopaminreceptoren auf den prolactinsezernierenden Hypophysenzellen direkt die Prolactinsekretion.

Hemmung der Freisetzung von Wachstumshormon.

Morbus Parkinson. Zusätzlich zu l-DOPA, wenn dessen Wirkung nicht mehr befriedigt.

Dosierung. Zur Unterbrechung der Prolactinsekretion bis zu $3 \times 2{,}5$ mg/Tag. Bei Morbus Parkinson bis zu 6×10 mg/Tag. Zur Vermeidung eines schnellen Anstiegs der Plasmakonzentration und damit zur Vermeidung hypotoner Reaktionen dosiert man stets einschleichend und gibt die Tabletten zu den Mahlzeiten.

Unerwünschte Wirkungen. Übelkeit, Erbrechen, Hypotonie, periphere Durchblutungsstörungen bei sehr hoher Dosierung.

Methysergid *(Deseril)*

Methysergid ist ein Serotoninantagonist, der zur Therapie schwerer Migräne verwendet wird. Nicht verordnen bei Gravidität, Hypertonie, Durchblutungsstörungen und Kollagenosen.

Antisympathotonica [170]

Begriffsbildung und Definition

Nachdem die Sympatholytica lange in Gebrauch waren, wurden Stoffe bekannt, die nicht wie die Sympatholytica die Antwort der Effectorzellen auf Sympathomimetica durch Blockade postsynaptischer α- oder β-Receptoren reduzieren, sondern die die Menge des freigesetzten Noradrenalins herabsetzen. Dies kann auf verschiedenen Wegen geschehen: direkt durch Wirkung auf die präsynaptische Membran, oder durch direkte Entleerung der präsynaptischen Noradrenalinspeicher, oder durch Hemmung der Noradrenalinsynthese, oder durch eine im ZNS ausgelöste Hemmwirkung auf die Sympathicusaktivierung. In jedem Fall wird die Noradrenalinfreisetzung und damit der „Tonus" des sympathsichen Systems reduziert. *Antisympathotonica sind Pharmaka, die den Tonus des sympathischen Systems reduzieren.*

α-Methyl-Dopa
(Presinol)

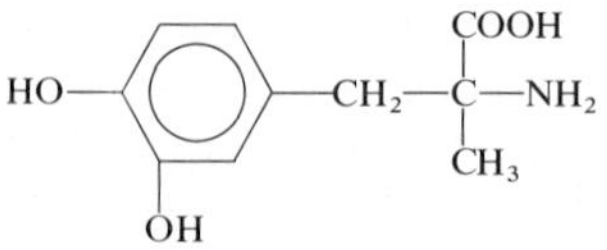

MW 211,22

Pharmakokinetik. Bioverfügbarkeit 50%, stark schwankend. Verteilungsvolumen 0,6 l/kg KG, Plasmaporteinbindung <20% Plasmahalbwertszeit 2 h. Wirkungslatenz: wenigstens 2 h (Methyl-Dopa überwindet die Blut-Hirn-Schranke). Nach intravenöser Gabe werden 90% unverändert über den Urin ausgeschieden.

Dosierung. 3 × 250 mg/Tag, bei Kreatininclearance zwischen 50 und 10 ml/min nur 2 × 250 mg/Tag (oral, nur unter besonderen Umständen intravenös). Wirkungsdauer 12 h.

Wirkungsweise. α-Methyl-Dopa wird im ZNS zu α-Methyl-Noradrenalin metabolisiert; der Metabolit eregt postsynaptische α_2-Receptoren im ZNS. Dies führt zu einer Herabsetzung des Tonus des Sympathicus in der Peripherie und damit zur Blutdrucksenkung. Dieser Mechanismus scheint der für die therapeutische Blutdrucksenkung bestimmende zu sein. Er findet sich ähnlich beim Clonidin (s. S.312) wieder.
Die Blutdrucksenkung von α-Methyl-Noradrenalin (und Clonidin) wird durch tricyclische Psychopharmaka (Neuroleptica und Thymoleptica) aufgehoben; man erklärt dies über eine Blockade zentraler Receptoren durch die tricyclischen Verbindungen.

Wirkungen

- ○ Vornehmlich die Widerstandsgefäße erweitern sich, wodurch der periphere Widerstand absinkt. Das Herzminutenvolumen ist zu Beginn der Therapie deutlich, später weniger reduziert.
- ○ Vorteilhaft ist: Die Kreislaufreflexe sind noch schwach erhalten, auch die renale Filtrationsrate sinkt kaum ab. Es entwickelt sich keine Hypersensitivität der postsynaptischen Membran gegen extern zugeführte Sympathomimetica (Unterschied zu Guanethidin).

Unerwünschte Wirkungen und Gefahren

- ● Autoimmunreaktionen sind nicht selten, besonders beobachtet man nach chronischer Behandlung einen positiven Coombs-Test. Hämolytische Anämien oder Fieber können entstehen; in diesen Fällen muß α-Methyl-Dopa abgesetzt werden.

- Sedation, ja Depression besonders zu Beginn der Therapie. In Kombination mit Reserpin kann die Depression stark vertieft werden (Suicidversuche!).
- Leichter Parkinsonismus, weil Dopamin im ZNS durch α-Methyl-Dopamin ersetzt wird (s. Antiparkinsonmittel).
- Starke Na^+- und Wasserretention. Bei vorhandener Herzinsuffizienz muß diese Nebenwirkung durch Saluretica unterdrückt werden, die aber ohnehin meist in Kombination mit α-Methyl-Dopa verabfolgt werden.
- Viele zentrale Symptome treten auf, u.a. vermehrte Prolactinausschüttung mit nachfolgender Lactation, Potenzstörungen usw.

Reserpin Reserpin ist das Hauptalkaloid aus Rauwolfia serpentina und hat eine komplizierte chemische Struktur. Beim physiologischen pH liegt es überwiegend nichtionisiert vor (pK_a 6,1), MW 608,69.

Pharmakokinetik. Bioverfügbarkeit 40%, Plasmaproteinbindung 40%, Verteilungsvolumen nicht gemessen (wahrscheinlich recht groß), Eliminationshalbwertszeit *über 2 Tage,* Wirkungseintritt auch nach intravenöser Injektion nicht vor einer Stunde. Reserpin wird nahezu vollständig metabolisiert.

Dosierung. Oral 0,1–0,25 mg/Tag. Diese sehr niedrige Dosierung weist bereits auf eine hochaffine Bindung am Wirkort hin.

Wirkungsmechanismen

Hauptmechanismus. Die Aufnahme in die Granula sowohl von Dopamin als auch von rückresorbiertem Noradrenalin wird gehemmt. Dies hat mehrere Folgen:

- Die de-novo-Synthese von Noradrenalin in den Granula wird reduziert, weil zu wenig Dopamin in die Granula gelangt.
- Die im Cytoplasma vermehrt vorhandenen Pharmaka Dopamin und Noradrenalin werden durch MAO auch vermehrt abgebaut.

Parallelmechanismus. Reserpin ist auch auf andere Speicher wirksam, so auf die Serotoninspeicher.

Periphere Wirkungen. Abnahme der Catecholamine in sympathischen Neuronen und im Nebennierenmark, dadurch:

- Verminderte Ausschüttung der Catecholamine auf elektrischen Reiz, d.h. durch Nervenimpulse: Die Folge ist ein Blutdruckabfall, an dem sowohl eine Abnahme des peripheren Widerstandes als auch eine Abnahme des Herzminutenvolumens beteiligt ist.
- Verminderte Ausschüttung der Catecholamine auf „chemischen" Reiz, d.h. durch indirekte Sympathomimetica, wenn im Verlauf der Therapie der Gehalt der Speicher genügend abgenommen hat.

Zentrale Wirkungen. In den zur Hochdrucktherapie üblichen Dosen wirkt Reserpin sedativ, eventuell depressionsfördernd.

Unerwünschte Wirkungen

- ○ ***Durch peripheren Angriff:*** „Verstopfte" Nase (Rhinitis vasomotorica). Miosis, Ptosis.
- ○ ***Durch peripheren und zentralen Angriff:*** Diarrhoe, Sinusbradykardie.
- ○ ***Durch zentralen Angriff:*** Förderung eines Ulcus ventriculi durch Überwiegen der Vagus-Innervation und Zunahme der HCl-Sekretion. Depression. Parkinsonismus bei höherer, besonders bei antipsychotisch wirksamer Dosierung. Steigerung der Prolactin-Ausschüttung. Hemmung der TSH-Ausschüttung.

Indikationen

- ● Hypertonie (jedoch wegen der initialen Catecholaminausschüttung nach intravenöser Injektion kaum mehr bei hypertensiven Krisen verordnet).
- ○ In wenigen Fällen bei chronischer paranoid-halluzinatorischer Schizophrenie.
- ● Reserpin ist kein Schlafmittel. Auch seine Anwendung als Tranquilizer kann wegen des Risikos durch die vielen unerwünschten Wirkungen keinesfalls empfohlen werden.

Gefahren und Kontraindikationen

- ● Gefahr durch Verstärkung der zentral dämpfenden Wirkung von Hypnotica, Sedativa, Alkohol, Psychopharmaka, Antihistaminica, Morphin und Analgetica usw.
- ● Verstärkung oder Auslösung von Depressionen, wodurch die Suicidgefahr erhöht ist.
- ● Kontraindiziert bei Epilepsie, da antagonistisch gegen Antiepileptica wirkend.
- ● Kontraindiziert bei Elektroschocktherapie, da Apnoedauer bedrohlich verlängert wird.
- ● Kontraindiziert bei Ulcus ventriculi et duodeni.
- ○ Vorsicht bei Bradykardie; bestehende Überleitungsstörungen werden verstärkt.
- ● Die Kombination von Reserpin mit Monoaminoxidasehemmern (Psychiatrie) ist streng kontraindiziert: Es kommt nach Vorbehandlung mit MAO-Inhibitoren bei Gabe von Reserpin zu einem starken Blutdruckanstieg, weil die aus den Granula entleerten Catecholamine im Cytoplasma nicht mehr durch MAO abgebaut werden, sondern voll wirksam in den Extracellulärraum gelangen.
- ● H_2O – und Na^+ – Retention.

Guanethidin
(Ismelin)

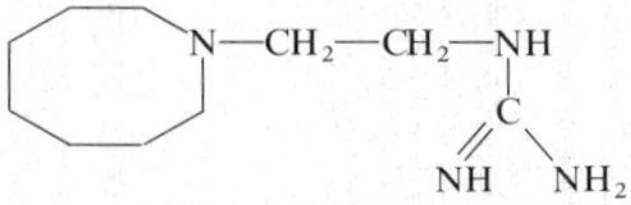

MW 198,31
Base, pK_a 11,9

Pharmakokinetik. Wegen seines pK_a ist Guanethidin beim physiologischen pH nahezu vollständig ionisiert. Deshalb überwindet es

nahezu nicht die Blut-Hirn-Schranke, hat keine direkten zentralen Wirkungen und wird nicht an Plasmaproteine gebunden.
Wegen eines „first pass effect" ist die Bioverfügbarkeit nur beim Individuum konstant, schwankt aber interindividuell zwischen 5 und 50% und beträgt im Mittel 20%.
Guanethidin wird teilweise metabolisiert. Zwei Halbwertszeiten (2 Tage und 6 Tage) sind bekannt. Die Wirkung setzt langsam ein und kumuliert. Dosis 15 bis 200 mg täglich.

Wirkungsmechanismen

A) ***Zu Beginn der Therapie:*** Obwohl der Gehalt an Noradrenalin in den Terminalen der postganglionären sympathischen Neurone noch nicht gefallen ist, wird auf neuronale Aktivität hin erheblich weniger Noradrenalin freigesetzt. Zur Erklärung nimmt man an, daß die terminale Erregungsausbreitung durch Guanethidin gehemmt ist. Über diesen Mechanismus setzt die Guanethidinwirkung schnell ein, aber bei weiterer regelmäßiger Zufuhr von Guanethidin im Rahmen einer Dauertherapie wird der Mechanismus schnell ineffizient und spielt zwei Wochen nach Therapiebeginn keine Rolle mehr.

B) ***Hemmung der Rückresorption*** von Noradrenalin aus dem synaptischen Spalt. Guanethidin „besetzt" dabei gleichsam die Rückresorptionsstellen auf dem präsynaptischen Terminalreticulum. Diese Wirkung setzt bereits zu Beginn der Therapie ein: Bereits zu Beginn der Therapie hindert Guanethidin nämlich die indirekten Sympathomimetica am Eindringen in den intraneuronalen Raum.

C) ***Entleerung*** der granulären und mobilen ***Speicher:*** Guanethidin wird in das postganglionäre sympathische Neuron aufgenommen und entleert danach die granulären und extragranulären Speicher für Catecholamine nur im Neuron, nicht im Nebennierenmark. Die Wirkung über diesen Mechanismus setzt verzögert ein, dauert aber nach Absetzen des Guanethidins noch lange nach. Guanethidin ähnelt auch bei diesem Mechanismus den indirekten Sympathomimetica. Es wird auch auf einen elektrischen Reiz hin wie ein „falscher Transmitter" anstelle des vorher verdrängten Noradrenalins aus dem präsynaptischen Terminalreticulum abgegeben.
Der Einsatz der Spätwirkung kann weiter verzögert werden mit Stoffen, die die Aufnahme von Noradrenalin und damit wohl auch die Aufnahme von Guanethidin in das sympathische Terminalreticulum hemmen: Thymoleptica, indirekte Sympathomimetica, Cocain.

Wirkungen

Starke Abnahme des Herzminutenvolumens, kaum Abnahme des peripheren Widerstandes. Wie bei anderen Antisympathotonica ist der hieraus resultierende Abfall des arteriellen Drucks bei Hypertonikern größer als bei Normotonikern.

Blutdruckkrisen

Bei plötzlicher Aufregung des Patienten (z.B. durch Gefährdung im Straßenverkehr) kann es zu schweren hypertensiven Krisen kommen. Drei Ursachen wirken bei ihrem Zustandekommen zusammen:

Es besteht keine zentrale Dämpfung des Sympathotonus, denn wegen seiner stark basischen Guanidingruppierung dringt Guanethidin praktisch nicht in das ZNS ein. Die zentrale Aktivierung des sympathischen Systems wird also voll über die Rami communicantes ausgegeben.

Es besteht keine Funktionsbeeinträchtigung des Nebennierenmarkes. Dies antwortet also auf den zentralen Antrieb mit Ausschüttung der vollen Adrenalinmenge.

Wegen der stark herabgesetzten Noradrenalinfreisetzung besteht eine Art „Denervations"-Supersensitivität der postsynaptischen Membran. Dadurch wird die Wirkung endogen freigesetzten Adrenalins, aber auch die Wirkung von extern zugeführten direkten Sympathomimetica außerordentlich verstärkt. Die Supersensitivität entwickelt sich schnell. Bei hypotonen Krisen gebe man kein Noradrenalin, sondern Hypertensin.

Andere Gefahren und Nebenwirkungen

- Orthostatische Beschwerden sind bei Guanethidin stärker als bei allen anderen Antihypertensiva ausgeprägt. Durch Alkohol können sie bedrohlich verstärkt werden. Deshalb ist Alkoholgenuß während der Behandlung mit Guanethidin verboten. Venöse Kreislaufreflexe vermindert.

Ejaculationsstörungen bei voll erhaltener Libido und Potentia coeundi treten wegen funktioneller Unterbrechung der sympathischen Samenblaseninnervation auf. Ferner: Diarrhoe, verstopfte Nase.

In sehr seltenen Fällen bleibt nach Absetzen von Guanethidin eine irreversible Hypotonie zurück.

Wasser- und Natriumretention.

Clonidin
(Catapresan)

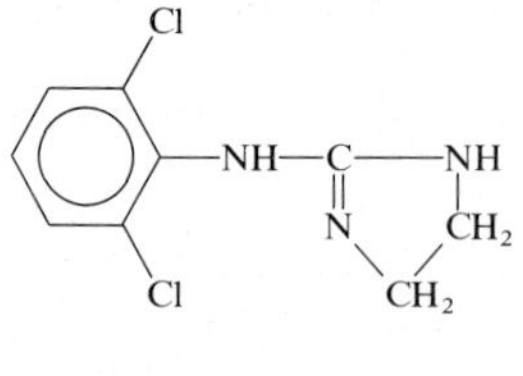

MW 230,10
Base, pK_a 8,25

Guanfacin
(Estulic) [427]

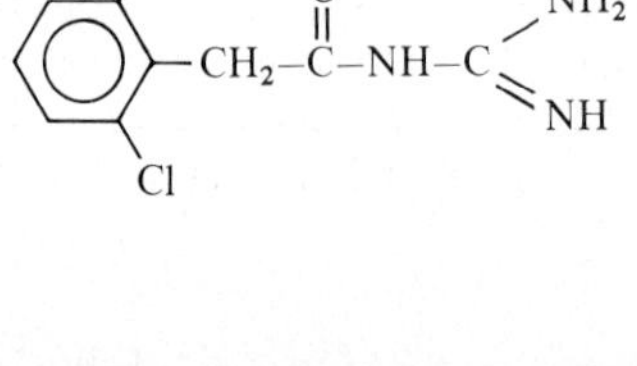

MW 246,10
Base, pK_a 7,1

Pharmakokinetik von Clonidin. Bioverfügbarkeit 75%, Verteilungsvolumen 2 l/kg KG, Plasmaproteinbindung 20%, Halbwertszeit 7–12 h. 65% werden in der Leber metabolisiert. Die Halbwertszeit ist bei Niereninsuffizienz verlängert.

Pharmakokinetik von Guanfacin. Bioverfügbarkeit 100%, Verteilungsvolumen 4 l/kg KG, 20% sind an Plasmaproteine, aber 60% durch Erythrocyten gebunden. Halbwertszeit 17 h. 30% der Dosis wird unverändert im Urin ausgeschieden.

Dosierung.
Clonidin: Oral einschleichend mit 2 × 75 μg/Tag, steigend bis 2 × 300 μg/Tag. Intravenös 150 μg/10 ml in 10 min, und unbedingt vor der nächsten Injektion 30 min warten (langsamer Wirkungseintritt).
Guanfacin: Oral einschleichend mit 1 mg/Tag, auf 3–4 mg/Tag steigend.

Wirkungsmechanismus. Clonidin und Guanfacin haben weitgehend denselben Wirkungsmechanismus. Sie stimulieren postsynaptische α_2-Receptoren im ZNS, wodurch der zentrale sympathische Antrieb der Peripherie stark abnimmt. Clonidin stimuliert α_2-Receptoren 500mal besser als α_1-Receptoren.

Wirkungen. Die Wirkungen von Clonidin und Guanfacin sind qualitativ ähnlich, nur quantitativ unterschiedlich. Sie senken (hauptsächlich durch Reduktion des Herzminutenvolumens) den arteriellen Druck. Wegen der Stimulation von α_2-Receptoren auf juxtaglomerulären Zellen bleibt der Reninanstieg gering, dennoch ist die Kombination mit einem Diureticum bei der Hochdrucktherapie zu empfehlen. Die Gefahr orthostatischer Störungen ist gering. Die Wirkung von Guanfacin dauert länger an als die von Clonidin.

- Clonidin unterdrückt beim Absetzen von Heroin und Stoffen mit heroinähnlicher Wirkung die Entzugssymptomatik.

Unerwünschte Wirkungen. Sedation, Potenzschwäche, Mundtrockenheit, Parotisschmerz, Obstipation, mäßige Na^+- und Wasserretention.

- Bei plötzlichem Absetzen schwere reaktive Hypertonie zentralen Ursprungs.

Vergiftungen sind besonders bei Kindern mehrfach beschrieben. Symptome: Miosis, Bradykardie, Hypotonie, Hypothermie. Die Therapie erfolgt symptomatisch, Atropin und Dopamininfusionen sind gut wirksam. Über den Einsatz der Hämodialyse gibt es keine Erfahrungen. In diesem Zusammenhang ist jedoch bemerkenswert, daß wesentliche Ursache des beachtlichen Verteilungsvolumens von Guanfacin eine Anreicherung des Präparates in den Erythrocyten und nicht im extravasculären Raum ist.

Pharmakologie des Zentralnervensystems

Antiparkinsonmittel

Pathophysiologie Zum Verständnis der Wirkung der Pharmaka sind folgende pathophysiologische Grundlagen wichtig: Bei Morbus Parkinson findet man eine Degeneration von Neuronen in der Substantia nigra. Der Funktionsausfall der Substantia nigra hat mehrfache Folgen:

Rigor. Die Substantia nigra sendet eine inhibitorische Bahn zum (inneren) Pallidum. Durch Zusammenwirken von Pallidum und Thalamus wird ein wesentlicher Beitrag für die Entstehung des Muskeltonus geleistet. Fällt die Inhibition dieses Systems durch die Substantia nigra aus, so nimmt der Tonus stark zu.

Tremor. Im Thalamus befindet sich ein tremorgenetisches Gebiet, das im wesentlichen dem Nucleus ventralis intermedius entspricht. Die rhythmische Aktivität des Gebietes wird zum Teil in der Formatio reticularis mesencephali et pontis umgeschaltet. In der Formatio reticularis unterliegt diese synaptische Umschaltung einer Inhibition durch eine Bahn aus der Substantia nigra. Fällt die Inhibition weg, wird die Ausbildung eines Tremors gefördert.

Akinese. Von der Substantia nigra verläuft eine inhibitorische Bahn in das Corpus striatum (Putamen und Nucleus caudatus). Die Inhibition richtet sich gegen das Überwiegen eines im Corpus striatum befindlichen cholinergen Systems. Das inhibitorische System selbst ist dopaminerg. Geht nun bei Morbus Parkinson die Funktion des inhibitorischen dopaminergen Systems zurück, so überwiegt das cholinerge System: Man beobachtet Akinese.

l-DOPA *(Larodopa)* ***Pharmakokinetik.*** Die Resorption beträgt 20–30%, aber die Bioverfügbarkeit ist wegen eines zusätzlichen „first pass effect" noch geringer. Die Dosierung ist deshalb ganz individuell auszurichten. Erschwerend kommt hinzu, daß DOPA schnell zu Dopamin decarboxyliert wird. Dem versucht man durch gleichzeitige Gabe der Decarboxylaseinhibitoren Benserazid (in *Madopar*) oder Carbidopa (in *Nacom*) zu begegnen. Sie verringern sowohl den „first pass effect" als auch die spätere Decarboxylierung, führen also zu einer höheren biologischen Verfügbarkeit und einer längeren Halbwertszeit (von 3 auf 15 h). Weil peripher weniger Dopamin entsteht, nehmen auch dessen unerwünschte periphere Wirkungen ab: Neigung zum Erbrechen durch Wirkung von Dopamin auf Receptoren am

Boden des vierten Ventrikels dort, wo die Blut-Hirnschranke nicht voll ausgebildet ist, Blutdruckerhöhung. - l-DOPA, nicht aber die Decarboxylaseinhibitoren überwinden die Bluthirnschranke. l-DOPA wird im ZNS zu Dopamin, dem fehlenden Neurotransmitter, decarboxyliert.

Vorstellungen zum Wirkungsmechanismus. Ein wesentlicher Teil der Neuronen in der Substantia nigra ist dopaminerg. Dies gilt insbesondere für diejenigen Neuronen, die inhibitorisch im Corpus striatum wirken.
Sind die dopaminergen Neuronen noch nicht vollständig degeneriert, so sind die präsynaptischen Terminalen der dopaminergen Neuronen noch in der Lage, Dopamin aus dem Extracellulärraum direkt aufzunehmen oder l-DOPA aufzunehmen und zu Dopamin zu decarboxylieren. Dieses Prinzip wird therapeutisch durch Gabe von l-DOPA erfolgreich realisiert. (Die Zufuhr von Dopamin ist sinnlos, da dieser Stoff zum Unterschied von l-DOPA die Bluthirnschranke nicht mehr passiert.) Sind alle dopaminergen Neuronen vollständig degeneriert, so ist auch die Funktionsfähigkeit der präsynaptischen Terminalen ganz aufgehoben und die Gabe von l-DOPA bleibt ohne Erfolg. Die therapeutische Wirkung von l-DOPA beruht nicht nur auf seiner Umwandlung zu Dopamin, sondern auch darauf, daß ein Teil des entstehenden Dopamins weiter zur Synthese zentral wirksamen Noradrenalins beiträgt.

Wirkungsprofil. l-DOPA-Verordnung führt zu einer sehr guten Reduktion der Akinese, zu einer mäßigen bis guten Reduktion des Rigors, aber nur zu einer geringen Reduktion des Tremors.

Unerwünschte Wirkungen. Am häufigsten findet man eine Hypotonie mit orthostatischen Regulationsstörungen. Übelkeit und Erbrechen. Zentral bedingt sind ferner: Zwangsbewegungen, delirante Symptome, erhöhte Somatotropin-Ausschüttung, Libidosteigerung. Weiterhin findet man Tachykardie und Rhythmusstörungen, Erhöhung des Augeninnendruckes, selten Leber- und Knochenmarkschädigungen.

Interaktionen. Die l-DOPA-Wirkung wird durch Vitamin B_6 abgeschwächt, da l-DOPA dann beschleunigt abgebaut wird (nicht in Gegenwart von Decarboxylasehemmern).
Dopa verstärkt die Wirkung der β-Sympathomimetica besonders am Herzen. Wegen uneinheitlicher und unübersichtlicher Interaktionen mit der Wirkung von Psychopharmaka und oralen Antidiabetica ist Vorsicht geboten.

Bromergocryptin s. S. 307

Amantadin *(Symmetrel)* ***Pharmakokinetik.*** Bioverfügbarkeit >90%, Verteilungsvolumen 6 l/kg KG, Halbwertszeit 9-16 h, Elimination zu 90% unverändert renal. Tagesdosen 200-400 mg.

Pharmakodynamik. Die Eignung dieses als Virostaticum verwendeten Stoffes für die Therapie des Morbus Parkinson wurde zufällig entdeckt. Der Wirkungsmechanismus ist umstritten. Für eine Teilwirkung über eine Freisetzung von Dopamin spricht außer biochemischen Befunden der Umstand, daß sich bei Therapie des Morbus Parkinson mit Amantadin eine Tachyphylaxie entwickelt. Amantadin wird meist in Kombinatin mit l-DOPA eingesetzt, dessen Nebenwirkungen es herabsetzt (z.T. ist dies jedoch Folge der reduzierten Dopa-Dosis in der Kombination). Die Nebenwirkungen der Anticholinergica werden bei Kombination mit Amantadin beachtlich verstärkt. Amantadin ist gut gegen Akinese und Rigor, aber schlecht gegen Tremor wirksam.

Anticholinerge Substanzen

Vorstellungen zum Wirkungsmechanismus. Es wurde bereits erwähnt, daß man im Corpus striatum ein cholinerges System nachweisen kann. Das bei M. Parkinson gestörte Aktivitätsverhältnis zwischen dopaminergem und cholinergem System ließe sich theoretisch auch durch Dämpfung des cholinergen Systems wieder herstellen. In der Tat ist der Einsatz von Antiocholinergica erfolgreich, jedoch haben sie ein anderes Wirkungsprofil als l-DOPA und Amantadin.

Wirkungsprofil. Anticholinerge Substanzen reduzieren gut den Rigor, gut bis mäßig den Tremor, fast nicht die Akinese. Methixen *(Tremarit)* ist besonders gegen Tremor wirksam. Anticholinergica sind besonders gut wirksam gegen das „medikamentöse Parkinsonoid" nach Verordnung von Neuroleptica.

Substanzen. *Atropin und Scopolamin* haben historische Bedeutung. *Biperiden* (*Akineton,* injizierbar bei Dyskinesien nach Neuroleptica) und *Trihexphenidyl (Artane)* sind Folgepräparate mit geringerer peripherer parasympatholytischer Wirkung.

Unerwünschte Wirkungen. Erregung, Verwirrungszustände. Periphere Wirkungen: Siehe Atropin, S. 270.

Indikation. Heute nur noch zur unterstützenden Therapie beim echten Morbus Parkinson, aber sehr erfolgreich zur Beseitigung von extrapyramidalmotorischen Vergiftungserscheinungen durch Neuroleptica (z.B. 5 mg Biperiden langsam i.v., Wirkungseintritt schnell).

Seleginin

$C_6H_5{-}CH_2{-}CHCH_3{-}NCH_3{-}CH_2{-}C{\equiv}CH$

Seleginin
(Movergan)
MW 187,29
pK_a 6.88

Pharmakodynamik. Seleginin ist ein Hemmstoff vorzugsweise der Monoaminoxidase B. Es hat aber auch Einfluß auf die Freisetzung von Noradrenalin aus den präsynaptischen Terminalen: Unter Wirkung von Seleginin kann das indirekte Sympathomimeticum Tyramin nur noch schlecht Noradrenalin aus den präsynaptischen Terminalen freisetzen. Endlich hemmt Seleginin die Dopamin-Wiederaufnahme in die präsynaptischen Terminalen. Welche dieser Mechanismen für die Wirksamkeit bei Morbus Parkinson Bedeutung haben, ist noch nicht sicher geklärt.

Klinik. Seleginin wird in Dosen von 1-2 × 5 mg oral zusätzlich zu einer Therapie mit L-DOPA bei M. Parkinson verordnet. Unerwünschte Wirkungen sind Erregungszustände bis hin zu Psychosen, Hypotonie, Unverträglichkeit mit Antidepressiva, Kopfschmerz, Ödeme.

Psychopharmaka-Einteilung

Die Einteilung der Psychopharmaka erfolgt hier nach dem „französischen" Schema. Dieses Schema ist ebensowenig wie irgend ein anderes der vorhandenen Schemata ideal, aber es ist das für die Praxis wohl am besten brauchbare.

Psycholeptica haben eine vorwiegend dämpfende Wirkung auf die psychischen Funktionen.

Tranquilizer. Synon.: minor tranquilizer, Ataractica. Beispiele: Benzodiazepine, Meprobamat.

Neuroleptica. Synon.: major tranquilizer, antipsychotics. Beispiele: Phenothiazine, Thioxanthene, Butyrophenonderivate, Reserpin.

Hypnotica und (hypnotische) Sedativa

Psychoanaleptica haben eine vorwiegend fördernde Wirkung auf die psychischen Funktionen.

Psychotonica. Beispiele: Coffein, Amphetamin-Derivate.

Antidepressiva
Thymoleptica: Beispiel: Imipramin.
Thymeretica (Synon.: Thymoeretica, Thymoanaleptica): Beispiel: Desimipramin.
(Lithium-Salze)

Psychodysleptica verändern psychische Funktionen in das Abnorme.
Beispiele: Halluzinogene, Cataplexogene (erzeugen einen katatonen Zustand), Chronoleptogene (verändern die Zeitempfindung, s. einige Märchen in „Erzählungen aus den 1001 Nächten"!).

Tranquilizer [243]

Charakterisierung

Tranquilizer erzeugen:

- Gleichmütigkeit bei der Erlebnisperception, Entspanntheit bei der Erlebnisverarbeitung, Ausgeglichenheit bei der Reaktion auf ein Erlebnis oder eine Vorstellung (Erinnerung).
- *Ideale* Tranquilizer erzeugen nicht eine Herabsetzung des Bewußtseins, eine Minderung logischer Funktionen, des Auffassungsvermögens, der Reaktionsschnelligkeit oder anderer sensomotorischer Funktionen. Einen idealen Tranquilizer gibt es nicht: Besonders reduzieren die handelsüblichen Tranquilizer in höheren Dosen die Reaktionsschnelligkeit im Straßenverkehr und verursachen Konzentrationsstörungen.
- Tranquilizer sind wirkungslos gegen endogene Psychosen.

Indikationen *Leitsymptom: Angst.* Tranquilizer sind hier wirksamer als Neuroleptica. Auch bei neurotischer Angst sind sie wirksam, aber hier nur zusammen mit der Psychotherapie. Tranquilizer können zu Beginn der Psychotherapie die Kontaktaufnahme zwischen Patienten und Therapeuten erleichtern. Tranquilizer sind nur als Adjuvantien in der Therapie endogener Psychosen brauchbar.

Benzodiazepine Wegen der überragenden Bedeutung der Benzodiazepine bei den gegenwärtig verordneten Tranquilizern (nur Meprobamat spielt noch eine bescheidene Rolle) besprechen wir Wirkungsmechanismus, Indikationen und Kontraindikationen der Tranquilizer gleich am Beispiel der Benzodiazepine.

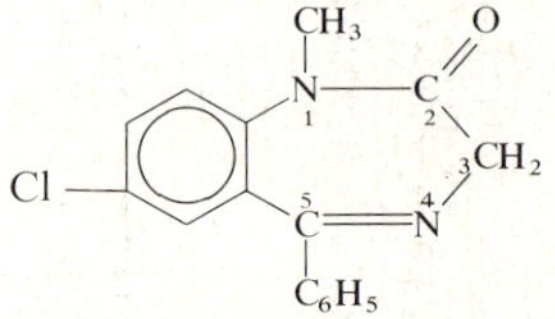

Diazepam
(Valium)
MW 284,75
Base, pK_a 3,31

Therapeutisch verwendete Substanzen: Diazepam *(Valium),* Oxazepam *(Adumbran),* Bromazepam *(Lexotanil),* Chlordiazepoxid *(Librium),* als Anticonvulsivum Clonazepam *(Rivotril),* als „Hypnoticum" Nitrazepam *(Mogadan),* Flunitrazepam *(Dalmadorm)* und das kurz wirkende Triazolam *(Halcion)* und viele andere. Clobazam *(Frisium)* ist ein 1,5-Benzodiazepin.

Pharmakokinetik Die marktgängigen Benzodiazepine haben alle eine gute Bioverfügbarkeit von >70%, ein Verteilungsvolumen von 1 l/kg KG oder mehr und eine hohe Plasmaproteinbindung. Die Elimination erfolgt durch Metabolismus oder renale Ausscheidung unveränderter Substanz mit meist langen Halbwertszeiten. In vielen Fällen entstehen Metaboliten, die noch zentral wirksam sind und ebenfalls lange Halbwertszeiten haben. Tabelle 27 gibt eine Übersicht.

Tabelle 27. Benzodiazepine

	Plasmahalbwertszeit [h]		Angeboten als
	Ausgangs-stoff	Wirksamer Metabolit	
Bromazepam *Lexotanil*	21		Tranquilizer
Chlordiazepoxid *Librium*	15	(Nordiazepam) 50-80	Tranquilizer
Clonazepam *Rivotril*	22-32		Anticonvulsivum
Clorazepat *Tranxilium*		(Nordiazepam) 50-80	Tranquilizer
Diazepam *Valium*	30-40	(Nordiazepam) 50-80	Tranquilizer Anticonvulsivum
Flurazepam *Dalmadorm*	2	50-150!	Hypnoticum
Flunitrazepam *Rohypnol*	10-25	20-30	Hypnoticum
Nitrazepam *Mogadan*	15-35		Hypnoticum Anticonvulsivum
Lorazepam *Tavor*	12-18		Tranquilizer
Midazolam *Dormicum*	1-2		Kurzhypnoticum
Oxazepam *Adumbran*	7-14		Tranquilizer Hypnoticum
Triazolam *Halcion*	2-5	3-8	Hypnoticum

Pharmakokinetik von Diazepam In der Inneren Medizin, besonders für intensivmedizinische Zwecke, wird ganz überwiegend Diazepam eingesetzt. Bioverfügbarkeit >90%, Verteilungsvolumen 1 l/kg KG, Plasmaproteinbildung 97-99%, Elimination durch Metabolismus mit Halbwertszeiten zwischen 1-4 Tagen, wobei einer der Metabolite (Desmethyldiazepam) noch wirksam ist und die doppelte Halbwertszeit hat.

Dosierung: Diazepam Wegen der extrem schlechten Korrelation zwischen Plasmakonzentration und Dosis liegt die orale Dosis zwischen 2 und 20 mg. Intravenös: 10 mg in 4 min; die Gesamtmenge richtet sich nach der Indikation: zur antikonvulsiven Therapie bei Tetanus müssen evtl. Plasmakonzentrationen um 8 mg/l (!) (Beatmung, tägliche Bestimmung der Plasmakonzentration) eingestellt werden.

Wirkungsmechanismus [91, 294, 300, 349, 396, 449]

Der GABA$_A$-Receptor. Dieser Receptor für γ-Aminobuttersäure besteht aus zwei α- und zwei β-Untereinheiten, die ein Tetramer bilden. Das Tetramer formt auch gleichzeitig einen Kanal für Cl^--Ionen. Die α- und β-Untereinheiten zeigen 35% Sequenz-Hormologie in ihrer Primärstruktur und sind sehr wahrscheinlich durch Mutation aus einem gemeinsamen Ursprungsgen entstanden. Überraschend war der weitergehende Befund, daß eine beachtliche Sequenzhomologie auch mit dem n-Receptor für Acetylcholin und mit dem Receptor für Glycin besteht. [GABA$_A$-Receptor, n-Receptor und Glycinreceptor sind „Kanalreceptoren", die nach Bindung von Liganden unmittelbar durch Änderung ihrer Konfiguration (und nicht durch ein N-Protein) Kanäle für Ionen öffnen. Es hat den Anschein, als ob die Mehrzahl der Kanalproteine einer gemeinsamen genetischen Superfamilie angehören]. Nach Abspaltung der recht langen (20–30 Aminosäuren) Leitketten besteht die α-Untereinheit aus 429 und die β-Untereinheit aus 449 Aminosäuren. Beide Untereinheiten sind viermal durch die Membran gefädelt und an ihren im Außenraum liegenden N-terminalen Endstücken glycosyliert. Die N-Glycosylierung ist für die Bindung der Benzodiazepine an die α-Untereinheiten unverzichtbar. – Die β-Untereinheit enthält in einer ihrer in das Cytoplasma hineinhängenden Schleifen eine Aminosäure-Sequenz, bei deren Auftreten man immer stark vermutet, daß an dieser Stelle ein Serin durch eine cAMP-abhängige Kinase phosphoryliert und damit die Receptoransprechbarkeit geregelt werden kann. In der Tat haben Untersuchungen über die Gewöhnung von Menschen an Benzodiazepine ergeben, daß diese Gewöhnung nicht Folge einer Enzyminduktion oder anderer pharmakokinetischer Vorgänge ist, sondern pharmakodynamische Gründe hat.

Agonisten und Antagonisten an der GABA-Bindungsstelle. Physiologischer Agonist an der GABA-Bindungsstelle ist GABA. Unter seiner Wirkung öffnet sich der Cl^--Kanal, das Membranpotential wird dadurch polarisiert, der depolarisierenden Wirkung anderer Agonisten an anderen Receptoren wird entgegengewirkt: GABA wirkt inhibitorisch auf prä- und postsynaptischen Membranen. Ein synthetischer Agonist am GABA$_A$-Receptor ist das in Erprobung befindliche Antiepilepticum Progabid. Antagonisten an GABA$_A$-Receptoren haben keine vorstellbare therapeutische Bedeutung, sind aber sehr wohl bekannt (Bicucculin).

Allosterische Modifikatoren. Durch Bindung von Liganden an Stellen des GABA$_A$-Receptors, die entfernt von der GABA--Bindungsstelle liegen, ist es möglich, die Kanalöffnungswirkung von GABA zu modifizieren. Stoffe oder Stoffgruppen, die dies können, sind körpereigene Peptide, Benzodiazepine, Barbiturate, vermutlich Ethanol und sogenannte „inverse Agonisten" [417, 442, 446].

- *Benzodiazepine* werden hochaffin (K_D im Bereich von 3 nmol) an α-Untereinheiten des GABA$_A$-Receptors (fern von der GABA-Bindungsstelle) gebunden und führen eine allosterische Modifikation herbei, wonach der Cl^--Kanal unter Wirkung von GABA sich häufiger öffnet, die Öffnungszeiten aber nicht verlängert werden. Unter Dauereinwirkung von Benzodiazepinen geht diese Wirkung im Sinne einer „Gewöhnung" zurück (siehe vorstehend: Phosphorylierung der β-Untereinheit?) [162]. In Abwesenheit von GABA verursachen Benzodiazepine von sich aus keine Öffnung des Cl^--Kanals. Weil Benzodiazepine keine physiologischen Liganden sind, hat man nach physiologischen Liganden gesucht und ein Peptid aus 18 Aminosäuren gefunden, das in gleicher Weise wie Benzodiazepine wirkt [101, 298, 411].

- ○ Das genaue Gegenteil der Benzodiazepinwirkung bewirkt ein Stoff, der Benzodiazepine kompetitiv von ihren Bindungsstellen verdrängen kann und auch am Ganztier dramatische Anstiege der Pulsfrequenz, des Blutdrucks und der Plasmakatecholamine auf psychische Belastung hin entstehen läßt: n-Butyl-β-carbolin-3-carboxylat [340] (β-CCE). Nach neuesten Untersuchungen ist diese Verbindung sogar physiologischer Ligand. Andere Liganden, die diskutiert werden, sind die Endozepine. Dies sind körpereigene Peptide beachtlichen Molekulargewichtes (10000), die womöglich ein kleineres, eigentlich wirksames Peptid enthalten. Weil man Benzodiazepine als Agonisten am GABA-Receptorkomplex bezeichnet hat, wurden als inverse Agonisten Stoffe bezeichnet, die wie β-CCE Benzodiazepine kompetitiv aus der Bindung verdrängen und die gegenteilige Wirkung der Benzodiazepine erzeugen.
- Antagonisten am Benzodiazepin-Receptor sind Stoffe, die sowohl die Wirkung der Agonisten als auch der inversen Agonisten durch kompetitive Verdrängung vom Receptor aufheben. Ein solcher Antagonist (Flumazenil) wird klinisch erprobt. Inverse Agonisten haben auch dramatische Wirkungen bei Alkoholvergiftungen gezeigt. Hieraus hat man die Vermutung abgeleitet, daß Alkohol einen Teil seiner Wirkung durch allosterische Modifikation des $GABA_A$-Receptors entfaltet [446].
- Barbiturate werden mit niedriger Affinität an eine Stelle fern von der GABA-Bindungsstelle gebunden und verursachen danach eine allosterische Modifikation, als deren Folge die Chloridkanäle länger offen bleiben.

Indikationen Angstzustände wurden als „allgemeine" Indikation der Tranquilizer bereits erwähnt. Für Benzodiazepine wird die Wirkung auf die Psyche durch einen *dämpfenden Einfluß auf das limbische System erklärt.*

- *Wundstarrkrampf (Tetanus).* Durch den Einsatz von Diazepam gelingt es in vielen Fällen, Krämpfe bei Tetanuspatienten zu unterdrücken, ohne bereits wesentliche Einbußen im Atemminutenvolumen hinnehmen zu müssen und dadurch zur Beatmung gezwungen zu sein.

- *Status epilepticus*. Besonders bei Kindern und Jugendlichen gilt – fast ohne Rücksicht auf die Diagnose der speziellen Epilepsieform – Clonazepam als Mittel der Wahl zur Initialbehanldung des Status. Auch Diazepam ist sehr gut wirksam. Benzodiazepine beeinflussen den Krampffocus kaum, aber hemmen die Krampfausbreitung.

Kontraindikationen

- Nicht zum Dauergebrauch wegen allgemeiner menschlicher Nöte oder ohne begleitende Psychotherapie, da sich zunächst eine psychische und später eine physische Abhängigkeit entwickelt (selten, jedoch wurden Entzugserscheinungen bis hin zu Krämpfen beschrieben) [46, 182].
- Keineswegs bei Alkoholikern oder bei Medikamentenabhängigkeit verordnen (wegen der Gefahr der Wirkungsverstärkung).
- Vorsicht und Aufklärung bei Kraftfahrern (deletäre Wirkung von einem einzigen Glas Bier!), und nicht verordnen bei Berufskraftfahrern, Lokomotiv- und Flugzeugführern und Personen mit einem vergleichbaren Beruf.
- Relativ kontraindiziert bei Myasthenia gravis wegen dämpfender Wirkung auf spinale fördernde Interneuronen (zentrale Muskelrelaxantien).
- Arteriosklerotische Verwirrtheitszustände können zunehmen (paradoxe Reaktion).

Gefahren

- Benzodiazepine zur Injektion sind mit den meisten anderen Pharmaka in der Spritze nicht mischbar (Niederschlag).
- Cave intraarterielle Injektion!
- ○ Cave zusätzliche Einschränkung der Atmung, z. B. bei Bronchospastikern, bei Myasthenia gravis.
- ○ Benzodiazepine passieren die Placentarschranke.
- ○ Starke Appetitzunahme.
- ○ Der REM-Schlaf bleibt unbeeinflußt, aber der Phasenablauf des NREM-Schlafs (orthodoxen Schlafs) wird gestört.

Intoxikationen Die therapeutische Breite ist sehr groß. Selbst nach massiver Intoxikation genügt Magenspülung, forcierte Diarrhoe und Aktivkohle, Beatmung und Infusion als Therapie bis zur ausreichenden Spontanatmung, Hämodialyse, Hämoperfusion oder forcierte Diurese sind sinnlos.

$$\begin{array}{l} \qquad\quad CH_2O-OCNH_2 \\ \qquad\qquad | \\ CH_3-CH-C_3H_7 \\ \qquad\qquad | \\ \qquad\quad CH_2O-OCNH_2 \end{array}$$

Meprobamat
MW 218,26

Meprobamat Im Vergleich zu den Benzodiazepinen ist die Wirkung kürzer; 90% werden oxidiert und als Glucuronid ausgeschieden, 10% bleiben unverändert. Im Gegensatz zu den Benzodiazepinen besteht *nur* eine Indikation als Tranquilizer. Die Dämpfung ist hierbei umfassender, da auch thalamische Kerngebiete ergriffen werden. Allergische Reaktionen bei chronischem Gebrauch (aplastische Anämien, Hautreaktionen). Meprobamat ist ein Glykolderivat. Bei chemisch ähnlichen Glykolderivaten wie Phenprobamat oder Carisoprodol *(Sanoma),* aber auch bei Glycerinderivaten wie Mephenesin wird eine dämpfende Wirkung dieser Stoffe auf tonische spinale Funktionen für therapeutische Zwecke (z.B. bei Myalgien) ausgenutzt *(zentrale Muskelrelaxantien).*

Buspiron [174]

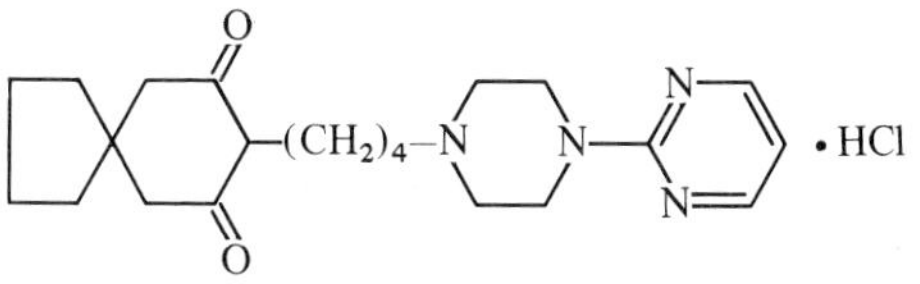

Buspiron
(Bespar)
MW
pK_a

Pharmakokinetik. Bioverfügbarkeit 60% (?), Verteilungsvolumen 5 l/kg, Plasmaproteinbindung 95% Halbwertszeit 2–3 h.

Pharmakodynamik. Der Wirkungsmechanismus ist unzureichend bekannt.

Klinik. 1–2 Wochen nach täglich 3 × 5 mg per os wird eine anxiolytische Wirkung deutlich. Im Unterschied zu Benzodiazepinen hat Buspiron keine krampfhemmende oder spinal muskelrelaxierende Wirkung, eine geringere sedative Wirkung. Fälle von Abhängigkeit sind bisher nicht bekannt. Unerwünscht: Übelkeit, Diarrhoe, Kopfschmerz, Erregung, Benommenheit. Nicht bei schweren Störungen der Leber- und Nierenfunktion, Engwinkelglaukom, Myasthenie.

Neuroleptica: Allgemeines und Gemeinsames

Charakterisierung

- Antipsychotisch wirksam durch Dämpfung der halluzinatorischen, wahnhaften oder zwanghaften Erlebnisproduktion.
- Dämpfung der emotionellen Spannung (der *psychotischen* Angst).
- Dämpfung des Antriebes (Aggression).
- Sedativ im Sinne einer Förderung der Schlafbereitschaft. Je stärker diese sedative Wirkung bei einem Stoff ist, desto geringer ist seine antipsychotische Potenz.

Wirkungsmechanismus Die antipsychotische Wirkung der Neuroleptica soll auf ihrer Fähigkeit beruhen, an zentralen dopaminergen Synapsen als kompetitive Dopaminantagonisten auf der postsynaptischen Membran zu wirken. Eine Wirkung auf präsynaptische Receptoren scheint geringere Bedeutung zu haben. Die Bindung von Neuroleptica an Dopaminreceptoren erfolgt mit hoher Affinität (z.B. Haloperidol: $K_D = 3{,}6$ nmol/l) und viel schneller, als die antipsychotische Wirkung auftritt. Neuroleptica werden mit unterschiedlicher Affinität auch von α-Receptoren im ZNS gebunden. Die Bedeutung dieser Bindung ist nicht klar. Vielleicht trägt sie zur Nuancierung der neuroleptischen Grundwirkung bei.

Indikationen Hauptindikationen sind produktive Psychosen: paranoid-halluzinatorische und katatone Schizophrenien, manische Phasen. Hierbei ist der Wirkungsverlauf der Neuroleptica mehrphasisch:

1. Woche: Sedation, vegetative Labilität und Blutdruckabfall.
2. Woche: Extrapyramidale Symptome treten auf.
3. Woche: Distanzierung von psychotischen Erlebnissen, Krankheitseinsicht, emotionaler Ausgleich.

Unerwünschte Wirkungen, Gefahren

- Störungen der Motorik, besonders der Feinmotorik, im Sinne eines Parkinsonismus (Tremor, Dyskinesen). Diese Wirkung ist um so schwächer, je stärker die zentral anticholinerge Wirkung der Pharmaka ist. Bei Thioridazin ist sie z. B. gering. Die schwerste Form ist die tardive Dyskinesie, die gelegentlich irreversibel ist. Kinder sind besonders empfindlich: Bei ihnen treten motorische Störungen schon nach Gabe von Metoclopramid *(Paspertin)* oder Domperidon *(Motilium)* auf. Diese beiden Pharmaka sind nach ihrer chemischen Struktur den Neuroleptica vom Typ der Butyrophenone ähnlich (s. S. 328), werden aber mit anderer Indikation (Beschleunigung der Magenentleerung) verkauft.
- Neuroleptische Wirkungsdissoziation: Der nicht gleichzeitige Eintritt der charakteristischen Wirkungen, z. B. Antriebsminderung vor Dämpfung des Angstgefühls, wird als quälend empfunden.
- Turbulenzreaktionen: Steigerung der psychotischen Symptome bei Therapieeinleitung, besonders bei älteren Patienten oder ZNS-Schaden.
- Erhöhung der Krampfbereitschaft bei Epileptikern.
- Endokrine Störungen durch Einfluß auf die Sekretion von Hypophysenhormonen, besonders von gonadotropen Hormonen: Amenorrhoe, Lactation, Abnahme von Libido und Potenz, Hyperphagie.
- Vegetative Störungen wie Mundtrockenheit, Mydriasis, Akkomodationsstörungen, Miktionsstörungen, Obstipation, Schwitzen, Tachykardie, Erregungsleitungsstörungen, Orthostase und Hypotonie vor allem bei aliphatisch substituierten Phenothiazinen.
- Allergische Reaktionen und Hautveränderungen bei Dauerbehandlung in 0,1% der Fälle.

Interaktionen

- Phenothiazine, auch die wenig sedativ wirksamen, verstärken die Wirkung von Ethanol und Hypnotica.
- ○ Neuroleptica reduzieren die antiepileptische Wirkung der Antiepileptica.
- ○ Gefahr von Krämpfen bei Kindern, die gleichzeitig mit dem Antihelmiticum Piperazin *(Vermicompren)* und einem Phenothiazinderivat behandelt werden.

Dosierung (Tabelle 28)

Die Erhaltungsdosen sind je nach Wirkungsstärke der Neuroleptica sehr unterschiedlich. Man beginnt die Therapie jedoch in der Regel mit erheblich höheren Initialdosen, um einen schnellen Wirkungseintritt zu erreichen. Langzeitpräparate (intramusculär) werden bei der ambulanten Behandlung angewandt, wenn z. B. wegen Vergeßlichkeit des Patienten mit einer regelmäßigen Tabletteneinnahme nicht zu rechnen ist.

Tabelle 28. Neuroleptische Wirkungsstärke im Vergleich zu Chlorpromazin (Stärke = 1), Tagesdosis, vegetative und sedierende Wirkungsstärke, antipsychotische und extrapyramidal-motorische Wirkungsstärke von Neuroleptica. (Verkürzt nach Schönhöfer, PS. Schwabe U. [1986] Therapeutischer Einsatz von Psychopharmaka. In: Fülgraff G., Palm D. [Hrsg.] Pharmakotherapie, Klinische Pharmakologie, 6. Aufl. Fischer, Stuttgart-New York, S. 236 ff.)

Substanz	Neurolept. Potenz	Neurolept. Tagesdosis (mg)	Vegetative + sedierende Wirkung	Antipsychotische Wirkung + EPM-Syndrome
1. Schwache NL:				
Promazin	½	300–600		
Thioridazin	½	300–600		
Laevomepromazin	⅔	200–500		
Chlorprothixen	⅔	200–500		
2. Mittelstarke NL:				
Chlorpromazin	1	150–400		
Clopenthixol	2–3	75–150		
Triflupromazin	4	25–150		
3. Starke NL:				
Perphenazin	10	20–50		
Trifluoperazin	10–20	10–25		
Imiclopazin	20	10–20		
4. Sehr starke NL:				
Fluphenazin	50	3–5		
Haloperidol	50	3–5		
Trifluperidol	200	0,7–1,8		
Benperidol	400	0,3–0,9		

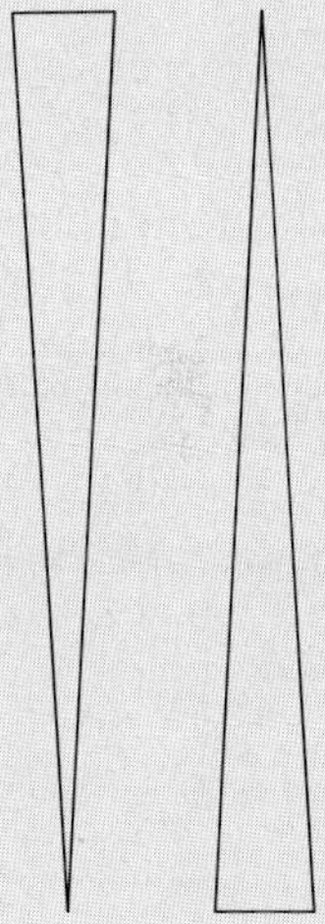

Intoxikationen, relevante Pharmakokinetik

Die marktgängigen Neuroleptica werden alle oral gut resorbiert, deshalb sind Magenspülung und forcierte Diarrhoe (Zusatz von Aktivkohle) wichtige initiale Therapiemaßnahmen. Wegen der hohen Verteilungsvolumina (Beispiel: Thioridazin 18 l/kg KG, Haloperidol 25 l/kg KG) und der zusätzlich hohen Plasmaproteinbindung (Beispiele: Thioridazin >96%, Haloperidol >92%) ist von forcierter Diurese, Hämodialyse und Hämoperfusion keinerlei Nutzen zu erwarten oder erwiesen. Die Prognose ist jedoch gut, wenn der Patient nicht ausgekühlt ist (sehr häufig!), zumal er fast nie erbricht (antiemetische Wirkung der Neuroleptica) und deshalb auch nicht aspiriert. Ausgekühlte Patienten erwärmt man mit 1 °C/h und führt genügend Flüssigkeit und die richtigen Elektrolyte zu (Acidose? Blutzucker? Plasmakalium?). Beatmung ist oft initial indiziert. Wegen der α-antagonistischen Wirkung vieler Neuroleptica braucht man deutlich höhere Infusionsgeschwindigkeiten für Dopamin zur Hebung des Blutdruckes (nur auf Werte, die eine ausreichende Urinproduktion gewährleisten, keine Blutdruckkosmetik treiben!). Nahezu alle Neuroleptica werden fast ausschließlich durch Metabolismus eliminiert, nahezu alle Neuroleptica haben Wirkungshalbwertszeiten und Plasmahalbwertszeiten über 12 h. Deshalb ist Geduld bei der Betreuung von Neuroleptica-Intoxikationen die wichtigste Tugend, nachdem in den ersten 12 h die Vitalfunktionen und der Säurebasen- und Elektrolythaushalt normalisiert worden sind. Bei Krämpfen injiziert man Diazepam, bei extrapyramidal-motorischen Störungen Biperiden.

Neuroleptica: Besonderheiten der Phenothiazine, Thioxanthene

Phenothiazine ***Aliphatisch substituierte Phenothiazine.*** Vertreter: Chlorpromazin *(Megaphen),* Promethazin *(Atosil),* Triflupromazin *(Psyquil),* Levomepromazin *(Neurocil)*

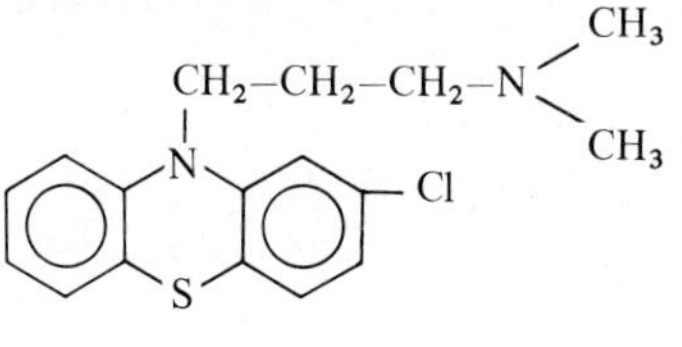

Chlorpromazin
(Megaphen)
MW 318,87
Base, pK_a 9,3

Wirkungsbesonderheiten. Promethazin wirkt stark anticholinerg und antihistaminisch an H_1-Receptoren. Triflupromazin wirkt gut antiemetisch. Viele Verbindungen haben eine ausgeprägte sedative und deshalb eine um so geringere antipsychotische Wirkung. Chlorpromazin unterdrückt sehr gut die Temperaturregulation des Organismus und gestattet dadurch eine Abkühlung des Patienten, ohne daß kompensatorische Vorgänge (Adrenalinausschüttung, Muskelzittern) einsetzen. Deshalb ist Chlorpromazin in der Intensivmedizin noch immer ein wertvolles Pharmakon, hat aber sonst kaum noch Bedeutung. Bei intravenöser Anwendung: 50 mg langsam (in 10 min)!

Piperidyl-alkyl-substituierte Phenothiazine. Vertreter Thioridazin *(Melleril)*

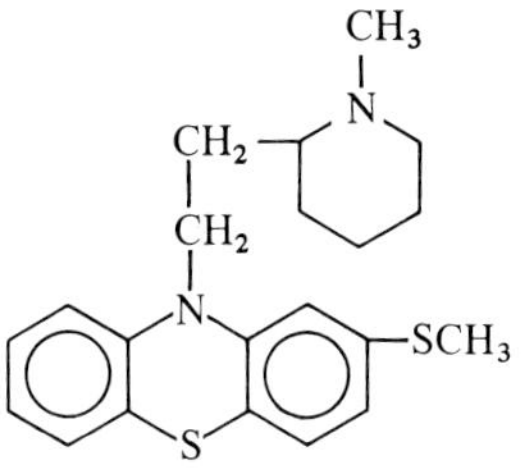

Thioridazin
(Melleril)

MW 370,59
Base, pK_a 9,5

Thioridazin hat eine merkliche anticholinerge Wirkung, die der Ausbildung eines Parkinsonoids entgegenwirkt (s. Anticholinergica bei M. Parkinson).

Piperazinsubstituierte Phenothiazine, z. B. Perphenazin

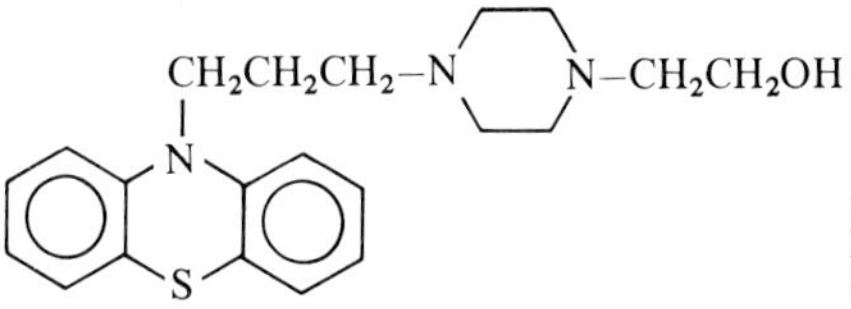

Perphenazin *(Decentan)*
MW 403,99

Unter ihnen befinden sich besonders viele Neuroleptica mit stark ausgeprägter neuroleptischer und geringer sedativer Wirkung. Perphenazin hat eine starke antiemetische Wirkung und wirkt wie Triflupromazin auf die Triggerzone am Boden des 4. Ventrikels.

Thioxanthene z. B. Chlorprothixen *(Truxal),* Flupentixol *(Fluanxol)*

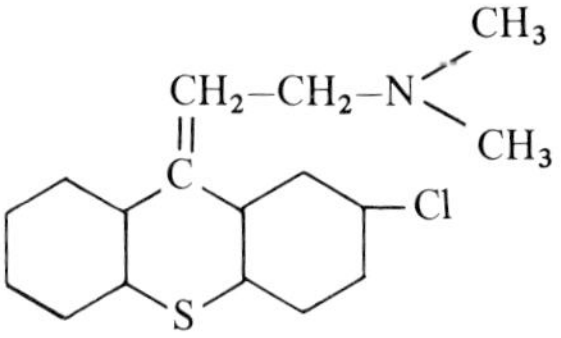

Chlorprothixen
MW 315,87
Base, pka 8,84

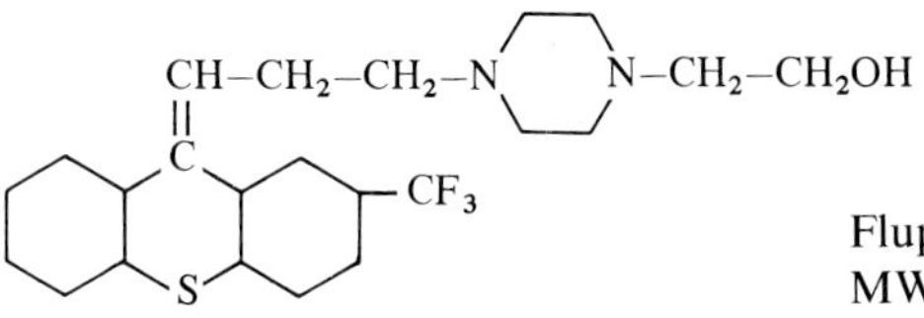

Flupentixol
MW 434,54

Neuroleptica: Besonderheiten der Butyrophenone und Diphenylbutylpiperidine

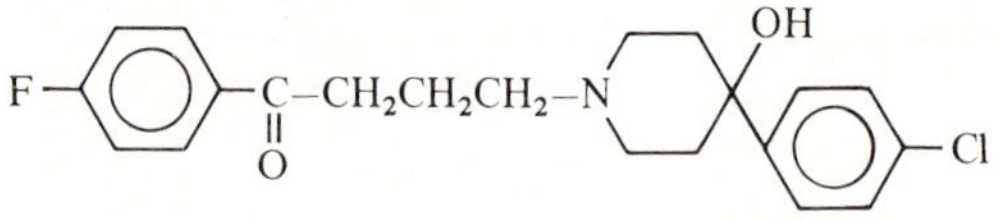

Haloperidol
(Haldol)
MW 375,87
Base, pK_a 8,7

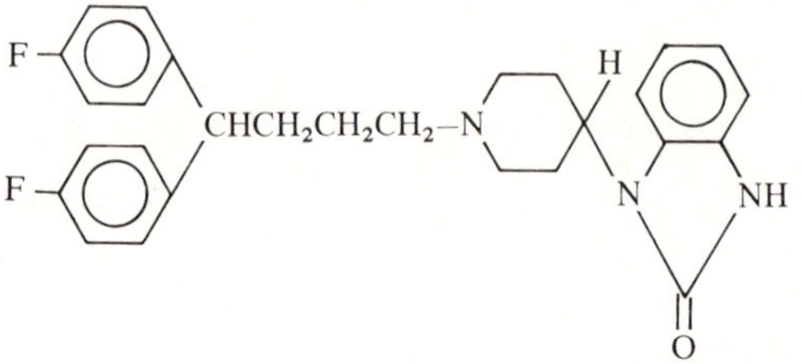

Pimozid
(Orap)
MW 461,0
Base, pK_a 7,62

Andere Neuroleptica vom Haloperidoltyp sind Benperidol, *(Glianimon),* Trifluperidol *(Triperidol)* Pipamperon *(Dipiperon),* vom Pimozidtyp das Fluspirelen *(Imap).* Die Verbindungen sind sehr stark neuroleptisch wirksam, lösen mithin auch ein starkes Parkinsonoid-Syndrom aus und sind sehr wenig sedativ. Sie verstärken aber dennoch die sedative Wirkung von Ethanol und Hypnotica.
Die starke antiemetische Wirkung kann wegen der früh einsetzenden Parkinson-Symptomatik therapeutisch nur bei Cytostatica-Erbrechen genutzt werden.

- Die peripheren Wirkungen der Verbindungen sind sehr gering.

Haloperidol, Pharmakokinetik Bioverfügbarkeit 60% stark schwankend, Verteilungsvolumen 25 l/kg, Elimination durch hepatischen Metabolismus, Plasmahalbwertszeit 12–36 h, nachts langsamer, Plasmaproteinbindung 92%.

Droperidol und Neuroleptanalgesie Droperidol (Dehydrobenzperidol, kurz DHB) ist dem Haloperidoltyp zuzurechnen; es hat eine mäßige α-sympatholytische Wirkung. Abweichend von den anderen Butyrophenonen ist seine Halbwertszeit mit 2–3 h kurz. Es wird mit Fentanyl oder Alfentanyl kombiniert in der Neuroleptanalgesie eingesetzt.

Dosierung: Unabhängig von Lebensalter oder Applikationsvarianten wird Droperidol: Fentanyl im Gewichtsverhältnis 50:1 verabfolgt. Die handelsübliche Kombination *Thalamonal* enthält 2,5 mg Droperidol und 0,05 mg Fentanyl in 1 ml. Zur Prämedikation injiziert man beim Erwachsenen 1–2 ml i.m. Die eigentliche Neuroleptanalgesie leitet man mit 20 mg Droperidol i.v. ein und mißt, ob ein unverhältnismäßig hoher Blutdruckabfall aufgetreten ist (ein geringer Abfall wird wegen der α-sympatholytischen Wirkung ohnehin auftreten).

Ist dies nicht der Fall, injiziert man unmittelbar danach 0,4 mg Fentanyl i.v. Mangelhafte Füllung der Peripherie gleicht man durch

Infusionen aus. Beim Abklingen der Analgesie injiziert man nur Fentanyl und nicht Droperidol nach. – Patienten in Neuroleptanalgesie müssen (z.B. mit $O_2:N_2O=75:25$) beatmet werden. Bei hämorrhagischem Schock und bei Parkinson-Syndrom ist Droperidol kontraindiziert.

Tricyclische Antidepressiva [17]

Begriffe ***Thymoleptische Wirkung.*** Lösung der Depression und damit Verbesserung der Stimmung.

Thymeretische Wirkung. Lösung von psychomotorischen Hemmungen und damit Steigerung des Antriebs, jedoch nicht gegen Müdigkeit wirksam.

Anxiolytische Wirkung. Beseitigung der Angst (d.h. der ängstlichen psychomotorischen Erregtheit).

Chemische Verbindungsklassen

- Die überwiegende Mehrzahl der Antidepressiva gehört zur Gruppe der tricyclischen Verbindungen. In der linken senkrechten Spalte der Abb. 44 stehen Verbindungen, die eine beachtliche Ähnlichkeit mit den Phenothiazinen haben. Fluvoxamin *(Fevarin),* Mianserin *(Tolvin),* Trazodone *(Thromban)* und Viloxazin *(Vivalan)* sind keine tricyclischen Verbindungen. Thymoleptische, thymeretische und anxiolytische Wirkung sind bei den einzelnen Verbindungen dieser (ersten) Gruppe unterschiedlich stark ausgeprägt.
- Die zweite Gruppe der Antidepressiva besteht aus Monoaminoxidasehemmern, von denen in Deutschland nur Tranylcypromin *(Parnate)* angeboten wird.
- Zur dritten Gruppe gehören anorganische und organische Lithiumsalze.

Wirkungsverlauf bei tricyclischen Antidepressiva

In der ersten Woche: Sedation.
In der zweiten Woche: Beginn der thymeretischen Wirkung.
In der dritten Woche: Beginn der thymoleptischen Wirkung.

Wirkungsmechanismus [181, 244, 259, 273, 293, 296, 339, 421, 443, 444]

Experimentell im akuten Versuch auftretende Wirkungen tricyclischer Antidepressiva können kaum die therapeutischen Wirkungen erklären, die erst Wochen nach Beginn der Medikation deutlich werden. Man diskutiert deshalb zunehmend solche Vorgänge, die als Regelvorgänge erst nach längerer Zeit zu Veränderungen führen. Hemmung der Wiederaufnahme von Noradrenalin und Serotonin beobachtet man akut nach Gabe vieler (aber nicht aller) Antidepressiva; vermutlich kann die antidepressive Wirkung gebunden an Gegenregulation erscheinen. Man geht gegenwärtig der Frage nach, ob eine langsame Abnahme der Zahl von β-Receptoren im ZNS der für die antidepressive Wirkung wesentliche Vorgang im ZNS sein könnte.

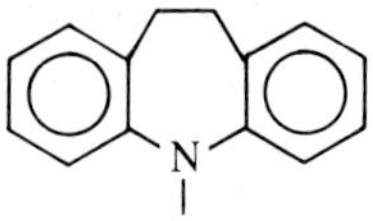

Dibenzoazepinderivate
(Imipramin, *Tofranil*)

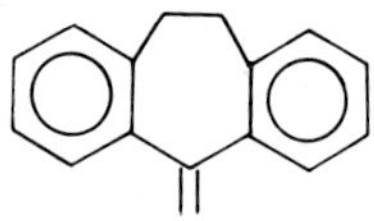

Dibenzocyclohepta-
dienderivate
(Amitryptilin, *Saroten*)

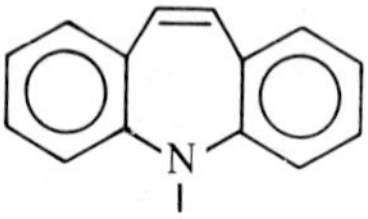

Iminostilbenderivate
(Opipramol, *Insidon*)

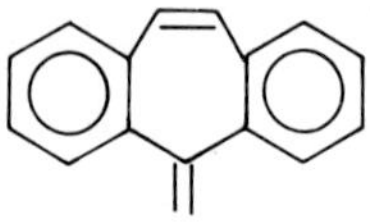

Dibenzocyclohepta-
trienderivate
(Protryptilin, *Maximed*)

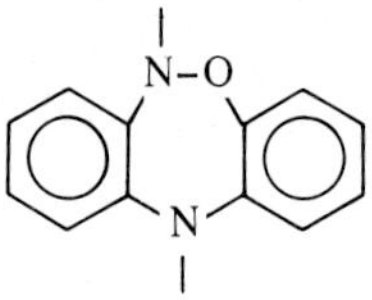

Dibenzodiazepinderivate
(Dibenzepin, *Noveril*)

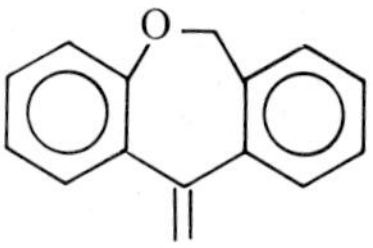

Dibenzoxepinderivate
(Doxepin, *Aponal*)

Abb. 44. Tricyclische Antidepressiva

Anwendung. Da die *Antriebssteigerung vor der Stimmungsaufhellung* erfolgt, ist in einer bestimmten Phase der Therapieeinleitung mit *Aktivierung suicidaler Tendenzen* zu rechnen.

Wirkungsprofil Thymoleptische, thymeretische und anxiolytische Wirkung sind bei den einzelnen Antidepressiva unterschiedlich stark ausgeprägt.

- Die thymoleptische Wirkung überwiegt stark bei Imipramin und Dibenzepin. Bei diesen Stoffen ist die thymeretische und anxiolytische Komponente klein.
- Die thymeretische Wirkung überwiegt stark bei Monoaminoxidase-Inhibitoren (Tranylcypromin), bei denen die thymoleptische Komponente klein ist und die anxiolytische Komponente ganz fehlt. Fehlen der anxiolytischen Komponente beobachtet man auch bei Desimipramin und Nortriptylin (leichtes Überwiegen der thymoleptischen gegenüber der gut ausgeprägten thymeretischen Wirkung).

- ○ Die anxiolytische Wirkung ist bei Amitriptylin stark (etwa gleich stark wie die thymoleptische Wirkung). Die thymeretische Wirkung fehlt praktisch.
- ○ Zusätzlich haben viele Antidepressiva eine sedative Wirkung, die sich meist zu Beginn der Therapie herausbildet. Sie ist von der anxiolytischen Wirkung schwer zu trennen.

Pharmakokinetik Die pharmakokinetischen Daten sind insbesondere für die älteren Verbindungen unvollständig. Generell kann man sagen: Die Verbindungen werden alle gut resorbiert, unterliegen aber einem beachtlichen „first pass effect". Die Proteinbindung liegt meist über 90%, die Verteilungsvolumina über 10 l/kg KG und die Halbwertszeiten über 12 h. Nach der Abschätzformel von S. 74 ist daher von forcierter Diurese, Hämodialyse und auch von der Hämoperfusion bei den (sich häufenden) Vergiftungen kein Erfolg zu erwarten. Anderslautende Veröffentlichungen halten einer kritischen Betrachtung nicht stand. Beispiele für pharmakokinetische Daten: Imipramin pK_a 9,5, Bioverfügbarkeit 30–75% (!), Plasmaproteinbindung 80–95%, Verteilungsvolumen 20–40 l/kg KG, Plasmahalbwertszeit 10–20 h; Amitryptilin pK_a 9,4, extreme Schwankungen in der Bioverfügbarkeit durch hohen „first pass effect", Proteinbindung 82–96%, Verteilungsvolumen 8,8 l/kg KG, Plasmahalbwertszeit über 17 h. Die tricyclischen Antidepressiva werden hauptsächlich durch hepatischen Metabolismus eliminiert.

Unerwünschte Wirkungen tricyclischer Antidepressiva

Zentrale unerwünschte Wirkungen tricyclischer Antidepressiva

- ● Schlafstörungen.
- ○ Provokation einer paranoid-halluzinatorischen Phase bei Behandlung einer Schizophrenie in der depressiven Phase.
- ○ Vorübergehend delirante Zustände, die wahrscheinlich eine Folge der anticholinergen Wirkung der Stoffe im ZNS sind.
- ○ Feinschlägiger Tremor, der besonders bei alten Leuten in stärkere Formen eines Parkinsonismus übergehen kann.
- ○ Kopfschmerzen, Schwindel.
- ○ Förderung der Krampfbereitschaft bei Epileptikern (wie bei den Neuroleptica).
- ○ Im Vergleich zu den Neuroleptica besteht eine nur geringe Wirkung auf die Temperaturregulation, andere Hypothalamusfunktionen und die Neurohypophyse.

Periphere unerwünschte Wirkungen tricyclischer Antidepressiva

- ● Parasympatholytisch (besonders auf Receptoren vom Muscarintyp). Hierdurch Mundtrockenheit, Miktionsstörungen (Vorsicht bei Prostatahypertrophie!), Obstipation, Mydriasis (Vorsicht bei Glaukom!), Tachykardie.
- ○ Orthostatische Regulationsstörungen (auch durch zentrale Wirkung) besonders bei Atherosklerotikern (ähnlich den Neuroleptica).
- ○ Epigastrische Beschwerden.

- ○ Leberfunktionsstörungen (wie bei den Neuroleptica).
- ○ Allergische Reaktionen, auch im Bild von Agranulocytose und Ikterus.
- ○ Arrhythmien. Notwendige, aber nicht hinreichende Bedingung für das Auftreten einer Arrhythmie ist, daß ein tricyclisches Antidepressivum eine Hemmung der Wiederaufnahme von Catecholaminen auch am Herzen verursacht. Die einzelnen tricyclischen Antidepressiva tun das mit unterschiedlicher Stärke. Arrhythmien bestimmen wesentlich das Bild der akuten Vergiftung. QRS-Verbreiterungen und PQ-Verlängerungen begleiten sie oder gehen ihnen voraus.
- ○ Direkt kardiotoxische Wirkung auf die Arbeitsmuskulatur und das Erregungsleitungssystem des Herzens. Relativ früh läßt sich eine negativ-inotrope Wirkung beobachten. EKG-Kontrolle erforderlich.

Interaktionen Bei einer Lokalanaesthesie mit Adrenalinzusatz oder bei parenteraler Zufuhr von Catecholaminen aus anderen Gründen ist der unter Dauerbehandlung mit tricyclischen Antidepressiva stehende Patient gefährdet: Eine Beseitigung von Catecholaminen aus dem extracellulären Raum durch Aufnahme in die präsynaptischen Terminalen noradrenerger Neuronen ist durch die tricyclischen Antidepressiva weitgehend blockiert.

- ○ Guanethidin ist zur Behandlung einer Hypertension bei solchen Patienten nicht geeignet, die unter Dauerbehandlung mit tricyclischen Antidepressiva stehen, denn auch Guanethidin wird in diesem Fall von den tricyclischen Antidepressiva am Eindringen in die noradrenergen Neurone gehindert. Auch die Wirkung von Clonidin und Reserpin wird reduziert.
- ● Wirkungsverstärkung von Pharmaka mit depressiver ZNS-Wirkung (Ethanol, Hypnotica). Alkoholverbot!

Intoxikationen [37, 54, 160, 178] Suicidale Vergiftungen werden deshalb häufiger gesehen, weil der Suicidversuch in der zweiten Phase der anflutenden Wirkung des Antidepressivums gerade mit dem Antidepressivum unternommen wird. Wegen der anticholinergen Wirkungskomponente besteht kaum Gefahr des Erbrechens und der Aspiration. Die Pupillen sind eng (zentrale Erregung!), Blutdruck und Körpertemperatur meist – nicht immer – erhöht. Gefahr besteht durch Arrhythmien und durch Krämpfe. Wegen der langen Halbwertszeiten muß man sich auf eine mehrtägige Intensivbehandlung einstellen, wobei die Bestimmung der Plasmakonzentration die Abschätzung erleichtert. Tabelle 29 gibt die therapeutischen Plasmakonzentrationen und Plasmahalbwertszeiten einiger Antidepressiva wieder.

Magenspülung, forcierte Diarrhoe (+Aktivkohle), Blasenkatheter (Sphincterspasmus!), zentralvenöser Zugang und bei zu geringem Atemminutenvolumen Beatmung. Bei den tricyclischen Antidepressiva ist forcierte Diurese, Hämodialyse oder Hämoperfusion sinnlos, sondern die Infusion von $NaHCO_3$ zum Ausgleich einer Aci-

Tabelle 29. Therapeutische Plasmakonzentrationen und Plasmahalbwertszeiten von Antidepressiva

	Therapeutische Plasmakonzentration [mg/l]	Plasmahalbwertszeit [h]
Amitryptilin	0,05-0,3	mit wirksamem Metaboliten 30
Desipramin	0,01-0,5	12-48
Doxepin	0,01-0,2	8-24
Imipramin	0,05-0,2	6-20
Maprotilin	0,1 -0,3	27-58
Nortryptilin	0,02-0,2	15-90

dose geboten, weil die Acidose die Arrhythmiegefahr vergrößert. Bei fortbestehender schwerer intraventriculärer Leitungsstörung (QRS > 0,14 s) kann Elektrotherapie indiziert sein.

Sonstige Antidepressiva

Fluvoxamin [31] Fluvoxamin *(Fevarin)* ist ein Hemmstoff der Serotoninaufnahme, der in Dosen von 50-300 mg oral täglich verordnet wird und weniger cardiotoxisch als tricyclische Antidepressiva, aber auch weniger antidepressiv wirksam ist. Unerwünscht sind Übelkeit, Schläfrigkeit und ein trockener Mund, Kopfschmerz. Verteilungsvolumen > 5 l/kg, 77% Plasmaproteinbindung, Elimination zu mehr als 90% durch hepatischen Metabolismus mit einer Halbwertszeit von 15 h.

Trazodon [61] Trazodon *(Thromban)* hemmt schwach die Serotoninaufnahme und besetzt Serotonin- und α-Receptoren. In Tagesdosen von 75-300 mg ist er ein nahezu nicht cardiotoxisches schwach wirksames Antidepressivum, das sediert, den REM-Schlaf verändert und peripher durch α-Receptorenblockade Nebenwirkungen macht. Plasmaproteinbindung über 90%, Elimination metabolisch mit einer Halbwertszeit von 7 Std.

Mianserin [365] Mianserin *(Tolvin)* ist ein Antagonist an Receptoren für Serotonin und Histamin und an α_2-Receptoren. Tagesdosen sind 30-60 mg. Die Halbwertszeit beträgt 17 h. Mianserin fördert manisches Verhalten und die Krampfbereitschaft, soll bei Erkrankungen der Leber, der Niere und im höheren Lebensalter nicht verordnet und beim Auftreten von Ikterus oder Ödemen abgesetzt werden. Agranulocytose wurde beobachtet.

Tranylcypromin Tranylcypromin *(Parnate)* ist ein irreversibler Hemmstoff der Monoaminoxidase A und B mit stark antidepressiver und antriebssteigernder Wirkung. Die Hemmung ist irreversibel. Um der Neusynthese der MAO zu begegnen, genügen 2×10 mg täglich oral. Wegen der Gefährlichkeit in der Anwendung wird der Stoff selten verordnet. Nach Zufuhr blutdruckerhöhender Stoffe in der Nahrung (Tyramin im Käse, Rotwein, Salzheringen) oder in Arzneizubereitungen (Appetitzügler, Hustensäfte mit Ephedrin, Blutdruckmittel mit Reserpin, α-MethylDopa) steigt der Blutdruck krisenhaft, weil körpereigene Amine nicht mehr abgebaut werden. Weil außer MAO auch andere Enzyme gehemmt werden, wird die Wirkung von Ethanol, Barbituraten, Analgetica u.a. verstärkt bzw. verlängert. Dosisunabhängig wurden Leberschäden beobachtet. Bioverfügbarkeit 90%, Plasmahalbwertszeit 2 h, Verteilungsvolumen 3 l/kg.

Lithiumionen [9, 325]

Pharmakokinetik Die Bioverfügbarkeit liegt bei 85% (Tabletten). Verteilungsvolumen initial 0,83 l/kg KG, aber nach einigen Tagen wegen der langsamen Passage der Lithiumionen in den Intracellulärraum eventuell höher (bis 1,4 l/kg KG?); für suicidale Intoxikationen gilt das initiale Verteilungsvolumen. Die Halbwertszeit liegt initial bei 20 h, wird aber mit zunehmender Therapiedauer immer länger (Ursache unbekannt) und liegt nach einem Jahr bei 2,4 Tagen. - Li^+ wird glomerulär filtriert und zum größeren Teil im proximalen Tubulus, zum kleineren Teil in der Henle-Schleife rückresorbiert.

Pharmakokinetik bei Überdosierung. Li^+ hemmt die Na^+-Rückresorption im distalen Tubulus. Der resultierende Na^+-Verlust führt über eine Hyponatriämie regulatorisch zu einer Verstärkung des Na^+-Rückresorptionsmechanismus im proximalen Tubulus, mit dem aber gleichzeitig mehr Li^+ rückresorbiert wird. Die Li^+-Intoxikation verstärkt sich jetzt selbst. Wir erkennen, daß die Einstellung des Plasma-Na^+ auf den oberen Normbereich zweifelsohne zu den Therapiemaßnahmen bei Vergiftung gehören muß.

Pharmakokinetik bei Gabe von Thiazid- und anderen Diuretica. Thiaziddiuretica wirken im distalen Tubulus, machen eine Hyponatriämie und setzen dadurch den bereits bei Li^+-Überdosierung beschriebenen Mechanismus in Gang. Furosemid hat diese Wirkung nicht, weil es die Mehrresorption von Li^+ im proximalen Tubulus durch eine Minderung der Li^+-Resorption in der Henle-Schleife ausgleicht.

Interaktionen. Indomethacin, Diclofenac, Ibuprofen, eventuell auch andere nichtsteroidale Antirheumatica führen zu einer Zunahme der Li^+-Plasmakonzentration durch Reduktion der renalen Elimination.

Dosierung Die Dosierung ist natürlich von der Nierenfunktion abhängig, Dosierungsschemata haben aber begrenzten Wert, weil jeder Patient ohnehin individuell eingestellt und sein Li^+-Plasmaspiegel wöchentlich, nach Stabilisierung vierteljährlich gemessen wird. Da Li^+ in verschiedenen Salzen im Handel ist, gibt man die Dosierung in mmol (=mval) an. Man beginnt z.B. mit 2×10–20 mmol/Tag und stellt eine Plasmakonzentration von 0,6–0,9 mmol/l, 12 h nach der letzten Li^+-Gabe gemessen, ein. Bei Niereninsuffizienten kann man die Lithiumclearance bestimmen und daraus die Tagesdosis mit der Faustformel bestimmen: 1,8 × Lithiumclearance [ml/min] = Tagesdosis [mmol]. Die Plasmakonzentration soll 1,2 mmol/l nicht übersteigen, denn Li^+ hat eine geringe therapeutische Breite.

Wirkungsweise Der Wirkungsmechanismus ist unbekannt.

Indikation Zur Prophylaxe und Therapie der manischen Phasen bei manisch-depressiven Erkrankungen. Bei akuten Manien sind Li^+-Salze zu langsam wirksam.

Gefahren

- ● Kontraindikation in der Schwangerschaft (Herz- und Gefäßmißbildungen in 10% der Kinder behandelter Mütter), frischer Infarkt, cerebelläre Erkrankungen.
- ○ Gefahr bei Niereninsuffizienz, Unzuverlässigkeit des Patienten, Zweitbehandlung durch einen anderen Arzt mit Diuretica, Anweisung zu salzarmer Diät bei Hypertonus.

Unerwünschte Wirkungen

Unerwünschte Wirkungen in nichttoxischer Dosierung (< 0,9 mmol Li^+/l Serum)

- ● Leichter Tremor, durch β-Blocker zu beherrschen.
- ○ Polyurie und Durst durch Bremsung der ADH-Wirkung.
- ○ Benigne Struma durch Bremsung der TSH-Wirkung (verminderte Freisetzung von Thyroxin). Paradoxe thyreotoxische Reaktionen sind selten, dosisabhängig und zwingen zum Absetzen.
- ○ Vorübergehend Nausea.
- ○ Abflachung der T-Welle im EKG.

Unerwünschte Wirkungen in toxischer Dosierung (> 1,2 mmol Li^+/l Serum)

- ● Erbrechen.
- ● Diarrhoe.
- ● Konfusionen oder Koordinationsstörungen, auch bereits Benommenheit.
- ● Fasciculationen.

Vergiftungstherapie Lithiumionen sind hervorragend dialysefähig. In leichten Fällen genügt bereits Hebung des Plasma-Na^+ in den oberen Normbereich und forcierte Diurese mit Furosemid. Hämodialyse ungefähr ab Li^+ > 4 mmol/l.

Psychotonica

Charakteristik Psychotonica sind Coffein, Amphetaminabkömmlinge, verschiedene tropische Rauschmittel, auch Cocain.

- ○ Sie fördern die Bewußtseinshelligkeit (sind gegen Müdigkeit wirksam). Ihre Wirkung auf die Merkfähigkeit und das logische Denkvermögen ist jedoch umstritten. Mit zunehmender Aufgabenkomplexität steigt die Fehlerquote.
- ○ Sie provozieren Aktivitätsbedürfnis (und erhöhen dadurch gegebenenfalls die Suicidgefahr), sind jedoch *nicht antidepressiv wirksam.*
- ○ Sie erleichtern die körperliche Dauerleistung.

Das endorphinerge System

Die Receptoren [506]

Bindungsstudien

- ● Morphinähnlich wirkende Agonisten und Morphinantagonisten werden mit hoher Affinität an Zellmembranen des ZNS gebunden (K_D-Werte abwärts bis $0{,}025 \times 10^{-9}$ mol/l). Nähere Untersuchung zeigt, daß mehrere Populationen von Bindungsstellen existieren.
- ● Von allen bekannten Morphinagonisten und Morphinantagonisten werden stereospezifisch nur die linksdrehenden Formen hochaffin gebunden.
- ○ Die Bindungsstellen für alle Morphinagonisten und Morphinantagonisten können gesättigt werden.
- ○ Alle Morphinagonisten können durch Morphinantagonisten kompetitiv aus ihrer Bindung verdrängt werden.

Damit sind alle Forderungen erfüllt, die man an spezifische Bindungsstellen stellen muß.

Lokalisation der Receptoren. Um die Verteilung der Receptoren im ZNS zu ermitteln, hat man die Bindungsstellen mit radioaktiven Morphinantagonisten markiert. Bindungsstellen findet man gehäuft u.a. im Gyrus supraorbitalis, im Temporallappen, in den Septumkernen, in den Mandelkernen, im Corpus striatum und im zentralen Höhlengrau. Morphinreceptoren können sowohl post- als auch präsynaptisch lokalisiert sein.

μ-, δ-, κ- ***und σ-Receptoren.*** Untersuchungen der pharmakologischen Wirkung verschiedener Morphinagonisten an verschiedenen Organen zeigen, daß es mit Sicherheit mehrere Klassen von Receptoren geben muß. Man hat versucht, die Klassen der μ-, δ-, κ- und σ-Receptoren voneinander abzugrenzen, wobei die μ-Receptoren die analgetische Wirkung vermitteln sollen [385]. Biochemische Untersuchungen haben gezeigt: Alle 4 Receptorenarten haben ein Molekulargewicht von 53000–58000 und sind Proteine, wahrscheinlich Glycoproteine. Bestandteil des μ-Receptors ist eine Phosphatase, die bei Bindung eines Liganden wahrscheinlich aktiviert wird.

Wirkungsübertragung [30, 249, 327]. Bindungsstellen sind nur dann Receptoren, wenn über sie auch Wirkungen vermittelt werden. Die Korrelation zwischen Bindung und Wirkung, besonders analgetischer Wirkung, ist bei Opioidreceptoren sehr gut. Wirkungen werden durch Aktivierung jeder der bekannten Receptorklassen ausgelöst. Soweit bisher bekannt, führt die Aktivierung von Opioidreceptoren durch die Vermittlung von N-Proteinen zur zellulären Wirkung.

Wirkungen auf zellulärer Ebene. Die Aktivierung von Receptoren aus allen vier Klassen führt zu akuten Folgereaktionen auf zellulärer Ebene. Bei längerer Aktivierung tritt Adaptation ein (Toleranz, Gewöhnung). Das Ausmaß der Gewöhnung ist verschieden groß für die einzelnen Receptorklassen. Ist bei einer Receptorklasse Toleranz eingetreten, so treten nach Entfernen des Agonisten Entzugserscheinungen, wenn überhaupt, dann auch nur für diese Receptorklasse ein.
Akute Folgereaktionen. Sie sind noch nicht alle bekannt. Für μ-Receptoren ist gesichert, daß Agonisten an μ-Receptoren auf präsynaptischen Terminalen eine Hemmung der Transmitterausschüttung deshalb verursachen, weil sie die Menge des zur Transmitterausschüttung verfügbaren Ca^{2+} reduzieren. Die Hemmung der Transmitterausschüttung ist auch für andere Receptorklassen gesichert. Die Aktivierung von μ-Receptoren reduziert die Freisetzung von Noradrenalin und Substanz P (wesentlich für die analgetische Wirkung der Agonisten), die der κ-Receptoren reduziert die Dopaminfreisetzung, die der δ-Receptoren die Acetylcholinfreisetzung. Neben der präsynaptischen gibt es eine „nicht-synaptische" Wirkung der Agonisten auf die Nervenzellmembran: Sie stabilisieren durch Erhöhung der K^+-Permeabilität das Membranpotential. Die der Aktivierung von δ-Receptoren folgende erhöhte GTP-Hydrolyse führt zu einer Hemmung der Adenylatcyclase und damit zu einer Abnahme von cAMP [249].
Toleranz mit und ohne Abhängigkeit [30, 419, 479, 496, 497, 507]. Bei starker Vereinfachung kann man zwei Arten von Toleranzentwicklung unterscheiden. Bei der Toleranzentwicklung ohne Abhängigkeit, d. h. ohne Entzugserscheinungen, wie man sie nach Stimulation von δ-Receptoren sieht, wird der Receptor vom N-Protein abgekoppelt. Nachgeschaltete Prozesse bleiben unbeeinflußt und verarbeiten quantitativ unverändert Nachrichten, die über andere Receptoren (z. B. α_2-Receptoren) vermittelt werden. Nach Absetzen des δ-Agonisten wird das N-Protein schnell wieder angekoppelt, eine überschießende Reaktion wird kaum beobachtet. Bei der Toleranzentwicklung mit Abhängigkeit, wie man sie nach Daueraktivierung von μ-Receptoren beobachtet, bleibt die Kopplung erhalten, aber die Zahl der μ-Receptoren nimmt ab und nachgeschaltete Prozesse, die der Inhibition entgegenwirken, nehmen zu. Nach Wegnahme des μ-Agonisten und damit der Inhibition sind die „hypertrophierten" Kompensationsmechanismen vorübergehend zu stark wirksam.

Tabelle 30. Pharmakokinetische Parameter von Opioiden

	% bioverfügbar	% Plasmaproteinbindung	Verteilungsvolumen [l/kg KG]	Plasmahalbwertszeit(en)	pK_a
Alfentanyl *(Rapifen)*	iv	92	0,59	1,13 und 83 min	6,5
Buprenorphin *(Temgesic)*	iv	96	2–2,6	140–180 min	8,4 für $-NH_2$ 9,3 für -OH (Phenol)
Codein	50–70	7	5,1	3–4 h	
Dextropropoxyphen *(Develin retard)*	30	80	23	16 h (29 h für Nor-D.)	6,3
Fentanyl	iv	85	3–4	0,5 und 3,7 h	8,43 Sehr tiefes Kompartiment bei Dauerinfusion
Methadon *(Polamidon)*	41–90	88	2,1–5,6	24–48 h	9,3
Morphin	20–30	35	3,2	2,5–3 h	7,2
Pentazocin *(Fortral)*	18 ± 7	65	5,5 ± 2	3,4 h	HWZ verlängert bei Lebercirrhose
Pethidin *(Dolantin)*	50	58	3,2	3,2 h	8,7
Pirithramid *(Dipidolor)*	iv				7,56 und 4,44
Tilidin (im *Valoron N*)		60 (Nor-T.25)	3,6 Tilidin 2,3 Nor-T.	3,5 h für Nor-T.	Tilidin 7,8 Nortilidin 8,7

Receptorklassen und Organwirkungen. μ-Receptoren vermitteln die erwünschte Hauptwirkung der Agonisten, nämlich Analgesie, ferner Bradycardie und Hypothermie. ε-Receptoren vermitteln ebenfalls Analgesie, ferner Miosis, Sedation, Ataxie, Dämpfung der Flexorreflexe. δ-Receptoren vermitteln Erregung.

Physiologische Agonisten [7, 202, 241]

Physiologische Agonisten an Opioidreceptoren sind eine Reihe von Peptiden. Es gibt drei Peptidfamilien. Jede entsteht aus einem Prä-cursor-Protein, das in Bruchstücke unterschiedlicher Länge gespalten wird. Aus Proopiomelanocortin entsteht β-Endorphin, das auf μ-, δ- und ε-Receptoren wirkt. Aus Proenkephalin A entstehen durch sukzessiven Abbau immer kürzere Peptide, deren Receptorspezifität sich mit ihrer Länge ändert; am Ende stehen Leu-Enkephalin und Meth-Enkephalin (Pentapeptide), die vornehmlich auf δ-Receptoren wirken. Aus Prodynorphin entsteht ebenfalls Leu-Enkephalin, zusätzlich eine Reihe von Dynorphinen, die alle auf κ-Receptoren wirken. In jüngster Zeit haben zwei Arbeitsgruppen Befunde vorgelegt, nach denen Morphin und Codein natürlich vorkommende Liganden im ZNS sind [125, 478].

Vorkommen. Hohe Konzentrationen von Met- und Leu-Enkephalin findet man im Globus pallidus, medialen Hypothalamus, Nucleus accumbens, Thalamus, Nucleus caudatus, im zentralen Höhlengrau und den Mandelkernen, ferner in der Substantia gelatinosa des Rückenmarks. β-Endorphin ist konzentriert im medialen Hypothalamus, periventriculären Thalamus, Locus coeruleus, in der Substantia nigra, in den medialen Mandelkernen und in der Hypophyse. Dynorphin wurde aus der Hypophyse, dem Hypothalamus, dem Corpus striatum und dem Dünndarm isoliert.

Freisetzung. Endorphine werden auf Stimulation hin freigesetzt. Diese Freisetzung erfolgt auch während der Anwendung von Stimulationstechniken, die der Akupunktur entsprechen.

Morphin und Opioide [301]

Unter Opioiden versteht man alle (körperfremden) Substanzen mit einer morphinähnlichen Wirkung.

Struktur

Man hat erfolgreich Verbindungen synthetisiert, die weit weniger kompliziert als das Morphinmolekül sind, aber dessen analgetisch wirksame Strukturelemente noch enthalten. Alle Verbindungen erhalten ein asymmetrisches C-Atom; nur die linksdrehenden Formen sind analgetisch wirksam.

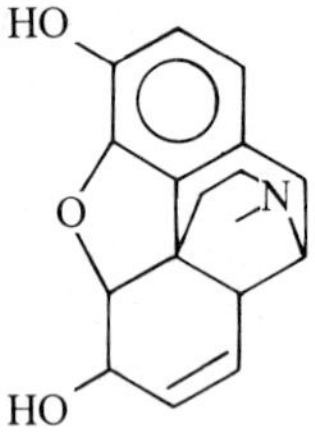

Morphin
MW 285,35
Base, pK_a 8,05

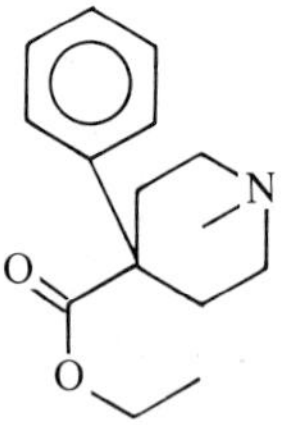

Pethidin
MW 247,34
Base, pK_a 8,7

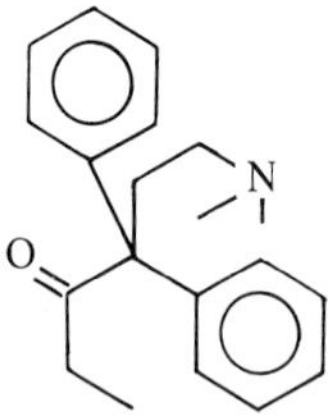

Methadon
MW 309,46
Base, pK_a 8,6

Pharmakokinetik

In der Regel werden die (körperfremden) Opioide in der Leber metabolisiert; dieser Abbau ist für Morphin, Piritramid und Pentazocin besonders stark und führt zu einer so hohen präsystemischen Elimination, daß die Resorption nach oraler Gabe sehr unzuverlässig und von der Verordnung oraler Arzneiformen abzuraten ist. Der Metabolit von Pethidin (Nor-Pethidin) kumuliert bei Niereninsuffizienz und kann dann Krämpfe auslösen. Die renale Elimination unveränderter Opioide ist gering bei pH-Werten im Urin von 7,0; sie kann durch Acidifizierung z. T. erheblich gesteigert werden. Dies hat Bedeutung bei dem besonders lange wirksamen Methadon, dessen renale Elimination durch forcierte saure Diurese gehoben werden kann.

Die körperfremden Opioide gehen in die Muttermilch über und passieren die Placentarschranke. Die Blut-Hirn-Schranke des Neugeborenen und Säuglings ist für diese Stoffe besonders gut permeabel; atemdepressive Wirkungen werden schon durch geringe, der Mutter verabreichte Dosen erzeugt.

Die Bioverfügbarkeit der Opioide mit hoher präsystemischer Elimination kann bei wiederholter Gabe und langsamer Sättigung der Leber oder bei Leberzirrhose erheblich steigen.

Systemische Wirkungen von Morphin

Zentrale Wirkungen

Sehr gute Analgesie, wobei der Schmerz sowohl objektiv weniger empfunden als auch subjektiv weniger bewertet wird.

Leichte Sedation in therapeutischen Dosen, aber noch keine hypnotischen Wirkungen.

Euphorie bei der Mehrzahl der Patienten, in einigen Fällen aber auch Dysphorie. Zusätzlich allgemeine psychische Verlangsamung.

Übelkeit und Erbrechen durch Wirkung auf die chemoreceptive Triggerzone in der Area postrema. Diese Wirkung setzt sich oft nicht durch, weil gleichzeitig das höhergelegene Brechzentrum in seiner Funktion gehemmt wird. Die Herausbildung der emetischen Wirkung durch chemische Abwandlung ist möglich (Apomorphin).

Atemdepression hauptsächlich durch Reduktion der Empfindlichkeit des Atemzentrums gegen CO_2. Nach Gabe von Morphin kann bei Patienten, deren Atemrhythmus ohnehin bereits nicht nur durch CO_2-Überschuß, sondern auch durch O_2-Mangel mitbestimmt ist, die Steuerung endgültig auf O_2-Mangel „umschalten". Läßt man jetzt den Patienten in einer Sauerstoffatmosphäre atmen, so nimmt das Atemminutenvolumen so stark ab, daß eine CO_2-Vergiftung eintritt.
Die starke Atemdepression führt dazu, daß man manche Patienten zum Durchatmen auffordern muß, wenn sie unter Einwirkung eines starken Analgeticums stehen (Fentanyl bei Neuroleptanalgesie).
Todesursache bei Vergiftung mit morphinartig wirkenden Analgetica ist die Atemlähmung.

Antitussive Wirkung. Sie ist bedingt durch Hemmung des Hustenzentrums. Durch chemische Abwandlung des Morphinmoleküls gelingt es, Stoffe zu erhalten, bei denen die antitussive Wirkung vergleichsweise stärker ist als die analgetische, atemdepressive und euphorisierende Wirkung ganz fehlt (Noscapin, *Capval*).

Miosis durch Erregung von Neuronen im Kerngebiet des N. oculomotorius.

Periphere Wirkungen
Wirkungen auf die glatte Muskulatur
Magen: Abnahme der Motilität, Zunahme des Tonus im Antrum und in Pylorusnähe (schwer legbare Duodenalsonde, stark verzögerte Magenentleerung).
Galle: Tonuserhöhung des Sphincter oddi. Deshalb ist Morphin bei Gallenkolik und Pankreatitis nicht empfehlenswert: Obwohl die Schmerzen abnehmen, steigt der Druck in den Gallengängen eventuell an (durch Einklemmung eines Gallensteins). Der Zusatz von Atropin hebt nur einen Teil der spasmogenen Morphinwirkung auf. Pentazocin und Pethidin sollen weniger spasmogen wirken.
Dünndarm: Zunahme des Tonus, aber
Abnahme der propulsiven Kontraktionen (deshalb versuchte man die Ruhigstellung des Darmes mit Tinctura opii bei Cholera).
Dickdarm: Starke Zunahme des Tonus, starke Abnahme der propulsiven Kontraktionen. Symptom: Obstipation.
Urether: Tonus und Amplitude im unteren Drittel wenig erhöht.
Harnblase: Tonus von Detrusor und Sphincter erhöht (Vorsicht bei Prostatahypertrophie).

Histaminfreisetzung
Zunahme des Atemwiderstandes durch histaminbedingten Bronchospasmus. Deshalb ist Morphin bei Asthma bronchiale nicht indiziert: Der Atemwiderstand nimmt zu, der zentrale Atemantrieb jedoch wegen der atemdepressiven Morphinwirkung gleichzeitig ab.
Leichter Blutdruckabfall im großen Kreislauf. Für ihn kommen als

Ursachen die Histaminausschüttung, aber auch andere Mechanismen in Frage.

Dosierung Einzeldosis beim Erwachsenen 10 mg, bei Kindern (strengste Indikation!) 0,1–0,15 mg/kg KG. Tageshöchstdosis 200 mg; sie darf in besonders begründeten Ausnahmefällen um das Doppelte überschritten werden.

Toxische Plasmakonzentration Oberhalb von 0,1 mg/l beginnt der toxische Bereich, oberhalb von 0,5 mg/l besteht erhebliche Gefahr. Diese Werte gelten auch bei Heroinvergiftung, weil Heroin zu Morphin desacetyliert wird.

Indikationen Morphin und seine Derivate sind bei Schmerzzuständen indiziert, die sich mit den „kleinen" Analgetica und Spasmolytica nicht ausreichend beherrschen lassen. In diesem Zusammenhang ist darauf hinzuweisen, daß bei Behandlung von Tumorpatienten im terminalen Stadium die Dosis in jedem Fall ausreichend hoch gewählt werden muß; durch Kombination mit anderen Pharmaka läßt sich erreichen, daß man auch präfinal noch genügend Dosierungsreserve hat. Morphin, besonders aber die Opioide Alfentanyl, Fentanyl und Pethidin haben darüber hinaus in der Prämedikation und der Neuroleptanalgesie Bedeutung. Bei dem neuen Verfahren der Spinalanalgesie injiziert man Opioide epidural oder intrathecal. Die Schmerzfreiheit ist gut und dauert lange an, im Gegensatz zur entsprechenden Anaesthesie mit Lokalanaesthetica bleibt der Sympathotonus erhalten, systemische Opioidwirkungen werden nicht beobachtet.

Wirkungsbesonderheiten anderer Opioide ***Codein*** hat nur 8% der analgetischen Wirkung von Morphin; der Unterschied in der antitussiven Wirkungsstärke ist viel geringer, weshalb Codein vornehmlich als Antitussivum oral verordnet wird (Einzeldosis Codeinphosphat 0,5 mg/kg KG für Kinder, 30 mg für Erwachsene). Toxisch: $>0,5$ mg/l Plasma.

Heroin ist in Deutschland für ärztliche Verwendung nicht zugelassen. Nach seiner Injektion wird es desacetyliert zum weniger lipidlöslichen Morphin; der noch nicht desacetylierte Anteil passiert jedoch wegen seiner besseren Lipidlöslichkeit die Blut-Hirn-Schranke besser als Morphin, so daß die zentrale Wirkungsstärke scheinbar größer ist. Ausscheidungsprodukt im Urin ist freies und konjugiertes Morphin.

Methadon *(Polamidon)* ist wegen seiner guten Bioverfügbarkeit und seiner langen Halbwertszeit ein wertvolles Analgeticum, z. B. bei der Linderung tumorbedingter Schmerzen. Es wird bei saurer Urinreaktion bis zu 50% renal ausgeschieden und kann mithin bei Niereninsuffizienz kumulieren. Die initiale Einzeldosis beträgt 5 mg (Tropfen) bis 10 mg (Tabletten), die Tageshöchstdosis 60 mg; sie darf in besonders begründeten Ausnahmefällen (finales Stadium einer schmerzhaften Tumorerkrankung) um maximal das Doppelte überschritten werden.

Pethidin (angelsächsisch auch: Meperidine) *(Dolantin)* ist besser bioverfügbar als Morphin, wirkt kürzer, weniger sedierend, weniger obstipierend (aber nicht viel weniger spasmogen auf den Sphincter Oddi) und erzeugt keine Miosis. Es wirkt wenig antitussiv und hat atropinähnliche unerwünschte Wirkungen. Wie Codein hat es nur 10% der analgetischen Wirkungsstärke des Morphins. Die Einzeldosis für Erwachsene liegt bei 50–100 mg i.m. oder i.v., für Kinder bei 1 mg/kg KG (strengste Indikation!) (subcutan sehr schmerzhaft), die oralen Dosen sind initial nicht wesentlich höher. Tageshöchstmenge 1000 mg. Toxisch: >5 mg/l Plasma.

Pentazocin *(Fortral)* ist Antagonist auf μ-Receptoren, aber Agonist auf κ-Receptoren, über die es analgetisch wirkt. Als Antagonist auf μ-Receptoren kann Pentazocin bei Heroinabhängigen Entzugserscheinungen auslösen. Aber auch Abhängigkeit von Pentazocin wurde beschrieben. Hauptvorteil des Pentazocins ist, daß es eine weit geringere spastische Kontraktion der glatten Muskulatur verursacht als Morphin. Bei der Therapie des Myokardinfarktes ist es nicht zu empfehlen, weil es den Druck im kleinen Kreislauf erhöht.
Die Atemdepression bei mäßiger Dosierung entspricht der des Morphins, nur bei hoher Dosierung ist sie geringer. Parenterale Einzeldosis: 30 mg; die Wirkung von Tabletten und Kapseln ist wegen des hohen „first pass effect" und der geringen Bioverfügbarkeit weit weniger zuverlässig. Toxisch: >2 mg/l Plasma.

Buprenorphin *(Temgesic)* ist ein partieller Agonist auf μ-Receptoren. Seine Affinität ist so hoch, daß der kompetitive Antagonist Naloxon wenig wirksam ist. Obstipation wird kaum beobachtet, die Gefahr der Erzeugung einer Abhängigkeit ist vergleichsweise gering.

Loperamid *(Imodium)* und ***Diphenoxylat*** (kombiniert mit Atropin in *Reasec*) wirken bevorzugt auf die Darmmotorik und vermindern besonders im Colon die Peristaltik und erhöhen den Tonus. Loperamid hat kein Abhängigkeitspotential, Diphenoxylat ist auch in der Kombination mit Atropin ein bekanntes und viel gebrauchtes Mittel in der Szene. Die Indikation zur Verlangsamung der Peristaltik bei Diarrhoe ist wegen der oft vorhandenen toxischen Stoffe im Darminhalt streng zu stellen.

Morphin, Codein, Narcotin und Papaverin sind natürlich vorkommende Alkaloide im Schlafmohn.

Antagonisten im endorphinergen System, Opioidvergiftung und Entzugssyndrom

Antagonisten

Naloxon *(Narcanti)* ist wegen einer hohen präsystemischen Elimination nur zu 20% bioverfügbar und wird deshalb und wegen der schneller eintretenden Wirkung i.v., auch i.m. injiziert. Die Dosis beträgt 0,5–1 μg/kg KG (mit maximal zweimaliger Wiederholung im Abstand von 3 min bei i.v. Injektion). Verteilungsvolumen 3,3 l/kg KG. Wegen der Halbwertszeit von 1,5 h muß eventuell im Abstand von 1–2 h nachdosiert werden, da die Opioidagonisten meist längere Halbwertszeiten haben. Die Injektion von Naloxon kann zu schweren Entzugserscheinungen führen.

Therapie bei Überdosierung

Überdosierungen werden bei Abusus von Heroin, Polamidon und anderen Opiatagonisten beobachtet. Kinder, die eine Flasche codeinhaltigen süßen Hustensaft ausgetrunken haben (mehr als 2 mg/kg KG sind gefährlich), zeigen vergleichbare Symptome.

Notarzt vor Ort. Beatmen mit Handbeatmungsgerät (wichtigste Maßnahme!), nur bei ausreichender Beleuchtung versuchen Verweilkanüle anzulegen, den Krankentransport rufen und sich hierin keinesfalls umstimmen lassen. Kein Transport durch Laien! Beginne die Behandlung mit der kleinsten Dosis Naloxon, ohne die Beatmung (durch einen Helfer) zu unterbrechen. Die Beatmung ist wichtiger als Naloxon.

Transport. Beatmen, Verweilkanüle durch Infusion aufhalten, kein Naloxon bei Hubschraubertransport wegen Gefahr von Entzugserscheinungen mit schwerer motorischer Unruhe.

Klinik. Bei oraler Codeinvergiftung Magenspülung (kein Erbrechen auslösen, weil Reflexe abgeschwächt!), danach mit einem osmotischen Laxans abführen, Kohlekompretten der letzten Spülflüssigkeit zusetzen. Allgemein: Beatmen, Kontrolle der arteriellen Blutgase, bei Verdacht auf schwere Hypoxie vor der Einlieferung: EEG (auch zur Abwehr von späteren Anschuldigungen). Auffüllen des Kreislaufs; Körpertemperatur, Blutzucker und Elektrolyte auf Sollwert bringen. Abnahme von Blut und Gewinnung von Urin zur Analytik. Thorax-Röntgenaufnahme bei Aspirationsverdacht.
Die Vergiftung kann als wesentlich durch Opiate bedingt angesehen werden, wenn die bei den Einzelsubstanzen genannten Plasmakonzentrationen überschritten sind (s. Zahlen bei den Einzelsubstanzen). Bei Methadonvergiftung läßt sich die Elimination durch Acidifizierung des Harns beschleunigen.
Naloxon kann in den obengenannten Dosierungen eingesetzt werden. Ziel der Naloxongabe ist nicht die Wiederherstellung des Bewußtseins, sondern allein die Herstellung einer ausreichenden Spontanatmung.

Entzugssyndrom bei Erwachsenen Nach abrupter Beendigung einer chronischen Opiatzufuhr oder nach Injektion eines Opioidantagonisten entwickelt sich ein Entzugssyndrom mit psychischen, aber auch mit physischen Symptomen. Das Entzugssyndrom ist erwiesen ungeeignet als Erziehungsmittel. Seine Symptome werden von Abhängigen oft imitiert, um etwas zur „Überbrückung" zu erhalten. Jedes Entzugssyndrom erfordert jedoch klinische Behandlung!

Tabelle 31. Verlauf des Entzugssyndroms bei Erwachsenen

Symptom	Zeit nach Beendigung der Heroinzufuhr
Zunehmend motorisch unruhig	8 h
Gähnen ohne Müdigkeit	12–14 h
Schwitzen, Tränenfluß, Schnupfen	14–16 h
Pupillenerweiterung, Gänsehaut	24 h
Schwere Zuckungen der Skeletmuskulatur, schwere Krämpfe der glatten Muskulatur, Erbrechen, Diarrhoe, Ejaculation	36 h
Anstieg von Blutzucker, Blutdruck, Atemfrequenz	48–72 h
Maximum des Syndroms	60–72 h
Rückgang der Symptome	Tag 3–10

Therapie. Auf keinen Fall ambulant, sondern stationär unter Kontrolle Erfahrener. Versuch zunächst mit Diazepam i.v., aber bei der häufig gleichzeitig bestehenden Abhängigkeit von Diazepam Chlorpromazin 50 mg i.m.

Entzugstherapie mit Clonidin: Man weiß, daß Clonidin auch bei Opiatentzug über eine Stimulation von α_2-Receptoren im ZNS wirkt. Folgendes Schema wurde empfohlen: Tag 1 je 6 μg Clonidin/kg KG um 8 Uhr und 20 Uhr; wenn diese hohe Dosis vertragen wird, vom 2.–7. Tag 7 μg/kg KG um 8 Uhr, 3 μg/kg KG um 16 Uhr, 7 μg/kg KG um 23 Uhr. Danach Reduktion der Dosierung über 2 Tage (bei abruptem Absetzen Gefahr einer reaktiven Hypertension, s. S. 312).

Entzugssyndrom bei Neugeborenen Es wird bei Neugeborenen heroinabhängiger Mütter beobachtet. Der mehrtägige Aufenthalt der Schwangeren auf Station schließt die Fortdauer des Heroinabusus nicht aus, so daß der Arzt durch Entzugssymptome nicht gewarnt wird. Bei der körperlichen Untersuchung muß er deshalb auf Einstichstellen, in der Anamnese z. B. auf Hepatitis achten. Entzugssymptome beim Neugeborenen sind:

heftiges Saugen an der Faust, Tremor, Niesen, schrilles Schreien, Übererregbarkeit. Unerkannt hat das Entzugssyndrom eine Letalität von 90%, aber nur von 3% bei Behandlung. Therapie: genaue Flüssigkeitsbilanzierung, Diazepam 0,1–0,2 mg/kg KG und Tag, Phenobarbital 8 mg/kg KG und Tag, Chlorpromazin 2 mg/kg KG und Tag.

Hypnotica: Allgemeines und Gemeinsames

Orthodoxer und Paradoxer Schlaf

Durch das EEG sowie die Elektromyographie der Augenmuskeln kann man zwei Arten von Schlaf unterscheiden: Während des orthodoxen Schlafes, der von mehr rostralen Teilen des ZNS ausgeht, werden die Augen ruhig gehalten; der Nachtschlaf beginnt in der Regel mit einer Stunde orthodoxen Schlafes, während der 4 Tiefenstadien durchlaufen werden. Diese Phase wird abgelöst durch den sog. paradoxen Schlaf, der von mehr caudalen Teilen des ZNS ausgeht, und während dessen Dauer u.a. schnelle Augenbewegungen (rapid eye movements) erfolgen. Diese Phase dauert etwa 20 min. Im weiteren Verlauf der Nacht wechseln orthodoxe 90-min-Phasen mit paradoxen 20-min-Phasen. Nach den Augenbewegungen heißt der orthodoxe Schlaf auch NREM- und der paradoxe Schlaf REM-Schlaf.

Erreichbarkeit physiologischen Schlafes durch Hypnotica

Schlaf ist nicht gleichbedeutend mit allgemeiner Reduktion neuronaler Aktivität im ZNS, sondern ein gegenüber dem Wachzustand verändertes Verhältnis der Aktivität von Neuronengruppen zueinander. Hypnotica werden um so weniger einen dem physiologischen Schlaf ähnlichen Zustand erzeugen können, je unspezifischer sie dämpfend auf Neuronen des ZNS wirken. *Die Spezifität der heute bekannten Hypnotica ist nicht sehr hoch.* Dies hat zur Folge: Die meisten Hypnotica unterdrücken den REM-Schlaf, wodurch

- die Erholsamkeit des Schlafes herabgesetzt wird.
- nach Absetzen des Hypnoticums eine REM-rebound-Phase entstehen kann, die durch Alpträume gekennzeichnet ist; bei Epileptikern kann der REM-rebound eine Anfallsbereitschaft überschwellig werden lassen,
- am nächsten Morgen Leistungsstörungen des ZNS auftreten können.

Definition der Hypnotica

Hypnotica sind Stoffe, die zu Veränderungen vornehmlich am ZNS führen, wobei das Bewußtsein schlafähnlich ausgeschaltet wird und allein durch äußere Reize geweckt werden kann.

Ob ein Stoff als Hypnoticum wirkt, hängt nicht nur von seiner chemischen Struktur, sondern auch von seiner Dosis ab; z.B. wirken Barbiturate in geringer Dosierung als Sedativa, in mittlerer Dosierung als Hypnotica, in hoher Dosis als Anaesthetica.

Neurologische Zusatzwirkungen

- Minderung tonischer und statischer motorischer Reflexe.
- Antikonvulsive Wirkung haben einige, aber bei weitem nicht alle Hypnotica.
- *Keine* analgetische Wirkung, sondern teilweise (Barbiturate) Hyperalgesie! Schulter-Arm-Syndrom bei langem Barbiturat-Gebrauch.
- Reduktion des Atemminutenvolumens.
- Blutdruckabfall durch Dämpfung des Vasomotorenzentrums.
- Dämpfung der Temperaturregulation.
- Im hypnotischen Dosisbereich wurden *paradoxe Reaktionen* (Erregungszustände) nach vielen Hypnotica beobachtet, besonders bei alten Leuten (Cerebralsklerose) und bei Kindern.
- REM-Suppression mit nachfolgendem REM-Rebound findet man bei der Mehrzahl der Hypnotica. Manche Stoffe (Benzodiazepine) verkürzen orthodoxe Schlafphasen (Bedeutung noch nicht bekannt).

Psychologische Zusatzwirkungen

- Psychologische Gewöhnung (psychische Dependenz) mit nachfolgender physischer Dependenz können alle Hypnotica auslösen. An die schlaferzeugende Wirkung der meisten Hypnotica tritt bereits nach 1–2wöchigem Dauergebrauch weitgehende Gewöhnung ein.
- Bei einzelnen Personen Erzeugung einer Euphorie; bei einer sich hieraus entwickelnden Dependenz wird der hypnotische Effekt oft durch zusätzliche Einnahme von Amphetamin-Derivaten reduziert.
- „Kater"-Stimmung am Tag durch noch im Organismus wirksames Hypnoticum. Bei einzelnen Substanzen ist dieser Effekt unterschiedlich stark, von mittelfristig wirksamen Barbituraten (Durchschlafmitteln) ist er am bekanntesten.

Internistische Zusatzwirkungen

- Allergische Blutbildveränderungen und dermatologische Symptome, allergische schwere Reaktionen an parenchymatösen Organen.
- Enzyminduktion in der Leber durch die Mehrzahl der Hypnotica. Barbiturate sind hierdurch nicht besonders „hepatotoxisch", wie früher fälschlich angeommen wurde, besonders fehlt jeder Beweis für die Annahme, sog. „barbitursäurefreie" Hypnotica sehr ähnlicher chemischer Konfiguration seien besser leberverträglich.
- Reduktion der Motilität des Magen-Darm-Traktes z.T. durch direkte Wirkung auf die glatte Muskulatur (Komplikation bei Vergiftung!).

Interaktion mit anderen Pharmaka

- Verstärkung der hypnotischen Wirkung durch andere Stoffe mit zentral dämpfenden Wirkungen: Tranquilizer, Neuroleptica, Thymoleptica mit sedativ-anxiolytischen Komponenten, Analgetica vom Morphintyp, Antihistaminica, Alkohol, Scopolamin, Reserpin und andere zentral wirksame Antihypertensiva.

Barbiturate und Thiobarbiturate

Chemie

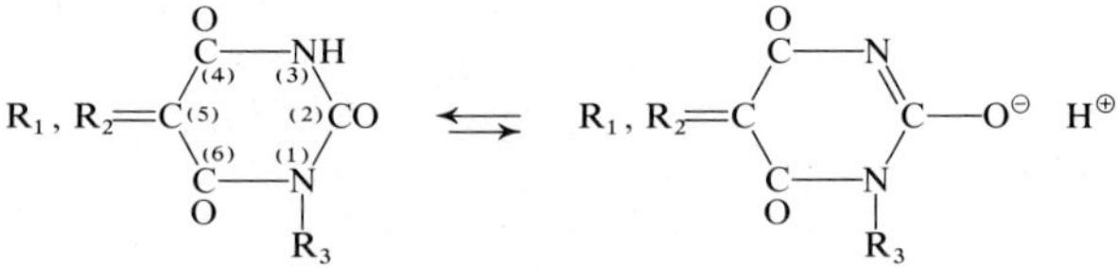

Barbitursäurederivate

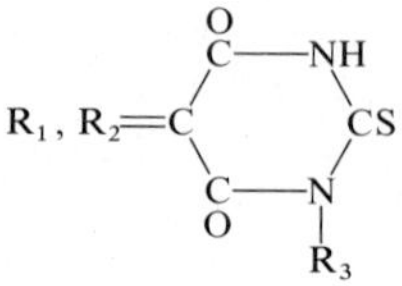

Thiobarbitursäurederivate

Therapeutisch verwendete Barbiturate sind immer an C_5 substituiert. Ersatz des Carbonylsauerstoffes an C_2 durch Schwefel (Thiobarbiturate), auch Substitution mit einer Methylgruppe an einem der beiden Stickstoffatome (N-Methyl-Barbiturate) führt in der Regel zu höherer Lipidlöslichkeit, schnellerer Resorption und Verteilung und damit schnellerem Wirkungseintritt und zu schnellerem Wirkungsabfall.

Pharmakokinetik Für die Intensivtherapie sind pharmakokinetische und analytische Daten besonders wichtig. Sie sind in Tabelle 32 zusammengefaßt.

Resorption
Sie erfolgt aus Magen, Dünndarm (und Rectum) durch Diffusion der nichtionisierten Form. Deshalb sollte sie bei Gabe der Barbitursäuren besser sein als bei Gabe der Barbiturate, und unter den undissoziierten Barbitursäuren sollte sie besser sein für Derivate mit besonders hoher Lipidlöslichkeit. In praxi ist dies jedoch kaum erkennbar. Hier ist der wahrscheinlich bestimmende Faktor die möglichst feine Dispersion der schwerlöslichen Barbitursäuren im Inhalt des Magen-Darm-Traktes. Diese Dispersion ist besonders fein, wenn aus den Barbituraten im sauren Milieu des Magens und Duodenums die Barbitursäuren gefällt werden.
Die Resorption ist nach oraler Zufuhr toxischer Dosen (beim Suicidversuch) meist verzögert, weil die Darmmotilität und die Darmdurchblutung sinken.

Verteilung
Die *Lipidlöslichkeit,* das Ausmaß der *Proteinbindung* und der *Ionisationsgrad* sind die Hauptfaktoren, die sowohl das endgültige Verteilungsgleichgewicht als auch den Konzentrationsverlauf in den ein-

Tabelle 32. Pharmakokinetische Daten von Barbituraten

	pK_a	Verteilungsvolumen [l/kg KG]	Plasmaproteinbindung	Plasmakonzentrat toxisch [mg/l]	Plasmakonzentrat letal [mg/l]	Unverändert renal ausgeschieden %	Halbwertszeit [h]
Allobarbital 5,5-Diallylbarbitursäure (in *Hypnotablinen*)	7,79			10	20		
Amobarbital 5-Isopentyl-5-äthyl-barbitursäure *Stadadorm*	7,94	0,5-1,2	40-60	5	10	21	14-*24*-42
Aprobarbital 5-Allyl-5-isopropyl-barbiturs. (in *Resedorm*)	7,54		40-73	30	50	14	14,4-33,6
Barbital 5,5-Diäthyl-barbirursäure (in *Quadronox*)	7,91	0,6	<20	20	40	65-90	57-120
Butalbital 5-Isobutyl-5-allyl-barbitursäure (in *Optalidon*)	7,90	0,78	26	20	30	5-6	37,5
Crotarbital 5-Crotyl-5-äthyl-barbitursäure (in *Melidorm*)	7,85						
Cyclobarbital 5-Cyclohexenyl-5-äthyl-barbitursäure *Phanodorm*	7,50	0,47-0,69	25	10	20	2-6	11,6-13,3
Cyclopentobarbital 5-(Cyclopentenyl)-5-allyl-barbitursäure *Cyclopal*	7,86						
Heptabarb 5-Cycloheptenyl-5-äthyl-barbitursäure *Medomin*	7,45	1,3		10	20	<1	7,7
Hexobarbital 5-Cyclohexenyl-1,5-dimethyl-barbitursäure *Evipan*	8,34	1,2	54		50	<1	3-*5*-7

Tabelle 32. (Fortsetzung)

	pK_a	Verteilungsvolumen [l/kg KG]	Plasmaproteinbindung	Plasmakonzentrat toxisch [mg/l]	Plasmakonzentrat letal [mg/l]	Unverändert renal ausgeschieden %	Halbwertszeit [h]
Pentobarbital 5-(Methylbutyl)-5-äthyl-barbitursäure *Nembutal, Neodorm, Repocal*	8,11	> 1,3	60–70	10	15	20–70	24–*30*–50
Phenobarbital 5-Phenyl-5-äthyl-barbitursäure *Luminal*	7,41	0,7	40–60	40	60	12,5–37,5	37–84
Propallylonal 5-Isopropyl-5-Bromallyl-barbitursäure *Noctal*	7,60						
Secbutabarbital 5-Ethyl-5-sec.butyl-barbitursäure (in *Resedorm*)							
Secobarbital 5-Methylbutyl-5-allyl-barbitursäure (in *Medinox*)	7,92	1,52	46–70	7	10	< 1	15–23–29
Vinylbital 5-Vinyl-5-methyl-butyl-barbitursäure *Speda*	8,00	0,79		5	8		17–*23*–33

zelnen Geweben (die dynamische Phase) bestimmen. Für den Ablauf der dynamischen Phase sind zusätzlich wichtig die Art der Zufuhr und die Stärke der Gewebsdurchblutung. Hieraus ergeben sich beispielhaft folgende Konsequenzen:

Verzögerter Wirkungseinsatz von Phenobarbital auch nach intravenöser Injektion: Bei Grand-mal-Anfällen wird Phenobarbital intravenös injiziert. Wichtig ist, daß der Erfolg erst nach 15 min zu beurteilen und erst dann über eine Nachinjektion zu entscheiden ist: Wegen seiner vergleichsweise schlechten Lipidlöslichkeit (ca.200mal schlechter als die des Kurzanaestheticums Thiopental!) permeiert Phenobarbital nur langsam in das ZNS.

Verlauf der Thiopental-Allgemeinanaesthesie. Nach intravenöser Injektion von Thiopental steigt die Thiopentalkonzentration im ZNS aus zwei Gründen schnell an: Das ZNS ist (im Vergleich zur Muskulatur) sehr gut durchblutet, und die Lipidlöslichkeit des Thiopentals ist beim pH des Blutes sehr hoch. Die Anaesthesie setzt noch unter der Injektion ein.

Die Anaesthesie geht aber auch schnell wieder zurück: Die schlechter durchblutete Muskulatur bindet langsam Thiopental, aber wegen des vergleichsweise hohen Bindungskoeffizienten und der großen Muskelmasse werden so große Mengen gebunden, daß der Blutspiegel endlich unter einen Wert fällt, der zur Aufrechterhaltung einer vom Blut in das ZNS gerichteten Thiopentaldiffusion notwendig wäre: Die Diffusionsrichtung kehrt sich jetzt um, eine sog. Rückverteilung von Thiopental aus dem ZNS in das Blut und die anderen Organe erfolgt. Die Rückverteilung ist bei Thiopental der entscheidende Faktor für die Rückbildung der Anaesthesie, nicht der vergleichsweise langsame Abbau (10–15%/h). Eine Rückverteilung findet auch durch Aufnahme von Thiopental in das schlecht durchblutete Fettgewebe statt, jedoch verläuft dieser Vorgang viel langsamer als die Aufnahme in die Muskulatur und ist daher für den Rückgang der Anaesthesie unerheblich. Aus dem Vorstehenden folgt, daß eine Nachinjektion der gleichen Menge Thiopental bei einem erwachsenen Patienten eine Anaesthesie erheblich längere Dauer auslösen wird.

Bei anderen Kurzanaesthetica (Hexobarbital) spielt für den Rückgang der Anaesthesie die Rückverteilung ebenfalls eine wesentliche Rolle, jedoch kann der zusätzliche Einfluß des Abbaus in der Leber nicht mehr vernachlässigt werden.

Metabolismus

Hauptweg ist die Hydroxylierung des (längeren) Substituenten an C_5. Ein Phenylrest wird hierbei in p-Stellung oxidiert. Manche Substituenten sind sehr schlecht oxidierbar (Beispiel: Diäthylbarbitursäure = Barbital wird praktisch unverändert renal ausgeschieden). Die Hydroxylierung wird stark gefördert durch N-Methylierung (Beispiel: Hexobarbital). Thiobarbiturate werden jedoch nicht schneller abgebaut als vergleichbare Oxobarbiturate: ihr schnellerer Wirkungsabfall ist Folge ihrer anderen Verteilung (Rückverteilung, s. oben!). Die entstehenden Abbauprodukte sind nicht mehr hypnotisch aktiv. – Nebenwege sind N-Dealkylierung, Desulfurierung der Thiobarbiturate und Ringsprengung. Die hydroxylierten Produkte werden mit Glucuronsäure gekoppelt und renal ausgeschieden.

Interaktionen

Verdrängung vom Enzym. Barbiturate können andere Pharmaka vom System der mischfunktionellen Oxidasen in der Leber verdrängen (Beispiel: Phenytoin).

Enzyminduktion. Bei Dauermedikation von Barbituraten, besonders von Phenobarbital, kann die Aktivität des abbauenden Enzymsystems in der Leber erheblich ansteigen, jedoch nimmt auch die Aktivität nicht unmittelbar beteiligter Enzyme zu (Beispiel: δ-Aminolävulinsäuresynthetase). Die induzierten Enzyme sind insofern unspezifisch wirksam, als durch ihre Aktivitätserhöhung gleichzeitig ein beschleunigter Abbau einer großen Zahl anderer Pharmaka eintritt (Beispiele: Anticoagulantien vom Dicumaroltyp, Phenytoin, Cortisol, Digitoxin). Nützlich ist nicht das Auswendiglernen langer Listen von Substanzen, sondern immer daran zu denken, daß Schlafmittelabusus die Ursache für schnelle Oxidation und damit mangelhafte Wirksamkeit sonst therapeutischer Dosen anderer Pharmaka sein kann.

Ausscheidung über die Nieren Die unveränderten Barbitursäurederivate und die Glucuronide ihrer Oxidationsprodukte werden renal ausgeschieden. Die Geschwindigkeit der Ausscheidung der unveränderten Barbitursäurederivate hängt ab:

- vom pH des Urins. Bei alkalischem pH wird mehr Barbiturat ausgeschieden, denn der Ionisationsgrad des Barbiturats ist höher und die tubuläre Rückresorption deshalb geringer: Nur nichtionisiertes Barbiturat kann tubulär rückresorbiert werden;
- von der Festigkeit der Plasmaeiweißbindung.

Wirkungsmechanismus Barbiturate werden mit mäßiger Affinität an den GABA-Receptor gebunden, wonach durch eine allosterische Wirkung der Cl^--Kanal des Receptors länger offenbleibt, wenn der inhibitorische Transmitter GABA auf den Receptor wirkt [491]. Barbiturate sind auch Antagonisten an Adenosin-A1-Receptoren [286].

Wirkungen in sedativ-hypnotischen Dosen Relativ unspezifische Dämpfung vieler ZNS-Funktionen, vor allem auch solcher der Formatio reticularis. Reduktion des REM-Schlafes. Kaum Einfluß auf Funktionen des limbischen Systems. Periphere Wirkungen (Herz, Kreislauf) noch sehr gering.

Wirkungen in anaesthetischen Dosen Besonders bei der Anaesthesieeinleitung Depression der Herzfunktion, Blutdruckabfall, Atemdepression. Die Muskelrelaxation ist ungenügend. Analgesie ist gar nicht vorhanden (Hyperalgesie, hohe vegetative Reflexbereitschaft!).

Spezielle unerwünschte Wirkungen der Barbiturate

- Wegen Induktion von ALA-Synthetase sind Barbiturate kontraindiziert bei Porphyrie.
- Barbituratschock. Durch Gegenregulation gegen den durch Barbiturate bedingten Blutdruckabfall kann es zur Zentralisation des Kreislaufs kommen.
- Relative Überdosierung bei Albuminmangel. Sie kann gefährlich werden, wenn der Patient Barbiturate intravenös erhält und das Barbiturat einen hohen Plasmaeiweißbindungskoeffizienten hat.

- Paradoxe Reaktionen bei alten Leuten und Kindern.
- Reversible Periarthritis humeroscapularis kann Folge eines chronischen Barbituratabusus sein.
- Bei Schwangerschaft im ersten Trimenon ist Zurückhaltung geboten.
- Bei neurologischen Erkrankungen (z. B. bei Myasthenia gravis) ist Vorsicht geboten.
- Bei endokrinologischen Erkrankungen (z. B. Myxödem) ist Vorsicht geboten.

Im übrigen gelten alle Warnungen, die für die Verordnung von Hypnotica allgemein formuliert wurden.

Andere Hypnotica und Sedativa

Chemische Verwandte der Barbiturate Hierzu gehören Methyprylon *(Noludar)* und die Bromcarbamidderivate Carbromal und Bromisoval, die in Kombinationspräparaten vorkommen.

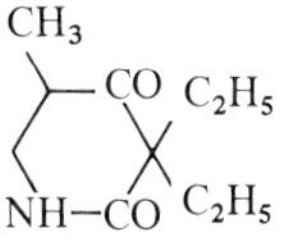

Methyprylon
(Noludar)
MW 183,25

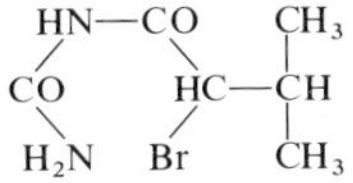

Bromisoval
MW 223,08

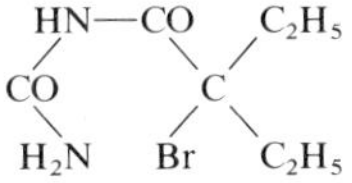

Carbromal
MW 237,11

Sie bringen im Vergleich zu Barbituraten keine Vorteile, ihre Wirkungen sind z. T. weniger gut untersucht, ihre unerwünschten Wirkungen sind denen der Barbiturate ähnlich, bei Bromcarbamiden sicher schwerwiegender.
Methyprylon ist in Konzentrationen von 30 mg/l Plasma toxisch, ab 50 mg/l letal.

Bromcarbamide sind ab 20 mg/l Plasma toxisch, ab 40 mg/l ausgesprochen gefährlich. Die Tabletten bilden in Magen und Darm Konglomerate, die durch gewöhnliche Magenspülung kaum zu entfernen sind und die Vergiftung über viele Tage unterhalten. Sie sind in der Abdomenübersichtsaufnahme deutlich erkennbar und müssen auf jeden Fall (Gastroskopie, auch Gastrotomie mit manueller Ausräumung) entfernt werden. Danach werden die bereits resorbierten Verbindungen so schnell metabolisiert, daß sich die Hämoperfusion in der Regel erübrigt. Chronischer Bromcarbamidabusus führt zu Bromismus (durch das beim Metabolismus entstehende Bromid).

Benzodiazepine Siehe auch S. 318 für allgemeine Eigenschaften!
Als Hypnotica werden gegenwärtig empfohlen Triazolam *(Halcion),*

Temazepam *(Planum),* Flunitrazepam *(Rohypnol),* Brotizolam *(Lendormin),* Nitrazepam *(Mogadan),* Flurazepam *(Dalmadorm),* Lormetazepam *(Noctamid).* Die Verteilungsvolumina sind höher als 1 l/kg KG, die Plasmaproteinbindung ist durchweg hoch, eine Beschleunigung der Elimination bereits resorbierten Pharmakons deshalb bei Vergiftungen nicht möglich, aber auch nicht indiziert, weil auch nach Einnahme sehr hoher Dosen die Intensivtherapie in der Regel problemlos verläuft.

Bromide Bromide werden als Sedativa verordnet. Sie verteilen sich im Extracellulärraum wie Chloride, werden aber besser als Chlorid rückresorbiert und haben deshalb eine extrem lange Halbwertszeit von 12 Tagen. Plasmakonzentrationen über 500 mg/l sind toxisch und werden bei chronischem Abusus erreicht. Bromakne, Verwirrtheitszustände und Delirien sind die Symptome. Die Elimination kann durch forcierte Diurese mit hoher *Chloridzufuhr* beschleunigt werden. Bromid wäre sehr gut dialysabel.

Chloralhydrat CCl_3-$CH(OH)_2$ wird nahezu vollständig resorbiert. Sein wirksamer Metabolit Trichloräthanol hat ein Verteilungsvolumen von 0,6 l/kg KG und ist zu 70% an Plasmaproteine gebunden. Plasmakonzentrationen von 50 mg/l sind toxisch, von 100 mg/l gefährlich. Bei hohen Plasmakonzentrationen ist die Plasmahalbwertszeit auf 35 h verlängert, kann aber durch Hämodialyse auf 6 h verkürzt werden. Hämodialyse ist die Therapie der Wahl bei schweren Intoxikationen. Wegen des schlechten Geschmacks wird Chloralhydrat entweder oral in Gelatinekapseln oder (bei Kindern) rectal als Einlauf appliziert. Der Einlauf erfolgt zur Vermeidung einer Schleimhautreizung mit Mucilago salep. Die Toleranzentwicklung ist bei Abusus erheblich.

Clomethiazol

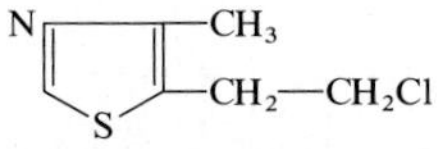

Clomethiazol *(Distraneurin)*
Base pK_a 3,2
MW 161,65

Pharmakokinetik. Bioverfügbarkeit 25–42% (starker „first pass effect"), Verteilungsvolumen 5,4 l/kg KG, Plasmaproteinbindung 63%, Plasmahalbwertszeit 3,6–5 h, mittlere totale Clearance bei intravenöser Infusion 49 ml/min und kg KG. Die Elimination erfolgt überwiegend durch Hydroxylierung.

Dosierung. Die orale Dosierung ergibt wegen des „first pass effect" interindividuell stark schwankende Plasmakonzentrationen (die Bioverfügbarkeit aus Kapseln ist besser als aus Tabletten). Beginn mit 4 Kapseln (= 4 × 192 mg Base), danach z. B. 2 × 192 mg im Abstand von 6–8 h (hohe Dosis!). Bei Alkoholdelir und anderen Erregungszuständen 100 ml der 0,8%igen Infusionslösung initial in 10 min (Hypotonie, Atemdepression!), danach 30–60 ml in 60 min über Tage.

Hauptindikation ist das Ethanol-Entzugssyndrom. Weitere Indikationen sind Erregungszustände im Greisenalter mit paradoxer Reaktion (Erregungszunahme) auf andere Hypnotica. Clomethiazol zieht eine schnelle Gewöhnung nach sich, deshalb: Auf keinen Fall mit Clomethiazol einen ambulanten Ethanolentzug versuchen!

Gefahren. *Die beachtliche Zunahme der Bronchialsekretion* bei hochdosierter intravenöser Infusion fördert beträchtlich die Entstehung einer Pneumonie bei Intensivpatienten. Schwere Hypotonie nach Suicidversuchen wurden beobachtet. Plasmakonzentrationen von 4 mg/l sind bereits toxisch, solche von 8 mg/l gefährlich.

Diphenhydramin, Doxylamin [248]

Diese beiden Antihistaminica werden wegen ihrer starken sedativen Wirkung als rezeptfreie Sedativa/Hypnotica in vielen Kombinationen, auch als Monosubstanzen angeboten. Diphenhydramin: Base mit pK_a von 8,3; Bioverfügbarkeit 50%, Verteilungsvolumen 4–7 l/kg KG, Plasmaproteinbindung 98%, Halbwertszeit 4–6 h. Angesichts des hohen Verteilungsvolumens und der hohen Plasmaproteinbindung kann die Elimination resorbierten Diphenhydramins nicht wesentlich beschleunigt werden. Bei sehr hohen Plasmakonzentrationen (5–10 mg/l) wird die Prognose problematisch. Dies gilt auch für Doxylamin (HWZ 10 h).
Die beiden Antihistaminica sind auch gut antiemetisch wirksam und verhindern bei suicidaler Mischintoxikation das Erbrechen und damit die Aspiration bei bewußtlosen Patienten. Unerwünscht sind ihre atropinähnliche Wirkung und eine Photosensibilisierung bei Diphenhydramin.

Methaqualon

Diese Verbindung ist wegen ihres Abusus 1981 der Betäubungsmittelverordnung unterstellt worden, wodurch die sehr langwierigen Vergiftungen (mit Erregungszuständen, vor allem aber mit Aspiration des Erbrochenen) der Vergangenheit angehören. Wegen des hohen Verteilungsvolumens von 6 l/kg KG blieben alle Maßnahmen, wie forcierte Diurese, Hämodialyse oder Hämoperfusion, ohne wirklichen Erfolg. Metaqualon wird nur durch Metabolismus eliminiert, wobei nach unserer Erfahrung die metabolische Kapazität bei Vergiftungen schnell gesättigt ist (HWZ 10–40 h). Chronischer Abusus führt zur Polyneuropathie. Koma bei 5 mg/l Plasma.

Therapie von Intoxikationen

Notarzt vor Ort. Jede Schlafmittelintoxikation muß auch und gerade bei Widerstand der Angehörigen zur stationären Behandlung eingewiesen werden. Vor Ort sichert man nur die Atmung und legt eine Infusion über eine Verweilkanüle an.
Während des Transportes wird nur infundiert und die Atmung gesichert (und die Aspiration vermieden). Kein Laientransport!
Im Hospital wird eine Magenspülung auch noch viele Stunden nach Tabletteneinnahme durchgeführt, weil die Resorption wegen starker Herabsetzung von Motilität und Durchblutung des Darmes noch

unvollständig ist. Abdomenübersichtsaufnahme: Bromcarbamidschatten? Danach wird eine forcierte Diarrhoe (Zusatz von Aktivkohle) eingeleitet. Bei unzureichender Atmung Intubation, Beatmung mit Überwachung der arteriellen Blutgaswerte. Bei unzureichendem arteriellen Druck erst Füllung des Kreislaufs über zentralvenösen Katheter mit Dextran und Elektrolytlösungen bis zu einem zentralvenösen Druck von 10 cm H_2O, erst danach Dopamininfusion (s. S. 287) und forcierte Diurese bei gegebener Indikation. Die alkalische Diurese empfiehlt sich bei allen barbituratbestimmten Intoxikationen (Urin-pH wenigstens auf 8,0 stellen! Mit pH-Papier messen!), ist aber sinnlos bei Vergiftungen mit anderen Hypnotica. Bei voraussichtlich längerer Dauer der Intensivtherapie Heparinisierung mit 3 × 5000 I. E./Tag. 10 ml Blut (mit Heparin oder EDTA ungerinnbar machen!) im Glasröhrchen (nicht im Plastikröhrchen), Urin und die erste Magenspülflüssigkeit zur Analytik schicken.
Bei präziser und intelligenter intensivmedizinischer Führung dieser allgemeinen Therapie besteht nur selten die Notwendigkeit, Hämodialysen oder Hämoperfusionen auszuführen. Die Hämodialyse kommt bei Chloralhydratintoxikationen in Betracht, die Hämoperfusion bei schwersten Barbituratintoxikationen, besonders bei solchen mit Phenobarbital (Plasmakonzentration über 80 mg/l).

Antiepileptica [66, 155]

Antiepileptica gehören unterschiedlichen Stoffgruppen an. Sie haben weder einen spezifischen noch einen gemeinsamen Wirkungsmechanismus. Ihre Indikationen haben sich rein durch ärztliche Erfahrung herausgebildet. Die Prüfung der Pharmaka im Tierexperiment kann jedoch Hinweise auf diejenige Gruppe epileptischer Erkrankungen geben, bei denen eine therapeutische Erprobung Erfolg verspricht. Bei den Antiepileptica gibt es eine langsam fortschreitende Entwicklung zu Stoffen mit weniger unerwünschten Wirkungen. Pharmakokinetische Aspekte sind bei Antiepileptica besonders bedeutsam. Eine Übersicht gibt Tabelle 33.

Benzodiazepine Clonazepam *(Rivotril)*, Diazepam *(Valium)* und Nitrazepam *(Mogadan)* haben sich besonders bewährt. Die Benzodiazepine wirken schnell bei vielen Formen der Epilepsie, leider geht die Wirkungsstärke schon während der ersten 6 Therapiemonate stark zurück. Diazepam ist ein universales Mittel zur Suppression von Krämpfen (leider auch von hypoxischen Krämpfen!!). Im Status epilepticus injiziert man 2–4 mg über eine gut fixierte Verweilkanüle in 5–10 min. Schnellere Injektion führt zur Atemdepression, ist jedoch sonst ungefährlich. Unerwünschte Wirkungen s. S. 322.

Tabelle 33. Indikation, Dosierung, Halbwertszeiten und therapeutische Bereiche der Plasmakonzentrationen klinisch wichtiger Antiepileptica. (Aus: Wellhöner HH [1979] Epileptische Erkkrankungen. In: Füllgraff G., Palm D. [Eds] Pharmakotherapie, Klinische Pharmakologie, 3. Aufl. G. Fischer, Stuttgart, S. 215 ff.)

Antiepileptikum	Indikationen	Tagesdosis in mg TD		Verteilt auf Einzeldosen [h]	Plasmahalbwertszeit	Therapeutischer Bereich der Plasmakonzentration	
						[μg/ml]	[μmol/l]
Clonazepam	Petit-mal-Epilepsien, Status epilepticus	Säugling: Kleinkind: Schulkind: Erwachsener:	0,25–1,0 0,5–3,0 0,5–6,0 1,0–8,0–20,0	1–2	22–32	0,02–0,08	0,063–0,253
Carbamazepin	Psychomotorische Anfälle; Grand-mal-Epilepsien vom diffusen und Schlaftyp	Säugling: Kleinkind: Schulkind: Erwachsener:	100–200 200–400 400–600 800–1200–1800	2–3	8–*12*–19	4–*6*–12	17,0–25,4–50,9
Diazepam	Status epilepticus (ähnlich Clonazepam)	Erwachsener:	6–30	1	24–48	>0,6	>2,11
Phenobarbital	Grand-mal-Epilepsien vom Aufwachtyp und diffusen Typ; Grand-mal-Symptome bei Pyknoelepsie, bei therapieresistentem Status epilepticus	Säugling: Kleinkind: Schulkind: Erwachsener:	bis 75 100–125 150 200–300	1	Erw.: 72 Ki.: 36–72	20–*30*–40	86,2–*129,3*–172,4
Phenytoin	Status epilepticus bei Erwachsenen, Grand-mal-Epilepsien vom diffusen und Schlaftyp; Fokalepilepsien	Säugling u. Kleinkind: Schulind: Erwachsener:	10 mg/kg KG 100–300 200–600	1	14–*18*–36	5–*10*–20	19,8–*397*–79,4

Tabelle 33. (Fortsetzung)

Antiepileptikum	Indikationen	Tagesdosis in mg TD	Verteilt auf Einzeldosen [h]	Plasmahalbwertszeit	Therapeutischer Bereich der Plasmakonzentration [µg/ml]	[µmol/l]
Primidon	Myoklonisches Petit Mal; Grand-mal-Epilepsien (alle Formen)	Säugling, Kleinkind u. Schulkind: 20 mg/kg KG Erwachsener: 10–15 mg/kg KG	2–3	5–10	5–8–15	22,9–*36,7*–68,8
Ethosuximid	Pyknoleptisches Petit-mal-Symptom; Absencen	750–1500	1–2	24–72	40–*60*–100	284–425–709
Valproinat	Petit-mal-Symptom mit Absencen; generalisierte Epilepsien mit myoklonischen Anfällen	Säugling: Kleinkind: Schulkind, Jugendlicher u. Erwachsener: 900–1800	3	7–*10*–15	20–*60*–140	120–361–843

Kinder sollen keine Tabletten zur Schule mitnehmen. Das Dosierungsintervall (mit entsprechender Aufteilung der Tagesdosis) soll nicht länger als eine Plasma-HWZ sein.

Carbamazepin

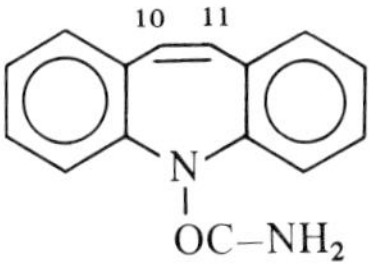

Carbamazepin *(Tegretal)*
MW 236,28

Pharmakokinetik. Bioverfügbarkeit 70%, wegen schlechter Wasserlöslichkeit langsame Resorption, Verteilungsvolumen 0,8–1,4 l/kg KG, Plasmaproteinbindung 65–95%, Halbwertszeit 8–19 h. Elimination allein durch hepatischen Metabolismus, wobei hauptsächlich das wenig reaktive 10,11-Epoxid entsteht. Unerwünscht sind Müdigkeit, Ataxie, Diplopie und viele andere zentralen Symptome. Eine vorübergehende Neutropenie ist regulär, aber allergische Leukopenien, Thrombopenien und Dermatosen zwingen zum Absetzen. Kontrolle für 3 Monate wöchentlich, dann jährlich. Konzentrationen über 10 mg/l Plasma sind toxisch. Bei suicidaler Intoxikation ist von Hämoperfusion (wirksam) oft abzuraten, weil die Vergiftung meist gutartig verläuft.
Carbamazepin hat weitere Indikationen bei Trigeminusneuralgie und bei Diabetes insipidus. Durch Enzyminduktion beschleunigt es seinen eigenen Abbau. Verapamil und Diltiazem, IHN und andere hemmen den Abbau.

Ethosuccimid

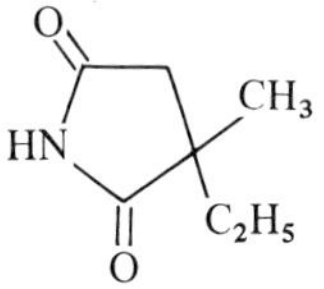

Ethosuccimid *(Petnidan,* Suxinutin)
Säure, pK_a 9,3
MW 141,17

Pharmakokinetik. Bioverfügbarkeit 100%, Verteilungsvolumen 0,9 l/kg KG, nahezu keine Plasmaproteinbindung, Halbwertszeit 30–60 h, 80% werden hepatisch metabolisiert. Ein Teil der Metaboliten ist noch wirksam.

Unerwünschte Wirkungen. In der Hauptsache gastrointestinale Störungen aller Art, weniger häufig Ataxie und Benommenheit. Selten allergische Manifestationen.

Phenobarbital *Luminal* s. S. 350. Bei Langzeittherapie ist die Enzyminduktion erheblich. (Man denke an die Sicherheit oraler Contraceptiva bei Epileptikerinnen!) Phenobarbital passiert die Blut-Hirn-Schranke nur langsam, deshalb ist bei der Therapie des Status epilepticus erst 15 min nach intravenöser Injektion mit einer guten Wirkung zu rechnen.

Unerwünschte Wirkungen. Enzyminduktion und Interaktion, Müdigkeit, Verlangsamung, cerebelläre Ataxie, Verstärkung der epileptischen Wesensveränderungen, Osteopathie, allergische Exantheme und Leukopenien.

Phenytoin

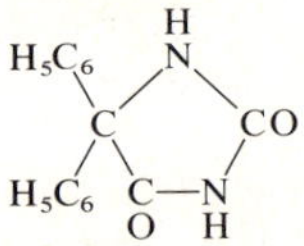

Phenytoin (chem: Diphenylhydantoin)
(Epanutin, Phenhydan, Zentropil)
Säure, pk_a 8,3 MW 252, 28

Pharmakokinetik. Bioverfügbarkeit (bei bester pharmazeutischer Qualität) 90%. Verteilungsvolumen 0,6–0,8 l/kg KG. Die Passage durch die Blut-Hirn-Schranke erfolgt wie bei Phenobarbital sehr langsam, nach intravenöser Injektion ist deshalb erst nach 15 min mit einer guten Wirkung zu rechnen. Plasmaproteinbindung über 90%. Nur 5% werden unverändert renal ausgeschieden, der Rest in der Leber an einer der beiden Phenylgruppen hydroxyliert und danach glucuronidiert. Die Metabolisierungsgeschwindigkeit ist genetisch determiniert. Phenytoin erzeugt eine Enzyminduktion und beschleunigt damit seinen eigenen Abbau. Wegen dieser vielen „Unsicherheitsfaktoren" und der Neigung des Patienten, die Phenytoineinnahme wegen der unerfreulichen Begleitwirkungen herabzusetzen, sind regelmäßige Bestimmungen der Plasmakonzentrationen bei Phenytoin notwendig.

Interaktionen. Phenytoin beschleunigt den Metabolismus von Phenobarbital, Primidon, von Vitamin D (Osteopathie!), von Cortisol (Hirsutismus), von Oestrogenen (Pearl-Index verschlechtert!). Der Metabolismus von Phenytoin wird reduziert durch Sultiam (sehr stark!), Disulfiram (sehr stark!), INH, Phenylbutazon, durch Chloramphenicol; PAS, Cycloserin. Interaktionen mit Phenobarbital s. unter Phenobarbital.

Unerwünschte Wirkungen. (Kaum Sedation!) Gingivahyperplasie und Hypertrichose sehr häufig, bei jungen Mädchen evtl. Ursache für Weigerung zur Fortführung der Therapie. Ferner Keratose, selten Hirsutismus. In höheren Dosen cerebelläre Ataxie, Diplopie, Konfusionen, Depressionen, andere Formen psychischer Beeinträchtigung. In 15–25% Osteopathie. Relativ häufig allergische Reaktionen, Polyneuropathie. Megaloblastenanämie durch Folsäuremangel.

Primidon

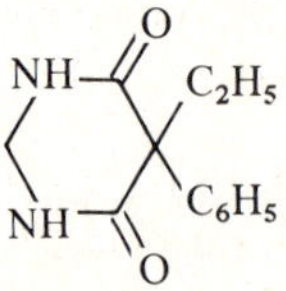

Primidon *(Mylepsinum, Liskantin)*
MW 218,26
pK_a 13

Pharmakokinetik. Bioverfügbarkeit 70%, Verteilungsvolumen 6 l/kg KG, Plasmaproteinbindung nur 20%, 20% Metabolismus zu Phenobarbital, 20% unverändert ausgeschieden.

Unerwünschte Wirkungen. Schläfrigkeit, rauschartige Zustände zu Therapiebeginn, cerebelläre Ataxie, Osteopathie, Megaloblastenanämie durch Folsäuremangel. Bei Dauertherapie im Vorschulalter evtl. schwere Wesensveränderungen, unruhiges Verhalten, Konzentrationsschwäche.

Valproinat [179]

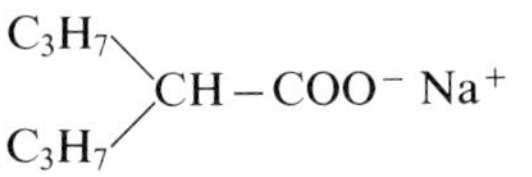

Na-Salz der Valproinsäure
(Ergenyl) pK_a 4,8
MW der Valproinsäure 144,22

Pharmakokinetik. Bioverfügbarkeit 100%. Das Verteilungsvolumen ist mit 0,15 l/kg KG klein, Plasmaproteinbindung 90%, Halbwertszeit sehr variabel, 9 h. Elimination nahezu vollständig durch hepatischen Metabolismus.

Unerwünschte Wirkungen. Gastrointestinale Beschwerden und Müdigkeit sind häufig. Thrombocytopenie und Hemmung der Thrombocytenaggregation können die Blutungsneigung verstärken. Bei Funktionsstörungen der Leber und des Pankreas (besonders auch bei alkoholisch bedingten) soll Valproinat wegen der Gefahr des akuten Leberversagens nicht verordnet werden. Haarausfall, Gewichtszunahmen.

Anaesthetica, Allgemeines

Definition und Abgrenzung

Anaesthetica sind Stoffe, die zu reversiblen Veränderungen vornehmlich im ZNS führen, wobei das Bewußtsein ausgeschaltet wird und allein durch äußere Reize nicht geweckt werden kann. Nicht zur Definition gehören die Begriffe Analgesie, Muskeltonus, vegetative und motorische Reflexe sowie Atmung, dies aus folgenden Gründen: Analgesie kann, aber muß nicht durch ein Anaestheticum herbeigeführt werden. Beispiel: Die Analgesie ist gut bei Ketaminanaesthesie, aber schlecht bei Barbituratanaesthesie. – Der Muskeltonus ist nur in tiefen Stadien der Anaesthesie reduziert und auch dann oft nur ungenügend (Beispiel: Schlechte Muskelrelaxation bei Halothananaesthesie). Das gleiche gilt für vegetative und motorische Reflexe. – Eine ausreichende Spontanatmung ist für eine richtig geführte Anaesthesie keineswegs charakteristisch: So wäre das Atemminutenvolumen bei Spontanatmung unter einer Halothananaesthesie zu klein.

Ausreichende Analgesie, ausreichende Reduktion des Muskeltonus und ausreichende Dämpfung vegetativer Reflexe werden durch Kombination des Anaestheticums mit geeigneten Adjuvantien erreicht, ausreichendes Atemminutenvolumen durch Beatmung.

Wirkungsmechanismus

Eine Theorie, die für alle Anaesthetica gilt, ist unbekannt. Es ist auch zweifelhaft, ob ein gemeinsamer Wirkungsmechanismus existiert.

Pharmakokinetik

Resorption. Anaesthetica werden durch Inhalation oder durch Injektion zugeführt. Die rectale Applikation ist heute wegen der großen Schwankungsbreite der Resorption verlassen.

Verteilung. In der Regel ist die Stärke eines Anaestheticums um so größer, je besser lipidlöslich es ist. Für den Ablauf der Anaesthesie spielt jedoch auch die Verteilung des Anaestheticums in andere Organsysteme (besonders die Eiweißbindung) eine wesentliche Rolle.

Elimination. Der Abbau des Anaestheticums spielt besonders bei den Injektionsanaesthetica eine wichtige Rolle für das Abklingen der Anaesthesie. – Bei den Inhalationsanaesthetica ist die metabolische Umwandlung unerwünscht, ja oft gefürchtet: Die seltenen, aber schweren Leberschäden nach Einsatz von halogenhaltigen Inhalationsanaesthetica gehen von Abbauprodukten dieser Stoffe aus.

Steuerbarkeit der Wirkung

Eine Anaesthesie ist gut steuerbar, wenn der Anaesthesist die Anaesthesietiefe schnell reduzieren oder vergrößern kann. Bei Injektionsanaesthetica ist die Tiefe schlechter steuerbar als bei Inhalationsanaesthetica, weil die Elimination bei Injektionsanaesthetica (Metabolismus, renale Ausscheidung) langsamer verläuft als bei Inhalationsanaesthetica (Abatmung). Auch nach einer „Kurznarkose" ist der Patient nicht fahrtüchtig! Die Elimination dauert viele Stunden.

Obsolete Anaesthetica

Chloräthyl, Diäthyläther, Steroidabkömmlinge für die intravenöse Anaesthesie, Propanidid, Methoxyfluran.

Prämedikation

In ihrer überwiegenden Mehrzahl erzeugen die Anaesthetica keine oder ungenügende Analgesie und keine Muskelrelaxation. Vegetative und motorische Reflexe sind daher intakt, teilweise gesteigert. Eine Prämedikation, die ein starkes Analgeticum (z. B. Pethidin und ein Parasympatholyticum enthält, beugt den daraus zu befürchtenden Zwischenfällen vor.

Injektionsanaesthetica

Barbiturate

Substanzen, pharmakokinetische Parameter und Dosierung s. Tabelle 34.

- Sichere intravenöse Injektion der Barbiturate, deren Konzentration in (frischer) Lösung nicht höher als 2,5% sein soll! Die Lösungen wirken stark reizend auf die Gefäßwand und führen bei intraarterieller Injektion zu ausgedehnten Nekrosen.

Tabelle 34. Pharmakokinetische Parameter der Injektionsanaesthetica

	pK_a	V_D [l/kg KG]	Proteinbindung [%]	Terminale (!) Halbwertszeit (min)	Dosis
Barbiturate					
Hexobarbital 5-Cyclohexenyl-1,5-dimethyl-barbiturs. Na^+ *Evipan*	8,34	1,2	54	300	Einleitung 6–10 mg/kg KG
Methohexital 5-(1-Methylpentinyl-5-allyl-1-methyl-barbitursäure *Brevimytal*	8,30	1,13	ungefähr wie Thiopental	97	Einleitung 1–2 mg/kg KG
Thiopental 5-(1-Methylbutyl)-5-äthyl-thiobarbiturs. Na^+ *Trapanal*	7,60	1,6	72–86	370	Einleitung 3–6 mg/kg KG
Nichtbarbiturate					
Etomidat *Hypnomidate*	4,24	4,5	75	170	Einleitung 0,3 mg/kg KG Erhaltung 10–20 $\mu g/kg^{-1}\ min^{-1}$
Ketamin *Ketanest*	7,50	2,9	wenig	210	i.v. 1–2 mg/kg KG i.m. 4–6 mg/kg KG

Pharmakokinetik. Die kurze Wirkung einer intravenös injizierten Einzeldosis beruht weder bei Thiopental noch bei Methohexital und Hexobarbital auf der Elimination, denn die Elimination hat schon für Methohexital eine Halbwertszeit von 97 min und ist für Hexobarbital und Thiopental noch weit länger. Die kurze Wirkung der Barbiturate bei Einmalinjektion ist vielmehr Folge der sog. Rückverteilung. Dieses Phänomen ist auf S. 351 ausführlich dargestellt. Die drei Barbiturate werden vollständig durch hepatischen Metabolismus eliminiert. Aus Thiopental kann hierbei ein hypnotisch wirksamer Metabolit entstehen.

Pharmakodynamik. Der Bewußtseinsverlust tritt unter der Injektion schon nach 10 s ein und dauert 3–7 min. Er ist bei Methohexital am kürzesten:

- Barbiturate erzeugen keine Analgesie.
- Barbiturate erzeugen keine ausreichende Muskelrelaxation.

- ○ Barbiturate reduzieren das Atemzugvolumen, die Frequenz kann leicht zunehmen.
- • Vegetative Reflexe: Die sympathischen Reflexe sind mäßig herabgesetzt. Deshalb nimmt der Blutdruck unter der Injektion nur wenig ab, wenn der Patient normovolämisch ist, aber er fällt stark bei Hypovolämie. Die Vagusreflexe sind voll erhalten und gefährden den Patienten, der nicht parasympatholytisch prämediziert wurde (Laryngospasmus, reflektorischer Herzstillstand).

Etomidat [351]

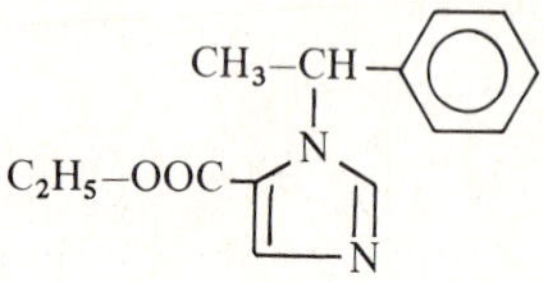

Etomidat *(Hypnomidate)*
MW 244,30

Dosierung und pharmakokinetische Daten s. Tabelle 34

Pharmakokinetik. Strenge intravenöse Injektion! Die Dauer der Bewußtseinsverluste ist wie bei den Barbituraten im Wesentlichen durch Rückverteilung bestimmt. Etomidat wird vollständig hepatisch metabolisiert. Die hepatische Elimination bestimmt die Dosierung bei Dauerinfusion (Dosis: Tabelle 34).

Pharmakodynamik

- ○ Keine Analgesie.
- ○ Keine ausreichende Muskelrelaxation, sondern spontane Kontraktionen einzelner Muskelgruppen (zentral bedingt, durch Prämedikation mit Benzodiazepin oder starkem Analgeticum unterdrückbar).

Nur leichte Reduktion des Atemminutenvolumens (unbedeutend).
Leichte Reduktion des peripheren Widerstandes (unbedeutend).

Unerwünscht: Hemmung der 11- und 17α-Hydroxylierung von Steroiden, deshalb Abfall des Plasma-Cortisol.

Ketamin

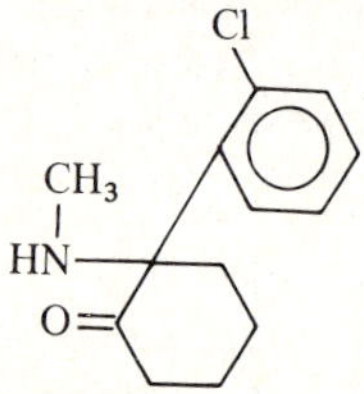

Ketamin *(Ketanest)*
MW 237,74
Base, pK_a 7,4

Dosierung und pharmakokinetische Daten s. Tabelle 34.

Pharmakokinetik. Der Wirkungseinsatz ist langsamer als bei den Barbituraten und bei Etomidat. Die Dauer der Bewußtseintrübung wird wesentlich durch das Rückverteilungsphänomen bestimmt und dauert 5–20 min. Ketamin wird vollständig durch hepatischen Metabolismus eliminiert.

Pharmakodynamik. Ketamin erzeugt einen eigentümlichen Zustand, der auch als „dissoziative Anaesthesie“ bezeichnet wurde. Während der Wirkung hat der Patient die Augen teilweise weit geöffnet. Sowohl während der Ketaminwirkung als auch in der Aufwachphase kann der Patient unter teilweise sehr unangenehmen Träumen oder Halluzinationen leiden. Sie sind zwar durch Prämedikation mit Diazepam zu unterdrücken, gelten aber als eine besonders unangenehme unerwünschte Wirkung von Ketamin.

- Sehr gute Analgesie, die die Bewußtseinstrübung überdauert.
- Schlechte Muskelrelaxation (Minikontraktionen).
- Salivation, Husten, Laryngospasmen.
- Apnoische Phasen (Ausdruck einer medikamentösen Katalepsie?).
- Anstieg von Herzfrequenz und Blutdruck, weil die Rückresorption der Catecholamine aus dem synaptischen Spalt behindert ist. Eine Herzinsuffizienz ist daher Kontraindikation, auch ein hoher Liquordruck.
- Wegen der erregenden Wirkung auf viele Hirnstrukturen: Ketamin ist kontraindiziert bei Krampfleiden.

Inhalationsanaesthetica

Pharmakokinetik

Relevante Compartimente. Nach Applikation eines Inhalationsanaestheticums wird das Pharmakon zunächst über die Alveolarwand vom Blut aufgenommen. Aus dem Plasma diffundiert es weiter in nachgeschaltete Compartimente: ZNS, parenchymatöse Organe, Fettgewebe usw. Zur Vereinfachung des Verständnisses wird nachfolgend der Pharmakonaustausch zwischen dem Atemgas und dem Plasma einerseits sowie zwischen dem Plasma und dem ZNS andererseits berücksichtigt, aber vernachlässigt werden alle Austauschvorgänge zwischen dem Blut und anderen Organen und Geweben. Dann verbleiben drei Compartimente für die Betrachtung: angebotenes Atemgas, Plasma, ZNS. Es wird ferner vorausgesetzt: Die Konzentration des Anaestheticums im Atemgas ist konstant vom Beginn bis zum Ende der Applikation; vorher oder nachher enthalte das angebotene Atemgas kein Anaestheticum.

Gleichgewichte und Koeffizienten [110, 128, 347]. Wenn das Anaestheticum „plötzlich“ mit konstanter Konzentration im Atemgas angeboten wird, so nimmt die Konzentration in Blut und ZNS zunächst schnell zu. Mit zunehmender Dauer des konstanten Anaestheticum-Angebotes nehmen die Austauschvorgänge zwischen den drei Compartimenten Atemgas, Blut und ZNS immer mehr ab und hören endlich auf: Zwischen den Konzentrationen des Anaestheticums in den drei Compartimenten haben sich Gleichgewichte eingestellt. Diese Gleichgewichte sind dadurch charakterisiert, daß die Konzentrationen des Anaestheticums in den drei Compartimenten in einem bestimmten Zahlenverhältnis zueinander stehen.

Als Konzentrationsverhältnis kann man aufschreiben:

$$\frac{\text{Konzentration im Blut}}{\text{Konzentration im Atemgas}} = \text{Löslichkeitskoeffizient},$$

$$\frac{\text{Konzentration im ZNS}}{\text{Konzentration im Blut}} = \text{Verteilungskoeffizient}.$$

Schnelligkeit des An- und Abflutens in Abhängigkeit vom Löslichkeits- und Verteilungskoeffizienten. Für einen möglichst schnellen Eintritt der Anaesthesie ist es wünschenswert, daß das Anaestheticum auf seinem Weg vom Atemgas in das ZNS im Blut keinen bedeutenden Zwischenspeicher vorfindet, der Löslichkeitskoeffizient also klein ist, und daß das Anaestheticum aus dem Blut schnell in das ZNS übergeht, weil es sich im ZNS viel besser löst als im Blut, der Verteilungskoeffizient also groß ist. Die Erfahrung lehrt, daß von beiden Koeffizienten der Löslichkeitskoeffizient die größere Rolle spielt. Der Löslichkeitskoeffizient beträgt für Stickoxidul 0,47, Isofluran 1,4, Enfluran 1,9, Halothan 2,3. Der Verteilungskoeffizient beträgt für Stickoxidul 1,1, Isofluran 2,6, Enfluran 1,4, Halothan 2,9. Die Schnelligkeit des An- und Abflutens der Anaesthesie ist deshalb am höchsten für Stickoxidul, geringer für Isofluran und Enfluran und noch geringer für Halothan.

Toleranzkonzentration. Unter der vereinfachenden Annahme, daß zwei Inhalationsanaesthetica im ZNS bei gleichhoher molarer Konzentration gleich stark wirksam sind, muß man von demjenigen im Atemgas die höhere Konzentration anbieten, das im ZNS schlechter löslich ist. Die Löslichkeit im ZNS im Vergleich zum Atemgas charakterisieren wir durch den Öl/Gas- (Verteilungs-)Koeffizienten. Der Öl/Gas-Koeffizienz beträgt für Stickoxidul 1,4, für Isofluran 91, für Enfluran 96, für Halothan 224. Die Toleranzkonzentration ist also am kleinsten für Halothan, etwas größer für Enfluran und Isofluran, und für Stickoxidul so groß, daß die Stickoxidulkonzentration im Atemgas nicht auf die Toleranzkonzentration gebracht werden kann, weil der Sauerstoffanteil im Atemgas sonst zu gering würde.

Wirkungsweise [151, 375, 450]

Jahrzehnte herrschte die Auffassung vor, Inhalationsanaesthetica würden sich in die Lipidanteile der Plasmamembran einlagern und dadurch unspezifisch die Beweglichkeit von Receptor- und anderen Proteinen in der Plasmamembran so beeinflussen, daß die synaptische Übertragung weitgehend reduziert würde. Diese Auffassung reicht zur Erklärung vieler, aber nicht aller bei der Inhalationsanaesthesie beobachteten Phänomene. Sie erklärt zum Beispiel nicht, warum die alten Anaesthetica vom Äther-Typ (Diäthyläther, Methoxyfluran) und auch Stickoxidul eine analgetische Wirkung haben, die den modernen Stoffen Isofluran, Enfluran und Halothan fehlt. Neuere Erkenntnisse zeigen, daß Inhalationsanaesthetica nicht nur mit Membranlipiden, sondern auch mit hydrophoben

Abschnitten von Membranproteinen in Wechselwirkung treten. Da Membranproteine in neuronalen Plasmamembranen weit weniger uniform verteilt sind als Membranlipide, läßt sich damit besser verstehen, warum ein bestimmter Stoff an einem bestimmten Neuronensystem mehr oder weniger wirkt als ein anderer. Inhalationsanaesthetica können sich in die Bindungstaschen von Receptorproteinen so perfekt einlagern, daß sie eine „kompetitive" Verschiebung der Bindungskurven der „eigentlichen, spezifischen" Liganden bewirken. Kompetitive Hemmung beobachtet man nicht nur an Receptoren, sondern auch an Transportern, z.B. dem Na,K,-2Cl-Antiport. - Durch Wirkung auf Membranlipide und Membranproteine bewirken Inhalationsanaesthetica an Synapsen sowohl präsynaptisch eine Herabsetzung der Transmitterfreisetzung als auch postsynaptisch eine Stabilisierung des Membranpotentials, oft mit gleichzeitiger Hyperpolarisation, durch Erhöhung der K^+- oder Cl^- Permeabilität. Die Wirkung der Inhalationsanästhetica ist nicht auf ZNS-Synapsen beschränkt: Sie wirken auch synergistisch mit nichtdepolarisierenden Muskelrelaxantien an neuromuskulären Synapsen. Sie relaxieren die Uterusmuskulatur, und sie sensibilisieren unterschiedlich stark das Herz für die arrhythmogene (β-sympathomimetische) Wirkung intraoperativ verabreichter Catecholamine. Diese Wirkung ist bei Halothan so stark, daß die Injektion von Catecholaminen ein erhebliches Risiko mit sich bringt.

Stickoxydul (Lachgas) Chem.: N_2O. In grauen Stahlflaschen unter Druck flüssig, daher Druckabfall erst bei fast leerer Flasche. Kann durch Abspaltung von Sauerstoff einen bestehenden Brand unterhalten. Bei Einsatz mit modernen nichtbrennbaren Inhalationsanaesthetica zusammen im System jedoch völlig ungefährlich.

Pharmakokinetik, Anaesthesiestadien. Sehr schneller Einsatz der Wirkung wegen geringer Blutlöslichkeit (Blut wirkt nicht als Zwischenspeicher), beim plötzlichen Absetzen kann umgekehrt N_2O so schnell aus dem Blut durch die Alveolarwände in die Alveolenräume einströmen, daß der Sauerstoff der inhalierten Zimmerluft beachtlich verdünnt wird: sog. Diffusionshypoxie beim Patienten. Deshalb soll man nach Absetzen von Stickoxydul noch etwa 1-5 min mit reinem Sauerstoff beatmen.
Die Löslichkeit im ZNS ist schlecht, daher ist nur ein tiefes Stadium I mit Konzentrationen unter 80% im Atemgas erreichbar. In der Regel wird $N_2O:O_2$ als Gemisch im Verhältnis 1:1 appliziert.

Vorteile. Gute Analgesie, nicht brennbar, keine unerwünschten Wirkungen.

Nachteile. Toleranzstadium nicht erreichbar. Praktisch keine Muskelrelaxation. Die Reaktion von N_2O mit Vitamin B_{12} führt nach kontinuierlicher Exposition über mehr als 6 Stunden zu einer klinisch relevanten Veränderung des Blutbildes. Verwendung als Zusatzanaestheticum zur Verbesserung der Analgesie und Verstärkung der Anaesthesie.

Isofluran
(Forene)
[29, 129]

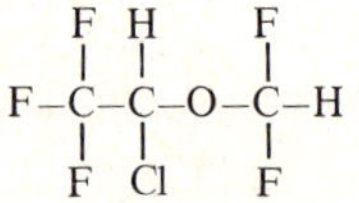

MW 184

Pharmakokinetik. Isofluran flutet langsamer als Stickoxid, aber schneller als Enfluran und Halothan an und ab. Es wird zu 99,8% abgeatmet, zu 0,2% in der Leber zu Trifluoressigsäure, Kohlendioxid, Chloridionen und Fluoridionen metabolisiert. Die Metabolisierungsrate von Isofluran ist kleiner als die von Enfluran und Halothan, Leberschäden sind noch nicht bekannt geworden, die Fluoridbelastung der Nieren ist minimal.

Pharmakodynamik. In anaesthetischen Konzentrationen von 2% ist die Atemdepression wie bei Enfluran und Halothan so groß, daß der Patient beatmet werden muß. Isofluran reduziert den Bedarf an Muskelrelaxantien weniger als Enfluran, aber stärker als Halothan.

Tabelle 35. Wirkungsvergleich von Isofluran, Enfluran und Halothan

Beatmungspflicht bei voll wirksamer Konzentration	Isofluran	Enfluran	Halothan
Metabolismus	Isofluran 0,2%	Enfluran 2,4%	Halothan 20%
Reaktive Metabolite, Lebertoxizität		(Enfluran?)	Halothan
Fluorid	Halothan	≤ Isofluran	< Enfluran
Neuromuskuläre Depression	Halothan	< Isofluran	< Enfluran
HZV-Reduktion	Isofluran	< Enfluran	< Halothan
Arrhythmieförderung	Enfluran	< Isofluran	≪ Halothan
Zunahme der Hirndurchblutung	Isofluran	≤ Enfluran	< Halothan
Zunahme der Coronardurchblutung			Isofluran
Bronchotonus	Isofluran: Abnahme	Halothan: Abnahme	Enfluran: Zunahme
ZNS-Krampfpotentiale			Enfluran
Abnahme des Tonus des Uterus	Isofluran	Enfluran	Halothan
Kosten	Halothan	< Enfluran	< Isofluran

Es fördert die Entstehung einer Arrhythmie nach Injektion von Adrenalin weit weniger als Halothan, aber etwas mehr als Enfluran. Es reduziert das Herzzeitvolumen weniger als Enfluran und Halothan. Es dilatiert stärker als Enfluran und Halothan die Gefäße, und dies scheint nach neueren Berichten auch auf die Arteriolen der Coronargefäße zuzutreffen. Ohne daß es bisher klinische Bestätigungen gegeben hat, wurde deshalb vor einem „coronaren Raubeffekt“ bei Patienten mit coronaren Durchblutungsstörungen gewarnt.

Man befürchtet, daß Isofluran die Durchblutung in gesunden Gebieten der Herzmuskulatur auf Kosten solcher Gebiete erhöhen könnte, die durch eine Coronarstenose ohnehin benachteiligt wird (Umverteilung der Durchblutung). Isofluran relaxiert wie Halothan die Bronchien und wie Enfluran und Halothan den Uterus.

Enfluran
(Ethrane)
[130, 187]

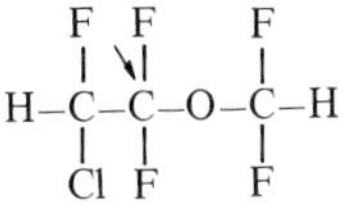

MW 184

Pharmakokinetik. Enfluran flutet nur wenig langsamer als Isofluran an und ab. 2,4% werden in der Leber an der Stelle↓ unter Bildung beachtlicher Mengen Fluorid oxidiert.

Pharmakodynamik. Unerwünscht bei Enfluran ist, daß es den Tonus der Bronchien erhöht und bei tiefer Narkose die Entstehung von Krampfpotentialen im ZNS fördern kann. Weitere Eigenschaften siehe Tabelle 35.

Halothan
(Fluothan)
[139, 185, 337, 338, 439]

Von den drei diskutierten halogenierten Inhalationsanaesthetica ist Halothan am längsten in Gebrauch. Seine pharmakokinetischen und pharmakodynamischen Eigenschaften studiert man am besten im Vergleich zu den beiden Nachfolgeprodukten in Tabelle 35. Nach wie vor ist Halothan ein wertvolles Anaestheticum. Sein Hauptnachteil ist eine aus seinem Metabolismus herrührende Gefahr. Die Hauptmenge des metabolisierten Halothan (20% der Gesamtmenge) wird zu Trifluoressigsäure, Chlorid und Bromid oxidiert. Eine geringe Menge wird aber von Cytochrom P 450 reduziert.

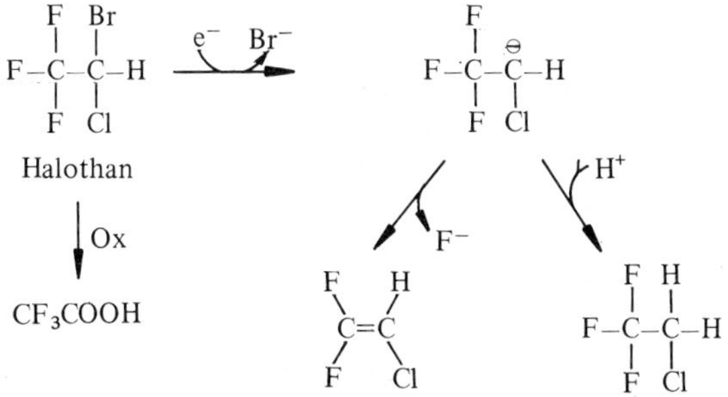

Das in der Leberzelle entstehende Carbanion ist hochreaktiv und kann in eine Vielzahl von Reaktionen eingehen, unter anderem kann es mit Cytochrom P 450 selbst reagieren (Selbstmord-Inhibitor). Diese oder eine andere Reaktion löst mit einer Häufigkeit von 1:7000 oder geringerer Häufigkeit ein Krankheitsbild aus, das als „Halothan-Hepatitis“ bezeichnet wurde und in der Mehrzahl der Erkrankungen zum Tode führt. Risikofaktoren sind weibliches Geschlecht, Übergewicht, Alter über 40 Jahre, mehrfach in kurzem Abstand wiederholte Halothan-Anaesthesie, und eine (nachweisbare) genetische Disposition.

Diethylether Dies ist ein nicht mehr im Handel befindliches völlig veraltetes Inhalationsanaestheticum.

Chemotherapie

Allgemeine Begriffe der Chemotherapie

Definition *Chemotherapeutica* sind

- körperfremde Substanzen, welche geeignet sind und verwendet werden, um
- Mikroorganismen, Parasiten oder Tumorzellen
- zu schädigen oder zu zerstören.

Antibiotica sind Chemotherapeutica biologischer Herkunft. Beispiel: Chloramphenicol ist ein Antibioticum, weil es aus Streptomyces venezuelae isoliert wurde; für die Definition unerheblich ist, daß es heute auch vollsynthetisch hergestellt wird.

Resistenz *Definition.* Resistenz liegt vor, wenn bei der maximal am Infektionsort erreichbaren Konzentration des Pharmakons noch eine Vermehrung der Erreger stattfindet.

Natürliche Resistenz. Alle Stämme einer Species sind resistent, die Species liegt nicht im Wirkungsspektrum des Chemotherapeuticums.

Primäre Resistenz. Die Species ist an sich empfindlich, jedoch hat sich ein resistenter Stamm *vor* Beginn der Therapie gebildet.

Sekundäre Resistenz. Die Species ist an sich empfindlich, jedoch hat sich *während* der Therapie ein resistenter Stamm gebildet.

Extrachromosomale, infektiöse Resistenz. Im Zellplasma liegen außerhalb des Chromosoms Teilchen, die aus DNA bestehen und wahrscheinlich Resistenzgene aus dem Chromosom übernehmen können. Diese Teilchen (Plasmide und Episome) reduplizieren sich schnell und können Resistenzeigenschaften auf andere Zellen übertragen durch

Konjugation. Ausbildung eines Sexualpilus zwischen zwei Zellen, Übergang der Plasmide und Episome in die andere Zelle. Beachte: Auf diesem Wege erfolgt die Übertragung von Resistenzeigenschaften von einer Species auf die andere! Besonders wichtig: Übertragung innerhalb der Enterobakterien, z. B. von Coli auf Proteus. Schnelle Rückbildung dieser Resistenz ist möglich.

Kreuzresistenz *Vollständige Kreuzresistenz* eines Erregers bezüglich zweier Chemotherapeutica liegt vor, wenn sich folgende Aussage machen läßt: „Wenn der Erreger gegen das Chemotherapeuticum A resistent ist, so ist mit Sicherheit anzunehmen, daß er auch gegen das Chemotherapeuticum B resistent ist. Zusätzlich gilt auch die Umkehrung dieses Satzes: Wenn der Erreger gegen das Chemotherapeuticum B resistent ist, so ist mit Sicherheit anzunehmen, daß er auch gegen das Chemotherapeuticum A resistent ist."

Partielle Kreuzresistenz eines Erregers bezüglich zweier Chemotherapeutica liegt vor, wenn sich folgende Aussage machen läßt: „Wenn ein Erreger gegen das Chemotherapeuticum A resistent ist, so ist mit Sicherheit anzunehmen, daß er auch gegen das Chemotherapeuticum B resistent ist. Die Umkehrung dieses Satzes gilt jedoch *nicht,* sondern es gilt im Gegenteil: Wenn der Erreger gegen das Chemotherapeuticum B resistent ist, so ist *nicht* mit Sicherheit anzunehmen, daß er auch gegen das Chemotherapeuticum A resistent ist." Beispiel: Wenn ein gramnegativer Erreger gegen Ampicillin resistent ist, so ist anzunehmen, daß er auch gegen Penicillin G resistent ist; eine Therapie mit Penicillin G braucht gar nicht erst versucht zu werden. Wenn ein Erreger hingegen gegen Penicillin G resistent ist und man findet, daß es sich um einen gramnegativen Erreger handelt, so braucht Resistenz dieses Erregers auch gegen Ampicillin nicht zu bestehen; die Fortsetzung der Therapie mit Ampicillin kann durchaus sinnvoll sein.

Schnelligkeit der Resistenzentwicklung

Einschritt-Resistenz. Schon nach einmaliger Exposition gegen ein Chemotherapeuticum entwickelt die Erregerpopulation eine hohe Resistenz. Ursachen: Hohe Mutationsrate oder schnelle Übertragung von starken Resistenzfaktoren. Beispiel: Resistenzentwicklung gegen Streptomycin.

Mehrschritt-Resistenz. Nach mehrmaliger Exposition steigt die Resistenz stufenweise langsam an. Ursache: Die Resistenzfaktoren sind schwach, die Mutationsrate ist gering (infektiöse Resistenzübertragung ist selten). Beispiel: Resistenzentwicklung gegen Penicillin G.

Persistenz

Persister sind Erreger, die nach richtig durchgeführter Chemotherapie zu Rezidiven führen und gegen das bei Erstbehandlung benutzter Chemotherapeuticum nicht resistent sind. Ursachen: Die Erreger haben sich während der Behandlung z.T. im Ruhestoffwechsel befunden und konnten deshalb nicht abgetötet werden. Oder: Die Erreger existieren in der L-Form und waren deshalb dem Angriff von Chemotherapeutica, die an der Zellwand wirken, nicht zugängig.

L-Formen, sog. Lister-Formen, existieren besonders in einer hypertonen Umgebung. Sie können nach Einwirkung von Enzymen oder Chemotherapeutica entstehen und enthalten entweder gar kein oder nur Spuren von Zellwandmaterial.

Infektionswechsel Nachdem bei einer Mischinfektion die sensiblen Erreger reduziert wurden, bleiben resistente pathogene Erreger übrig; sie waren ursprünglich eine kleine Minderheit, aber jetzt können sie sich rasch vermehren, da z. B. ihre Ernährungsbedingungen durch Wegfall der Konkurrenz besser sind.

Superinfektion Nachdem durch eine Infektion oder durch die Therapie (Nebenwirkungen) die Abwehrkraft des Organismus geschwächt wurde, kommt es klinisch zum Ausbruch einer Infektionskrankheit mit neuen Erregern. Pathogene Erreger, die am Beginn der Infektion entweder nicht pathogen oder gar nicht vorhanden waren, treten auf. Ursachen:

- Infektion mit einem neuen Stamm der gleichen Species (z. B. auf Infektionsstation vom Bettnachbarn) oder einer anderen Species (z. B. durch den „Hauskeim" des Krankenhauses).
- Fakultativ pathogene Erreger, die sich schon im Organismus befanden, werden pathogen. Ursache kann eine Schwächung der Abwehrkraft des Organismus durch die unerwünschten Wirkungen der Chemotherapeutica sein.

Bacteriostatische oder bactericide Wirkung ***Bacteriostatische Wirkung.*** Erreger mit Ruhestoffwechsel bleiben unbeeinflußt; die Vermehrung der Erreger wird jedoch durch die Wirkung des Chemotherapeuticums reduziert. Beispiel: Sulfonamide wirken bacteriostatisch, auch Tetracycline.

Bactericide Wirkung. *Primäre Bactericidie.* Sowohl Erreger mit Ruhestoffwechsel als auch Erreger mit Teilungsstoffwechsel werden abgetötet. Beispiele: Aminoglykoside, Polymyxine.
Sekundäre Bactericidie. Nur Erreger im Teilungsstoffwechsel werden abgetötet. Beispiel: Penicilline, Cephalosporine.

Herxheimer-Reaktion Unter der Einwirkung von Chemotherapeutica werden aus den (abgetöteten) Erregern toxische Zerfallsprodukte frei. Sie können zu schweren Allgemeinsymptomen führen. Die Reaktion des Organismus auf die toxischen Zerfallsprodukte nennt man Herxheimer-Reaktion. Das bekannteste Beispiel ist die Herxheimer-Reaktion nach initialer Gabe hoher Dosen von Chloramphenicol bei Typhus abdominalis.

Allergische Reaktionen Chemotherapeutica können Haptencharakter haben und deshalb die Bildung von Antigenen und Antikörpern verursachen. In Analogie zur Kreuzresistenz gibt es auch eine ***Kreuzallergie.*** Beispiel: Wenn eine Allergie gegen Penicillin G besteht, so kann auch eine Allergie gegen Cephalosporine bestehen.

Pharmakokinetik

Resorption. Bei peroraler Zufuhr eines Chemotherapeuticums soll die Resorption möglichst hoch sein, es sei denn, es soll eine enterale Infektion bekämpft werden. Je schlechter die Resorption ist, desto höher ist die Gefahr der Störung der physiologischen Bakterienflora im Darm. Bei *keinem* Chemotherapeuticum ist die rectale Zufuhr (in Form von Zäpfchen) zu empfehlen: Innerhalb einer großen Patientengruppe hat der Resorptionsquotient eine sehr hohe Streuung. Daher ist damit zu rechnen, daß bei rectaler Verabfolgung einer „mittleren" Dosis die Plasmakonzentration bei einigen Patienten zu hoch (Gefahr durch unerwünschte Wirkungen), bei anderen Patienten zu niedrig (Begünstigung einer Resistenzentwicklung) sein wird.

Verteilung. Nicht nur die Konzentration eines Chemotherapeuticums im Blutplasma ist für seine Wirkungsstärke entscheidend, sondern auch seine Fähigkeit, in infiziertes Gewebe zu gelangen und intracellulär liegende Erreger zu erreichen. In diesem Zusammenhang kommt der Liquorgängigkeit, der Fähigkeit zum Übertritt in den fetalen Kreislauf und der Fähigkeit, Entzündungsprodukte (fibrinöse Schichten, Granulationsgewebe) zu durchwandern, besondere Bedeutung zu.

Plasmaeiweißbindung. Solange Chemotherapeutica an Plasmaeiweißkörper gebunden sind, sind sie chemotherapeutisch unwirksam. Die Plasmaeiweißbindung einiger Chemotherapeutica ist sehr hoch.

Metabolismus und Ausscheidung. Manche Chemotherapeutica werden in erheblichen Mengen zugeführt (z. B. Chloramphenicol 1–3 g täglich) und belasten die Leber erheblich. Hieraus können sich Kontraindikationen bei Leberfunktionsstörungen oder bei unreifer Leberfunktion (Neugeborene) ergeben.
Zur Therapie von Hohlrauminfektionen (Gallenblase, Nierenbekken, Harnblase) ist ein Chemotherapeuticum nur dann geeignet, wenn es in wirksamer Form in die Hohlräume ausgeschieden wird. Aber gerade Pharmaka, die in einem hohen Anteil renal eliminiert werden, müssen bei Niereninsuffizienz in reduzierter Dosis gegeben werden. Wichtig ist dies vor allem bei Aminoglykosidantibiotica. Pharmaka mit hoher biliärer Ausscheidung stören die Darmflora.

Allgemeine Regeln für die Chemotherapie

- Gezielte Chemotherapie mit Chemotherapeutica, deren Wirksamkeit im speziellen Fall erwiesen ist (Resistenzbestimmung!), ist meist besser als ungezielte „Breitband"-Chemotherapie (bei der die Gefahr der Superinfektion meist größer ist).
- Zur Vermeidung von Resistenz dosiert man
  rechtzeitig (z. B. *nicht vor* Materialgewinnung zur Diagnose),
  lange genug (länger als klinische Symptome andauern),
  häufig genug (um Schwankungen der Plasmakonzentration klein zu halten),
  hoch genug,
  die Chemoprophylaxe sollte nur mit strenger Indikation betrieben werden.
- Chemotherapie und Chemoprophylaxe ist kein Ersatz für allgemeine hygienische Maßnahmen und Verhaltensnormen, kein Ersatz für Asepsis.

- Auf Begleiterkrankungen des Patienten achten, die im Zusammenhang mit unerwünschten Wirkungen der eingesetzten Chemotherapeutica stehen.

Regeln zur Kombinationstherapie

- Der Sinn der Kombinationstherapie besteht in der Verbesserung der Wirksamkeit und/oder der therapeutischen Breite.
- Die Kombination von Partnern mit gleichgerichteter Toxicität vermeiden (Beispiel: Gentamycin + Polymyxin gefährlich wegen gleichgerichteter Toxicität auf den N. statoacusticus).
- Bactericide und bacteriostatische Stoffe soll man nicht kombinieren, besonders dann nicht, wenn die bactericide Wirkung an die Existenz eines Teilungsstoffwechsels bei den Erregern gebunden ist. Beispiel: Penicilline + Sulfonamide = falsch, da Sulfonamide bacteriostatisch und Penicilline bactericid nur bei proliferierenden Keimen wirken.
- Keine Kombination von Chemotherapeutica bei Verdacht auf Kreuzresistenz des Erregers bezüglich der Kombinationspartner.
- Inkompatibilitäten vermeiden. Beispiel: Aminoglycoside und Cephalosporine in einer Infusionslösung reagieren miteinander.
- Resorption und Diffusion zum Ort der Wirkung sollen für die Kombinationspartner ähnlich sein. Beispiel: Bei Kombinationstherapie einer Meningitis müssen alle Partner liquorgängig sein, andernfalls müssen nicht liquorgängige Kombinationspartner intrathecal appliziert werden.

β-Lactam-Antibiotica [117, 336]

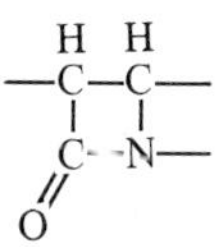

β-Lactamring

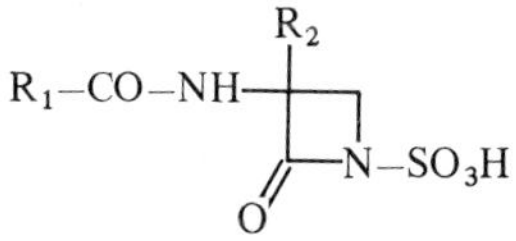

Monobactame
z. B. Aztreonam

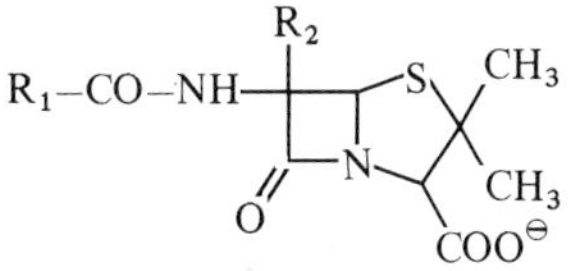

Penicilline

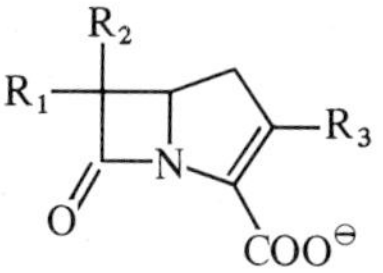

Carbapeneme
z. B. Imipenem

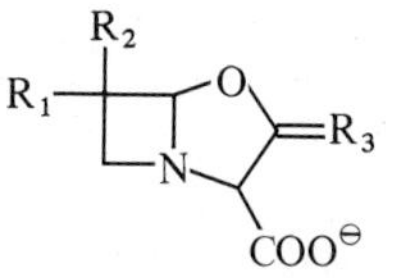

Clavame
z. B. Clavulansäure
(Kombinations-Partner zu anderen β-Lactam-Antibiotica, hemmt β-Lactamasen, wirkt selbst nicht antibiotisch)

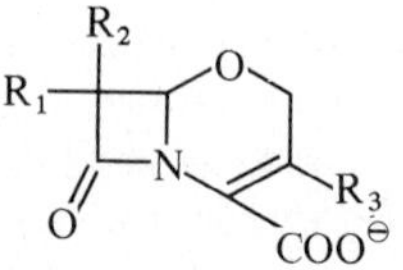

Oxacepheme
z. B. Latamoxef

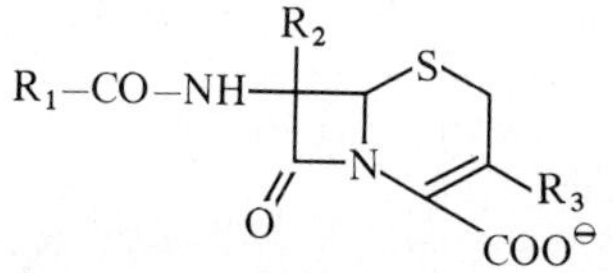

Cephalosporine

Wirkungs-mechanismus [456]

Wirksamer Bestandteil aller β-Laktamantibiotica ist nur der β-Lactamring, weshalb auch bereits ein Monobactam wie Aztreonam *(Azactam)* wirksam ist. Der β-Lactamring reagiert mit der HO-Gruppe von Serinen in ausgewählten Proteinen wie folgt:

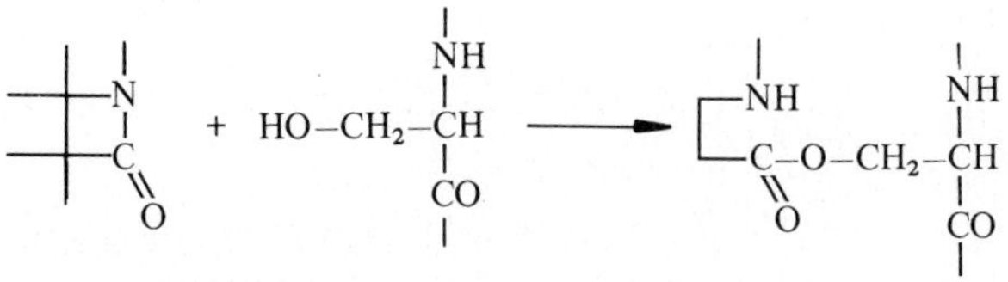

Bei den ausgewählten Proteinen handelt es sich um Transpeptidasen und Carboxypeptidasen, die allesamt nur in Bakterien und nicht beim Menschen vorkommen. Deshalb werden β-Laktamantibiotica vom Menschen in sehr hohen Dosen vertragen, ohne daß schwerwiegende unerwünschte Wirkungen auftreten, und dieser Umstand ist für die Entwicklung immer neuer β-Laktamantibiotica verantwortlich. Die Transpeptidasen und Carboxypeptidasen werden mit PBPs (*P*enicillin-*b*indende Proteine, nicht sehr genau) abgekürzt. PBPs dienen der Synthese der Bakterienwand. Verschiedene Bakterienspecies haben auch verschiedene PBPs, weshalb die eine Species gegen ein bestimmtes β-Laktamantibioticum durch besonders gute Bindung auch besonders empfindlich sein kann. Aus dem Wirkungsmechanimus folgt, daß β-Lactamantibiotica bactericid nur auf wachsende Keime wirken.

Resistenz Die Resistenz kann drei Ursachen haben.

Fehlende PBP-Bindung. PBPs können von vornherein fehlen (natürliche oder auch primäre Resistenz), oder die PBP-Bindungsfähigkeit kann durch Mutation der PBPs während der Therapie verloren gehen.

Undurchlässige Außenmembran. Diese Ursache kann es naturgemäß nur bei gramnegativen Bakterien geben.

β-Lactamasen. Das genetische Material für sie kann entweder im Chromosom des Erregers oder in übertragbaren Plasmiden kodiert sein. β-Laktamasen sind durch β-Lactamantibiotica induzierbar. Bei gramnegativen Erregern befinden sie sich zwischen der Bakterienaußenwand und der Bakterienzellmembran und bilden eine extrem wirksame Abwehrschicht. Sie sind nicht nur fähig, den β-Laktamring der Antibiotica zu hydrolisieren, bevor das Antibioticum mit dem PBP reagiert hat, sondern können auch noch die Esterbindung zwischen dem Antibioticum und dem PBP-Serin hydrolysieren.

Chemische Modifikationen

Die chemischen Modifikationen sind auf folgende Ziele gerichtet:

Enteral resorbierbare Verbindungen. Der „Naturstoff“ Penicillin G wird im sauren Magensaft hydrolysiert. Für die Ambulanz, vor allem aber für die Pädiatrie ist wünschenswert, diesen Nachteil auszuschalten.

Bessere Gewebs- und Hohlraumverteilung. Die schlechte Penetrationsfähigkeit von Penicillin G in den Liquor ist zum Beispiel verbesserungswürdig.

Langsamere Elimination. Die Plasmahalbwertszeit von Penicillin G liegt bei 30-40 Minuten.

Erweiterung des Wirkungsspektrums auf häufig gefundene Keime. Penicillin G wirkt nicht auf gramnegative Bakterien.

Sonderprodukte für Problemkeime. Solche Verbindungen werden bei Infektionen mit Pseudomonas, Proteus, Staphylokokken, Citrobacter oder anderen Erregern benötigt, wie sie in der Intensivmedizin oder nach Immunsuppression (Tumortherapie, Transplantation) gefunden werden.

Unerwünschte Wirkungen

Allergische Reaktionen (anaphylaktischer Schock). *Mechanismus.* Körpereigenes Protein wird dadurch zum Antigen, daß es mit Penicillin-Spaltprodukten reagiert; meist entstehen diese durch Öffnung des Lactamringes (besonders bei externer Anwendung), aber bei Penicillinen auch durch Öffnung des Thiazolidinringes. Auf dem verfremdeten Eiweiß bilden die Penicilloylreste die antigene Determinante. - Wirkstoffe aus Hautpilzen können die Funktion von Penicillin bei der Anregung der Antikörperbildung übernehmen, d.h. nach Pilzinfektionen kann Allergie gegen Penicillin vorhanden sein.

Sensibilisierungsrate. Sie ist am geringsten bei oraler Zufuhr von Penicillinen, größer bei Injektion und besonders hoch bei Hautkontakt von Penicillinen.

Zentrale Erregungserscheinungen und Krämpfe. Sie werden beobachtet nach Injektion höchster Dosen oder bei Applikationsformen, nach denen ein hoher Gehalt von Penicillin im ZNS zu erwarten ist. Im Tierversuch wirkt Penicillin gegen GABA im ZNS antagonistisch. Bei Patienten mit Krampfleiden oder Niereninsuffizienz ist Vorsicht geboten, wenn hohe Dosen gegeben werden sollen.

Herxheimer-Reaktion. Sie wurde vereinzelt beobachtet, besonders bei der Therapie der Lues.

Gerinnungsstörungen. Sie werden bei Latamoxef und weniger bei Cefoperazon, Cefmenoxim und Cefamandol beobachtet. Hauptursache ist eine Abnahme von Gerinnungsfaktoren (Prothrombin) durch Hemmung der γ-Carboxylierung, bei Latamoxef zusätzlich eine Herabsetzung der Thrombocytenaggregation. Vitamin K wirkt gut.

Ethanol-Unverträglichkeit. β-Lactamantibiotica, die den Substituenten tragen (Cefamandol, Cefotetan, Cefmenoxim, Cefmetazol, Cefoperazon, Latamoxef), hemmen den Abbau von Ethanol auf der Acetaldehyd-Stufe und lösen ein „Antabus-Syndrom" (s. S. 485) aus.

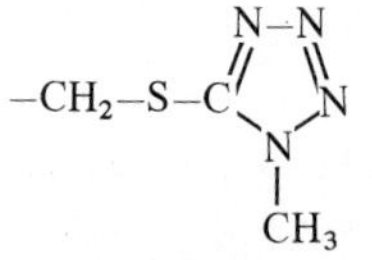

Störung der physiologischen Bakterienflora im Darm. Sie tritt ein, wenn β-Lactamantibiotica entweder unzureichend resorbiert werden (Ampicillin) oder mit hohem Anteil biliär ausgeschieden werden (Cefoperazon, Ceftriaxon). In diesem Zusammenhang muß man auf die Entstehung einer pseudomembranösen Colitis besonders achten.

Nierentoxizität. Sie ist bei den derzeitigen Produkten gering, wird bei Ceftazidin vermutet und kann bei sehr hoher Dosierung auch bei anderen Produkten deutlich werden.

Na^+-Belastung. β-Laktamantibiotica enthalten meist Na^+ als Kation der Carboxylgruppe. Bei Niereninsuffizienz und Intensivbehandlung mit hohen Dosen kann das Plasma-Na^+ beachtlich steigen.

Interaktionen

- Alle Penicilline und Cephalosporine dürfen mit Aminoglykosiden nicht in einer Infusionslösung gemischt werden (chemische Inaktivierung der Aminoglykoside).

- Nicht mit bacteriostatisch wirkenden Antibiotica (Sulfonamide, Tetracycline, Chloramphenicol) kombinieren, weil dann Penicillin nicht mehr wirken kann.
- Die Kombination mit Clavulansäure schützt β-Lactamantibiotica gegen β-Lactamasen, die von Clavulansäure mit hoher Affinität besetzt und dadurch unwirksam gemacht werden. In Gebrauch ist z. B. eine Kombination aus Clavulansäure und Amoxicillin.
- Die Kombination mit Probenecid hemmt die tubuläre Sekretion derjenigen β-Lactamantibiotica, die tubulär ausgeschieden werden.

β-Lactam-Antibiotica für die Ambulanz Ungeachtet der verwirrenden Vielfalt des Angebotes gilt hier folgende Empfehlung: Ein säurefestes Penicillin (Penicillin V oder Propicillin) und Amoxicillin für die Therapie per os, Penicillin G und Ampicillin zur parenteralen Therapie, allenfalls Flucloxacillin bei Staphylokokken-Infektionen, und ein Depotpenicillin.

β-Lactam-Antibiotica für die stationäre Grundversorgung Die Medizinische Hochschule Hannover kommt 1987 mit folgenden (zusätzlichen) Produkten aus: Mezlocillin, Azlocillin, Dicloxacillin, Cefotaxim, Cefadroxil, Cefazolin, Cefaclor.

Sonderfälle Sonderfälle sind meist resistente Pseudomonas-Infektionen. Für sie kommen Cefsulodin, Imipenem, Aztreonam, Cefoperazon in Frage.

Penicillin G

Chemie

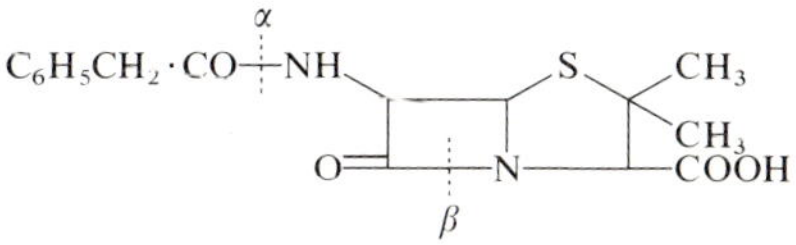

Benzylpenicillin
MW der Säure 334,4
pK_a: 2,76

10 Millionen Einheiten enthalten 387 mg = 16,8 mmol Na^+

Pharmakokinetik ***Bioverfügbarkeit*** oral ungenügend (15–30%), weil Penicillin G säureinstabil ist. Wegen der beachtlichen Polarität liegt das ***Verteilungsvolumen*** bei nur 0,3–0,5 l/kg; die Gewebegängigkeit von Penicillin G ist danach nicht überragend, in den Intracellulärraum kommt es so gut wie nicht, und nur durch entzündete Meningen gelangt es in klinisch zuverlässigem Umfang in den Liquor. Die Plasmaproteinbindung liegt bei 50%.

Elimination. Zu 80% tubulär sezerniert (Säuresekretionssystem!), der Rest wird glomerulär filtriert, in die Galle sezerniert (Konzentration höher als im Plasma), und in der Leber metabolisiert. Halbwertszeit 30–60 min, bei Säuglingen wegen Unreife des tubulären Sekretionssystems auf 3 h verlängert, im Greisenalter verlängert wegen Abnahme der Creatininclearance. Bei Niereninsuffizienz nimmt die Elimination über den hepatischen Weg zu, so daß die Halbwertszeit sehr variabel verlängert ist.

Depotpräparate. Die tubuläre Sekretion von Penicillinen und Cephalosporinen kann man verzögern, indem man sie mit Probenecid vom Sekretionsmechanismus verdrängt, jedoch ist die praktische Bedeutung dieses Verfahrens gering. Gebräuchlicher ist die Verzögerung der Resorption zur Erzielung einer „Langzeitwirkung". *Prinzip der Depotpräparate:* Eine schwerlösliche Penicillinverbindung wird intramusculär (nicht intravenös! Emboliegefahr!) injiziert; aus dem intramusculären Depot wird Penicillin langsam über längere Zeit resorbiert. *Handelsübliche Verbindungen:* Benzathin-Penicillin *(Tardocillin)* wirkt am längsten, die erreichbaren Blutspiegel sind jedoch niedrig. Clemizol-Penicillin *(Megacillin)* und Procain-Penicillin wirken kürzer. Bei Präparaten, die Procain-Penicillin enthalten, ist auf zwei zusätzliche Gefahren zu achten: Erstes ist die Procaintoxizität bei Säuglingen höher als bei Erwachsenen. Zweitens kann beim Patienten eine Allergie gegen Procain bestehen. – Nach Gabe von Depotpenicillinen ist Urticaria die häufigste allergische Reaktion.

Dosierung 1 Mio. Einheiten = 1 Mega-I. E. = 0,6 g.
Erwachsene: 4 × 1 Mega-I. E./Tag bis 4 × 10 Mega-I. E./Tag.
Kinder: täglich 4 × 10000–25000 I. E./kg KG.
Niereninsuffizienz: Nur bei Anurie Reduktion auf (maximal) 2 × 5 Mega-I. E./Tag.
Dialyse: Nach der Dialyse eine extra Einzeldosis injizieren.

Wirkungsspektrum Infektionen mit Streptokokken, Staphylokokken (wenn sie nicht Penicillinase bilden), Pneumokokken, Gonokokken, Meningokokken, Clostridien, Spirochäten, Leptospiren, bei Milzbrand, Rotlauf, Diphtherie. Schlecht wirksam bei Aktinomykose. Nicht brauchbar bei Infektionen mit gramnegativen Stäbchen.

Oralpenicilline, Penicilline für gramnegative Keime, penicillinasefeste Penicilline

Oralpenicilline **Penicillin V** *(Isocillin)* und **Propicillin** *(Baycillin)* (K^+-Salze).

Bioverfügbarkeit nur 50%, Metabolismus stärker als bei Penicillin G, bei Propicillin noch stärker als bei Penicillin V.

Tagesdosen. Säuglinge 0,45 Mega-I. E., Schulkinder 0,9 Mega-I. E., Erwachsene 1,5 Mega-I. E. Die Plasmakonzentration verläuft gleichmäßiger als nach Injektion von Penicillin G, ist aber dann zu niedrig, wenn der Patient unzuverlässig einnimmt oder ein Malabsorptionszustand besteht. Wirklich hohe Plasmakonzentrationen sind nicht erreichbar.

Spektrum. Wie Penicillin G.

Penicillinasen. Nicht resistent.

Resistenz. Vollständige Kreuzresistenz mit Penicillin G.

Allergie. Oralpenicilline haben die geringste antigene Potenz im Vergleich zu anderen Applikationsformen.

Breitspektrum-Penicilline

Ampicillin *(Binotal),* **Amoxicillin** *(Clamoxyl).*

Bioverfügbarkeit. Ampicillin 30–40%, Amoxicillin 75–90%, Ampicillin wegen geringer Bioverfügbarkeit nicht per os geben.

Dosierung. Orale Tagesdosen von Amoxicillin bei Erwachsenen 3–8 g, bei Kindern 100–200 mg/kg KG, intravenös für Ampicillin gleiche Dosierung.

Penicillinasen. Nicht resistent.

Spektrum, Resistenz. Für Ampicillin und Amoxicillin identisch, daher vollständige Kreuzresistenz. Zusätzlich zum Penicillin-G-Spektrum: Enterokokken, Haemophilus, Listerien. 50% der E. coli sind ausreichend sensibel, auch Salmonellen und Shigellen. Grampositive Keime sind auf Penicillin G empfindlicher!

Staphylokokken-Penicilline

Dicloxacillin *(Dichlorstaphenor),* **Flucloxacillin** *(Staphylex).*

Bioverfügbarkeit am besten (>70%) bei Dicloxacillin.
Parenteral verursacht Flucloxacillin die geringsten Reizerscheinungen.
Die Plasmaproteinbindung liegt über 50%, das Penetrationsvermögen in der Liquor ist auch bei entzündeten Meningen schlecht.

Tagesdosen. Erwachsene oral (nüchtern) 3 g, Kleinkinder 1,5 g. Parenteral bei lebensbedrohlichen Infektionen Säuglinge bis 4 g, Kleinkinder bis 6 g, Erwachsene bis 10 g.

Penicillinasen, Spektrum. Resistent gegen Penicillinasen der Staphylokokken und nur bei Staphylokokkeninfektionen indiziert (bei anderen Infektionen schlechter wirksam als Penicillin G).

Auf „Gramnegative“ wirksame Penicilline

Mezlocillin *(Baypen),* **Azlocillin** *(Securopen),* **Piperacillin** *(Pipril).* Diese Verbindungen werden alle parenteral appliziert und sind der Klinik vorbehalten. Sie werden bei schweren Infektionen mit gramnegativen Keimen infundiert.

Dosierung. Erwachsene 3 × 4 g (Piperazillin) bzw. 3 × 5 g (Mezlocillin, Azlocillin) in drei 60-min-Kurzinfusionen täglich, Kinder 3 × 0,1 g/kg KG entsprechend.

Penicillinase. Häufig nicht resistent.

Spektrum, Resistenz. Die Empfindlichkeit von Pseudomonas steigt in der Reihenfolge (Mezlocillin)-Azlocillin-Piperacillin. Bei E. coli, Klebsiellen, Enterobacter, Proteus, Serratia hat Mezlocillin die zuverlässigste Wirkung (mehr als 60% der Stämme).

Cephalosporine [341, 432]

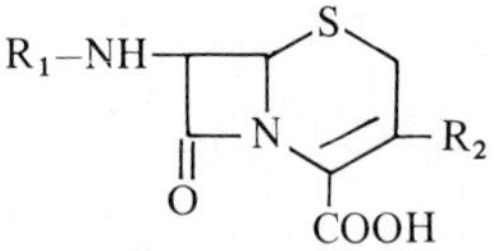

Pharmakokinetik Zur oralen Therapie sind an der Medizinischen Hochschule Hannover vornehmlich für Kinder in Gebrauch Cephadroxil (*Bidocef*, gute Gewebsgängigkeit, übliches Cephalosporin-Spektrum) und Cefaclor (*Panoral*, Spektrum erweitert auf Haemophilus, der gegen Ampicillin resistent ist). Zur oralen Therapie werden derzeit weitere Cephalosporine entwickelt. Die Mehrzahl der heute wichtigen Cephalosporine müssen injiziert werden. Die Plasmahalbwertszeiten liegen grob im Bereich von 1–2 Stunden und sind nur für Cefotetan (*Apatef*, 3 h) und Ceftriaxon (*Recephin*, 6–8 Stunden) deutlich länger. Lange Halbwertszeiten sind in der Regel mit einer hohen Plasmaproteinbindung korreliert, weshalb der Vorteil einer weniger häufigen Dosierung oft mit dem Nachteil einer geringen freien Plasmakonzentration des Cephalosporins erkauft wird. 50% Plasmaproteinbindung oder weniger haben Cefotaxim (*Claforan*, 40%), Ceftizoxim (*Ceftix*, 30%), Ceftazidim (*Fortum*, 10%), Latamoxef (*Moxalactam*, 40%), Cefsulodin (*Pseudocef*, 30%), Imipenem (*Zienam*, 20%) und die Oral-Cephalosporine. Wenn sich die pathogenen Keime nicht so sehr im Blut als vielmehr im Gewebe befinden, kommt es auf die Gewebsgängigkeit der Cephalosporine entscheidend an. Ein positives Indiz hierfür ist die Kombination aus niedriger Plasmaproteinbindung und hohem Verteilungsvolumen. Cefotaxim, Ceftazidim und Imipenem zeigen diese Kombination. Die Liquorgängigkeit aller Cephalosporine ist dennoch nicht sehr hoch, steigt aber bei Entzündung der Meningen. – Cepholosporine werden glomerulär filtriert, die meisten werden auch tubulär sezerniert (Ausnahmen z.B. Ceftizoxim, Ceftriaxon, Cefoperazon, Latamoxef), einige werden in beachtlichem Ausmaß zusätzlich metabolisiert (Cefotaxim 30%) oder über die Galle in beachtlicher Menge ausgeschieden (Cefazolin, Cefamandol, Cefotetan, und sehr hoch mit Gefahr der Erzeugung einer Diarrhoe bei Cefoperazon und Ceftriaxon). Die Nephrotoxizität der heute marktgängigen Cephalosporine ist gering, bei zusätzlicher Behandlung mit Schleifendiuretica, Aminoglycosiden oder anderen nephrotoxischen Stoffen wird man dennoch auf die Nierenfunktion achten. Bei Niereninsuffizienz muß zur Vermeidung zentraler Hyperaktivität die Tagesdosis reduziert werden.

Spektrum ***1. Generation:*** z.B. Cefazolin *(Gramaxin)*, Cefadroxil *(Bidocef)* Grampositive Bakterien gut. Grampositive Kokken meist gut, aber wichtige Ausnahmen sind dicloxacillinresistente Staphylokokken

Staphylococcus epidermis, und Enterokokken. Gramnegative Bakterien: E. coli, Salmonella, Klebsiella, Proteus mirabilis gut, andere weniger oder nicht. Gramnegative Kokken: Neisseria gut.

2. Generation: Cefaclor *(Panoral)* hat eine gute Wirkung gegen Haemophilus.

3. Generation, allgemein wirksame Vertreter: z. B. Cefotaxim *(Claforan)*. Dies Cephalosporin ist sehr stabil gegen β-Lactamase, das Spektrum ist in den gramnegativen Bereich auf Enterobacter, Bacteroides fragilis, Serratia, indolpositive Proteus erweitert. Enterokokken bilden auch hier eine Lücke. Die Wirkung auf grampositive Erreger ist nur mittelstark. 50% oder mehr aller Pseudomonas-Stämme sind gegenwärtig bereits resistent.

Pseudomonas-Infektionen. Gegenwärtig (1988) sind gegen Pseudomonas-Infektionen folgende Pharmaka (mit abnehmender Effizienz in der Aufzählungsreihe) wirksam:
Imipenem *(Zienam)*, Ceftazidim *(Fortum)*, Cefoperazon *(Cefobis)* und Aztreonam *(Azactam)*. Nach den Erfahrungen der Vergangenheit muß man damit rechnen, daß - auch durch unkritischen Einsatz dieser Stoffe bei anderen Infektionen - viele dieser Verbindungen in den nächsten 3-5 Jahren durch Resistenzentwicklung entwertet sein werden.

Gefahren Alkoholintoleranz und Hemmung der Synthese von Gerinnungsfaktoren (s. S. 378). Zentrale Erregung bei Überdosierung, die meist bei Niereninsuffizienz eintritt. Allergische Kreuzreaktionen mit Penicillin in 14% der Fälle mit Penicillinallergie. Diarrhoe bei zu hoher biliärer Elimination. Erhöhung der Transaminasen und der alkalischen Phosphatase. Hypernatriämie bei Niereninsuffizienz. Lokale Reizung nur, wenn Cephalosporine intravenös nicht über einen zentralvenösen Katheter zugeführt werden.

Vancomycin

Vancomycin ist ein Antibioticum mit hohem Molekulargewicht (MW 1449) und hoher Polarität. Es ist ein Reserveantibioticum der Klinik mit einem schmalen, auf grampositive Erreger (Staphylokokken, Streptokokken, Enterokokken, Corynebakterien) gerichteten Spektrum.

Wirkungsmechanismus. Sobald im Zuge des Aufbaus der Bakterienwand bei der Synthese der hierfür notwendigen Peptidoglycane eine endständige D-Ala-D-Ala-Sequenz hergestellt ist, reagiert Vancomycin mit dieser Endgruppierung und verhindert die nachfolgende Transpeptidierung und die Querverknüpfung. Vancomycin reagiert also mit dem Substrat und nicht wie die β-Lactamantibiotica mit dem zur Transpeptidierung notwendigen Enzym. Wie β-Lactamantibiotica wirkt Vancomycin aber *baktericid auf proliferierende Erreger.* Resistenz ist selten.

Pharmakokinetik. Vancomycin wird wegen seiner Polarität aus dem Gastrointestinaltrakt nicht resorbiert, woraus sich zum Teil seine Indikation bei pseudomembranöser Enterocolitis herleitet. Es wird bei Erwachsenen in ***Dosen*** von 4 × 500 mg täglich jeweils über eine Stunde infundiert (Kinder 4 × 10 mg/kg). Verteilungsvolumen 0,4–1,0 l/kg, Plasmaproteinbindung 55%, Gewebeverteilung gut, Übergang in den Liquor ungenügend. Elimination zu 80% unverändert renal, Plasmahalbwertszeit 5–7 Stunden. Bei Niereninsuffizienz ist die Elimination so stark verzögert, daß die Messung der Plasmakonzentration zu empfehlen ist. Sie soll 40 mg/l nicht übersteigen.

Unerwünschte Wirkungen. Schneller Blutdruckabfall nach zu schneller intravenöser Infusion, erhebliche Nephrotoxizität und Ototoxizität, allergische Reaktionen.

Fosfomycin

Chemie

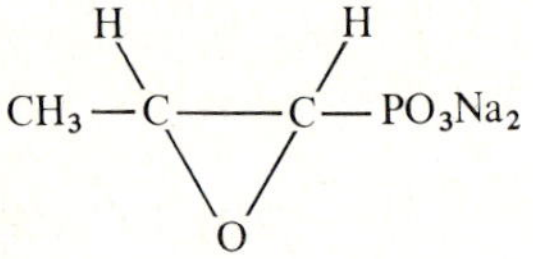

Fosfomycin *(Fosfocin)*
MW 182,03 (Dinatriumsalz)
Säure, pK_a 6,5 und 2,0
320 mg Na^+/g freie Säure

Pharmakokinetik Nur zur parenteralen Anwendung. Verteilungsvolumen 0,3 l/kg KG, keine Plasmaproteinbindung, Plasmahalbwertszeit 2 h. Elimination nahezu vollständig durch glomeruläre Filtration. Im Urin werden sehr hohe Konzentrationen erreicht. Liquorkonzentration ca. ⅓ der Plasmakonzentration.

Dosierung Wichtige Keime sind erst durch eine hohe Dosierung zu beeinflussen, bei der 8 h nach Injektion die Plasmakonzentration noch 16 mg/l beträgt. Erwachsene: 5 g in 100 ml 5% Glucose über 50 min infundieren, Wiederholung im 8-h-Abstand. Tagesdosis für Kinder 200 mg/kg KG. Bei Niereninsuffizienz wird die Dosis nach einem Schema reduziert.

Wirkungsmechanismus Fosfomycin hemmt den ersten Schritt der Mureinsäuresynthese. Da dieser Zellwandbestandteil bei Vertebratenzellen nicht vorkommt, hat Fosfomycin ähnlich den β-Laktamantibiotica eine sehr geringe Toxizität. Fosfomycin muß mit einem Transportmechanismus in das Zellinnere gebracht werden, um zu wirken.

Spektrum Fosfomycin ist ein Reserveantibioticum der Klinik für Infektionen mit E. coli, Citrobacter, Proteus mirabilis et vulgaris, Haemophilus,

Staphylococcus aureus, in zweiter Linie bei Klebsiella, Enterobacter, Pseudomonas.

Unerwünschte Wirkungen Allergische Reaktionen bei bisher 0,4% der Behandelten. Hypernatriämie bei Niereninsuffizienz.

Polypeptid-Antibiotica

Chemie Basische Peptide: Polymyxin B (MW 1201), Colistin (MW 969). Bacitracin und Tyrothricin (Lokal-Antibiotica).

Pharmakokinetik Bioverfügbarkeit sehr schlecht; deshalb ist die orale Gabe nur bei Darmlumeninfektionen gerechtfertigt. Nach intravenöser Gabe geringes Verteilungsvolumen, nahezu keine Plasmaproteinbindung, schlechte Gewebsdiffusion, 60% Ausscheidung renal, Halbwertszeiten 2–4 h für Colistin, 6–7 h für Polymyxin B.

Dosierung Colistin p.o. bei Darmlumeninfektionen, Erwachsene 8 und Kinder 4 Mio. Einheiten täglich, Säuglinge 0,25 Mio. Einheiten/kg KG. Polymyxin B intravenös als Langinfusion täglich 300–400 mg/kg KG für Personen älter als 6 Jahre, jünger als 6 Jahre 150–225 mg/kg KG, Säuglinge 20 mg/kg KG.

Wirkungsmechanismus, Baktericidie Reaktion mit den Membranphospholipiden und Bildung permeabler „Löcher". Bactericid auch an ruhenden Keimen.

Spektrum Reserveantibioticum der Klinik bei Infektionen mit E. coli, Enterobacter, Salmonellen, Shigellen, Klebsiellen, Bordetella, Haemophilus, Pseudomonas, Vibrio cholerae, Pasteurella. Resistenz ist selten, besteht dann zwischen allen Polymyxinen und beruht auf einer Impermeabilität der Zellmembran für die Polymyxine.

Unerwünschte Wirkungen

- ● *Neurotoxisch:* Paraesthesien, Taubheitsgefühl, Kribbeln im Mund, auf der Zunge, am Auge, am Finger; Ataxie, Seh- und Sprachstörungen.
- ● Neuromusculäre Blockade (Atmung!)
- ● *Nephrotoxisch:* Albumin, Zylinder, Erythrocyten im Urin.
- ○ Histaminfreisetzung

Aminoglykosidantibiotica [317, 464]

Chemie Grundgerüst ist ein cyclischer Aminozucker, an dessen Sauerstoff-Funktionen andere Zucker glykosidisch gebunden sind. Die Molekulargewichte liegen in der Größenordnung von 600. Alle Verbindungen sind wegen der vielen OH-Gruppen sehr polar. Das hat unmittelbar Folgen für die Pharmakokinetik und macht einen besonderen Mechanismus für das Eindringen der Aminoglykoside in das Zellinnere notwendig.

Substanzen

- ● Gentamicin, Sisomicin, Tobramycin, Amikacin, Netelmicin parenteral bei schweren gramnegativen Infektionen. Kanamycin als Lokalantibioticum in der Ophthalmologie.
- ● Streptomycin zur Therapie der Tuberkulose.
- ● Neomycin und Paromomycin nur zur lokalen Therapie.
- ○ Spectinomycin bei penicillin-resistenter Gonorrhoe.

Pharmakokinetik

Resorption. Minimal wegen der hohen Polarität, aber groß genug, um bei Niereninsuffizienz bedrohliche nephro- und ototoxische Symptome nach oraler Zufuhr von Neomycin entstehen zu lassen.

Verteilung. Wegen der hohen Polarität beträgt das Verteilungsvolumen nur 0,25 l/kg KG (Größenordnung; beim Säugling höher) und die Plasmaproteinbindungen liegen unter 20%, meist unter 10%. In die meisten Zellen des Wirtsorganismus dringen Aminoglykoside nicht ein. Für Bakterienzellen besteht ein sauerstoffabhängiger aktiver Transportmechanismus für Aminoglykoside; ist er nicht operativ (z.B. bei strengen Anaerobiern), so wirken Aminoglykoside auch nicht. – Im Nabelschnurblut und in der Muttermilch sind bis zu 50% der mütterlichen Plasmakonzentrationen meßbar. Der Übertritt in den Liquor ist schlecht und stark streuend. Anreicherung in der Niere!

Elimination. Aminoglykoside werden nahezu vollständig und unverändert glomerulär filtriert. Die Plasmahalbwertszeiten liegen in der Größenordnung von 2–3 h und sind sehr von der Kreatininclearance abhängig.

Therapeutische Plasmakonzentrationen

Gentamicin, Sisomicin, Tobramycin: Maximum 12 mg/l nach Infusion einer Einzeldosis über 60 min, vor der Folgedosis nicht höher als 2 mg/l. Netelmicin: Maximum 16 mg/l, vor Folgedosis 4 mg/l. Amikacin: Maximum 35 mg/l. Überwachung (drug monitoring) empfehlenswert.

Dosierung

Erwachsene (nicht bei Schwangeren) Gentamicin *(Refobacin)*, Sisomicin *(Extramycin)*, Tobramycin *(Gernebcin)*: Einzeldosis 1 mg/kg KG im Abstand von 8 h, am besten durch i.v. Kurzinfusion; Amikacin *(Biklin)*: 3–5 mg/kg KG Einzeldosis 8stündlich, Netelmicin *(Certomycin)* 1,5–2 mg/kg KG Einzeldosis, 8stündlich. Maximale Gesamtdosis 20 g.

Kinder. Bei 8stündigem Dosierungsintervall betragen die Einzeldosen für Gentamicin, Sisomicin und Tobramycin 2 mg/kg KG, für Amikacin 3–5 mg/kg KG, für Netelmicin 2–2,5 mg/kg KG.

Tabelle 36. Dosierung der Aminoglykoside bei Niereninsuffizienz

Serumkreatinin		Kreatininclearance	Reduzierte Einzeldosis in % der initialen (vollen) Einzeldosis
[mg%]	[µmol/l]	[ml/min 1,73 m²]	
1,3	100	70	100
1,4-1,6	107-122	69-55	65
1,7-2,0	122-153	54-50	50
2,1-3,0	153-229	39-30	35
3,1-4,0	229-305	29-20	25
4,1-6,0	305-458	19-30	15
6,1-8,0	458-610	12-10	10

Niereninsuffiziente Patienten. Wir empfehlen zur Vermeidung von Dosierungsspitzen (höhere Gefahr unerwünschter Wirkungen), nicht die Dosierungsintervalle zu verlängern, sondern die Einzeldosen zu reduzieren. Die erste Einzeldosis aller Aminoglykoside bleibt bei Niereninsuffizienz unverändert, die Folge-Einzeldosen werden für alle Aminoglykoside nach Tabelle 36 reduziert.

Hämodialyse. Nach einer 4stündigen Hämodialyse injiziert man die halbe, nach einer 8stündigen Dialyse die volle initiale Einzeldosis.

Neomycin *(Bykomycin).* Zur Reduktion der Bakterienzahl im Darm 2-8 g/Tag.

Wirkungsmechanismus [112] Aminoglykosidantibiotica werden von der 30-S-Untereinheit der Ribosomen gebunden und führen danach zu unterschiedlichen Veränderungen. Erstens verhindern sie die Bildung eines brauchbaren Initiationskomplexes für die Proteinsynthese. Zweitens verzögern sie die Anlagerung von Aminoacyl-t-RNA bei der Elongation. Drittens ermöglichen sie Fehlablesungen der eingefädelten mRNA und damit die Synthese falscher Proteine. Die Falschproteine werden wie die richtigen Proteine in die Membran eingebaut und erleichtern weiteren Aminoglycosidmolekülen das Eindringen in die Erregerzelle. Aminoglykosidantibiotica wirken ***bakterizid*** schon auf ruhende Erreger.

Spektrum Voraussetzungen für jede Wirkung der Aminoglykoside ist, daß sie ungeachtet ihrer hohen Polarität in die Bakterienzelle eindringen. Dies geschieht auf dem Weg eines aktiven Transportes, der Sauerstoff benötigt. Deshalb wirken Aminoglykoside nicht auf Anaerobier und schlecht unter anaeroben Bedingungen. Die erhebliche Wirkungsverstärkung der Aminoglykosidantibiotica durch β-Laktam-Antibiotica wird mit einer Verbesserung der Membranpassage von Aminoglykosidantibiotica durch β-Laktam-Antibiotica erklärt.

Aminoglykoside wirken hauptsächlich auf gramnegative Aerobier, wie E. coli, Klebsiellen, Enterobacter, Serratia, Proteus, Pseudomonas, auch auf Brucellen und Mycoplasmen, schlecht auf Enterokokken und Streptokokken.

Streptomycin wirkt auf Mycobacterium tuberculosis.

Spectinomycin wirkt (nur bacteriostatisch) gegen penicillinresistente Gonokokken und hat hier seine einzige Indikation (Therapie mit einer Einzeldosis).

Neomycin und *Paromomycin* werden oral zur Desinfektion des Darmes eingesetzt, wenn z. B. eine Belastung der Leber mit Stoffwechselprodukten der Darmbakterien verhindert werden soll. Paromomycin auch bei Amoebiasis.

Resistenz Der quantitativ wichtigste Mechanismus ist die Inaktivierung der Aminoglykosidantibiotica an unterschiedlichen Stellen durch Enzyme, die plasmidcodiert sind und infektiös übertragen werden. Es gibt die drei Gruppen der acetylierenden, posphorylierenden und adenylierenden Enzyme. Die einzelnen Aminoglycosidantibiotica sind gegen verschiedene Enzyme aus diesen Gruppen auch unterschiedlich empfindlich, weshalb es keine vollständige Kreuzresistenz zwischen den Aminoglycosiden gibt: Amikacin kann zum Beispiel gut wirksam sein, wenn gegen Gentamicin Resistenz besteht. Eine Resistenzbestimmung ist bei Therapie mit Aminoglycosidantibiotica deshalb besonders wichtig und unerläßlich. - Eine weitere Resistenzentwicklung kann dadurch imponieren, daß die Erregermembran für Aminoglycoside immer weniger durchlässig wird. Nur für Streptomycin ist ein dritter Resistenzmechanismus bekannt, bei dem durch eine Einschrittmutation die Bindung von Streptomycin an das Ribosom aufgehoben wird.

Unerwünschte Wirkungen [226]

- ***Ototoxicität.*** Aminoglykoside reichern sich in der Perilymphe bei Dauertherapie langsam an, erreichen aber hohe Konzentrationen. Die Anreicherung wird begünstigt durch die Erzeugung von „Spitzenkonzentrationen" mit zu hohen Einzeldosen der Aminoglykoside und durch Überschreitung der Gesamtdosis von 20 g. Die Schäden beeinträchtigen die Funktion sowohl des N. vestibularis als auch des N. cochlearis und sind bei den einzelnen Aminoglykosiden unterschiedlich häufig. N. vestibularis: Streptomycin (bis 75%), Gentamicin (2%), andere Aminoglykosidantibiotica im 2%-Bereich, Netelmicin nach bisheriger Erkenntnis deutlich weniger. N. cochlearis: Amikacin 13,9%, Gentamicin 8,3%, Tobramycin 6,1%, Netelmicin 2,4%. Die Schädigung ist u. a. auf die Haarzellen gerichtet, deren Funktion in leichten Fällen reversibel beeinträchtigt wird, die aber bei schwerer Schädigung zerstört werden. Das Hörvermögen für hohe Töne fällt zuerst aus.
- ***Nephroxicität.*** Akkumulation von Aminoglykosiden im renalen Cortex mit zunächst reversibler, später irreversibler Schädigung der Tubuli. Incidenz bei Gentamicin 14%, Tobramycin 12,9%, Amikacin

9,4%, Netelmicin 8,7%. Die Gefahr steigt erheblich bei gleichzeitiger Gabe von starken Diuretica (Furosemid, Etacrynsäure), Amphotericin B, Polymyxin.

- Neuromusculäre Blockade. Aminoglykosidantibiotica wirken vornehmlich durch präsynaptischen Angriff neuromusculär blockierend. Klinisch drohen Gefahren bei gleichzeitiger Störung des Ionenhaushaltes, bei Narkose, Gabe von Muskelrelaxantien, Tranquilizern oder anderen Psychopharmaka mit dämpfender Wirkung auf die Spinalmotorik, ferner bei bestehender Myasthenia gravis.
  Zur Soforttherapie bei Zwischenfällen injiziert man Calciumionen (als Calciumgluconat, präsynaptisch wirksam).
- ○ Allergische Erscheinungen. Deshalb sind unter der Therapie Blutbildkontrollen notwendig.

Tetracycline [40]

Chemie Abkömmlinge des Naphthacens (Tetracyclus) (Tabelle 37).

○ *Löslichkeit* in Wasser schlecht, injizierbare Handelsformen werden deshalb durch Zusatz von Lösungsvermittlern gewonnen.

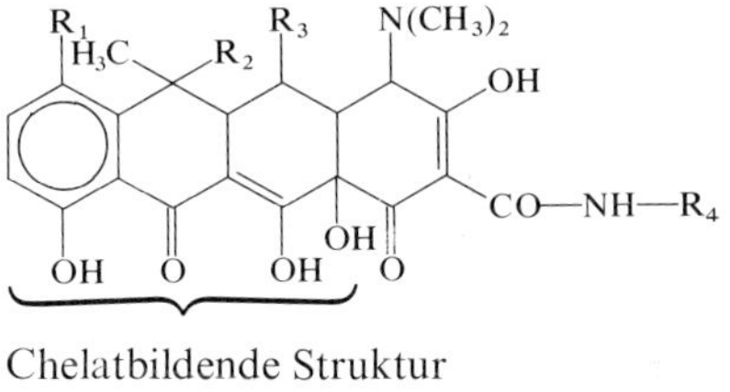

Grundgerüst der Tetracycline

○ *Chelatbildung* mit Metallionen (Fe, Mn, Cu, Ni, Zn, Mg, Ca). Deshalb Tetracycline oral nicht zusammen mit Antacida, Eisenpräparaten oder Milch (Ca!) geben, da dann Inaktivierung im Darm erfolgt.

Pharmakokinetik Die Lipophilie der Tetracycline bestimmt ihre unterschiedliche Resorptionsquote, ihre Verteilung, ihre Proteinbindung und das Ausmaß ihrer Oxidation in der Leber. Die Lipophilie ist bei Doxycyclin und Minocyclin besonders hoch.

Resorption nach oraler Zufuhr erfolgt schnell, aber unvollständig. Die nichtresorbierten Anteile können die Darmbakterienflora erheblich stören.

Verteilung in das Gewebe und Übertritt in den Liquor sind besonders bei den neueren Derivaten (Doxycyclin, Minocyclin) gut. Sie wirken auch auf intracellulär liegende Erreger.

Metabolismus. Doxycyclin und Minocyclin werden zu einem merklichen Prozentsatz metabolisiert. Oxidation in der Leber ist hierbei der Hauptmechanismus. Eine Beschleunigung des Metabolismus

Tabelle 37. Übersicht über Tetracycline

Kurzname		Oral resorb.	Proteinbind.	HWZ in h
Minocyclin	*Klinomycin*	über 90%	75%	12–18
Doxycyclin	*Vibramycin*	über 90%	82–90%	18–23
Rolitetracyclin	*Reverin*	(parenteral)	50%	8
Demethylchlor-T	*Ledermycin*	65%	40%	13
Tetracyclin	Tetracyclin	80%	25%	8,5

von Doxycyclin durch enzyminduzierende Pharmaka (Phenobarbital) wurde beim Menschen nachgewiesen.

Ausscheidung. Bei älteren Tetracyclinen wird ein größerer Anteil über die Nieren, ein geringerer Anteil über die Leber ausgeschieden; die Konzentrationen in der Galle sind z.T. erheblich höher als im Serum. Die biliär ausgeschiedene Menge reicht bereits für die Störung der Darmbakterienflora. Neuere Derivate (Doxycyclin und Minocyclin) werden teilweise metabolisiert und überweigend über den Gastrointestinaltrakt (Galle) ausgeschieden. Bei Niereninsuffizienz ist ihre Kumulationsneigung geringer, aber eine Gefahr besteht dennoch, weil durch die katabole Wirkung der Tetracycline (s. unten) vermehrt harnpflichtige Stoffe anfallen.

Dosierung Doxycyclin *(Vibramycin):* Erwachsene initial 200 mg p.o., danach 100 mg im Abstand von 12 oder 24 h p.o. Kinder: 2 mg/kg KG in einer Tagesdosis p.o. Rolitetracyclin *(Reverin)* 275 mg i.v. im Abstand von 12–24 h bei Erwachsenen; Kinder: 10 mg/kg KG in einer Tagesdosis. Die Arzneizubereitung von Rolitetracyclin enthält Mg^{++}-Ionen!

Wirkungsmechanismus Bacteriostase Bindung an 30-S-Untereinheiten der Ribosomen und dadurch Verhinderung der Anlagerung von Aminoacyl-tRNA. Folge: Verminderung der Proteinsynthese. Dieser Mechanismus ist auch an Zellen des Wirtsorganismus aktiv, aber Mikroorganismen sind etwa 100fach empfindlicher (hauptsächlich durch stärkere Anreicherung der Tetracycline). Tetracycline in klinisch nutzbaren Konzentrationen in vivo wirken *nur bacteriostatisch,* auch auf intrazelluläre Erreger.

Wirkungsspektrum Sogenanntes Breitspektrum, daher ist die Gefahr der Störung der Darmflora beachtlich, wenn sie länger eingesetzt werden. Wirksam auch gegen L-Formen. Besonders empfehlenswert bei Bacteroides, Borellien, Brucellen, Corynebakterien, Haemophilus influencae. Leptospiren, Lymphogranuloma ing., Malleus, Ornithosen, Rickettsien, Vibrionen und bei Mischinfektionen des Darmes, der Harnwege und der Lunge, wenn mit Penicillinen kein befriedigendes Ergebnis erreicht wird.

Resistenz *Hauptmechanismus* der Resistenzentwicklung ist eine Abnahme der Permeabilität der Erregerzellmembran für Tetracycline.
Hauptursache für die Resistenzentwicklung ist die infektiöse Übertragung von Resistenzfaktoren. Vollständige Kreuzresistenz der Tetracycline untereinander besteht. Die Resistenz gegen Tetracycline hat weltweit stark zugenommen.

Interaktionen Zur Chelatbildung siehe oben! Durch Enzymbesetzung oder Enzyminduktion interagieren Tetracycline mit Anticoagulantien, Sulfonylharnstoffen, Antiepileptica.

Unerwünschte Wirkungen, Kontraindikationen

- ● Intestinale Störungen und Reizerscheinungen an anderen Schleimhäuten (Mundhöhle, Anus, Vulva) entstehen durch direkte Tetracyclinwirkung, können durch Superinfektion verstärkt werden und treten von allen unerwünschten Wirkungen am häufigsten auf.
- ● Chelatbildung mit Calcium und dadurch Einlagerung in Knochen und Zähne besonders während des Wachstums. Daher sollten Tetracycline Schwangeren und Kindern bis zum Alter von 8 Jahren nicht verordnet werden. Bei Säuglingen verursachen Tetracycline außerdem eine intrakranielle Drucksteigerung.
- ● Bei bestehender Leberfunktionsstörung ist Vorsicht geboten; der Prothrombinspiegel kann nach Gabe von Tetracyclin merklich absinken.
- ○ Nach Minocyclin wurden vestibuläre Störungen beobachtet.
- ○ Photodermatosen beobachtet man besonders nach Demethylchlortetracyclin, aber auch nach Doxycyclin. Deshalb sind Sonnenbäder zu verbieten.
- ○ Durch Hemmung der Proteinsynthese auch im Wirtsorganismus haben Tetracycline eine katabole Wirkung, deshalb Vorsicht bei Niereninsuffizienz.
- ○ Allergie tritt selten auf (Blutbildkontrolle!), verlangt aber sofortiges Absetzen der Tetracycline.
- ○ Tetracycline mit Mg^{2+} in der Arzneizubereitung sind bei Myasthenie kontraindiziert.

Chloramphenicol, Thiamphenicol [28, 407]

Chemie

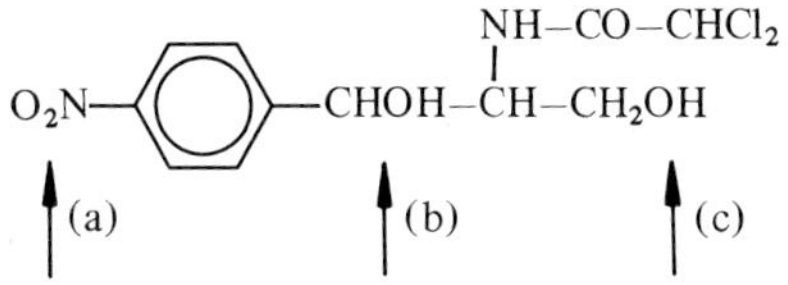

Chloramphenicol MW 323,14

Reduktion durch Darmbakterien in (a),Acetylierung durch Resistenzenzyme in (b) und (c), Glucuronidierung in der Leber in (c).

Pharmakokinetik *Resorption* nach oraler Gabe rasch und zu 90%.

Verteilung. Gegen intracellulär liegende Erreger gut wirksam. Passiert gut auch die nichtentzündeten Meningen (Indikation!), die Placentarschranke (Kontraindikation!). Verteilungsvolumen 0,57 l/kg KG, Plasmaproteinbindung 60–80%.

Metabolismus. Chloramphenicol belegt das oxidierende Enzymsystem in der Leber, ohne aber oxidiert zu werden. Die Glucuronidierung erfolgt schnell an der schon vorhandenen endständigen OH-Gruppe der Seitenkette. Aus diesem Mechanismus folgt:

- Chloramphenicol behindert die Oxidation anderer Arzneistoffe in der Leber; dies ist besonders wichtig bei gleichzeitiger Behandlung mit Dicumarolderivaten, oralen Antidiabetica (Tolbutamid), Diphenylhydantoin.
- Die Kumulationsneigung von Chloramphenicol nimmt bei Glucuronidierungsschwäche der Leber stark zu. Nichtbeachtung dieses Umstandes führt bei Neugeborenen (Glucuronidierung noch unreif) zum prognostisch sehr ungünstigen ***Gray-Syndrom:*** aufgetriebenes Abdomen, Erbrechen, Cyanose, Kollaps. – Vorsicht auch bei Leberinsuffizienz im Erwachsenenalter.

Ausscheidung freien und glucuronidierten Chloramphenicols: durch die Niere. Plasmahalbwertszeit 2–3 h, bei Neugeborenen und Leberinsuffizienz 10 h.

Dosierung Erwachsene 3 × 250 mg–3 × 500 mg täglich p.o., Kinder bis ins Säuglingsalter nur bei unabweisbarer Indikation 50–100 mg/Tag. Plasmakonzentrationsbereich: Nicht höher als 25 mg/l 2 Stunden nach oraler Gabe, nicht tiefer als 5 mg/l vor der nächsten Gabe.

Wirkungsmechanismus Am wichtigsten ist die Bindung von Chloramphenicol an 50-S-Untereinheiten des bakteriellen Ribosoms mit nachfolgender Blokkade der Anknüpfung einer neuen Aminosäure an die angefangene Peptidkette: die unfertige Peptidkette wird vom Ribosom abgeworfen.
Wirkung meist *bacteriostatisch.*
Infektöse Resistenzübertragung durch Phagen, die acetylierende Enzyme codieren.

Wirkungsspektrum Ungeachtet seines breiten Wirkungsspektrums hat Chloramphenicol wegen seiner unerwünschten Wirkungen scharf begrenzte Indikationen. Es ist – wenn andere Chemotherapeutica nicht eingesetzt werden können – indiziert bei Typhus abdominalis, bakterieller Meningitis, Anaerobierinfektionen, Rickettsiosen und Brucellosen.

Unerwünschte Wirkungen, Kontraindikationen

- ***Knochenmarksaplasie:*** (allergisch) irreversibel und tödlich, nahezu dosisunabhängig. Häufigkeitsschätzungen 1:20000. Diese Nebenwirkung begründet die gegenwärtig große Strenge bei der Indikationsstellung für Chloramphenicol.

- Dosisabhängige Unterdrückung der Erythropoese. Deshalb ist Chloramphenicol bei schon vorhandenen Schädigungen der Erythropoese, bei Schädigung der Bildung anderer Blutzellen und bei Mangel an Glucose-6-phosphatdehydrogenase kontraindiziert. Regelmäßige Blutbildkontrollen und Hämatokrit unter der Therapie sind notwendig.
- Allergische Reaktionen unterschiedlicher Symptomatik kommen vor.
- Vorsicht bei Leberinsuffizienz.
- Größte Vorsicht bei Neugeborenen (nur in extremen Ausnahmefällen!) 25 mg/kg täglich, i.v.
- Vorsicht bei Niereninsuffizienz.
- Einschleichender Beginn der Therapie bei Typhus abdominalis, da andernfalls eine Herxheimer-Reaktion zu befürchten ist.

○ Chloramphenicol soll nicht prophylaktisch, intermittierend oder über längere Zeit verordnet werden.

Thiamphenicol *(Urfamicina)* Thiamphenicol trägt eine CH_3-SO_2-Gruppe anstelle der O_2N-Gruppe des Chloramphenicol und ist dem Chloramphenicol nahe verwandt. Es hat den Vorteil, daß es keine irreversible Agranulocytosen auslöst. Es schädigt häufiger als Chloramphenicol (reversibel) die Erythropoese. Es wird wenig metabolisiert und überwiegend renal eliminiert.

Erythromycin

Chemie Makrocyclisches Keton, MW der freien Base 733,92.

Pharmakokinetik *Bioverfügbarkeit.* Sie ist noch am besten für das Estolat und das Ethylsuccinat, bleibt aber dennoch unzuverlässig und streut interindividuell erheblich. Beim Stearat ist sie geringer, aber weniger schwankend.

Verteilung. Verteilungsvolumen 0,6 l/kg KG, Plasmaproteinbindung 70–90%, schlechte Passage durch die Meningen und mäßig durch andere Diffusionsbarrieren.

Elimination: ⅓ unverändert durch die Galle, ⅓ metabolisiert in der Leber, ⅒ unverändert durch die Niere. Plasmahalbwertszeit 2–3 h, bei Leberfunktionsstörungen verlängert.

Dosierung Erythromycin-Stearat *(Erythrocyn),* Tagesdosid p.o. (aufteilen auf 3–4 Einzeldosen) für Erwachsene 20–25 mg/kg KG. Nur wenn orale Zufuhr nicht in Frage kommt, i.v. 4 × 5 mg/kg KG täglich als 30 min Kurzinfusion.

Wirkungsmechanismus Bindung an die Ribosomen nur von Bakterien (nicht von Zellen des Wirtes), danach Verhinderung der Verlängerung der Peptidkette, wie Chloramphenicol. Deshalb wird auch Chloramphenicol durch Erythromycin verdrängt (Konsequenz: Keine Kombinationstherapie!). Auch Clindamycin wird verdrängt. Die Tetracyclinwirkung bleibt hingegen unbeeinflußt. Erythromycin wirkt *bakteriostatisch*.

Indikationen Wirksam auf grampositive Keime wie Penicillin G, jedoch penicillinasefest, daher Reservepräparat, bei penicillinresistenten Staphylokokken. Auch gegen Haemophilus und Mycoplasmen wirksam. *Resistenzentwicklung* leider schnell. Schmalbandiges Antibioticum. Erythromycin reduziert die Elimination von Ciclosporin erheblich.

Clindamycin

Chemie

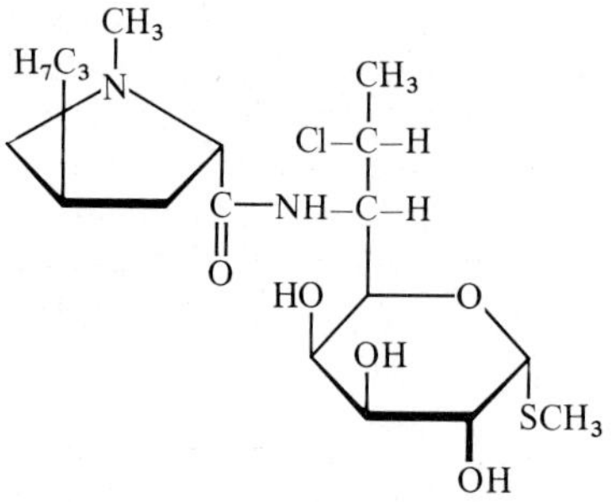

Clindamycin *(Sobelin)*
MW 424,98

Pharmacokinetik Bioverfügbarkeit 75–90%, Verteilungsvolumen 0,6–0,7 l/kg, Plasmaproteinbindung 60–90%, Gewebeverteilung (auch Knochen und Knorpel) gut, Liquorübergang ungenügend, Metabolismus zu teilweise wirksamen Metaboliten, Elimination von Quellsubstanz und Metaboliten renal, Plasmahalbwertszeit 3 h.

Wirkungsmechanismus Bindung an die 50 S-Untereinheiten der Ribosome und danach Verhinderung der Elongation der Proteinkette. *Bakteriostatische* Wirkung. Resistenz selten.

Spektrum Reserveantibioticum der Klinik besonders für Infektionen mit Staphylococcus aureus und Bacteroides fragilis, auch mit Streptokokken, Mycoplasmen und Corynnebakterien.

Dosierung 4 Kurzinfusionen (10 min) zu je 300 mg täglich für Erwachsene, zu je 4 mg/kg für Kinder.

Unerwünschte Wirkungen Pseudomembranöse Enterocolitis (Therapie: Vancomycin), Blutdruckabfall bei zu schneller Infusion, multiforme gastrointestinale Symptome und hämatologische Veränderungen, Hemmung der neuromuskulären Synapsenfunktion.

Sulfonamide

Chemie Sulfonamide sind Derivate des Sulfanilamids

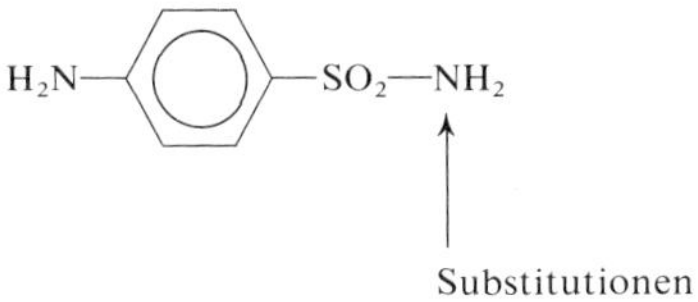

Sulfanilamid

Von Bedeutung sind heute nur noch Sulfasalazin (Therapie von Colitiden, besonders Colitis ulcerosa), Sulfamethoxazol als Kombinationspartner von Trimethoprim in Cotrimoxazol (s. S. 396) und Sulfadoxin als Kombinationspartner von Pyrimethamin (Malariatherapie, s. S. 407) und verschiedene Sulfonamide zur Lokaltherapie in der Augenheilkunde. Sulfasalazin wird nahezu nicht resorbiert, sondern im Colon durch Enzyme der Darmbakterien gespalten in Sulfapyridin (trägt zur therapeutischen Wirkung wohl nicht bei) und 5-Aminosalicylsäure (hat eine antiphlogistische Wirkung, wird aus dem Colon kaum resorbiert). Die Pharmakokinetik von Sulfamethoxazol und Sulfadoxin ist der Pharmokokinetik der jeweiligen Kombinationspartner angepaßt.

Wirkungsmechanismus Sulfonamide sind der p-Aminobenzoesäure $H_2N\text{-}C_6H_4\text{-}COOH$ sterisch ähnlich und verdrängen sie deshalb kompetitiv bei der Folsäuresynthese des wachsenden Mikroorganismus: Die Säureamidbindung zwischen der Carboxylgruppe der p-Aminobenzoesäure und der Aminogruppe der Glutaminsäure kann nicht mehr hergestellt, also keine Folsäure mehr gebildet werden. Aus diesem Wirkungsmechanismus folgt:

- Empfindlich sind nur Erreger, die selbst Folsäure synthetisieren müssen. Kann ein Erreger die in seiner Umgebung befindliche Folsäure direkt für seinen Stoffwechsel nutzbar machen, so ist er bei ausreichendem Folsäureangebot gegen Sulfonamide wenig oder gar nicht empfindlich. Auch die Zellen des Säugetierorganismus können Folsäure direkt aufnehmen und im Intermediärstoffwechsel einsetzen; deshalb sind sie gegen Sulfonamide wenig empfindlich.
- Die Wirkung ist an wachsende Erreger gebunden und somit rein bacteriostatisch.

Trimethoprim [495]

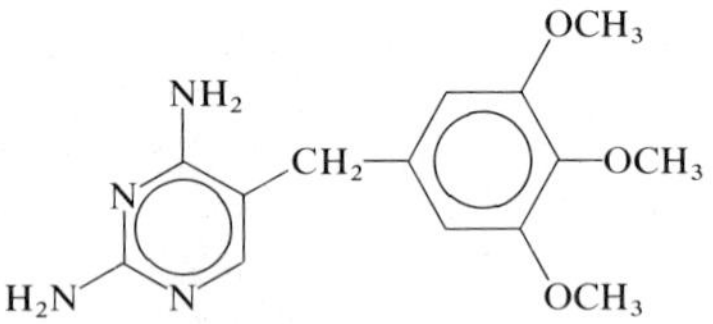

Trimethoprim MW 290,32

Tetroxoprim ist ein sehr ähnliches Derivat mit nahezu gleichen pharmakologischen Eigenschaften.

Chemie und Wirkungsmechanismus Pyrimidin-Abkömmling, der durch Kompetition um Dihydrofolsäurereductase die Bildung von Tetrahydrofolsäure im Erreger verhindert. Hieraus folgt: Empfindlich ist auch der Wirtsorganismus, wenn auch sehr viel weniger. Störungen der Hämatopoese wurden beobachtet, deshalb

- soll das Blutbild regelmäßig kontrolliert werden, und
- bei Schwangerschaft soll Trimethoprim nicht verordnet werden.

○ Die Kombination mit einem Sulfonamid vergleichbarer Halbwertszeit sollte überadditiv wirken, wenn der Erreger sowohl gegen das Sulfonamid (häufig nicht erfüllt) als auch gegen Trimethoprim empfindlich ist. Pharmakokinetisch geeignet ist Sulfamethoxazol, die Festkombination heißt mit Freibezeichnung Cotrimoxazol.

○ Hohe Dosen von Ca-Tetrahydrofolat heben beim Menschen die Störungen der Hämatopoese auf, die antibakterielle Wirkung aber nur bei denjenigen Erregern, die Tetrahydrofolsäure nicht selbst synthetisieren müssen (Enterobakterien).

Cotrimoxazol Cotrimoxazol (*Bactrim, Eusaprim* usw.) ist eine Kombination, die 1 Teil Trimethoprim und 5 Teile Sulfamethoxazol enthalten muß. Beide Komponenten werden vollständig resorbiert.

Pharmakokinetik. Die Plasmakonzentrationen verhalten sich jedoch wie 20 Sulfam.: 1 Trimet., weil Sulfam. ein Verteilungsvolumen von nur 0,15–0,36 l/kg KG, Trimethoprim aber ein solches von 1,2 l/kg KG hat. Die Plasmaproteinbindung beider Stoffe liegt bei 60%. Ihre Plasmahalbwertszeiten sind nicht sehr verschieden (wichtig!) und liegen bei 11 h. Bei Niereninsuffizienz steigen sie jedoch ungleichmäßig an (Sulfameth 20–50 h, Trimethop. 24 h).

Dosierung bezogen auf Trimethoprim: Oral Erwachsene akut 2 × 160 mg täglich, Dauertherapie 2 × 80 mg täglich, Kinder 2 × 60 mg, 40 mg oder 20 mg je nach Alter. Intravenös die gleichen Dosen mit Langinfusion (wenigstens 1 h pro Dosis) für höchstens 5 Tage. Die Kombination wird besonders bei pulmonalen und urologischen Infektionen eingesetzt, wo die Resistenzfälle zahlenmäßig gering sind.

Indikationen der Kombination Cotrimoxazol ist weniger eine Kombination für die stationäre Therapie (weil die Zahl resistenter Stämme dort beträchtlich ist), aber ein sehr bewährtes Mittel für die ambulante Therapie häufig vorkommender Infektionen, mit einer geringen Häufigkeit unerwünschter Wirkungen und einer sehr langsamen Resistenzentwicklung. Indikationen: Harnwegsinfektionen (auch rezidivierende, aber nicht bei den seltenen Pseudomonas-Infektionen), Infektionen der Luftwege und akute Schübe bei chronischer Emphysembronchitis, Otitis media auch bei Kindern, Enteritiden durch Salmonellen und Shigellen, bakterielle Prostata-Infektionen. Nicht wirksam insbesondere bei Tonsillitis/Pharyngitis im Kindesalter wegen der Resistenz β-hämolysierender Streptokokken.

Unerwünschte Wirkungen Nur Trimethoprim: Makrocytäre hyperchrome Anämie, Leukopenie, Thrombocytopenie; nach vielfacher Verordnung in der Schwangerschaft sind entgegen aller Erwartung bisher fetotoxische Wirkungen nicht beobachtet worden. Allergische Reaktionen können auch vom Sulfonamid-Anteil ausgehen.

Nitrofurantoin

Chemie

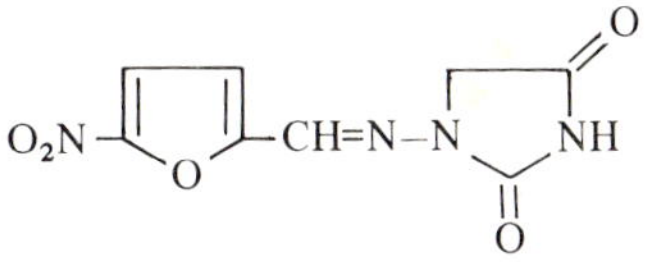

Nitrofurantoin
(Furadantin)
Säure, pK_a 7,2
MW 238,16

Pharmakokinetik Bioverfügbarkeit 50%, Verteilungsvolumen 0,18 l/kg KG, Plasmaproteinbindung 25–60%, Plasmahalbwertszeit 20–30 min. Die Substanz wird zu 40% im Harn unverändert ausgeschieden (das ist der therapeutisch bedeutsame Anteil), zu 40% hepatisch metabolisiert.

Dosierung Die Dosierung ist nur auf die Erreichung ausreichender Konzentrationen im Urin ausgerichtet; wirksame Konzentrationen im Plasma und Gewebe werden nicht erreicht. Erwachsene p.o.: 4 × 50 oder 4 × 100 mg/kg KG täglich, zur Suppression 3 × 50 mg/kg KG täglich. Kinder (frühestens im Alter von 6 Wochen! Vorher ist die Glucose-6-phosphatdehydrogenase „unreif") 4 × 1,5 mg/kg Kg täglich.

Spektrum Im Urin wirkt Nitrofurantoin *bacteriostatisch* auf E. coli, Enterobacter, Enterokokken, Klebsiellen. Bactericide Konzentrationen werden in vivo kaum erreicht. Im sauren Urin ist Nitrofurantoin wirksamer, wahrscheinlich weil es dann in höherem Maße in nichtionisierter lipophiler Form existiert. Resistenzentwicklung sehr langsam.

Unerwünschte Wirkungen (10%), Kontraindikationen

- Polyneuropathien. Bei ersten Anzeichen (Paraesthesien) sofort absetzen! Bestehende Polyneuropathien bilden eine Kontraindikation. Bei Gefährdung (Alkoholabusus, Anämie, B-Avitaminose, Diabetes) ist Vorsicht geboten. Wird die beginnende Polyneuropathie übersehen, können irreversible Paresen mit Muskelatrophie die Folge sein.
- Niereninsuffizienz bildet Kontraindikation.
- Bei allergischen Reaktionen sofort absetzen.
- Glucose-6-phosphatdehydrogenase-Mangel bildet Kontraindikation.
- Nicht bei Säuglingen unter 6 Wochen und im dritten Trimenon der Schwangerschaft verordnen.
- ○ Temperaturerhöhung, Kopfschmerzen, Nausea, gastrointestinale Beschwerden sind unerwünschte Wirkungen.
- Pulmonale Infiltrationen, z. T. mit Temperaturerhöhung, die z. T. irreversibel sein können und Hepatotoxizität.

Gyrasehemmer

Chemie

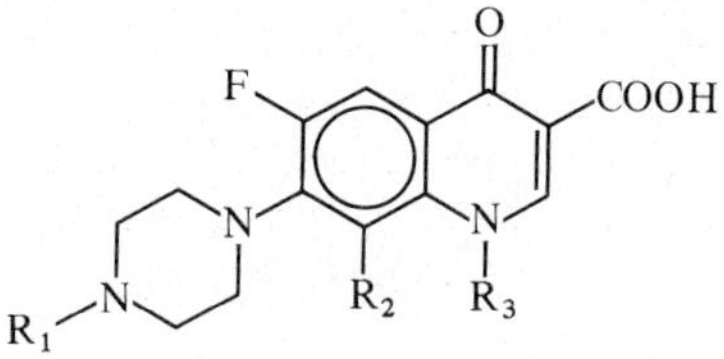

Ciprofloxacin (*Ciprobay*) [431]: R = H, R_2 = H,

R_3 = 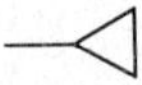

Norfloxacin (*Barazan*) [209]: R_1 = H, R_2 = H, R_3 = C_2H_5

Ofloxacin (*Tarivid*) [319]: R_1 = CH_3, 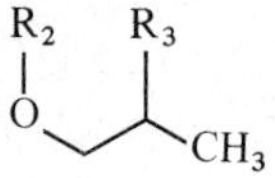

Ältere Präparate, die zur Therapie von Harnwegsinfektionen eingesetzt wurden oder werden, sind Nalidixinsäure und Pipemidsäure *(Deblaston)*. Rosoxazin *(Winuren)* nur bei Gonorrhoe. Weitere (Enoxacin) demnächst [4].

Pharmakokinetik

Tabelle 38. Pharmakokinetik der Gyrasehemmer

		Ciprofloxacin	Norfloxacin	Ofloxacin
Bioverfügbarkeit	%	77-85	40	
Verteilungsvol.	l/kg	2,9	2,2	1,0
Plasmaprotein-bindung	%	20	14	6-10
Plasma-Halbwertszeit	h	2,9-3,4	4-6	6-7
Metabolisierte Fraktion des Bioverfügbaren		14	25	2,5-10
Im Urin ausgeschiedene bioaktive Fraktion des Bioverfügbaren	%	50	70	77-95

Wirkungsmechanismus [409]

Gyrasehemmer reagieren mit der DNA-Gyrase. Die DNA-Gyrase ist ein Enzym, das das „Aufwickeln" der DNA-Doppelhelix in eine Spirale ermöglicht. Die Bildung dieser „Superspirale" ist Voraussetzung für die Informationsübertragung von der DNA zur RNA. Gyrasehemmer wirken bakterícid auf wachsende Erreger. Es gibt eine Resistenzentwicklung durch Mutation, deren Schnelligkeit gegenwärtig noch nicht zu beurteilen ist.

Indikationen

Der Enthusiasmus bei Einführung der neuen Gyrasehemmer hat inzwischen abgenommen, weil einige nicht unwesentliche Nebenwirkungen bekannt geworden sind. Um so sorgfältiger muß man gegenwärtig ihren Nutzen im Vergleich zu β-Lactamantibiotica und Cotrimoxazol beurteilen, soweit es sich um Infektionen handelt, die ambulant behandelt werden. Sie haben ein sehr breites Spektrum und werden hauptsächlich bei bronchopulmonalen Infektionen, Infektionen aller Teile des Urogenitaltraktes (nicht bei Lues) und bei Weichteilinfektionen eingesetzt.

Unerwünschte Wirkungen [15, 16]

Sie werden bei 5% der behandelten Patienten beobachtet

- 1% der Behandelten hat zentralnervöse Nebenwirkungen: Erregungszustände, Schlafstörungen, Halluzinationen, Grand-mal-Anfälle, Ohrenklingen, Sehstörungen. Ältere Patienten sind vielleicht mehr betroffen. Epilepsie bildet eine Kontraindikation, alle anderen Funktionsstörungen des ZNS verdienen Aufmerksamkeit.
- Cutane allergische Reaktionen, die auch schwer verlaufen können. Auch andere allergische Reaktionen (Bronchospasmus, Blutdruckabfall, Blutbildveränderungen wurden vereinzelt beobachtet.
- Gastrointestinale Störungen bis zur pseudomembranösen Colitis.

Dosierung Die Dosen sind bei den einzelnen Gyrasehemmern unterschiedlich und liegen im Bereich von 2 × 100 bis 2 × 400 mg/Tag p. o. Ciprofloxacin kann auch intravenös gegeben werden. Die Resorption verläuft bei Aufnahme mit der Nahrung deutlich langsamer und wird durch Antacida stark herabgesetzt. Während der Schwangerschaft und an Jugendliche während der Wachstumsphase nicht verordnen.

Antituberculotica [345]

Isonicotinsäurehydrazid *(INH, Neoteben)*

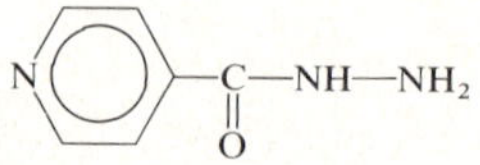

Isoniacid
MW 137,15
Base, pK_a 3,85

Pharmakokinetik. Bioverfügbarkeit 90%, Verteilungsvolumen 0,6 l/kg KG, Plasmaproteinbildung 10%. Elimination durch hepatische Acetylierung.

- Die Geschwindigkeit der Acetylierung ist genetisch determiniert. Sie beträgt bei Schnellacetylierern 0,5–1,6 h, bei Langsamacetylierern 2–4 h. Bei Langsamacetylierern ist die Bildungsgeschwindigkeit der Acetyltransferase verlangsamt.

Tuberkuloseprophylaxe. Erwachsene 300 mg täglich, Kinder 10 mg/kg KG, jedoch nicht mehr als 300 mg täglich.
Wirkung: Wirksam nur bei Tuberkulose.
Mechanismus: Hydrolyse in der Zelle zu Isonicotinsäure, die an Stelle von Nicotinsäure zum Aufbau von NAD^+ verwendet wird. Das entstehende falsche Produkt kann Wasserstoff nicht mehr übertragen. Auch andere Mechanismen werden diskutiert.
Bactericid auf proliferierende Keime wirksam.

Resistenz. Primärresistenz selten, die Sekundärresistenzentwicklung ist für ein Antituberculoticum beachtlich schnell.

Unerwünschte Wirkungen, Kontraindikationen

- Im ZNS. INH reagiert mit Pyridoxalphosphat, wodurch letzteres als Coenzym für die Glutaminsäuredecarboxylase ausfällt. Deshalb sinkt der Gehalt an γ-Aminobuttersäure, eines inhibitorischen Transmitters im ZNS. Klinische Erscheinungen: Psychosen, Provokation von Krämpfen bei Anfallsleiden. Bestehende Psychosen sind relative Kontraindikation.
- Die Alkoholverträglichkeit wird erheblich herabgesetzt.
  Im peripheren Nervensystem entsteht eine Polyneuritis; Ursache ist auch hier der Mangel an Pyridoxalphosphat, denn Gabe von Pyridoxin hilft, ohne daß darunter die chemotherapeutische Wirkung leidet. Bestehende Neuritis ist eine Kontraindikation.
- Störungen der Leberfunktion (Transaminasenanstieg), meist nur 2 Wochen. Akute Hepatitis ist eine Kontraindikation.

Vergiftungen. Therapeutische Plasmakonzentrationen liegen zwischen 10 und 5 mg/l, bei Suicidversuchen werden bis 100 mg/l gemessen. Symptome: Krämpfe. Therapie: Diazepam als Anticonvulsivum, danach Magenspülung, Vitamin B_6 (bis 5 g). INH ist gut dialysierbar, die pharmakokinetischen Daten sind hierfür günstig. Es scheint zweifelhaft, ob die forcierte Diurese wirklich leistungsfähiger ist.

Rifampicin *(Rifa)* Rifampicin ist ein makrocyclisches Antibioticum (MW 822,97).

Pharmakokinetik. Bioverfügbarkeit über 90%, Verteilungsvolumen 1 l/kg KG, Plasmaproteinbindung über 60%. Rifampicin ist auch auf phagocytierte Erreger wirksam. Im Liquor werden 50% der Plasmakonzentrationen gemessen.
Elimination überwiegend durch hepatischen Metabolismus (Desacetylierung). Von den klinisch gebräuchlichen Substanzen ist Rifampicin gegenwärtig einer der stärksten Enzyminduktoren.
Rifampicin und sein Desacetylierungsprodukt werden durch die Leber in die Galle ausgeschieden. Rifampicin unterliegt dabei einem enterohepatischen Kreislauf, das Desacetylderivat nicht. Die Bilirubinausscheidung kann unter Rifampicin reduziert sein. Erst bei höheren Konzentrationen im Plasma erfolgt die Ausscheidung auch über die Niere. Plasmahalbwertszeit 2–5 h.

Dosisbereich. Erwachsene 600 mg und Kinder 10–20 mg/kg KG täglich.

Wirkungsspektrum. Einsatz in der Regel nur bei Tuberkulose.

Resistenz. Schnelle Resistenzbildung vom Einschritt-Typ.

Wirkungsmechanismus, Bactericidie. Reaktion mit DNA-abhängiger RNA-Polymerase, dadurch Hemmung der Bildung von mRNA. Bactericid auf proliferierende Erreger wirksam [192].

Unerwünschte Wirkungen und Kontraindikationen [20]

- ● Leberfunktionsstörungen, die häufiger auftreten, wenn gleichzeitig andere leberbelastende Pharmaka gegeben werden oder Aloholismus besteht. Ikterus und Gallengangsverschluß sind Kontraindikationen. Die Leberenzyme sind unter der Therapie stets verändert.
- ● Gastrointestinale Beschwerden.
- ● Nicht in der Schwangerschaft geben (wegen des Wirkungsmechanismus! Keine eindeutige Schädigung aus der Praxis bekannt).
- ○ Bei Allergie (Thrombocytopenie, Nephritis) absetzen.
- ● Durch Enzyminduktion wird der Metabolismus von oralen Contraceptiva, Herzglykosiden, Anticoagulantien vom Dicumaroltyp, evtl. auch von Antiepileptica beschleunigt.

Ethambutol

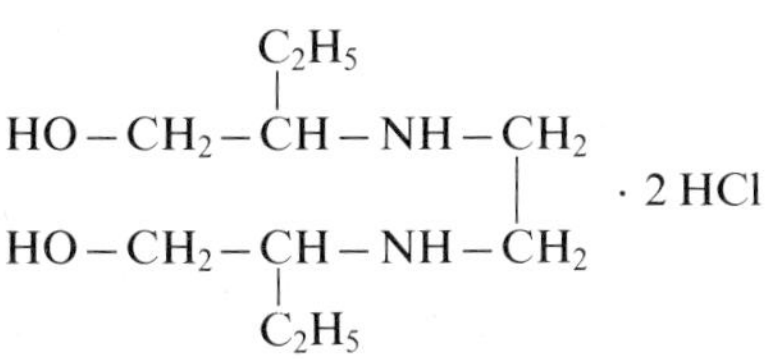

Ethambutol *(Myambutol)*
MW 277,25 (Dihydrochlorid)
Base, pK_a 6,6 und 9,5

Pharmakokinetik. Bioverfügbarkeit 80%, Verteilungsvolumen 0,8 l/kg KG, Plasmahalbwertszeit 6–8 h, Elimination zu 50% unverändert renal. Schlechte Passage durch nur wenig entzündete Meningen.

Dosis. 15–25 mg/kg KG täglich.

Wirkung. Bacteriostatisch durch Wirkung auf die RNA-Synthese.

Unerwünschte Wirkungen, Kontraindikationen

- ● Schädigung der Fasern des N. opticus (Häufigkeit: 1,5%), die bei rechtzeitigem Absetzen von Ethambutol (regelmäßige Visuskontrolle!) reversibel sind. Störungen des (Rot)-Grün-Sehens, Gesichtsfeldeinschränkungen, Visusverschlechterung. Nicht verordnen bei bestehenden Opticusschäden und bei Patienten, bei denen eine Visuskontrolle nicht exakt möglich ist (Säuglinge, Debile).
- ○ Bei Allergie absetzen.
- ○ Hyperuricämie.

Pyrazinamid

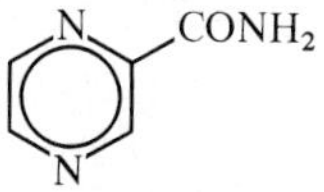

Pyrazinamid ist gut bioverfügbar, gut gewebegängig und gut liquorgängig. Es wird zum Teil zu Pyrazincarbonsäure metabolisiert, das noch 50% der tuberkulostatischen Wirkung besitzt. Pyrazinamid und Pyrazincarbonsäure werden renal eliminiert. Der Metabolit hemmt dabei stark die Elimination von Harnsäure.

Verwendung In der Kurzzeit- und Initialtherapie in Dreierkombination mit Rifampicin und INH.

Unerwünschte Wirkungen Anämie, Porphyrie, Thrombocytopenie, Abfall von Gerinnungsfaktoren, Transaminasenanstieg, Hyperuricämie, Dekompensation bei bisher gut eingestelltem Diabetes, Photosensibilisierung, Herabsetzung des Reaktionsvermögens im Straßenverkehr (Verstärkung durch Ethanol).

Kombinationstherapie [152, 171] Mit voller Absicht wurden die Dosierungshinweise kurz gehalten, weil bei der Therapie der Tuberkulose stets eine Kombinationstherapie erfolgt, die nach speziellen, streng einzuhaltenden Dosierungsschemata durchgeführt wird. Eine Kombinationstherapie ist unabdingbar notwendig, um der schnellen Resistenzentwicklung der Erreger zu begegnen. Auch solche Erreger, die bereits gegen einen der Kombinationspartner resistent geworden sind, werden durch die anderen Partner eliminiert, bevor sie weitere Resistenzen erwerben können.

Metronidazol

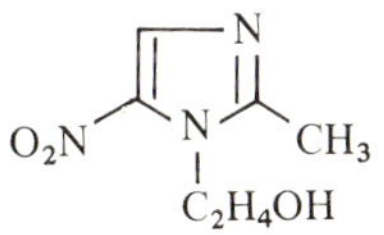

Metronidazol *(Clont, Flagyl)*
MW 171
Base, pK_a ~7,0

Pharmakokinetik Bioverfügbarkeit 90%, Verteilungsvolumen 0,8 l/kg KG, Plasmaproteinbindung 10%, Plasmahalbwertszeit 8,7 h, 70% werden renal eliminiert. Gute Penetration in die Gewebe.

Wirkungsweise Metronidazol hemmt bei Anaerobiern die Nucleinsäuresynthese und ist *bakterizid*. Die Wirkungsweise bei Protozoen ist ungenügend bekannt.

Spektrum Anaerobierinfektionen, ferner Infektionen mit Amöben, Lamblien, Leishmanien und Trichomonaden.

Dosierung *Intravenös:* Erwachsene Einzeldosis 500 mg in 20 min infundieren, Kinder 7,5 mg/kg KG. Wiederholung 8stündlich.
Oral bei Amöbenruhr, Einzeldosis 0,75 g (Kinder 10 mg/kg KG) 8stündlich für 10 Tage, bei Trichomoniasis ⅓ dieser Dosis. Einnahme jeweils nach der Mahlzeit.
Niereninsuffizienz: Dosisreduktion erst ab Serum-Kreatinin 10 mg/100 ml.
Hämodialyse: Wegen der guten Dialysierbarkeit gibt man eine Einzeldosis zusätzlich nach Ende der Hämodialyse.

Unerwünschte Wirkungen Gastrointestinale oder neurologischer Metallgeschmack. Im Tierversuch Hinweise auf Teratogenität, aber ungeachtet vielfacher Anwendung in der Schwangerschaft beim Menschen (Trichomonadeninfektionen) kein Hinweis auf Fetotoxicität. Nicht verordnen bei Funktionsstörungen des ZNS, bei Tendenz zur MetHb-Bildung, bei Verdacht auf Ethanolgenuß (Antabus-Effekt!).

Antimycotica zur systemischen Therapie [180]

Amphotericin B Der Stoff ist ein macrocyclisches Lacton (MW 924) mit Ampholytcharakter (pK_a 5,5 und 10).

Pharmakokinetik. Bioverfügbarkeit nur 3%, Verteilungsvolumen 0,5–1 l/kg KG, Plasmaproteinbindung sehr variabel, Gewebsverteilung schlecht. Nach Hämodialyse jedoch ist keine Nachinjektion nötig. Bei Niereninsuffizienz steigt die Plasmahalbwertszeit von 20 auf 40 h. Tiefes Compartiment mit einer Halbwertszeit von 15 Tagen.

Dosierung. Erwachsene und Kinder i.v. mit 0,25 mg/kg KG täglich beginnen, bis 1 mg/kg KG täglich steigern. 10–40 mg in 500 ml 5%

Glucose lösen und sehr langsam (12 h) infundieren. Einsatz nur nach Versagen anderer Mittel!

Wirkungstyp, Wirkungsmechanismus. Amphotericin B wirkt fungistatisch bei den in vivo gerade noch zu verantwortenden Plasmakonzentrationen. Es schädigt die Permeabilitätsmechanismen durch Bindung an das Ergosterol der Pilzzellmembran unter Porenbildung. Primär- und Sekundärresistenz sind selten.

Spektrum. Generalisierte Pilzinfektionen mit Aspergillen, Blastomyceten, Candida-Arten, Coccidien, Cryptococcus neoformans, Histoplasma capsulatum, jedoch nur nach Versagen anderer Mittel, da die Nebenwirkungen sehr schwer sind.

Unerwünschte Wirkungen

- Nephrotoxicität ist die Hauptgefahr; die Nierenschäden können irreversibel werden. Gabe von Mannit wird empfohlen.

Flucytosin

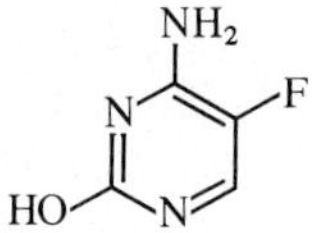

5-Fluocytosin *(Ancotil)*
MW 129,1
pK_a 2,9 und 10,7

Pharmakokinetik. Bioverfügbarkeit 84%, Verteilungsvolumen 0,8 l/kg, Plasmaproteinbindung 5%, gute Gewebsverteilung und Liquorgängigkeit, Elimination: unverändert, renal (glomerulär), mit einer Plasmahalbwertszeit von 3–6 h, bei Niereninsuffizienz erheblich verlängert. Toxisch: > 100 mg/l Plasma.

Wirkungsmechanismus. Transport mit Cytosinpermease (fehlt bei vielen Species) in die Zelle, dort Umwandlung zu 5-Fluoruracil (nicht in den Wirtszellen), das den Stoffwechsel der Pilze ähnlich schädigt, wie für das Cytostaticum 5-Fluoruracil beschrieben (s. S. 417).

Spektrum. Candida (erhebliche Resistenzentwicklung), Aspergillus (einige Species).

Dosis. Wegen der erheblichen Resistenz in der Regel nur zur Unterstützung einer Therapie mit Amphotericin B. Oral 4 × 50 bis 4 × 100 mg pro kg und Tag, intravenös gleiche Dosierung (250 ml der Lösung 100 mg/ml in 25 min). Keine Mischung mit anderen Stoffen in der Infusion. Cytarabin hebt die Wirkung auf.

Unerwünschte Wirkungen. Gastrointestinale Beschwerden, hämatologische Veränderungen.

Griseofulvin *(Fulcin)*

Pharmakokinetik. *Resorption* aus dem Magen-Darm-Trakt stark schwankend, gefördert durch fettreiche Mahlzeiten und Verteilung der Tagesdosis auf mehrere Einzeldosen.

Verteilung. Einlagerung in die keratogenen Zonen der Haut; die infizierten Zellschichten werden abgestoßen, die mit Griseofulvin beladenen neuen Zellen sind gegen Infektion geschützt. Wegen der langen Dauer des physiologischen Ersatzprozesses muß die Behandlung bis zu 6 Monaten ohne Unterbrechung erfolgen.
Metabolismus. Demethylierung in der Leber. Induktion des Cytochrom P-450-Systems. Halbwertszeit 9–24 h.

Wirkungsmechanismus. Störung der RNA-Synthese und Störung der Zellwandsynthese bei Pilzen. Wirkungstyp *fungistatisch*. Primäre Resistenz selten, sekundäre Resistenz unbekannt.

Spektrum. Fadenpilzerkrankungen (Epidermophytie, Trichophytie, Mikrosporie).

Dosierung. Tagesdosis Erwachsene 500 mg, Kinder 10 mg/kg KG, auf zwei Einzeldosen verteilt.

Unerwünschte Wirkungen, Kontraindikationen. Neurologische (am häufigsten): Kopfschmerzen, Übelkeit, erhöhte Alkoholempfindlichkeit, psychische Veränderungen, Neuritiden, Sehstörungen.
Leberschäden, deshalb nicht bei vorgeschädigter Leber.
Steigerung der Porphyrinsynthese, deshalb nicht bei Prophyrie.
Allergien.
Nicht während der Gravidität (Tierversuch: Mutationen).

Miconazol
(Daktar)

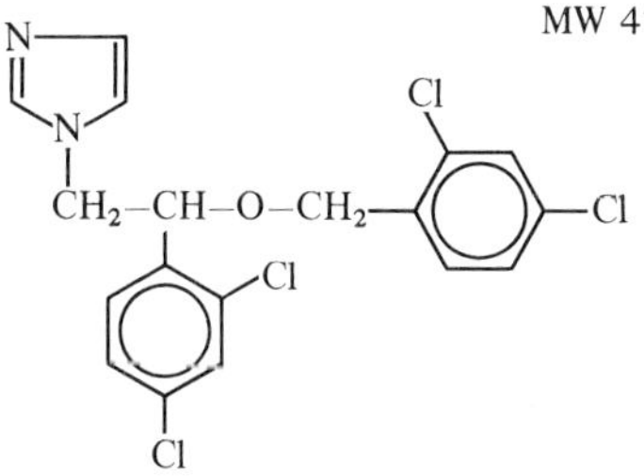

MW 479,16

Pharmakokinetik. Bioverfügbarkeit 27%, Plasmaproteinbindung 90%, Verteilungsvolumen 20 l/kg, terminale Halbwertszeit 24 h. Miconazol wird überwiegend durch Metabolismus eliminiert.

Dosierung. Wegen der geringen Resorption ist die orale Gabe nur bei Pilzinfektionen des Magen-Darm-Traktes zu empfehlen (4 × 250 mg oder 4 × 5 mg/kg KG täglich). Intravenös bei systemischen Infektionen Erwachsene 300 mg 2–4mal täglich als 60-min-Infusion (Beobachtung bei der ersten Infusion notwendig! Blutdruck?), Kinder-Tagesgesamtdosis 15–20 mg/kg KG. Wegen schlechter Liquorgängigkeit von Miconazol intrathecal 1 × 20 mg täglich bei Indikation. Niereninsuffizienz und Dialyse haben keinen wesentlichen Einfluß.

Wirkungsmechanismus. Die Wirkung ist hauptsächlich auf die Zellmembran der Pilze gerichtet. Sie können kein Ergosterol mehr synthetisieren, das für die Zellwand-Synthese notwendig sind. Fungistatisch und fungicid.

Spektrum. Sehr viele Hefepilzarten (Candida, Cryptococcus, Trichosporum, Pityrosporum) und Schimmelpilze (Aspergillusarten und andere).

Unerwünschte Wirkungen. Nur nach intravenöser Injektion Blutdruckabfall, Erbrechen, Juckreiz, Anämie, Thrombocytopenie.

Ketoconazol
[195]

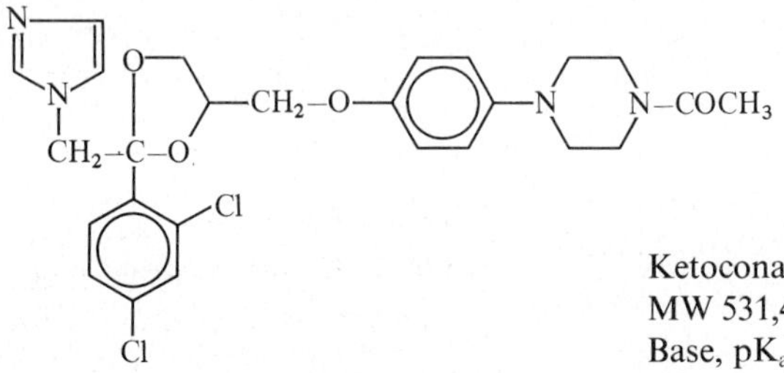

Ketoconazol *(Nizoral)*
MW 531,4
Base, pK_a 6,51 und 2,94

Pharmakokinetik. Bioverfügbarkeit bei Normacidität nicht bekannt, freie Fraktion im Plasma 1%, Elimination durch hepatischen Metabolismus, terminale Halbwertszeit 7–10 h. Liquorübergang ungenügend.

Wirkungsmechanismus: wie Miconazol

Anwendung: Erkrankungen durch Hefepilze und Dermatophyten auf der Haut, den Schleimhäuten, auch bei Organmykosen und Vaginalmykosen, aber nicht bei Aspergillom, Mikrosporie.

Dosierung: 2 × 200 mg oral (bei Normacidität) täglich.

Unerwünscht: 10% Transaminasenerhöhung (sehr selten Hepatitis), 5% gastrointestinale Beschwerden, 2% Juckreiz, ferner ZNS-Symptome, auch Gynäkomastie.

Antimycotica zur lokalen Therapie

Nystatin *(Moronal)* Wirksam auf der Haut und auf den Schleimhäuten gegen Candidainfektionen. Unerwünschte Wirkungen sind nicht zu befürchten.

Clotrimazol *(Canesten)* Wirksam auf der Haut und den Schleimhäuten gegen Infektionen mit Candida und vielen anderen Pilzarten. Bei Mykosen im Gastrointestinaltrakt nicht eingesetzt, da resorptive Schäden nicht auszuschließen sind.

Ciclopiroxolamin *(Batrafen)* und **Econazol** *(Epi-Pevaryl)* für Dermatomycosen

Mittel zur Prophylaxe und Therapie der Malaria

[362, 401]

Erregerkreislauf und Wirkungsphasen der Pharmaka Die weibliche Anophelesmücke nimmt durch Stich vom Menschen Gametocyten auf. Die Gametocyten entwickeln sich in der Mücke über Zwischenformen zu Sporozoiten. Die Mücke überträgt durch Stich Sporozoiten. Gegen Sporozoiten wirksame Chemotherapeutica sind Chlorguanid und Primaquin. Die Sporozoiten reifen in Leberzellen zu Gewebs-Schizonten.

- *Gewebsschizonten werden durch Primaquin und Pyrimethamin erfaßt.* Die reifen Gewebs-Schizonten brechen auf und entleeren Gewebs-Merozoiten. Diese werden entweder in andere Leberzellen aufgenommen oder dringen in Erythrocyten ein. *Die*
- *intraerythrocytären Formen werden durch Chloroquin, Mefloquin, Amodiaquin und Chinin erreicht.* Die Merozoiten in den Erythrocyten reifen zu Blut-Schizonten, die Erythrocyten zerfallen, Blut-Merozoiten werden freigesetzt und dringen in neue Erythrocyten ein. Bei der Vermehrung entstehen jedoch nicht nur Blut-Schizonten, sondern z. T. auch Gametocyten.
- *Die Gametocyten werden durch Primaquin, auch Pyrimethamin, Chloroquin und Chinin erfaßt.*

Malaria-prophylaxe ***Bei Chloroquin-Sensibilität:*** Die Prophylaxe beginnt eine Woche vor Reiseantritt. Erwachsene nehmen einmal wöchentlich nach dem Essen 300 mg Chloroquin-Base (entspricht 2 × 250 mg Chloroquindiphosphat, *Resochin*), Kinder 5–7 mg Chloroquin-Base/kg KG einmal wöchentlich. Die WHO erprobt zur Zeit, ob in Gebieten mit Malaria tropica (P. falciparum) die zusätzliche Gabe von 200 mg Proguanil *(Paludrine)* sinnvoll ist. Das Risiko der Fetotoxicität ist stets geringer einzuschätzen als das Malariarisiko, deshalb muß die Prophylaxe auch in der Schwangerschaft erfolgen.

Chloroquin wirkt erst auf die intraerythrocytären Merozoiten, also relativ spät. Nach Rückkehr in ein malariafreies Gebiet wird daher die Prophylaxe 6 Wochen fortgesetzt. Wenn die Infektion hochwahrscheinlich war, schließt man eine Eradikationstherapie mit Primaquine-Base *(Primaquine-Bayer)* an (15 mg täglich für 14 Tage).

Bei Chloroquin-Resistenz. Die zusätzliche Einnahme von Proguanil (siehe vorstehend) wird empfohlen. In Gebieten mit hoher Resistenz gegen Chloroquin empfiehlt die WHO die zusätzliche Gabe von *Maloprim* (Dapson + Pyrimethamin), 1 Tablette pro Woche für Erwachsene (nicht mehr!), und nach Körpergewicht weniger für

Kinder. Nur für den Fall, daß der Aufenthalt in einem Gebiet mit hoher Chloroquin-Resistenz weniger als 6 Wochen dauern wird, diskutiert die WHO die Einnahme von 1 Tablette Mefloquin *(Lariam)* pro Woche für Erwachsene [189]. - Die Prophylaxe mit Fansidar (Pyrimethamin + Sulfadoxin) wird nicht mehr empfohlen, von der früher üblichen Kombination Chloroquin + Fansidar wird wegen gefährlicher Nebenwirkungen ganz abgeraten.

Malariatherapie ***Keine voraufgehende Chloroquin-Prophylaxe.*** Erwachsene 4 Tabletten *Resochin* (600 mg Base), 6 Stunden später 2 Tabletten Resochin, nach weiteren 12 Stunden 2 Tabletten Resochin, nach weiteren 24 Stunden 2 Tabletten Resochin. Kinder erhalten mit gleicher zeitlicher Dosisteilung 10 mg/kg, 5 mg/kg, 5 mg/kg, 5 mg/kg.

Nach Chloroquinprophylaxe oder bei bekannter Chloroquin-Resistenz. *Fansidar* als einmalige Dosis für Erwachsene drei Tabletten, Kinder von 9-12 Jahren 2 Tabletten, 4-8 Jahre 1 Tablette. In Gebieten mit Fansidar-Resistenz oder bei bekannter Unverträglichkeit von Fansidar: Erwachsene 3 Tabletten *Lariam* (Mefloquin), 6 und 12 Stunden später 2 bzw. eine Tablette *Lariam*. Kinder einmal eine Tablette Mefloquin pro 10 kg.

Plasmodium falciparum, schwere Fälle mit Komplikationen (häufig Erbrechen, cerebrale, pulmonale oder renale Komplikationen, mehr als 10^5 Erythrocyten/mm^3 befallen).
Erwachsene: Chinin-dihydrochlorid 20-25 mg pro kg und Tag (bei Niereninsuffizienz 10-15 mg) als Dauerinfusion über 24 h, zusätzlich *Fansidar* (Ampullenlösung) 5-7,5 ml tief intramusculär. Chinidin (Ladungsdosis 15 mg/kg, 7,5 mg/kg Infusion in 8 h) soll so wirksam wie Chinin sein [361]. Weitere Maßnahmen: Elektrolytbilanzierung, Niederdosis-Heparinisierung, physikalische Senkung der Körpertemperatur auf 39 °C, 200 mg Prednisolon täglich i.v., Bluttransfusion (Vorsicht vor Lungenödem!), Dialyse und Beatmung bei Indikation. Chinin nicht mit Penicillinen oder anderen β-Laktamantibiotica mischen. Nachbehandlung mit Primaquin oder *Fansidar* für zwei Wochen zur Beseitigung der Gametocyten. Über den Einsatz von Mefloquin bei dieser Indikation gibt es noch keine einheitliche Auffassung.

Einzelstoffe ***Allgemeines.*** Chinin, Chloroquin, Primaquin und Mefloquin haben einen nicht vollständig geklärten Wirkungsmechanismus. Ihre simultane Gabe ist in der Regel nicht gerechtfertigt. Sie werden alle gut, aber nicht so vollständig metabolisiert, als daß man bei Niereninsuffizienz die volle Dosierung beibehalten könnte. Die numerischen pharmakokinetischen Daten zeigt Tabelle 39. Die Dosierungen stehen unter Prophylaxe und Therapie.

Chinin wirkt gegen Blut-Schizonten aller vier Malaria-Plasmodien und gegen Gametocyten von P. malariae und P. vivax. Sturzartige

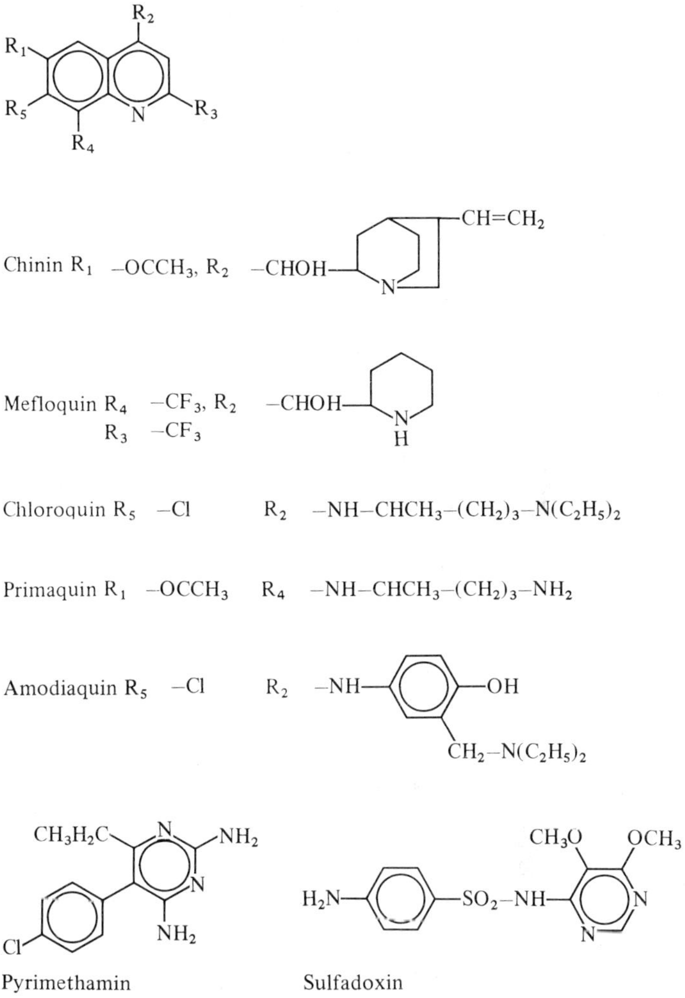

Abb. 45. Mittel zur Prophylaxe und Therapie von Malaria

Blutdrucksenkungen lassen sich nur durch Dauerinfusion (s. oben!) vermeiden. Nach Aufhören des krankheitsbedingten Erbrechens sollte man bald zur oralen Therapie übergehen. Bei Malariapatienten kann es akute hämolytische Anämien verursachen. Allergische Erscheinungen vielfältiger Art werden beobachtet. Beunruhigend für den Patienten sind Hör- und Sehstörungen.

Chloroquin *(Resochin)* wirkt gegen Blut-Schizonten von P. falciparum und (besser als Chinin) von P. vivax, auch gegen Gametocyten von P. vivax. Nebenwirkungen sind Cornea-Trübungen (reversibel), Reti-

Tabelle 39. Pharmakokinetik der Mittel zur Prophylaxe und Therapie von Malaria

	MW	pKa	Bioverfügb. in %	Verteil.-Volumen in l/kg	Plasma-Halbwertszeit
Chinin	324,4	7,2 8,8	>95	1,3±0,4	11-12 h
Chloroquin	319,9	8,1	78-89	204!	12±3 d
Amodiaquin	355,9	6,0		17,4	2 h
Primaquin	259,3	0,7; 10,3	>95	3,0-3,5	4-7 h
Mefloquin	378,3	9,1	85	13-24	14±4 d
Pyrimethamin	248,7	7,2	100	2,8	80-95 h

nopathie (Frühsymptom Farbsehstörungen, teilweise irreversibel), gastrointestinale, dermatologische und neurologische Symptome, selten allergisch-hämatologische Schäden.

Amodiaquim, das teilweise stärker wirkt als Chloroquin, wird gegenwärtig wegen erheblicher Nebenwirkungen nicht mit Präferenz empfohlen.

Primaquin wirkt gegen Gewebs-Schizonten von P. vivax (Hauptanwendung, Radikal-Kur) und P. falciparum, und gegen Gametocyten aller vier Malaria-Arten. Weil es selbst auf Blut-Schizonten nicht wirkt, wird es mit einem Blut-Schizonten-Mittel kombiniert. Dosis: 15 mg Base (entspr. 26,3 mg Phosphat) oral täglich für 14 Tage. Unerwünscht: gastrointestinale Störungen, bei Glucose-6-phosphat-dehydrogenase-Mangel Methämoglobinbildung vor allem durch die Metaboliten.

Mefloquin *(Lariam)* wirkt gegen Blut-Schizonten vor allem bei P. falciparum und soll deshalb nur bei chloroquinresistenten P. falciparum eingesetzt werden, aber dort nicht zusammen mit Chinin. Unerwünscht sind gastrointestinale, dermatologische, neurologische und psychische Symptome.

Pyrimethamin wirkt durch Hemmung der Dihydrofolsäure-Reduktase auf Blut-Schizonten und Gewebs-Schizonten von P. falciparum, besonders gut in Kombination mit Sulfadoxin. Es ist auch auf andere Plasmodien wirksam, soll aber dort nicht verwendet werden (Resistenzerzeugung bei im gleichen Gebiet vorkommenden P. falciparum). Schwere Hautreaktionen nach Gabe der Kombination wurden mit einer Häufigkeit von 1:26000 beobachtet und haben zur Rücknahme der früher weiten Indikation für die Kombination (Prophylaxe) geführt. Der historische Vorläufer *Proguanil,* der den gleichen Wirkungsmechanismus hat, wird gegenwärtig ersatzweise in der Prophylaxe empfohlen.

Anthelmintica [233]

Tabelle 40. Bevorzugte Anthelmintica bei Wurminfektionen

Oxyuren, Madenwürmer (Enterobius vermicularis)	Pyrantel oder Mebendazol
Ascariden, Spulwürmer (Ascaris lumbricoides)	Pyrantel 1. Wahl Mebendazol 2. Wahl
Hunde/Katzenspulwurm (Toxocara canis et cati)	Tiabendazol
Trichinen (Trichinella spiralis)	Tiabendazol
Peitschenwürmer (Trichuris trichuria)	Mebendazol
Schweinebandwurm, Rinderbandwurm, Fischbandwurm	Niclosamid
Cysticercosis bei Bandwurminfektion	Praziquantel
Hakenwürmer	Pyrantel oder Mebendazol
Zwergbandwurm (Hymenolopis nana), Saugwürmer (z. B. Erreger der Bilharziose)	Praziquantel
Medinawurm (Strongyloides stercoralis)	Tiabendazol

Einzelsubstanzen

Pyrantel-pamoat *(Helmex)* ist sehr gut gegen Ascariden, gut gegen Oxyuren und befriedigend gegen Hakenwürmer wirksam. Man gibt eine Einzeldosis von 11 mg/kg bei allen drei Infektionen, dieselbe Dosis nach 2 Wochen nochmals, weil inzwischen die Würmer aus den nicht empfindlichen Eiern geschlüpft sind. Pyrantel wird nicht wesentlich resorbiert. Es depolarisiert die neuromuskuläre Synapsen der Würmer und versetzt sie so in Dauerkontraktion.

Mebendazol *(Vermox)* ist sehr gut gegen Peitschenwürmer und Oxyuren, gut gegen Ascariden, befriedigend gegen Hakenwürmer wirksam. Bei Peitschen- und Madenwürmern gibt man 1×100 mg, und wiederholt nach 2 Wochen, bei Spul- und Hakenwürmern gibt man an drei aufeinanderfolgenden Tagen je 200 mg. Mebendazol wird zu 5–10% resorbiert. Es hemmt die Glucoseaufnahme der Würmer.

Niclosamid *(Yomesan)* wirkt sehr gut gegen Bandwürmer, aber nicht gegen deren Larven. Der Patient nimmt eine Einzeldosis von 2 g, die er gut kauen muß. Kinder erhalten weniger. Es hemmt die oxidative Phosphorylierung der Würmer und wird kaum resorbiert.

Praziquantel *(Cesol)* wirkt gegen Zwergbandwürmer und alle Arten von Saugwürmern (Bilharziose, Lungenegel und andere). Die Tagesdosis von 50 mg verteilt man auf drei Dosen und gibt sie über 14 Tage bei Cysticercosis. Bei Infektionen mit Saugwürmern: Einzeldosis von 40 mg/kg. Praziquantel wird zu 80% resorbiert und nahezu vollständig metabolisiert. Es erhöht die Ca^{2+}-Permeabilität der Würmer.

Tiabendazol *(Minzolum)* wirkt gegen Trichinen, Hunde/Katzen-Spulwurm, Medinawurm und viele andere Würmer, die aber zum Teil mit einem nichtresorbierbaren Anthelminticum leichter zu erreichen sind. Tiabendazol wird vollständig resorbiert und danach metabolisiert. Unerwünscht sind Nausea und Anorexie. Man gibt täglich 2 × 25 mg/kg, und zwar bei Infektionen mit Trichinen über 5 Tage, mit anderen Fadenwürmern über 2 Tage.

Virostatica [68, 72, 131]

Amantadin
(Symmetrel)

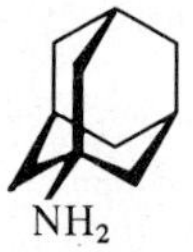

MW 151,26
Base

Pharmakokinetik. Bioverfügbarkeit 90%, Verteilungsvolumen 6 l/kg, Halbwertszeit 9–16 h, kein Metabolismus, 90% Ausscheidung über die Nieren.

Indikation, Wirkungsmechanismus. Amantadin dient zur Prophylaxe und während der ersten zwei Erkrankungstage auch zur Therapie der Influenza A. Die Aufnahme der umhüllten Viren in die Zelle ist noch möglich, aber Amantadin hemmt die Freisetzung der hüllenlosen Viren.

Dosierung. oral 2 × 100 mg bei Erwachsenen, 4–8 mg/kg bei Kindern. Spitzenkonzentrationen von 0,6 mg/l sollen nicht überschritten werden.

Gefahren, Nebenwirkungen. Bei Niereninsuffizienz (im Greisenalter) große Gefahr der relativen Überdosierung. Schlaflosigkeit, Appetitlosigkeit, Unrast, bei Überdosierung Depressionen.

Aciclovir
(Zovirax)
[223, 376]

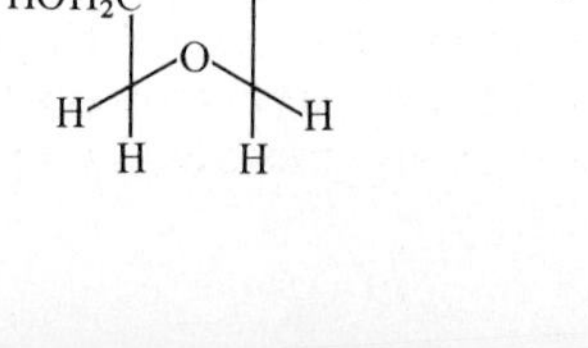

MW 225,21
pK_a 2,52 und 9,35

Pharmakokinetik. Bioverfügbarkeit nur 20–30%, Verteilungsvolumen 0,7 l/kg (Körperwasser), Plasmaproteinbindung 9–24%, Plasmahalbwertszeit 2–3 h, 15% werden metabolisiert, der Rest wird unverändert durch glomeruläre Filtration und tubuläre Sekretion eliminiert.

Indikation, Wirkungsmechanismus. Aciclovir wirkt gegen Herpesviren 1 und 2, Varicella zoster und Epstein-Barr-Viren. Dies sind alles DNA-Viren der Herpes-Gruppe. Aciclovir penetriert bevorzugt in Herpes-infizierte Zellen. Durch eine nur bei den Viren vorkommende Thymidilatkinase wird Acyclovir zum erstenmal phosphoryliert - körpereigene Zellen phosphorylieren 200-fach weniger. Die Phosphorylierung zum Di- und Triphosphat besorgen hingegen körpereigene Enzyme. Aciclovir-Triphosphat wird (nochmals bevorzugt) von der virus-eigenen DNA-Polymerase angenommen und hemmt sie stark. Der verbleibende geringe Nucleosideinbau führt zum Einbau von Aciclovir in den DNA-Strang und damit zu dessen Abbruch, weil eine 3′-Position an einem „richtigen" Monosaccharid nicht zur Verfügung steht. Resistenz beruht auf mutierten Enzymen mit geringerer Affinität zu Aciclovir.

Dosis. Die i.v. Injektion von Aciclovir ist bewährt, die Applikation in Salben ist bewährt in der Ophthalmologie. Intravenös täglich 3 × 5 mg/kg als einstündige Infusion, 5 Tage. Plasmakonzentrationen danach 10 mg/l. Oral 6 × 200 mg täglich.

Gefahren, Nebenwirkungen. Venenwandreizung bei unexakter Infusion, nach zu schneller Infusion Blutdruckabfall, vorübergehende Einschränkung der Nierenfunktion, Kopfschmerzen, Übelkeit.

Zidovudin
(Retrovir)
[89, 140, 147, 377, 498]

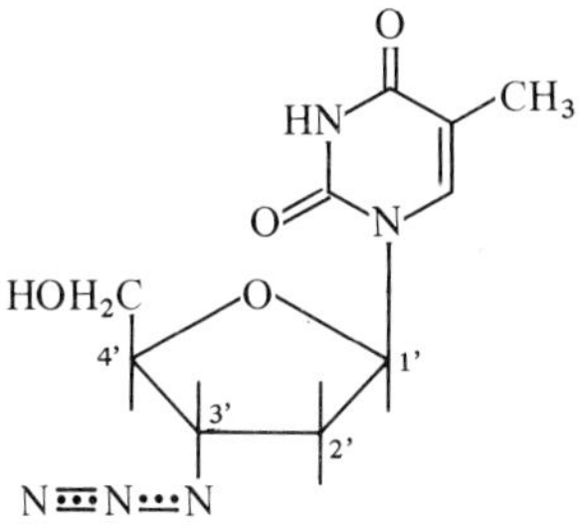

3′-Azido- 3′-Desoxythymidin
Zidovudin, AZT, *Retrovir*
MW 267,24
$pK_a = 9{,}68$

Bioverfügbarkeit 60–70%
Plasmaproteinbindung 34–38%
Elimination: 80% 5′-Glucuronyl-Derivat, 20% unverändert
Plasmahalbwertszeit 1 h.

Indikation, Wirkungsmechanismus. AZT wirkt gegen das HIV-Virus. Es wird mit körpereigenen Kinasen dreifach phosphoryliert und danach von der virus-eigenen reverse transcriptase (RNA-abhängige DNA-Polymerase) 100mal besser als von der körpereigenen DNA-

Polymerase α angenommen. Die reverse transscriptase wird gehemmt, die Virus-RNA wird abgebaut, ohne daß Rückschreibung stattgefunden hätte. In der Restmenge dennoch gebildeter Virus-DNA führt das eingebaute AZT zum Strangabbruch.

Dosis, unerwünschte Wirkungen. AZT befindet sich in der Erprobung, gegenwärtig werden 6 × 250 mg/Tag gegeben. Die schwerste Nebenwirkung, die einer Dauertherapie entgegensteht, ist eine megaloblastäre Anämie.

Tumorhemmstoffe [23, 24, 150, 335, 359]

Allgemeines Tumorhemmstoffe und gegen Bakterien, Viren und andere Mikroorganismen wirksame Antibiotica haben gemeinsam, daß sie die Beseitigung von „Fremdzellen", die die physiologische Funktion des Wirtsorganismus beeinträchtigen, aus eben diesem Organismus fördern können. Bei Bakterien gelingt dies besonders gut dann, wenn das Antibioticum in einen Teil des Bakterienstoffwechsels eingreift, der in analoger Form beim Menschen nicht existiert. Idealbeispiel ist Penicillin: Es greift in den biochemischen Prozeß der Zellwandsynthese ein, und dieser Prozeß spielt für keine Zelle des menschlichen Organismus eine Rolle. Bis heute ist es nicht gelungen, Pharmaka zu finden, die in vergleichbarer Weise selektiv in den Tumorstoffwechsel eingreifen. Theoretisch müßten Tumorzellen, die eine falsche genetische Information tragen, dadurch zu zerstören sein, daß man die *Qualität* der falschen genetischen Information ausnutzt. Dies ist bis heute nicht gelungen. Die bisher verfügbaren Tumorhemmstoffe nutzen die abweichende *Quantität* des Tumorstoffwechsels aus. Hieraus folgt:

- Tumoren mit niedriger Proliferationsrate (Bronchialcarcinom) sind wenig empfindlich gegen Chemotherapeutica.
- Physiologisch schnell teilende Zellen des Organismus werden durch Tumorhemmstoffe erheblich geschädigt. Auf einzelne Gewebe angewandt bedeutet dies:
- Stomatitis und Gastroenteritis sind unerwünschte Wirkungen vieler Tumorhemmstoffe. Sie treten auf, weil die Neubildung des auskleidenden Epithels stark verzögert ist.
- Haarausfall ist eine unerwünschte Wirkung vieler Tumorhemmstoffe.
- Anämie, Leukopenie und Thrombopenie sind Begleiterscheinungen bei der Therapie mit sehr unterschiedlichen Tumorhemmstoffen.
- Tumorhemmstoffe sind immunsuppressiv, da sie die Proliferation immunkompetenter Zellen reduzieren. Mit der immunsuppressiven Wirkung der Tumorhemmstoffe ergibt sich ein weiterer Unterschied zu den gegen Bakterien wirksamen Antibiotica: Bacteriostatische Antibiotica wirken, indem sie die Vermehrung von Fremdzellen verhindern, der Organismus kann also mit seiner eigenen Abwehr die

bereits vorhandenen Fremdzellen beseitigen. Bacteriostatische Antibiotica verschaffen der Immunabwehr des Organismus ein Übergewicht, vor allem beeinträchtigen sie die Immunabwehr nicht. *Tumorhemmstoffe reduzieren hingegen die körpereigene Abwehr.*

- Cytostatica wirken embryotoxisch und fetotoxisch.
- Cytostatica unterdrücken die Spermiogenese.

Tumortherapie ist stets Kombinationstherapie. Hierfür sind mehrere Gründe maßgebend:

- Da die Tumorhemmstoffe nur von der unterschiedlichen Quantität im Stoffwechsel von Tumorzellen und Nichttumorzellen Gebrauch machen, ist ihre therapeutische Breite gering. Die Höhe ihrer Dosierung ist durch die unerwünschten Wirkungen begrenzt, die aber bei den einzelnen Pharmaka verschieden sind. Bei der Kombinationstherapie addieren sich die erwünschten Wirkungen zu einer „großen" Gesamtwirkung.
- Der Wirkungsmechanismus der Tumorhemmstoffe ist unterschiedlich, wodurch mit einer Kombinationstherapie eine überadditive Wirkung erreichbar sein kann.
- Mit der Kombinationstherapie gelingt die Synchronisation des Tumorwachstums (in vielen Fällen, z.B. mit Vinca-Alkaloiden). Bestimmte Cytostatica werden dann nur in derjenigen Phase des Zellcyclus eingesetzt, in der sie hauptsächlich wirken; dadurch wird der Organismus zu anderen Zeiten nicht mit ihren unerwünschten Wirkungen belastet.
- Durch Kombination von Pharmaka, die in verschiedenen Phasen des Zellcyclus wirken, verhindert man die Resistenzentwicklung von Tumorzellen während einer Phase des Zellcyclus, in der ein bestimmtes Einzelpharmakon nicht wirkt.

Die Dosierungen hängen von der Art des zu behandelnden Tumors und damit von der Art des Schemas für die Kombinationstherapie ab. Dies gilt nicht nur für die Größe der Einzeldosen, sondern auch für ihre zeitliche Folge und für die maximale Gesamtdosis. Um hierüber keinen falschen Eindruck aufkommen zu lassen, sind für die Tumorhemmstoffe in den nachfolgenden Darstellungen keine Dosisbereiche mitgeteilt. Für sehr viele Cytostatica gilt aber, daß die Dauer der Verabreichung wichtiger ist als die Höhe der Einzeldosis. Grund hierfür ist unter anderem, daß viele Cytostatica nicht durch passive Diffusion, sondern durch kapazitätslimitierte Vorgänge in die Zellen gelangen. Wenn solche Vorgänge bei einer bestimmten Plasmakonzentration gesättigt sind, ist die weitere Dosiserhöhung kaum noch hilfreich.

Arbeitsschutz [36, 135, 393, 454]

Beim Umgang mit Cytostatica sind strenge Sicherheitsvorschriften unbedingt einzuhalten. Sie laufen alle darauf hinaus, das Pflegepersonal vor der Exposition gegen Cytostatica zu schützen. Gefahrenquellen sind u.a.: Kontamination der Hände beim Dispensieren von Tabletten, besonders auch beim Teilen von Tabletten („Kinderdosen"), beim Öffnen von Ampullen (cave Schnittverletzungen!) und beim Aufziehen von Lösungen. Wenn Cytostatica auf Möbel oder Fußböden gelangen (durch herunterfallende Tabletten, besonders aber durch Ampullenlösungen, die in die Umgebung oder auf Tupfer gelangen, wenn Luftblasen aus der Spritze entfernt werden), trocknen sie ein, der Staub wird eingeatmet. Handkontamination und Verstäubung ist auch zu befürchten beim Umgang mit der Bettwäsche und mit Urin, Faeces und Erbrochenem. Die Einzelheiten müssen unbedingt in den Arbeitsschutzvorschriften und der einschlägigen Fachliteratur nachgelesen und der Sicherheitsstandard auf dem jeweils neuesten Erkenntnis- und Technikstand gehalten werden.

Antimetaboliten Antimetaboliten sind Stoffe, die physiologischen Metaboliten chemisch ähnlich sind, deshalb „irrtümlich" in den Stoffwechsel eingeführt werden, danach jedoch zu „falschen" Stoffwechselzwischenprodukten führen, die nutzlos oder gar schädlich sind. Der physiologische Stoffwechsel wird durch Antimetaboliten folglich reduziert.

Methotrexat

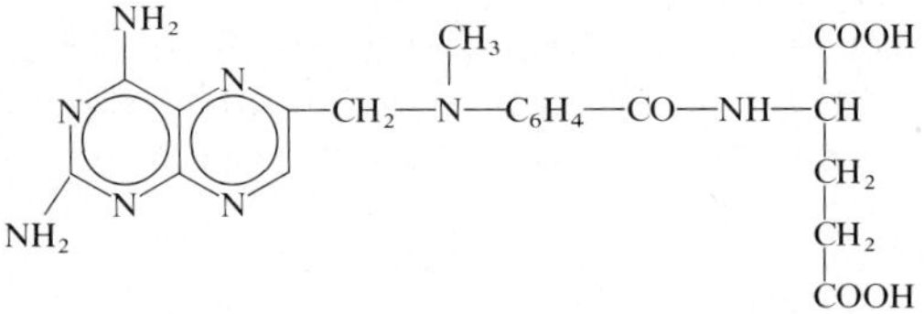

Dinatrium-Methotrexat *(Methotrexat Lederle)* — MW der freien Säure 454,4; Säure, pK_a 4,3 und 5,5

Pharmakokinetik. Bioverfügbarkeit dosisabhängig, vollständig bis zu einer Dosis von 30 mg/m^2 KO deshalb i. v. Infusion bevorzugt.
Verteilungsvolumen 0,5–1 l/kg KG, Plasmaproteinbindung 50%, terminale Plasmahalbwertszeit $\geqq$ 10 h. Methotrexat wird sehr lange im tiefen Compartiment (intracellulärer Raum) retiniert. Dorthin gelangt es mit Hilfe eines Transportmechanismus in der Plasmamembran (Diffusion wäre sehr schwer, siehe pK_a!). Wegen der ungenügenden Diffusion bleibt seine Konzentration im Liquor gering. Methotrexat wird zu 80% unverändert renal (glomerulär und tubulär) eliminiert.
Die Konzentration in der Galle ist hoch, es besteht ein enterohepatischer Kreislauf.

Wirkungsmechanismus. Kompetitive Verdrängung der Dihydrofolsäure von der Dihydrofolatreductase und Hemmung des Enzyms. Dadurch fehlt Tetrahydrofolsäure für die Thymidylatsynthese aus 5′-Desoxyuridylat und für die Purinnucleotidsynthese. Aus dem Wirkungsmechanismus läßt sich ableiten: Folinsäure wirkt antagonistisch gegen Methotrexat. Methotrexat wirkt besonders in der S-

Phase. Nicht die überhöhte Dosierung, sondern die Dauer der Therapie ist wichtig für den Erfolg.

Plasmakonzentrationen. Ohne Schutz mit Folinsäure rechnet man mit dem Auftreten stärkerer Beschwerden, wenn die Plasmaspiegel übersteigen: 0,05 μmol/l für 3 Tage, 0,5 μmol/l für 2 Tage, 5 μmol/l für einen Tag.

Unerwünschte Wirkungen. (Vergleiche Alkylantien!) ***Stark!*** Knochenmarksdepressionen, Depression des lymphatischen Systems mit Schwächung der Immunabwehr, ulcerative Gastroenteritis, Haarausfall. Die Verordnung ist unvereinbar mit bestehender Frühschwangerschaft. Bei Langzeitbehandlung treten zusätzliche Nebenwirkungen auf: cirrhotische Leberveränderungen, interstitielle Pneumonitis, Schädigung der Nierentubuli. Den Nierenschäden soll man durch Erhöhung des Urinvolumens und Alkalisierung des Harnes (bessere Löslichkeit von Methotrexat) vorbeugen. Plasmakonzentrationen über 9×10^{-7} mol/l sind zu vermeiden.

Interaktionen. Alle sauren Pharmaka stehen im Verdacht, die tubuläre Sekretion von Methotrexat zu behindern. Für sehr hohe Dosen von β-Lactamantibiotica, für übliche Dosen von Salicylaten und für einige saure nichtsteroidale Antirheumatica (Ketoprofen, Voltaren) ist dies belegt.

Fluoruracil

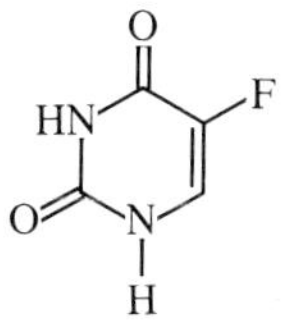

5-Fluoruracil *(Fluorouracil Roche)*
MW 130,08
Base; pK_a 8,0

Pharmakokinetik. Bioverfügbarkeit schlecht und schwankend, daher intravenöse Applikation bevorzugt. Verteilungsvolumen 0,4 l/kg KG, gute Liquorgängigkeit. Elimination überwiegend durch Metabolismus, nur 10–20% renal. Terminale Plasmahalbwertszeit 14–29 h. Aufnahme in die Zelle durch Diffusion.

Wirkungsmechanismus. (Ein Teil des infundierten) 5-Fluorouracil wird metabolisch zu 5-Fluordesoxyuridinmonophosphat umgewandelt. Diese Verbindung verdrängt das „physiologische" 5′-Desoxyuridylat vom Enzym Thymidylat-Synthetase. Folge ist Mangel an Thymidylat. Vergleiche die Entstehung des Thymidylatmangels auf anderem Wege bei Methotrexat! Wirkung in Phasen.

Unerwünschte Wirkungen. Knochenmarksdepression, Depression des lymphatischen Systems, ulcerative Gastroenteritis, Haarausfall. Mit dem Bestehen einer Frühschwangerschaft ist die Therapie unvereinbar.

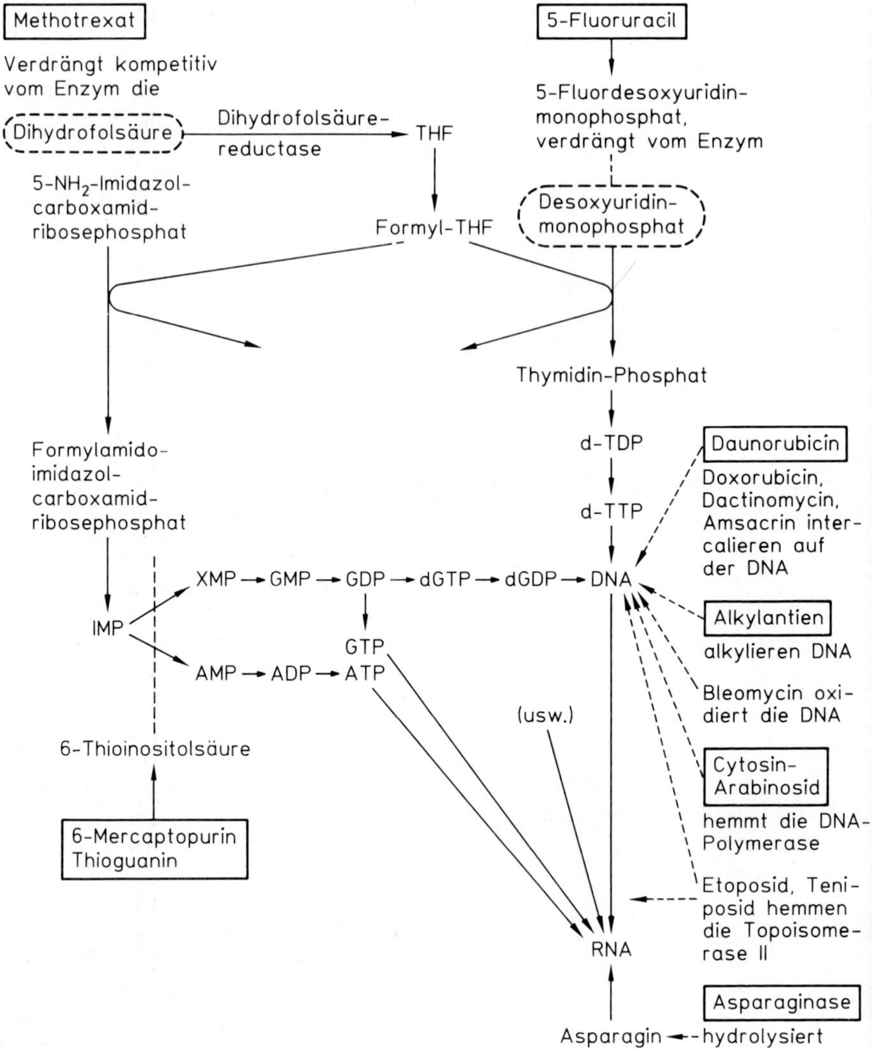

Abb. 46. Angriffspunkte verschiedener Cytostatica

6-Mercaptopurin

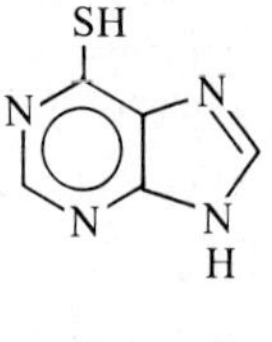

6-Mercaptopurin *(Purinethol)*
MW 170,2
Base; pK_a 7,6

Pharmakokinetik. Bioverfügbarkeit 50–80%. Die Plasmahalbwertszeit ist mit 90 min relativ kurz. Elimination sowohl durch Metabolismus als auch 20% renal. Der hepatische Metabolismus erfolgt durch die Xanthinoxidase und wird deshalb bei gleichzeitiger Gabe von Allopurinol erheblich verzögert.

Wirkungsmechanismus. 6-Mercaptopurin wird zunächst intracellulär zum korrespondierenden Nucleotid (6-Thioninositolsäure) aufgebaut. Dieses Fremdnucleotid kann verschieden wirken: a) durch Rückwärtshemmung auf die Synthese der Purinbasen, b) durch Vorwärtshemmung auf die Synthese von Purinnucleosiden. Anstelle des „richtigen" Nucleosids Guanosin entsteht das „falsche" Thioguanosin. Wirkung in der S-Phase.

Unerwünschte Wirkungen. Erbrechen, Gastroenteritis, Knochenmarksdepression, Leberschäden.

Azathioprin

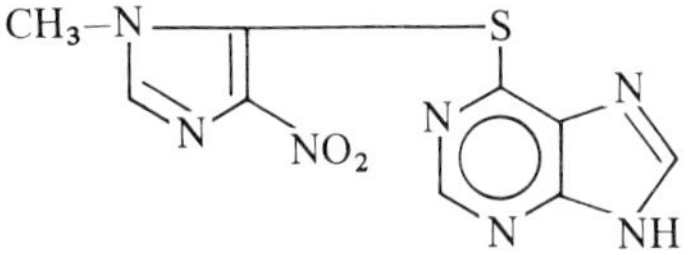

Azathioprin *(Imurek)*
MW 277,29

Pharmakokinetik. Bioverfügbarkeit ungefähr 88%. Plasmaproteinbindung 30%. Zwar beträgt die Plasmahalbwertszeit nur 2 h, jedoch hat dies wenig zu sagen, da der größte Teil von Azathioprin in das eigentlich wirksame 6-Mercaptopurin umgewandelt wird. Elimination überwiegend metabolisch.

Indikation. In der Kombinationstherapie von Immunerkrankungen.

Dosisreduktion bei gleichzeitiger Gabe von Allopurinol auf ¼ der regulären Dosis.

Thioguanin

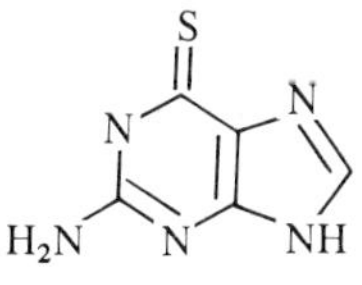

Thioguanin *(Thioguanin-Wellcome)*
MW 167,20

Plasmakokinetik. Bioverfügbarkeit 50% und stark streuend, deshalb intravenöse Infusion bevorzugt. Plasmahalbwertszeit 90 min.

Wirkungsmechanismus. Ähnlich dem 6-Mercaptopurin: Anstelle des „richtigen" Nucleosids Inosin entsteht das falsche 6-Thioinosin und im weiteren Verlauf das falsche 6-Thioguanosin.

Unerwünschte Wirkungen. Gastrointestinale Beschwerden, Suppression der Hämatopoese, Leukopoese, der Immunabwehr. Hyperuricämie.

Cytarabin [254]

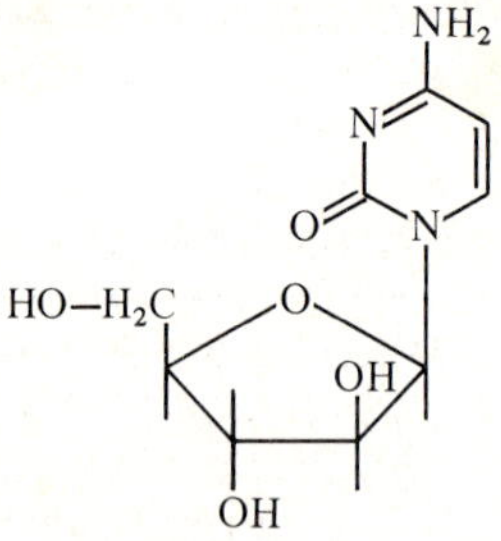

Cytosin-Arabinosid *(Alexan)*
MW 243,22
pK_a 4,3

Pharmakokinetik. Bioverfügbarkeit <20%, weil Cytidin in der Mucosa und in der Leber enzymatisch desaminiert wird; sehr schnelle Verteilung mit starkem Absinken der Plasmakonzentration, langsamere Elimination (Halbwertszeit ca. 2 h). Elimination zu über 90% durch Metabolismus. Intravenöse Infusion.

Wirkungsmechanismus. Cytosin-Arabinosid tritt in die Tumorzelle ein und wird dort zu Cytosin-Arabinosid-Triphosphat (ara-CTP) aufgebaut. Hauptwirkung dieses Metaboliten: Hemmung der DNA-Polymerase durch Verdrängung des „physiologischen" Desoxycytidin-Triphosphats. Zusatzwirkung des Metaboliten: Incorporation bereits beim Aufbau der DNA und dadurch vorzeitiger Abbruch der DNA-Synthese. Hauptwirkung in der S-Phase.

Unerwünschte Wirkungen. Knochenmarksdepression steht im Vordergrund. Immunsuppression. Während der Infusion Übelkeit. Die Anwendung ist mit einer bestehenden Schwangerschaft unvereinbar.

Stickstoff-Lost-Verbindungen

Chemie. Alle Verbindungen tragen die Gruppe

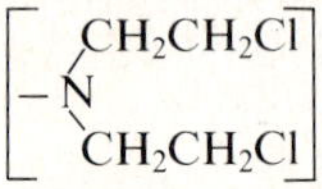

Cyclophosphamid *(Endoxan),* Melphalan *(Alkeran)* und Chlorambucil *(Leukeran)* sind die häufiger gebrauchten Verbindungen. Cyclophosphamid muß in der Leber durch das Cytochrom-P-450-System erst zur cytostatisch wirksamen Verbindung metabolisiert werden. Die Alkylantien werden mit einem Transportmechanismus in die Zelle aufgenommen, der bei Resistenzentwicklung nicht mehr funktioniert.

Wirkungsmechanismus. An der Stickstoff-Lost-Gruppe kann folgende Reaktion erfolgen:

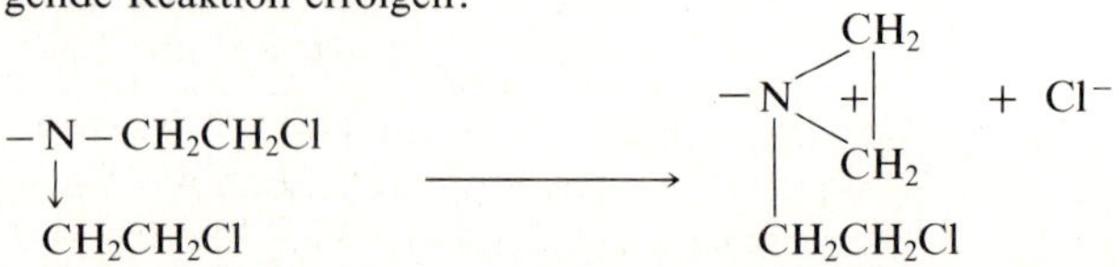

Das entstehende Kation ist ein stark elektrophiles Radikal, das mit nucleophilen Gruppierungen leicht unter „Wiederbildung“ einer covalenten Bindung reagieren kann. Nucleophile Positionen sind an den Nucleotiden besonders diejenigen Atome, die Elektronen für die Wasserstoffbrückenbindungen zur Verfügung stellen. Mit einem solchen Atom A reagiert das elektrophile Radikal unter Bildung der Struktur $A\text{-}CH_2CH_2NCH_2CH_2Cl$. Damit ist die Basenpaarung an dieser Stelle unmöglich geworden. Auch die zweite $\text{-}CH_2CH_2Cl$-Kette der Stickstoff-Lost-Gruppe kann cyclisieren und anschließend mit einem nucleophilen Atom reagieren; dann erhält man eine „Verknüpfung“ $A_1\text{-}CH_2CH_2NCH_2CH_2\text{-}A_2$-$A_1$ und A_2 können Atome aus Nucleotiden sein, die nicht dem gleichen DNA-Strang angehören. In diesem Fall hat das bifunktionelle alkylierende Cytostaticum die Trennung der DNA-Stränge bei der Zellteilung unmöglich gemacht.

Pharmakokinetik. Cyclophosphamid, Melphalan und Chlorambucil sind zu 75-100%, 61-100% bzw. 70% bioverfügbar, weshalb die Therapie auch oral erfolgen kann. Die Verteilungsvolumina betragen 0,6 l/kg, 0,5 l/kg, bzw. 0,3 l/kg, die Halbwertszeiten 5-9 h, 3-4 h, bzw. 9 h, die Verteilungshalbwertszeiten liegen im Bereich einer Stunde. Cyclophosphamid wird zu 40-60% metabolisiert und macht eine Enzyminduktion. - Thiotepa ist ein zur lokalen Therapie benutzter Vertreter der sonst nicht mehr gebräuchlichen Etylenimin-derivate, die ebenfalls alkylieren.

Unerwünschte Wirkungen. Im Vordergrund stehen Myelosuppression und gastrointestinale Beschwerden. Die haemorrhagische Cystitis nach Cyclophosphamid sieht man als Folge der Wirkung des Metaboliten Acrolein an.

Nitrosoharnstoff-derivate
[406]

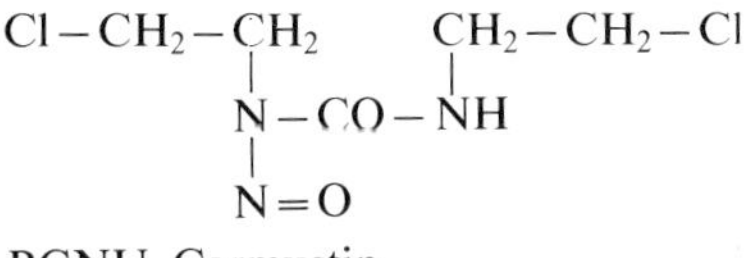

BCNU, Carmustin
(Carmubris)
MW 214,06

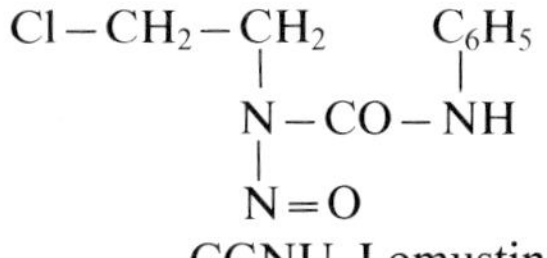

CCNU, Lomustin
(Cinu)
MW 234

Pharmakokinetik. Die Nitrosoharnstoffe sind gut lipidlöslich, werden deshalb schnell aus dem Darm resorbiert, haben ein hohes Verteilungsvolumen (BCNU 3,25 l/kg) und werden innerhalb und außerhalb der Tumorzellen auch schnell in (teilweise aktive) Metaboliten umgewandelt (BCNU Halbwertszeit 1 h).

Pharmakodynamik. Nach Umlagerung geben die Nitrosoharnstoffe das elektrophile Carbonium-Ion $Cl\text{-}CH_2\text{-}CH_2^+$ frei, das in der Zelle hauptsächlich mit dem nucleophilen N7 der Purinbasen reagiert. Der Angriff geschieht in der G1-Phase und wird in S/G2 manifest.

Unerwünschte Wirkungen: Im Vordergrund Myelosuppression.

Besonderheiten. Die Liquorgängigkeit der Nitrosoharnstoffe ist gut. Sie wirken in allen Phasen des Zellcyclus. Leukopenie und Lymphopenie entwickeln sich viel langsamer als bei anderen Cytostatica. Nitrosoharnstoffe sind z. B. Bestandteil der Kombinationstherapie des M. Hodgkin.

Busulfan Busulfan *(Myleran)* ist ein Alkylsulfonat

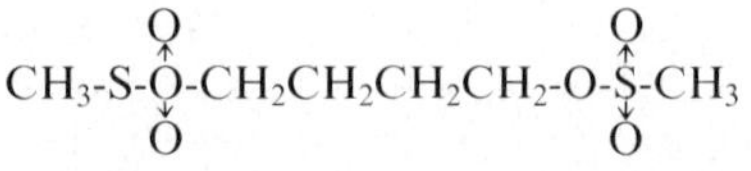

MW 246,3

Es gehört ebenfalls zur Gruppe der bifunktionellen alkylierenden Cytostatica. Besonders bei chronischer myeloischer Leukämie hat es sich bewährt. Elimination vollständig durch Metabolismus mit einer Plasmahalbwertszeit von 2–3 h.

Cisplatin [410]

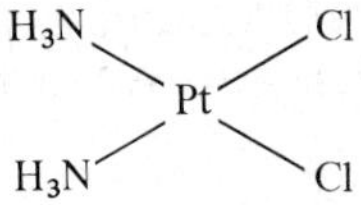

Cisplatin *(Platinex)*
pK_a 6,3
MW 300,1

Pharmakokinetik. Zufuhr nur durch intravenöse Infusion. Verteilungsvolumen 0,5–11,0 l/kg KG, Plasmaproteinbindung 1 h nach Infusion 50%, später zunehmend auf 97%. Terminale Plasmahalbwertszeit 4,5 Tage. In 48 h werden 26–50% des zugeführten Platins durch die Nieren ausgeschieden. Anreicherung in Niere und Leber.

Niereninsuffizienz. Cisplatin ist bei einer Kreatininclearance unter 60 ml/min kontraindiziert. Der Dialyseverlust liegt meist unter 10% und erfordert keine Nachdosierung.

Pharmakodynamik. Cisplatin gelangt in den Intracellulärraum und wird dort durch Hydrolyse der Cl^--Ionen in eine reaktive bifunktionelle Verbindung verwandelt, die mit den N7 zweier benachbarter Guanosin desselben DNA-Stranges reagiert und wie die bifunktionellen Alkylantien Querverknüpfungen (Cross-links) in der DNA herstellt. Die Änderung ist klein genug, um von den DNA-Reparasen nicht erkannt zu werden, hemmt aber völlig die DNA-Replikation. Cisplatin wirkt in allen Cyclusphasen.

Spezielle unerwünschte Wirkungen. Neben den allgemeinen unerwünschten Wirkungen der Tumorhemmstoffe hat Cisplatin ototoxische und nephrotoxische Eigenschaften und soll deshalb nicht mit Aminoglycosidantibiotica kombiniert werden. Die nephrotoxischen Wirkungen lassen sich durch Aufrechterhaltung einer kräftigen Mannitdiurese erheblich mildern.

Indikation und Applikation. Cisplatin ist wesentlicher Bestandteil in der Kombinationstherapie von Hodentumoren. Die jeweilige Tagesdosis wird über einen Zeitraum von 6–8 h infundiert. Plasmakonzentration 1–3 mg/l.

Antibiotica mit cytostatischer Wirkung In diese Gruppe gehören Bleomycin, Dactinomycin, Daunorubicin und Doxorubicin. Sie haben keinen einheitlichen Wirkungsmechanismus.

Dactinomycin *(Lyovac-Cosmegen)* ***Pharmakokinetik.*** Sie ist unzureichend bekannt; wegen des hohen Molekulargewichtes und des Peptidcharakters ist mit einer geringen Plasmaproteinbindung zu rechnen. Unverändert werden 20% renal und 50% biliär ausgeschieden. Plasmahalbwertszeit 36 h.

Wirkungsmechanismus. Intercalation zwischen zwei benachbarten Basenpaaren, dadurch Aufspulen (uncoiling) der DNA-Doppelhelix. Als Folge hiervon kann die DNA-abhängige RNA-Polymerase die DNA-Information nicht mehr transscribieren.

Unerwünschte Wirkungen. Initial Übelkeit und Erbrechen, später Suppression des hämatopoetischen Systems und quälende Entzündungen im Gastrointestinaltrakt. Erhöhung der Strahlenempfindlichkeit.

Daunorubicin Doxorubicin Daunorubicin *(Daunoblastin)* und Doxorubicin *(Adriblastin)* sind chemisch ähnlich. Ein tetracyclisches Ringsystem ist mit dem Monosaccharid Daunosamin glykosidisch verknüpft.

Pharmakokinetik. Wegen 5% Bioverfügbarkeit nur parenteral applizierbar. Starke Bindung an Plasmaproteine, terminale Halbwertszeit 30 h oder länger. Elimination überwiegend durch hepatischen Metabolismus, weshalb Vergiftungen bei unzureichender Leberfunktion beobachtet wurden. Eine ***Dosisreduktion*** um 50% bei einem Plasmabilirubin von 30–50 µmol/l und um 75% bei noch höheren Bilirubinwerten wurde empfohlen.

Wirkungsmechanismus. Intercalation spielt eine wichtige, aber nicht die einzige Rolle. Die Untersuchungen sind noch nicht abgeschlossen.

Unerwünschte Wirkungen. Gastrointestinale Störungen und Stomatitis, Störungen der Hämatopoese, Alopecie.
Besondere Gefahr: Rhythmusstörungen und Kardiomyopathie.

Amsacrin

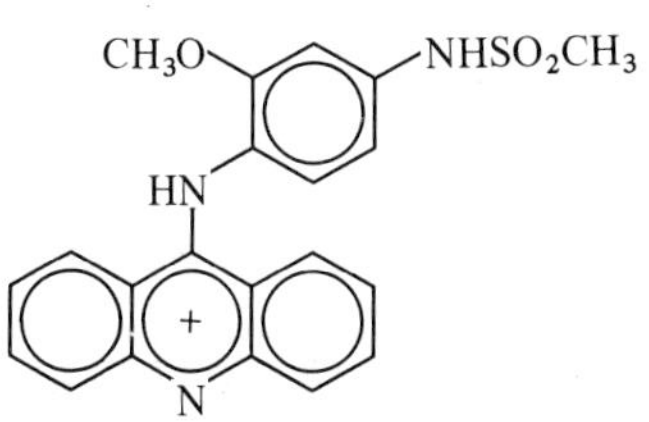

Amsacrin
Amsidyl
MW 393,46

Pharmakokinetik. Amsacrin wird nur intravenös gegeben. Verteilungsvolumen 1,7 l/kg, Plasmaproteinbindung 97%, Anreicherung im Tumorgewebe und in der Leber, die Halbwertszeit von 2,5–7,4 h steigt bei Dauertherapie. Elimination hauptsächlich durch die Galle, aber bei Nieren- (oder Leber-)insuffizienz muß die Dosis gesenkt werden.

Pharmakodynamik. Durch Intercalation in die DNA hemmt Amsacrin die RNA-Synthese. Wirkung bevorzugt in S-Phase.

Unerwünschte Wirkungen. Die Pancytopenie ist dosisbegrenzend. Außerdem gastrointestinale Beschwerden und Alopecie. 7% der Behandelten bekamen grand-mal-Anfälle. Die Cardiotoxicität hat gelegentlich zum Tod geführt. Amsacrin ist mit NaCl nicht mischbar.

Podophyllin-Derivate [93]

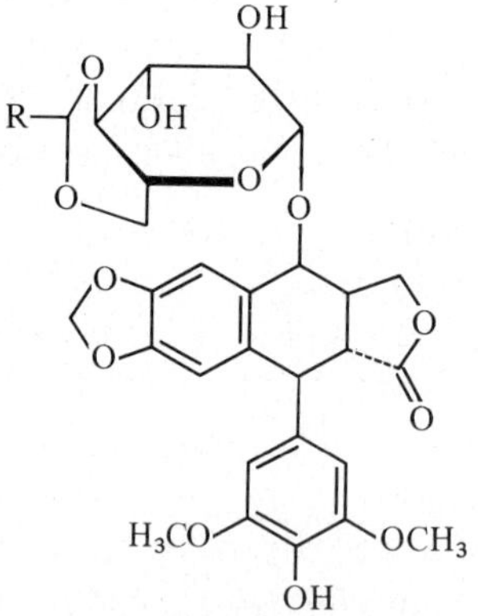

Etoposid, *Vepesid*, MW 588,58
R = $-CH_3$

Teniposid, VM 26 *Bristol*
MW 656,67

R = –
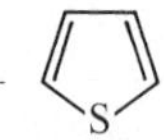

Pharmakokinetik. Etoposid ist zu 50% bioverfügbar, Teniposid wird intravenös gegeben. Etoposid hat eine Plasmahalbwertszeit von 12 h und wird zu 30% unverändert renal eliminiert, Teniposid hat 10–40 h Halbwertszeit.

Wirkungsmechanismus. Die Glycoside reagieren mit der Topoisomerase II, dies führt zu Einzel- und Doppelstrangbrüchen. Hauptsächlich in den Phasen S/G2 wirksam.

Unerwünschte Wirkungen. Die Leukopenie ist dosis-limitierend. Gastrointestinale Beschwerden in 15%, häufig Alopecie. Gefahr schwerer Neuropathien bei Kombination mit Vinca-Alkaloiden.

Bleomycin Es handelt sich um ein Gemisch chemisch nahe verwandter Streptomyces - Antibiotica. Molekulargewicht ca. 1500.

Pharmakokinetik. Die Bioverfügbarkeit ist unbekannt, Bleomycin wird parenteral verabfolgt. Verteilungsvolumen 0,3 l/kg. Es wird nicht an Plasmaproteine gebunden und zu 60% unverändert glomerulär filtriert. Die terminale Halbwertszeit beträgt 3 h. Dosisreduktion bei Niereninsuffizienz ist notwendig.

Wirkungsmechanismus. Bleomycine intercalieren zuerst zwischen ein Guanin-Cytosin-Basenpaar der DNA. Unter Beteiligung von Eisen vermitteln sie danach die Oxidation des Zuckers: Es werden Aldehydgruppen gebildet, die glycosidische Bindung wird gelöst, die Basen werden freigesetzt. Die Wirkung ist in der G1-Phase besonders stark und wird in S/G2 manifest.

Unerwünschte Wirkungen. Stomatitis, Alopecie, Hyperpyrexie, (sehr geringe Myelotoxicität). Besondere Gefahr: Pulmonale Fibrose bei 5–10% der Behandelten.

Vinca-Alkaloide Vinblastin *(Velbe),* Vincristin (Vincristin Lilly) und Vindesin *(Eldisine)* sind chemisch nahe verwandt. Ihre Bioverfügbarkeiten schwanken stark, deshalb werden sie intravenös gegeben. Sie haben lange Halbwertszeiten von 24 h oder mehr und Verteilungsvolumina von 8 l/kg oder mehr. Sie werden über die Faeces eliminiert.

Wirkungsmechanismus. Der Hauptmechanismus ist wahrscheinlich in der Bindung der Vinca-Alkaloide an das mikrotubuläre Protein Tubulin zu sehen, wodurch die Ausbildung einer Teilungsspindel unmöglich wird und das Zellwachstum in der M-Phase stehen bleibt.

Unerwünschte Wirkungen. Von den allgemeinen unerwünschten Wirkungen bei cytostatischer Therapie ist die Leukopenie nach Gabe von Vinblastin besonders stark. Nach Vincristine entsteht häufig eine periphere Neuropathie. Sie greift auch auf das autonome System über, woraus sich die hartnäckigen Verstopfungen während der Therapie erklären. Morphologisch findet man Zerstörung des Systems der Mikrotubuli in den Axonen. Der axonale Transport ist deshalb schwer gestört.

Asparaginase Wirkungsmechanismus. Asparagin ist Präcursorsubstanz für die Bildung von mRNA und von vielen Proteinen. Normale Zellen können Asparagin synthetisieren, manche Tumorzellen haben jedoch diese Fähigkeit verloren und müssen Asparagin aus dem Extracellulärraum aufnehmen. Senkt man den Asparaginspiegel im Serum durch Asparaginase tief, so versiegt der Nachschub für die Tumorzellen. Aus diesem Wirkungsmechanismus wird klar: Resistenz kann sich relativ schnell dadurch entwickeln, daß die Tumorzellen sich auf ihre Fähigkeit, Asparagin selbst zu synthetisieren „zurückbesinnen". Andererseits ist offensichtlich, daß die Wirkung von Asparaginase mit hoher Selektivität gegen Tumorzellen gerichtet ist. Dennoch erfolgt die Resistenzentwicklung so schnell, daß die klinische Bedeutung von Asparaginase heute sehr gering ist.

Unerwünschte Wirkungen. Fieber, Übelkeit und Erbrechen, Knochenmarksdepression, Leberfunktionsstörungen. Gefährlich sind *allergische* Reaktionen.

Tamoxifen

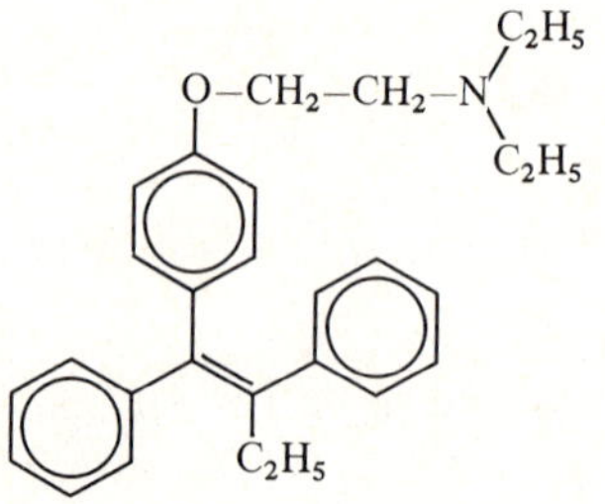

Tamoxifen
Novaldex
MW 371,53
pK_a 7,82

Tamoxifen ist ein oral gut resorbierbarer Östrogenantagonist mit sehr langer Halbwertszeit, der bei Tumoren, die Östrogenreceptoren tragen, wirkt.

Aminogluthetimid [190]

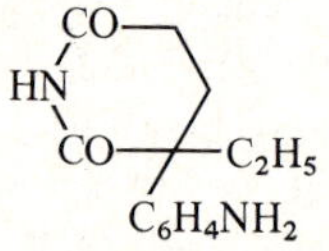

Aminoglutethimid
Orimeten
MW 232,27
pK_a 4,2 und 11,9

Pharmakokinetik. Bioverfügbarkeit 100%, Plasmahalbwertszeit anfangs 13 h, später nach Enzyminduktion 7 h.

Wirkungsmechanismus. Wirksam ist die D-Form. Sie hemmt die Umwandlung von Cholesterol zu Pregnenolon und auch die Tumor-Aromatase, die Androgene in Oestrogene überführt. Cortisol (und Aldosteron) wird vermindert gebildet, zur Hemmung der ACTH-Gegenregulation substituiert man mit Hydrocortison.

Toxikologie

Epidemiologie, Prophylaxe und allgemeine Therapie

Epidemiologie 1986 sind in der Bundesrepublik Deutschland 2751 Suicid-Todesfälle durch Vergiftungen gemeldet worden, davon 1847 durch Feststoffe und Flüssigkeiten, 877 durch Gase und Dämpfe. Die Zahl der Vergiftungen ist unbekannt, weil nur gewerbliche Vergiftungen zu den meldepflichtigen Erkrankungen gehören. Geht man davon aus, daß nur 1-2% der stationär behandelten Vergifteten sterben, so kommt man auf eine Zahl von ungefähr 100000 akuten Vergiftungen im Jahr.

Unter den chronischen Intoxikationen nimmt die Alkoholintoxikation mit weitem Abstand den ersten Rang ein. Man schätzt, daß es in der Bundesrepublik Deutschland 1,5-1,8 Mio. Alkoholabhängige (davon 400000 Frauen, 150000 Personen unter 24 Jahren), 200000-500000 Medikamentenabhängige und 45000-60000 Heroinabhängige gibt.

Prophylaxe akzidenteller Vergiftungen

- Aufbewahrung aller Stoffe in beschrifteten Originalgefäßen.
- Leere Gefäße vernichten und nicht mit anderen Stoffen füllen.
- Getränke, Speisen und Arzneimittel nicht im Dunkeln zu sich nehmen.
- Nur Pilze essen, die man absolut sicher kennt!
- Nichts Verdorbenes trinken oder essen!

Sonderprophylaxe bei Kindern zusätzlich:

- Arzneimittel nie als Süßigkeit deklarieren (z. B. um den Widerstand des Kindes gegen das Einnehmen zu überwinden).
- Alle Haushaltsflüssigkeiten, Gewürze, Salz, Putzmittel (in der ***Küche***), Alkohol und Tabak (im ***Wohnzimmer***),
  Autopolitur, Benzin und Öl, sowie Gartenchemikalien (in der ***Garage***), Arzneimittel und Kosmetica (in ***Bad*** und ***Schlafzimmer***) vor Kinderhänden sichern!
- Küche, Bad, Elternschlafzimmer und Garage sind keine Spielplätze.
- Giftige Pflanzenteile gefährden Kinder in der Wohnung und auf Spielplätzen. ***Sehr gefährliche*** Pflanzen sind: Seidelbast, Herbstzeitlose, Gift-Sumach, Eisenhut, Stechapfel, Sadebaum, Schierling, Wasserschierling, Thuja-Arten (Lebensbaum). ***Gefährlich*** sind Bilsenkraut, Tollkirsche, Rhododendron, Bittersüß, Rotbeerige Zaunrübe, Eibe, Goldregen, Oleander, Fingerhut, Bocksdorn, Schwarze Nießwurz, Schlangenkraut, Pfaffenhütchen, Christrose, Nachtschatten. Wenn Sie eine Pflanze nicht kennen, fragen Sie den Gärtner!

Prophylaxe suicidaler Vergiftungen

- Die kritiklose Verschreibung von Hypnotica, Sedativa und tricyclischen Psychopharmaka ist zu vermeiden.
- Die Verordnung von Arzneimitteln ist zu vermeiden, wenn suicidale Tendenzen bestehen und durch die Arzneimittel verstärkt werden können. Beispiele: Thymoleptica.
- Bei suicidalen Tendenzen muß die Psychotherapie rechtzeitig einsetzen. Familiäre Spannungen fördern Suicide von Kindern.
- *Gesetzgeber:* Es ist zu überprüfen, ob die Epidemiologie suicidaler Vergiftungen Rezeptpflicht für die ursächlich beteiligten Arzneimittel nahelegt.

Bereitschaft für die Erstversorgung akuter Vergiftungen

In der Bundesrepublik Deutschland ist das Rettungswesen an nahezu allen Orten so gut organisiert, daß der schnelle Transport des Vergifteten in ein Krankenhaus möglich ist. Nach unseren Erfahrungen sollte sich der erstversorgende Arzt schon wegen der rechtlichen Konsequenzen auf gar keinen Fall durch Angehörige von einer Krankenhauseinweisung abbringen lassen. Deshalb benötigt er außer Medikamenten und Instrumenten, die sich ohnehin in seiner Bereitschaftstasche befinden, nur wenig Zusätzliches.

Verzeichnis der Giftinformationszentren nach dem jeweils neuesten Stand. Es ist bei der Ärztekammer erhältlich. Die „Rote Liste" enthält ebenfalls ein solches Verzeichnis. Schreiben Sie die Telefon-Nr. Ihres regionalen Zentrums und eines weiteren Zentrums hier links auf den Rand!

Bereitschaftstasche. Instrumentarium zur Magenspülung (prästationär nur bei besonderen Vergiftungen), Handbeatmungsgerät, Lokalanaestheticum für Oberflächenanaesthesie bei Verätzungen des Auges oder der Mundschleimhaut, Infusionsbesteck, Infusionslösung, Dopamin, Kohlekompretten, Paraffinum liquidum, *Sab simplex,* Atropin, Apomorphin.

Fragen des Notarztes an den Anrufer

Telefonnummer? Name des Patienten? Adresse? Alter? Ohne diese Personalien kann weder der Krankentransport dirigiert, noch die Laienhelfer telefonisch rückgerufen werden. Das Alter entscheidet auch über die Auswahl der Giftinformationszentrale für den Anruf des Arztes.

Patient bei Bewußtsein? Atmung spontan? Puls? Symptome? Die Antworten erhält man meist vollständig. Nach Symptomen kann man bereits gezielt fragen.

Welches Mittel? Wie appliziert? Wann? Welche Menge? Diese Angaben werden am Telefon oft nur unvollständig beantwortet. Man dränge nicht auf Vollständigkeit, aber man lasse den Anrufer sein Wissen in Kürze loswerden.
Merke: **4** Fragen zu Personalien, **4** Fragen zum Zustand des Patienten, **4** Fragen zum Gift.

Danach Sofortentscheidung, ob Laienhilfe nötig ist, ob Hausbesuch nötig ist, ob Krankenhauseinweisung nötig ist.

Anweisungen des Notarztes an den Anrufer

Kein Laientransport mit dem eigenen KFZ! Es besteht erhöhte Unfallgefahr, ferner Gefahr der Aspiration oder des Schleudertraumas für den Vergifteten.

Keine Milch, kein Alkohol (Beschleunigung der Resorption) ***keine Salzlösung*** (Na^+-Vergiftung bei Kindern).

Patient bei Bewußtsein: Patient hinlegen lassen und Arzt abwarten. Nichts essen und nichts trinken lassen.

Bei Säure-, Laugen- oder Phenolverätzung gequirltes Eiweiß trinken lassen – aber nicht bis zum Erbrechen!

Patient bewußtlos. Stabile Seitenlagerung, Beobachtung der Atmung. Bei ungenügender Atmung: Mund-zu-Mund (oft besser: Mund-zu-Nase)-Beatmung. Gefahr bei Kindern: Lungenruptur durch Einblasen zu großer Volumina.

Kontamination der Haut. Spülen mit Wasser, Reinigung mit Seifenwasser, keine Bürste!

Kontamination von Cornea und Conjunctiva. Ausgiebige Spülung mit Wasser (und mit nichts anderem!). Krümel zur Nase zu mit Taschentuch entfernen.

Vergiftung durch Inhalation. Patienten an die frische Luft bringen. Kleider öffnen, Patienten lagern und gegebenenfalls künstlich beatmen (Vorsicht vor Selbstvergiftung des Laienhelfers!). Patient soll absolute Ruhe im Liegen bewahren und keine Getränke (gar keine!) zu sich nehmen.

Notarzt vor Fahrt zum Patienten

Giftinformationszentrale anrufen. Bei der Zahl der heute auf dem Markt befindlichen Pharmaka, Haushaltsmittel, Gartenchemikalien usw. ist dies die zuverlässigste Art der Information. Wenn Kinder Pflanzenteile gegessen haben, muß die Pflanzenart identifiziert werden. Hierbei können ein Gärtner, Blumenhändler, aber auch ein Apotheker sehr hilfreich sein.

Krankentransport organisieren, wenn dies nach Empfehlung der Giftinformationszentrale geboten ist.

Hausbesuch sofort.

Notarzt vor Ort

Merke: Entscheidend für die ärztliche Hilfe ist die Frage:
Woran stirbt der Patient, wenn ihm nicht geholfen wird?
Deshalb: Die symptomatische Therapie ist primär, die „spezifische" Therapie ist sekundär.

- Wiederherstellung der ***Atmung:*** Sie ist am häufigsten notwendig bei Schlafmittelvergiftungen. Am besten ist bis zur stationären Aufnahme die Beatmung mit dem Atembeutel (Ambu-Beutel). Bei Mund-zu-Mund-Beatmung schütze man sich gegebenenfalls vor Selbstvergiftungen. Wird die Intubation beherrscht, so kann bereits für den Transport intubiert werden.

- Wiederherstellung minimaler ***Kreislauffunktionen:*** Gefahr besteht, wenn der Puls über 100 und der systolische Druck (nach RR) unter 100 ist. Maßnahmen: Beine hoch, Dextraninfusion, besonders bei neurogenem Schock (Schlafmittelvergiftung) Dopamin der Infusion zusetzen (kein Dopamin intramusculär beim Schock, da es kaum resorbiert wird). Kein Dopamin bei Chlorkohlenwasserstoffvergiftungen!
- Maßnahmen bei ***Herzstillstand:*** Externe Herzmassage im Wechsel mit künstlicher externer Beatmung (1 × Atmung, 6 Thoraxkompressionen im Wechsel), Vorbereitung und Durchführung von a) Adrenalin intrakardial, b) Beatmung über Tubus oder mit dem Ambu-Beutel.
  Kein Adrenalin bei Chlorkohlenwasserstoffvergiftungen!

Bei Ingestionsvergiftungen
Bei waschaktiven Stoffen: Entschäumer *(Sab simplex)* trinken lassen, wenn der Patient bei Bewußtsein ist. Dosis: Erwachsene 5 Teelöffel, Kinder 1-2 Teelöffel. Kein Erbrechen auslösen! Erst in der Klinik Magenspülung.
Beachte: Entkalker können Ameisensäure, Mittel für Geschirrspülmaschinen ätzende Stoffe enthalten.

Bei Säuren, Phenol und Laugen. Wenn der Patient bei Bewußtsein ist, lasse man nach Laugenverätzung Zitronensaft trinken; nach Säure- oder Phenolaufnahme lasse man Eiereiweiß trinken. Kein $NaHCO_3$ (Gefahr der Gas- und Hitzeentwicklung), kein Magnesiumoxid (danach sieht man bei Oesophagoskopie nur noch weiße Beläge). Kein Erbrechen auslösen. Magenspülung nur in der Klinik.

Bei Benzin- und Lösungsmittelvergiftungen: Kein Erbrechen auslösen (Aspirationsgefahr! Gefährlich besonders bei Benzin!), sondern zunächst Paraffinöl (Erwachsene 200 ml) trinken lassen, um die Resorption der Lösungsmittel zu verzögern (Kein anderes Öl!!).

Paraquatvergiftung und Digoxinvergiftung. Hier ist ausnahmsweise die Magenentleerung noch vor dem Transport vorzunehmen, wenn es sich um eine frische Vergiftung handelt. Entweder Magenspülung oder Apomorphin in folgenden Dosierungen: Erwachsene 10 mg Apomorphin subcutan + 10 mg Norfenefrin *(Novadral)* intramuskulär, Kinder 0,1 mg Apomorphin/kg i.v. + 0,1-0,2 mg Norfenefrin/KG/i.m. Solange das Erbrechen andauert, ist ein Krankentransport in der Regel nicht möglich.

Alkylphosphatvergiftung. Vor dem Transport 10-100 mg Atropin intravenös, absaugen, jede Hypoxie vermeiden.

Andere Ingestionsvergiftungen. In erster Linie kommt es auf einen schnellen Krankentransport zum nächstliegenden (nicht zum hochspezialisierten) Hospital an, um die Giftentfernung aus dem Gastrointestinaltrakt unter optimalen Bedingungen durchzuführen: ordentliche Beleuchtung, fachgerechte Lagerung, laufendes Absauggerät bei Aspirationsgefahr, geschultes Hilfspersonal und die Abwesenheit aufgeregter Angehöriger reduzieren das Risiko der Giftentfernung, wie es „zu Haus" besteht, erheblich. Zudem besteht nicht mehr die Gefahr, daß der Notarzt noch während seiner Tätigkeit zu einem anderen dringenden Fall abgerufen wird.

Bei perkutaner Vergiftung
Abwaschen erst mit Wasser, dann mit Seife, dann mit Alkohol (50%).

Bei Verätzungen des Auges
Ektropionieren und mit fließendem Wasser 10 min spülen, Anaesthesie erlaubt, aber jegliche „Neutralisation" streng verboten! Eiliger Transport zum Facharzt!

Bei Inhalation von Reizgasen
Injektion eines Glucocorticoids (z. B. 1 g Methylprednisolon) intravenös zur Frühprophylaxe des toxischen Lungenödems und sofortige stationäre Einweisung auch dann, wenn der Patient sich bereits wieder wohlfühlt: Das Lungenödem kommt eventuell mit einer Latenzzeit von 8–12 h!

Klinikeinweisung Die aufnehmende Klinik muß unbedingt vorher informiert werden. Der Einweisungsschein muß enthalten:

- alle Antworten auf die „Fragen des Notarztes an den Anrufer" (s. oben!),
- alle Informationen über die bereits getroffenen therapeutischen Maßnahmen (Injektionen, Intubationsversuche usw.),
- das Ergebnis der „Ortsbesichtigung": Tablettenschachteln (auch die im Abfalleimer), Spritzenbestecke oder sonstige Hinweise auf die „Szene", einzelne Tabletten
- wenn möglich die Adresse des Hausarztes.

Krankentransport Bedenke: In einem fahrenden Krankenwagen sind keine diffizilen ärztlichen Maßnahmen möglich. Deshalb muß die Infusion vor dem Transport angelegt und der Patient, wenn nötig, vor dem Transport intubiert werden. Dies gilt erst recht beim Hubschraubertransport. Erbrechen, das während eines Hubschraubertransportes auftritt, schafft auf dem verfügbaren engsten Raum erhebliche Probleme.

Klinikaufnahme Nach Eintreffen des Patienten im Notaufnahmeraum: ***Sicherstellung der Atmung.*** Wenn die Spontanatmung nicht ausreicht, Intubation.

Sicherstellung der Kreislauffunktion. Wenn die Placierung eines zentralvenösen Katheters zu diesem Zeitpunkt zu zeitaufwendig ist, genügt die Anlage einer Verweilkanüle (falls diese nicht ohnehin schon liegt). Bei niedrigem Blutdruck infundiert man ausgiebig, bevor man sich zur Gabe von Dopamin entschließt.

Sicherung der Diagnose. Wenn bei einem bewußtlosen Patienten nur der Verdacht auf eine Vergiftung besteht, müssen eine intrakranielle Blutung und ein diabetisches Koma ausgeschlossen werden. Eine Abdomenübersichtsaufnahme schafft Klarheit über das Vorliegen einer Bromcarbamidvergiftung. In diesem Fall muß der Erfolg der Magenspülung später mit einer zweiten Aufnahme kontrolliert werden.

Giftentfernung durch Magenspülung. Injektion von 0,5 mg Atropin (zum Schutz gegen vagale Reflexe), danach bei Erwachsenen Gummischlauch von ca. 1,8 cm Durchmesser (weicher Gummi!), beim Kind entsprechend dünnerer Schlauch (1 cm ∅) unter Sicht (Intubationsspatel) in Oesophagus einführen und in richtiger Länge ohne Perforation niederbringen. Richtige Länge prüfen durch Kompression des Thorax und Prüfung, ob Luft aus dem Schlauch kommt (dann ist der Schlauch in der Trachea!). Dann den vorhandenen Mageninhalt mit (50–100 ml)-Spritze abzusaugen versuchen. Danach beginnt die Spülung.

- Spüleinzelmengel beim Erwachsenen 150–200 ml, bei Kleinkindern 50 ml. Bei größeren Spülvolumina würde der Mageninhalt in den Darm befördert werden. So lange spülen (bis zu 30 Liter!), bis die Spülflüssigkeit klar bleibt.

Medikamentöse Auslösung von Erbrechen bei Kleinkindern: Sirupus ipecacuanhae 15–20 ml + reichlich Tee, Erbrechen kann 2–3 h dauern und muß wegen Aspirationsgefahr vom Arzt beaufsichtigt werden. Löst die erste Dosis kein Erbrechen innerhalb 30 min aus, wird die gleiche Dosis noch einmal gegeben. Bleibt auch dies ohne Erfolg, Magenspülung (Sirupus ipecac. muß wieder heraus!).

Adsorption und forcierte Diarrhoe. Magenspülung und Erbrechen entfernen aus dem Magen nicht alles und aus dem Duodenum nur wenig toxisches Material. Deshalb wird nach der Magenentleerung ein Adsorbens und ein Laxans verabfolgt. Adsorbens: In der Regel Kohle (50 Kompretten entspr. 12,5 g, aufgeschwemmt in 200 ml Laxans-Lösung), bei Paraquatvergiftung *Bentonit* (50 g, ebenfalls in 200 ml Laxans), bei Lösungsmittelvergiftungen Paraffinöl (200 ml, danach wenigstens 100 ml Laxanslösung). Die Gabe der Laxanslösungen (Karion F, Natriumsulfat) wird stündlich bis zum Erfolg wiederholt.

Anlage eines Urinkatheters, wenn der Patient bewußtlos ist.

Röntgen Thorax und Abdomen.

Entscheidung über die Verlegung auf eine Station des eigenen Hauses oder auf eine spezielle Therapieeinheit. Wenn dem eigenen Haus eine Intensivpflegeeinheit angegliedert ist und dort die Möglichkeit zur modernen Dauerbeatmung besteht, können viele Intoxikationen auch in Krankenhäusern der Grundversorgung behandelt werden. Hierzu gehören u.a. die einfachen Intoxikationen mit Ethanol, Schlafmitteln, Benzodiazepinen, tricyclischen Psychopharmaka und Heroin. Bei Ethanol- und Heroinabhängigen muß man in der Lage sein, den Patienten hinreichend zu isolieren und die Entzugserscheinungen zu behandeln. An spezielle Therapieeinheiten sollte man u.a. Vergiftungen mit folgenden Substanzen abgeben: Methanol, Kühlerfrostschutzmittel (Ethylendiglykol), Chloralhydrat, Bromide, Paraquat, alle Metalle (Thallium, Quecksilber, Arsen usw.), Reizgase (Chlor, Salzsäure, nitrose Gase), Knollenblätterpilze, Cyanide, Kohlenmonoxid, Lösemittel, Alkylphosphate. Auch schwere und nicht mehr „frische" Schlafmittelvergiftungen mit Acidose, Mikrocoagulopathie, Nierenversagen oder Pneumonien erfordern besondere therapeutische Maßnahmen.

Bereitstellung von Material zur Analyse. 100 ml Urin, Magenspülflüssigkeit und 5 ml heparinisiertes (oder EDTA-versetztes) Blut in Glasgefäßen.

Vergiftungen durch Schwermetalle [157, 309]

Schwermetallvergiftungen sind heute nicht mehr so sehr gewerbetoxikologisch als vielmehr umwelttoxikologisch bedeutsam. Internationale Empfehlungen (WHO) haben zu regionalen (EWG) oder nationalen (Bundesrepublik) Richtwerten oder Grenzwerten geführt, die in der Regel voneinander abweichen. Die Gesetzgebung richtet sich u.a. auf die Emission, die Klärschlammausbringung, den Schwermetallgehalt im Boden, in der Luft am Arbeitsplatz, im Trinkwasser, in Futter- und Lebensmitteln und auf maximal tolerierbare Konzentrationen in Körperflüssigkeiten. Umwelttoxikologisch bedeutsam sind Blei, Cadmium, Quecksilber, regional auch Thallium, Zink und Chrom-Nickel-Metalle.

Blei Die Hauptquelle für chronische Bleibelastung ist verbleiter Kraftstoff. In Ländern, in denen sein Verbrauch gesetzlich eingeschränkt wurde, ist die Bleibelastung deutlich zurückgegangen. Bleibelastung aus Wasserleitungen in Altbauten ist extrem selten geworden. Saure Flüssigkeiten können aus manchen ausländischen Keramiken beachtliche Mengen Blei lösen. Berufsgenossenschaftliche Richtlinien regeln die regelmäßige Untersuchung von Arbeitern in der bleiverarbeitenden Industrie.

Auch schwerlösliche Bleiverbindungen gehen in der Lunge oder im Magen-Darm-Trakt in Lösung und können so eine Vergiftung herbeiführen. Die Resorption im Gastrointestinaltrakt beträgt nur 8,3%, reicht aber bei chronischer Bleizufuhr für die Auslösung einer Vergiftung. Die alveoläre Resorption ist gut (80%).

Vergiftungen entstehen bei Erwachsenen durch Resorption von mehr als 1 mg Blei täglich, bei Kindern genügen 0,3 mg täglich. MAK 100 µg/m^3.

Verteilung, Elimination. 90% des Körperbleis befinden sich im Knochen und haben dort eine Halbwertszeit von ungefähr 30 Jahren. Die Freisetzung wird durch Fieber und Acidose gefördert. 95% des Blutbleis befinden sich in den Erythrocyten. Die Himalayabevölkerung hat 3,4 µg Blei in 100 ml Blut und 35,5 µg Blei in 1 g circumpulpalem Dentin; für die Bevölkerung einer amerikanischen Großstadt lauten die Werte 20–25 µg/100 ml und 84,4 µg/g. Die Europäische Gemeinschaft hat 1977 folgende Verteilung der Blutbleiwerte als „Grenzverteilung" für eine beliebige EWG-Bevölkerungsgruppe festgelegt: Bei 50% der Gruppe findet man höchstens 20 µg/100 ml, bei 90% der Gruppe höchstens 30 µg/100 ml, bei 98% der Gruppe höchstens 35 µg/100 ml. Ferner findet man eine Aktivität der δ-Aminolävulinsäuredehydratase von wenigstens 35 Einh./l bei 50%, von wenigstens 25 Einh./l bei 90% und von wenigstens 20 Einh./l bei 98% der Gruppe. Bei einem Blutbleigehalt von 40 µg/100 ml findet man 80 µg/l Blei im Harn und 150 µg/l Kopropophyrin im Harn (Hilfsgrenzwerte).
Für Kinder wurde ein deutlich niedrigerer Toleranz-Bereich (Median 10 µg/100 ml Blut, 98% Percentil 30 µg/100 ml Blut) vorgeschlagen, weil ein Einfluß von Blei auf die Lernfähigkeit von Kindern auch bei niedrigen Blutkonzentrationen in epidemiologischen Untersuchungen noch zu erkennen war [45, 161].
Blei passiert die Placentarschranke.
Elimination. Sie erfolgt hauptsächlich über Dickdarm und Nieren, weniger über Galle, Milch usw.
Dialyse hat sich bei der Therapie der *akuten* Bleivergiftung sehr bewährt.

Wirkungen

Wirkungen im Grenzwertbereich. Bei Konzentrationen um 35 µg/100 ml werden Verhaltensstörungen gerade nachweisbar: Kinder zeigen eine Hyperaktivität und schneiden dadurch in bestimmten Tests und bei bestimmten schulischen Leistungen schlechter ab. Bei Erwachsenen wurden Änderungen im Hochton-Audiogramm und eine Zunahme der Reaktionszeit deutlich.

Blutbild und Knochenmark (Abb. 47)

- Hemmung der δ-Aminolävulinatdehydratase. Dadurch steigt die Ausscheidung von δ-Aminolävulinsäure (normal: 0,2 µg/ml) auf über 4,5 µg/ml.
- Hemmung der Decarboxylierung von Koproporphyrinogen III zu Protoporphyrin IX, wodurch die Ausscheidung von Koproporphyrin III im Harn auf über 80 µg/Tag ansteigt.
- Hemmung des Eiseneinbaus in Protoporphyrin IX, Anstieg der Eisenkonzentration im Plasma.

δ-Aminolävulinsäure
Pb ——↓——
Porphobilinogen
↓
Uroporphyrinogen III
↓
Koproporphyrinogen III → Koproporphyrin III
Pb ——↓——
Protoporphyrinogen IX
↓
Protoporphyrin IX
Pb ——↓——

Abb. 47. Angriffspunkte von Blei bei Vergiftungen

- Morphologisch: Im Blut Anämie mit mehr als 1‰ basophil punktierten Erythrocyten. Im Knochenmark gesteigerte Erythropoese mit basophilen Erythroblasten.

Nervensystem bei schwerer Vergiftung

- Peripher: Schädigung motorischer Nerven, besonders des N. radialis, wodurch eine schmerzlose Radialisparese entsteht.
- Zentral bei Erwachsenen: Encephalopathia saturnina mit folgenden Symptomen: Müdigkeit und Schwäche, aber Schlaflosigkeit; später Tremor, Delirium, Krämpfe, Teilursache ist die Kontraktion der glatten Muskulatur der Arteriolen und Capillaren durch direkte Bleiwirkung. Im Liquor kann der Bleigehalt erhöht sein. Es besteht *Alkoholintoleranz!*
- Zentral bei Kindern: Nach uncharakteristischen Prodromalsymptomen unvermittelt schwere Krämpfe. Letalität 25%!

Haut und Schleimhäute

- Gelb-graue Blässe wegen spastischer Kontraktion der Capillaren und Arteriolen (auch in der Netzhaut!) und der gleichzeitig vorhandenen Blei-Anämie: Bleikolorit.
- „Bleisaum" am Zahnfleisch. Der dunkle Saum entsteht durch Ablagerung von Bleisulfid, das durch Reaktion von Blei mit H_2S (von den Mundbakterien geliefert) entsteht. Er fehlt oft bei rigoroser Mundhygiene.
- Magen- und Duodenalulcera durch Gefäßspasmen und Hyperacidität.

Darm

- „Bleikoliken", die meist schon früh auftreten und von hartnäckigen Obstipationen begleitet werden. Sie entstehen durch direkte Wirkung von Blei auf die glatte Muskulatur.

Niere

- Bleischrumpfniere bzw. Bleinephritis als Folge der chronischen Verengung der Capillaren und Arteriolen in der Niere.

Skelettsystem

- Bei Kindern toxische Schädigung der Wachstumszone in der Epiphyse mit Ausbildung von „Bleilinien“.

Eine Vielzahl anderer, nur selten beobachteter Symptome hat ihre Ursache meist in der Verengung der Arteriolen und Capillaren durch Wirkung von Blei auf die glatte Muskulatur.

Therapie

Symptomatisch

Papaverin $3 \times 0{,}1$ g täglich zur Relaxation der kontrahierten glatten Muskulatur. Wegen der Nebenwirkungen des Papaverins lohnt auch ein Versuch mit anderen Spasmolytica, die an der glatten Muskulatur direkt wirken.

Sedativa.

Vitamin B_{12} 30 ng wiederholt und *Folsäure* 15 mg/Tag bringen zusammen die Porphyrinurie zum Abklingen.

Kausal durch Beschleunigung der Elimination

Prinzip. Senkung des wirksamen Blutspiegels durch Überführung des Bleis in eine Komplexverbindung, die gleichzeitig gut eliminiert wird. Geeignet sind bei der Bleivergiftung $CaNa_2$-EDTA und Penicillamin. Beide Stoffe bilden mit Blei eine Chelatverbindung, die schnell renal ausgeschieden wird.

$CaNa_2$-EDTA *(Calciumedetat)* **als Antidot**

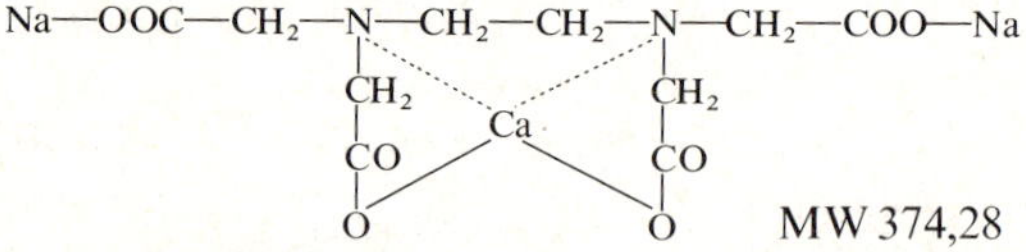

MW 374,28

Pharmakokinetik. Bioverfügbarkeit ungenügend, daher nur intravenöse Infusion. Verteilungsvolumen = Extracellulärraum.

Nahezu keine Plasmaproteinbindung. Plasmahalbwertszeit 1 h. Elimination der Substanz und ihrer Metallkomplexe renal.

Dosierung. Man löst 400 mg $CaNa_2$-EDTA in 200 ml 5%iger Glucoselösung und infundiert 10–15 mg/kg KG in 1 h (Einzeldosis). Diese Infusion wiederholt man 5mal im 8stündigen, danach im 12stündigen Abstand. Nach 5 Tagen wird das Infusionsschema für 1 Woche unterbrochen, weil sonst die Verluste von Spurenmetallen zu groß werden.

Indikationen. Vergiftungen mit Blei, mit Radionucliden (Chrom, Vanadium, Nickel, Mangan, Thorium, Plutonium).

Bei der Therapie der Bleivergiftung kann deren Symptomatik vorübergehend zunehmen.

Wirkungsweise. Das im Molekül gebundene Calcium wird gegen andere im Organismus befindliche Metalle ausgetauscht. Die Wirkung bei Bleivergiftung ist gut, jedoch ist davor zu warnen, ohne vorherige genaue Information $CaNa_2$-EDTA bei Vergiftung mit anderen Metallen einzusetzen, da es dabei meist unwirksam ist oder sogar nephrotoxische Chelate (Beispiel: Cadmium) bildet.

Unerwünschte Wirkungen

- Zellnekrose besonders im proximalen Tubulus bei zu hoher Dosierung.
- Thrombophlebitis an der Infusionsstelle.
- Verzögerte Fieberreaktion mit Kopfschmerzen, Gliederschmerzen usw.

Penicillamin s. S. 200

Tetraäthylblei $Pb(C_2H_5)_4$ Tetraäthylblei ist ein Antiklopfmittel in Vergaserkraftstoffen. Es ist gut lipidlöslich und wird schnell durch die Haut und über die Lunge resorbiert.

Symptomatik. Die Vergiftung nimmt meist einen akuten Verlauf. Innerhalb von 12 h kommt es zu Blutdruck- und Temperaturabfall, Übelkeit, Erbrechen, danach zu Halluzinationen, Delirien und Krämpfen.

Die Therapie ist rein symptomatisch. Der Einsatz von Na_2Ca-EDTA ist von zweifelhaftem Wert, da die toxischen Wirkungen weniger von Blei-Ionen als vielmehr von Bleitriäthyl-Ionen ausgehen.

Quecksilber ***Quellen, Nahrungskette.*** Metallisches Quecksilber kann anfallen in größeren Mengen bei der Erdgasförderung (Sättigungskonzentrationen in Erdgas von 300 °C!), in geringeren Mengen durch unachtsamen Umgang in Laboratorien, auf deren Fußböden es sich verteilt. Anorganische Quecksilberverbindungen können bei technisch-chemischen Prozessen (Chloralkalielektrolyse) freiwerden. Metallisches Quecksilber wird außerhalb geschlossener Räume unter Einfluß von Licht, Luft und Bodenfeuchtigkeit in anorganisches Quecksilber umgewandelt. Abb. 48 zeigt schematisch, wie Quecksilber sich in der Nahrungskette anreichert und so (und auch durch die Atemluft) die Menschen erreicht. Die Hauptaufnahme erfolgt durch die Nahrung, hier besonders durch Meeresfrüchte. Obwohl der Gesetzgeber den Höchstgehalt für Fische mit 1 mg/kg Eßbares ungefähr 20fach höher als in anderen Nahrungsmitteln angesetzt hat, wird dieser Wert in Raubfischen aus deutschen Flüssen (1,5 mg/kg) teilweise überschritten. Dies zeigt, daß Quecksilber zu einer ernsten ökologischen Gefahr geworden ist. Der Quecksilbergehalt des Elbwassers hat die Hg-Konzentration auch in jungen Aalen auf Werte angehoben, die die Aale für den Massenfang und Verkauf ungeeignet gemacht und die einst blühende Aalfischerei zum Erliegen gebracht haben.
Beim Menschen sind die tolerierbaren Konzentrationen von Quecksilber insgesamt (anorganisch + organisch) im Blut 50 µg/l, im Urin

Quecksilber und seine Verbindungen

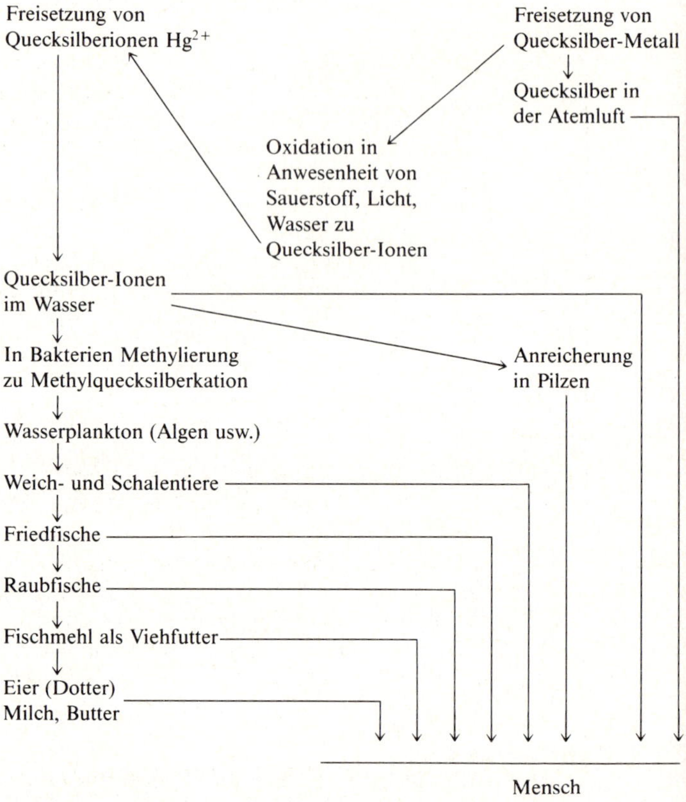

Abb. 48. Ökokinetik von Quecksilber

200 µg/l. Bei einer Konzentration von 200 µg/l Blut muß man bereits mit dem Auftreten von Vergiftungssymptomen rechnen. MAK für metallisches + anorganisches Quecksilber 0,1 µg/l Luft, für Dimethylquecksilber 0,01 µg/l Luft.

Medizinisch genutzte Quecksilberverbindungen.
Quecksilber (II)-Salze. $HgCl_2$, Sublimat. Wegen der großen Gefahr der tödlichen Vergiftung ist von seiner medizinischen Anwendung dringend abzuraten. Sublimat ist ein starkes Ätzgift (Perforation der Magenwand nach Verschlucken einer Sublimat-Pastille!). Es ist sehr gut lipidlöslich, wird sehr gut resorbiert und führt zu schwersten Nierenveränderungen (Sublimatnephrose). Tödliche Dosis 0,2–1 g.
Phenylquecksilberverbindungen werden als Oberflächenantiseptica verwendet (Phenylquecksilberborat = Merfen). Dabei werden Quecksilberionen nicht in nennenswertem Umfang freigesetzt.

Toxikokinetik von metallischem Quecksilber. Es werden aufgenommen
- bei Angebot durch die Atmung: 80% des Angebotes über die Lungen,
- bei Verschlucken: 0,01% des Angebotes über den Darm,
- bei Benetzung der Haut: ein unbekannter, aber arbeitsmedizinisch nicht unerheblicher Anteil des Angebotes. Je größer die benetzte Fläche und je länger der Kontakt, desto größer ist die Aufnahme.

Metallisches Quecksilber ist gut fettlöslich und reichert sich deshalb im Körperfett und im Gehirn an. Diese Anreicherung im Gehirn wäre noch größer, wenn Quecksilber nicht schnell zu Qecksilberionen Hg^{2+} im Körper oxidiert würde. Die Quecksilber-Ionen können nur sehr schwer die Grenzmembran zwischen Blut und Gehirn überwinden.

Metallisches Quecksilber wird nicht ausgeschieden, sondern muß erst im Körper zu Quecksilberionen Hg^{2+} oxidiert werden. Diese Ionen werden dann ausgeschieden (siehe unten).

Toxikokinetik von anorganischem Quecksilber. Bedeutsam ist nur die Aufnahme über den Darm: Nach Verschlucken werden 7% des Angebotes aufgenommen. - Sowohl die aus dem Darm aufgenommenen als auch die vom Körper aus metallischem Quecksilber hergestellten anorganischen Quecksilberionen reichern sich in der Niere an. Die Anreicherung im Gehirn ist weit geringer als bei metallischem Quecksilber. - Anorganische Quecksilberionen werden über den Darm zehn- bis zwanzigfach höher ausgeschieden als über den Urin. Die Urinausscheidung läßt sich medikamentös beschleunigen.

Toxikokinetik von Methylquecksilber-Kation und Dimethylquecksilber. Dimethylquecksilber wird durch Haut und Lungen, Methylquecksilber-Kationen werden mit 95% des Angebotes über den Darm aufgenommen. Wegen der Aufnahme von Dimethylquecksilber über die Atemwege wurde ein MAK-Wert festgesetzt. Diese organischen Quecksilberverbindungen sind im Gehirn höher, aber nicht viel höher konzentriert als im Blut. Sie werden nicht in der Niere angereichert.

Die Hälfte der im Körper vorhandenen Menge wird in 70 Tagen ausgeschieden. Die Verweildauer im Gehirn scheint aber länger zu sein. Die Hauptausscheidung erfolgt auch für diese organischen Quecksilberverbindungen über den Darm. Die Urinausscheidung läßt sich mit Dimercaptopropansulfosäure beschleunigen.

Akute Vergiftung mit Quecksilberdampf (Erdgas-Bohrloch). Metallgeschmack, Übelkeit, Erbrechen, Leibschmerzen, Durchfälle, vermehrte Urinbildung, Eiweiß und später Blut im Urin, Hustenreiz, später selten Lungenentzündung. Erste Hilfe: Aus der Dampfatmosphäre entfernen, verseuchte Kleidung ausziehen, Liegendtransport in ein Krankenhaus der Maximalversorgung.

Chronische Vergiftung mit Quecksilberdampf (Labor). Leichte Vergiftung: Metallgeschmack, vermehrter Speichel- und Urinfluß, Stirnkopfschmerz, „Kieferhöhlenentzündung", Durchfall. Anämie, Eiweiß im Urin. Alkohol und Nikotin werden nicht mehr so gut wie früher ertragen. Quecksilbersaum am Zahnfleisch.
Mittlere Vergiftung: Schwindelanfälle, Schreckhaftigkeit, Reizbarkeit (Wutanfälle), Abnahme der Lern-, Konzentrations- und Merkfähigkeit. Lockerung der Zähne.
Schwere Vergiftung: Zittern beim gezielten Greifen, die Sprache ist nicht mehr flüssig, Delirien.

Akute Vergiftung mit anorganischem Quecksilbersalz (Sublimat). Durch Ätzwirkung schwere Gastroenteritis mit nahezu unstillbarem Erbrechen. Polyurie, nachfolgend Anurie durch Nekrose der proximalen Tubuli. - Therapie: Sofort reichlich Milch (Eiweißangebot zur Bindung) oder Hühnereiweiß (roh). Eßlöffelweise Carbo medicinalis. Mit schweren Verätzungen des Oesophagus ist zu rechnen. Zur Vermeidung einer Sublimatnephrose Einweisung zur Hämodialyse. - Dimercaprol als Antidot.

Chronische Vergiftung mit Methylquecksilberkation und Dimethylquecksilber.
Leichte Vergiftung. Einschränkung des Gesichtsfeldes („Flintenlauf-Sehloch"), Abnahme der Hautempfindlichkeit und des Tiefenempfindens. Der Finger-Nase-Versuch wird fehlerhaft. Um den Mund, in den Finger- und Zehenspitzen entsteht ein Taubheitsgefühl. Geschmacksverlust. Hörverlust für alle Töne.
Mittlere Vergiftung. Zittern, Bewegungen werden stoßartig, ungeordnet, taumelnd. Sprachstörungen. Finger-Nase-Versuch sehr falsch. Schwere Störungen des Gefühlslebens.
Schwere Vergiftung. Auch bei geöffneten Augen kann der Patient nicht mehr stehen, später nicht mehr sitzen. Er ist taub. Die Regulation von Blutdruck und Herzschlag versagt.

Spezifische Antidote. Quecksilberionen und Methylquecksilberkationen reagieren mit Thiolgruppen körpereigener Proteine, vor allem mit HS-Enzymen, und lösen so ihre Wirkungen aus. Daher liegt nahe, als Antidote HS-Verbindungen mit einer hohen Bindungskonstante für Hg-Ionen einzusetzen. Drei Verbindungen haben sich bewährt: *Penicillamin* (S. 200), *Dimercaptopropanol* (Dimercaprol), und *Dimercaptopropansulfonsäure*.

Dimercaprol *(Sulfactin)* **als Antidot**

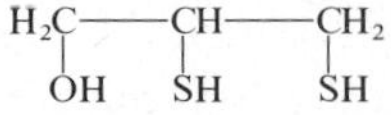

MW 124,23

Indikationen. Vergiftungen mit anorganischem Quecksilber, Arsen, Gold, weniger mit Antimon, Wismut, Kobalt.

Kontraindikationen. Vergiftungen mit Blei, Cadmium, Eisen, Selen, Tellur, Thallium. Auch nicht bei Vergiftungen mit Methylquecksilberkation, weil Dimercaprol dessen Übertritt in das ZNS begünstigt.

Pharmakokinetik. Die handelsübliche Arzneiform des Präparates ist eine ölige Lösung zur intramusculären (!) Injektion. Maximale Blutwerte sind nach 30 min erreicht, die Ausscheidung ist nach 4 h beendet.

Dosierung. Die Einzeldosis von 3 mg/kg KG wird intramusculär injiziert; am 1. Tag 6mal, am 2. Tag 4mal, am 3. Tag dreimal, vom 4.–10. Tag täglich 2mal.

Unerwünschte Wirkungen. Die unerwünschten Wirkungen sind zahlreich, sehr lästig, aber in der Regel nicht lebensgefährlich.
Anstieg von Blutdruck, Herzfrequenz und Blutzucker, brennendes Gefühl in Augen, Lippen, Mund, Rachen, Nase, Penis (mit entsprechender Zunahme der Sekretion), Händezittern, Schweißausbruch, Bauchschmerzen.

Dimercaptopropansulfonat *(Dimaval)* [90, 329, 467]

CH_2-CH-$CH_2SO_3^-Na^+$SH
| |
SH SH

MW der freien Säure 188,29
pk-Werte der HS-Gruppen 8,93 und 11,94

Im Gegensatz zu Dimercaprol ist diese Verbindung durch die Sulfonatgruppe sehr polar, also sehr gut wasserlöslich und deshalb intravenös injizierbar. Erwachsenen injiziert man 100 mg intravenös oder intramuskulär im Abstand von 4–6 Stunden. Wegen der Gefahr erheblicher Blutdrucksenkungen empfiehlt sich die Kurzinfusion. Pharmakokinetische Daten sind für den Menschen ungenügend bekannt, im Tierversuch lagen die Halbwertszeiten im Bereich von 20–40 min. Verteilungsvolumen ist der Extracellulärraum. Die Elimination erfolgt durch den Urin. Die Verbindung beschleunigt die Elimination von Arsen und von Quecksilber (anorganisch und in organischer Bindung), sie begünstigt nicht den Übertritt von Alkylquecksilberionen in das ZNS.

Cadmium [156, 477] Cadmium wird technisch zum Plattieren von Stahl, als Stabilisator in der Kunststoffindustrie, als Pigment und in Ni-CD-Batterien verwendet. Ein Teil der Emission stammt aus fossilen Brennstoffen. 90% der Emission (8000 t) jährlich werden durch die Menschen emittiert. Phosphatdünger kann reich an Cd sein.

Zahlen. Luftgehalte: normal Land 2–5, Stadt bis 15 ng/m^3, MAK 50 µg/m^3. Trinkwasser zulässig 6 µg/l, Boden (trocken) normal bis 0,2 mg/kg, erlaubt bis 3 mg/kg, im trockenen Klärschlamm bis 20 mg/kg. Die Nahrungsmittel werden durch die Lebensmitteluntersuchungsämter nach Tabellen überwacht. Nieren, Leber (besonders von älteren Schlachttieren) und Pilze enthalten besonders hohe Cd-Mengen. Mensch: Blut Nichtraucher 0,5 µg/l, Raucher 1 mg/l,

BAT-Wert 15 µg/l; Harn 0,1–3,8 µg/l, BAT-Wert 15 µg/l. Cd-Gesamtgehalt im Körper eines 50-jährigen Rauchers 30 mg, eines Nichtrauchers 15 mg.

Toxikokinetik. Resorption gastrointestinal 6%, pulmonal 10–40% je nach Partikelgröße. Die Körpergesamtmenge befindet sich zur Hälfte in Leber und Niere. Die Eliminationshalbwertszeit daraus wird auf länger als 10 Jahre geschätzt.

Wirkungen. Akute Vergiftungen durch Einatmen von Dämpfen bei der Arbeit verursachen Fieber, toxisches Lungenödem und fibrosierende Bronchiolitis. Chronische Vergiftungen führen zu Nierenschaden mit vermehrter Ausscheidung des durch Kochen nicht fällbaren α_2-Makroglobulins (bestimmbar), Schädigung der Spermatogonien, nicht immer zum gelben Cd-Saum an den Zähnen, und zum Kadmiumschnupfen (Degeneration des Riechepithels und des Schleimhautepithels im HNO-Bereich). Cd ist cancerogen im Tierversuch. Die Elimination des Cd durch Chelatbildner stiftet mehr Schaden als Nutzen. Eine wirksame Therapie ist nicht bekannt.

Thalliumverbindungen

Vergiftungsmöglichkeiten
Thalliumsulfat ist Bestandteil von handelsüblichen Rattengiften. Von dem früher üblichen Einsatz als Depilationsmittel ist ganz abzuraten.

Pharmakokinetik
Die Resorption nach oraler Zufuhr ist gut (>90%). *Verteilungsvolumen* 4,23 l/kg KG; dieser hohe Wert ist dadurch mitbedingt, daß Thallium von vielen Zellen ähnlich wie Kalium gehandhabt und im intracellulären Raum angereichert wird. Dies gilt besonders für Herz (Thallium-Szintigraphie), Leber und Nieren, Muskulatur und Haarfollikel. Die Plasmaproteinbindung ist gering.
Unverdächtige Vollblutkonzentrationen sind 0,15–0,30 µg/l. *Die Elimination* nach akuter Intoxikation erfolgt mit einer Plasmahalbwertszeit von 2,15 Tagen. Thallium wird renal ausgeschieden und auch durch den Darm abgegeben, aber im Wege eines enteroenteralen Kreislaufs teilweise rückresorbiert.

Wirkungen
Auf den Magen-Darm-Kanal. Tenesmen, hartnäckige Obstipation.

Kardiovasculäres System. Transitorische Hypertonie, EKG-Veränderungen und Extrasystolen, histologisch „toxische Myokarditis".

Zentrales und peripheres Nervensystem. Thalliumencephalitis, zentral bedingte motorische Störungen, psychische Störungen (Benommenheit, Euphorie, Delirien), bei chronischer Vergiftung schwere Reduktion intellektueller Fähigkeiten. Neuritis nervi optici, sensorische und motorische Polyneuritis.

Hautanhangsgebilde. Bildung von Pigmentzonen in den Haarwurzeln durch Tl-Einlagerung schon am 4. Tag nach Tl-Zufuhr; Haarausfall

14 Tage nach der Tl-Zufuhr. Noch später Lunulastreifen an den Nägeln. Anhydrose.

Reihenfolge der Symptome. Nach Ingestion einer größeren Menge eines Thalliumsalzes (1 g Tl ist für den Erwachsenen tödlich) treten die Symptome etwa in folgender Reihenfolge auf: Am Tag nach der Ingestion Übelkeit, Erbrechen, Leibschmerzen; danach Polyneuritis, die auch schon am ersten Tag beginnen kann. Sehstörungen beginnen nach etwa 1 Woche. Zur gleichen Zeit können die ersten Zeichen der ZNS-Wirkung vorhanden sein. Nach 2 Wochen folgt Haarausfall; die toxischen Wirkungen auf das ZNS sind jetzt sehr deutlich und werden evtl. noch stärker. Die weiße Querstreifung der Nägel wird erkennbar. Wenn nicht der Tod im Koma erfolgt, bildet sich die Intoxikation sehr langsam (Monate!) zurück, wobei die neurologischen Erscheinungen und schwere Pyodermien Hauptprobleme bei der Pflege sind.

Therapie [21, 115, 342]
Im Frühstadium der akuten Thalliumintoxikation forcierte Diarrhoe mit Gabe von initial 3 g, danach von 0,5 g ***Eisen-(III)-hexacynoferrat(II)*** *(Antidotum Thallii Heyl)* im Abstand von 2 h; bei mangelhafter Magenentleerung muß das Mittel durch die Duodenalsonde appliziert werden. Die kombinierte Hämodialyse und Hämoperfusion ist hilfreich, wenn sie früh begonnen und während der ersten Vergiftungswoche möglichst häufig durchgeführt wird. Die Bestimmung der Konzentration von Thallium im Plasma und Urin ist für die Führung der Therapie unerläßlich. Man beendet die Dialysetherapie, wenn die Thalliumkonzentrationen im Urin auf 500 µg/l abgefallen sind. Zusätzlich zur Dialyse wird eine forcierte Diurese durchgeführt und die Plasmakaliumkonzentration an der oberen Grenze gehalten.
Eisen-(III)-Hexacyanoferrat (II) oder Berliner Blau führt Thalliumionen im Darm in eine schwer lösliche und kaum resorbierbare Verbindung über. Die Reaktion wird durch Na^+ behindert, weshalb man keine hypertonen Na_2SO_4-Lösungen, sondern besser Sorbit zur forcierten Diarrhoe verwendet.

Vergiftungen durch Gase [490]

Kohlenmonoxid [204, 290, 299]

Vergiftungsquellen. Hauptquellen der Kohlenmonoxidvergiftung sind gegenwärtig die Inhalation von Tabakrauch, Abgase von Verbrennungsmotoren und Gase, die bei der Verkokung, Erzverhüttung und anderen technischen Verfahren entstehen.

Wirkung auf Hämoglobin. CO hat eine 300fache höhere Affinität zum Hb-Eisen als O_2. Es verdrängt daher O_2 vom Hämoglobin; das entstehende CO-Hb ist für den Sauerstofftransport ausgefallen. 50% des Hb existiert bereits als CO-Hb, wenn die CO-Konzentration in der Luft nur 0,067% (= 1/300 der O_2-Konzentration in der Luft) beträgt. Der genaue Zusammenhang ist komplizierter: Jedes Hämoglobinmolekül enthält vier Hämgruppen, kann also vier O_2 binden. Bei Exposition gegen CO werden in einem Hb-Molekül nicht alle vier Häm-Eisen gleichzeitig von CO besetzt, sondern vielleicht nur eine oder zwei dieser Positionen. Obwohl formal dann noch drei oder zwei O_2 des Hb für den Austausch zur Verfügung stehen und obwohl das Hb auch sonst nur ein oder zwei seiner O_2 im Gewebe abgibt, tritt eine schwere Hypoxie des Gewebes ein: Die Besetzung von ein oder zwei Häm-Eisen mit CO erschwert die Sauerstoffabgabe von den verbliebenen, noch mit O_2 besetzten Häm-Eisen des Hämoglobins erheblich. Auch die CO_2-Transportkapazität ist reduziert.

Schädigungen bei chronischer CO-Vergiftung. Besonders Schädigungen zentralnervöser Funktionen weisen darauf hin, daß die Wirkung von CO wohl kaum allein durch seine Reaktion mit Häm-Eisen zu erklären ist.

Symptome der akuten Vergiftung. *Bewußtlosigkeit* tritt ein, wenn etwa 40% des Hb als CO-Hb vorliegt. Besteht eine Anämie, so kann schon bei 20% CO-Hb eine lebensbedrohliche Vergiftung bestehen. Werden versehentlich oder absichtlich Gase mit hohem CO-Gehalt inhaliert (Suicid früher durch Inhalation des aus dem Gasschlauch strömenden Stadtgases), so kann Bewußtlosigkeit und Atemstillstand in Sekundenschnelle eintreten. Bei langsamem Anfluten geht der Bewußtlosigkeit *Kopfschmerz, Schwindel, Ohrensausen, Übelkeit, auch Erbrechen mit Aspiration voraus. Die Haut zeigt rote Flecken. Die Atmung ist irregulär (Cheyne-Stokes-Atmung). Der Blutzucker ist stark erhöht* (CO-Wirkung auf das Zwischenhirn). Acidose besteht durch die CO_2-Anreicherung.

Therapie. Der Vergiftete muß sofort aus der CO-haltigen Atmosphäre entfernt und mit reinem Sauerstoff beatmet werden (nicht nur spontan in einer reinen Sauerstoffatmosphäre atmen). Durch die Beatmung mit reinem Sauerstoff wird der Partialdruck des Sauerstoffs im Blut stark erhöht. CO wird jetzt durch O_2 wieder von Hämeisen verdrängt. – Im übrigen erfolgt die Therapie nach den allgemeinen Regeln der Intensivpflege und den Regeln für die Prophylaxe eines Hirnödems.

Spätfolgen einer CO-Vergiftung. Spätfolgen haben ihre Ursache in der hypoxischen Schädigung der Gewebe während der Intoxikation. Man beobachtet *Störungen vieler Funktionen des ZNS,* wie z.B. Beeinträchtigung des Geruchs und Geschmacks, des Seh- und Hörvermögens, Lähmungen der Skeletomotorik und der Darm- und Blasenmotorik, zentral bedingte Hypotonie, psychotische Äquivalente aller Art. Eine Kohlenmonoxidencephalitis mit Erweichungsherden in den Stammganglien kann unter Hinterlassung eines dem

M. Parkinson ähnlichen Bildes abheilen. Ob Polyneuritiden, über die oft geklagt wird, ihre Ursache nicht in Störungen der Rückenmarksfunktionen haben, bleibt offen. Am Herzen beobachtet man Dilatation und Störungen der Erregungsbildung und -leitung. Bei der Sektion findet man Myokardnekrosen.

Cyanwasserstoff (Blausäure) und Cyanide

Vergiftungsmöglichkeiten. Cyanide werden in großem Umfang in Galvanisierbetrieben und in der metallurgischen Industrie eingesetzt. Cyanwasserstoff dient zur Entwesung in geschlossenen Räumen. Morde und Selbstmorde werden mit Cyaniden versucht. Manche Personen nehmen den typischen Bittermandelgeruch der Cyanide nicht wahr (genetisch bedingt).

Pharmakokinetik. Bei Einatmung von Cyanwasserstoff setzt die Wirkung innerhalb 1 min ein. Das gleiche geschieht bei oraler Aufnahme der Cyanide: Die Magen-Salzsäure setzt aus den Cyaniden sofort Cyanwasserstoff frei, der sehr schnell resorbiert wird, weil er kaum ionisiert ist (HCN ist nur eine schwache Säure, pk_a 9,2). Der Tod kann innerhalb 1 min nach Giftaufnahme eintreten, aber auch erst nach 60 min. Nie die Hoffnung aufgeben!
Bei Einatmung von Luft, die HCN in geringerer Konzentration enthält, kann der Verlauf protrahierter sein. Das Prodromalstadium ist uncharakteristisch (Brennendes Gefühl in Augen, Nase, Rachen, auf der Zunge; Stirnkopfschmerz, Atemnot).

Wirkung auf Atmungsfermente. Das Cyanidion bindet sich an das Eisen der Cytochromoxidase, wenn sich das Eisen in der dreiwertigen Form befindet. Der Valenzwechsel des Eisens ist damit aufgehoben, wodurch die Utilisation des Sauerstoffs aus dem Hämoglobin (zur Oxidation) nicht mehr möglich ist. Die anaerobe Energiegewinnung kann nicht plötzlich so gesteigert werden, daß der Ausfall der aeroben Energiegewinnung kompensiert werden könnte: Besonders im Gehirn hat der Zusammenbruch des Energiestoffwechsels deletäre Folgen.

Symptome der akuten Vergiftung bei Inhalation von HCN. Warmes Gefühl im Hals. Lufthunger. Kurze Hyperpnoe, da die Chemorezeptoren den einsetzenden Sauerstoffmangel signalisieren. Kollaps und Apnoe. Krämpfe. „Rote Haut" (initialer Überschuß von O_2-Hb, das seinen O_2 nicht los wird). Bittermandelgeruch, wenn der Patient künstlich beatmet wird.

Symptome der Vergiftung bei Ingestion der Blausäuresalze. Lufthunger und Hyperpnoe. – Erbrechen, da die Natrium- oder Kaliumsalze der schwachen Blausäure stark alkalisch reagieren und die Magenschleimhaut verätzen; hinzu kommt eine hypoxische Reizwirkung auf das Brechzentrum. – Bewußtlosigkeit. – Krämpfe. – Tachykardie und hohe Blutdruckamplitude. – Cyanose. Tod innerhalb von 10–20 min.

Therapie

Parallel

- Entfernung aus der HCN-Atmosphäre bei Gasvergiftungen.
- Sauerstoffbeatmung.
- Bei Ingestion Magenspülung, zum Schluß 300 ml $KMnO_4$ 1:5000 zur Oxidation des restlichen Cyanids.

- 4-Dimethylaminophenol-HCl *(DMAP)* 3,25 mg/kg KG intravenös. Viel weniger wirksam: Natriumnitrit 3%ig 10 ml langsam (!) intravenös.
- Dikobalt-EDTA *(Kelocyanor)* 600 mg intravenös.
- Zum Schluß über die noch liegende Kanüle 10 ml einer 10%igen Natriumthiosulfatlösung.

Begründung: Künstliche Beatmung kann den Circulus

Abnahme der Oxidation → Abnahme der Atmung →
→ Abnahme der Sauerstoffsättigung des Blutes

unterbrechen. Die verbleibende Restkapazität der Cytochromoxidase kann zur Aufrechterhaltung des Lebens gerade ausreichen, wenn nur das O_2-Angebot hoch genug ist und bleibt. - Dikobalt-EDTA wird injiziert, um Cyanidionen komplex zu binden. Es wirkt schnell, hat aber eine geringe Entgiftungskapazität. - Natriumnitrit und 4-Dimethylaminophenol-HCl sind Methämoglobinbildner. Die Entgiftungskapazität kann groß werden, aber die Wirkung setzt vergleichsweise langsam ein. Methämoglobin ($=Fe^{+++}$-Hämoglobin) reagiert mit Cyanidionen unter Bildung von Cyan-Methämoglobin; dabei konkurriert Methämoglobin mit Cytochromoxidase um die Cyanidionen. Die Konkurrenz führt bei Vorhandensein einer hinreichend großen Menge Methämoglobin zur Befreiung der Cytochromoxidase von Cyanid und damit zur Reaktivierung des Enzyms. 4-Dimethylaminophenol-HCl ist ein besserer Methämoglobinbildner als Natriumnitrit und hat auch weniger Nebenwirkungen auf den Kreislauf. Die empfohlene Dosis reicht zur Bildung von 30% Methämoglobin; höhere Konzentrationen werden schlecht vertragen.

Das zunächst an Methämoglobin gebundene Cyanid muß noch entgiftet werden. Dem dient die Injektion von Natriumthiosulfat aus folgenden Gründen: Cyanid wird durch eine Sulfurtransferase, die sog. Rhodanase, in Rhodanid verwandelt. Limitierender Faktor bei dieser Reaktion ist die geringe physiologische Konzentration geeigneter Schwefeldonatoren. Mit der Injektion von Natriumthiosulfat wird ein geeigneter Schwefeldonator zur Verfügung gestellt; die Reaktion $Na_2S_2O_3 + CN^- + \frac{1}{2}O_2 \rightarrow SCN^- + Na_2SO_4$ führt zur Entgiftung des Cyanids.

Prognose. Bei rechtzeitiger Therapie, vor allem auch bei rechtzeitiger Injektion von DMAP und anschließender *Hirnödemprophylaxe* (!!) und Intensivpflege ist nach unserer Erfahrung die Prognose weit besser, als allgemein vermutet.

Schleimhautreizende Gase Eine Reihe von Gasen sind in der Lage, bei Inhalation nicht nur vorübergehend die Schleimhäute zu reizen, sondern nach einer gewissen Latenzzeit ein Lungenödem auszulösen. Am häufigsten sind Zwischenfälle durch Inhalation nitroser Gase, jedoch werden auch Vergiftungen durch Entwicklung von Phosgen und Salzsäure (Verbrennung von Kunststoffen), seltener durch Schwefeldioxid (hier meist chronische Reizung bei Bewohnern in Industriegebieten) und Ozon beobachtet. Beispielhaft wird die Vergiftung mit nitrosen Gasen besprochen.

Verlauf und Symptome bei Vergiftung mit nitrosen Gasen. Verantwortlich für die Vergiftungserscheinungen ist in erster Linie NO_2. Bei der Inhalation kommt es zu lokalen Reizerscheinungen, Husten, Atemnot, Cyanose. Bei schneller Entfernung aus der Gasatmosphäre gehen diese Erscheinungen jedoch innerhalb 1 h zurück.

o Ungeachtet des Rückganges der akuten Beschwerden nach Inhalation von nitrosen Gasen (oder Phosgen, Ozon) ist der Patient sofort stationär einzuweisen und strenge Bettruhe anzuordnen. Das Lungenödem kommt mit einer Latenz von ca. 12 h!
Dieses Lungenödem ist um so schwerer, je höher die Reizgaskonzentration und je länger die Exposition gegen das Reizgas war; es ist aber ebenfalls um so schwerer, je mehr körperliche Arbeit der Patient in der Latenzzeit verrichtet und je mehr Flüssigkeit (Alkoholgenuß aus Langeweile oder zur „Therapie" oder „auf den Schreck") er zu sich genommen hat.

Die beste Therapie des zu erwartenden Lungenödems ist der *sofortige prophylaktische Beginn* der Behandlung: Strenge Bettruhe, keine Flüssigkeit, Glucocorticoide in der zur Schockbehandlung üblichen maximalen Dosierung. Negativbilanzierung mit Furosemid, Codein zur Unterdrückung des Hustenreizes. Bei Atemnot oder objektiven Zeichen von Hypoxie Anreicherung des Atemgases mit Sauerstoff; die reine Sauerstoffatmung kann nachteilig sein, von einer Beatmung ist abzuraten.

Vergiftungen durch Insecticide

Organische Phosphorsäureester Siehe S. 265

Carbaminsäureester Siehe S. 268

Chlorierte cyclische Kohlenwasserstoffe

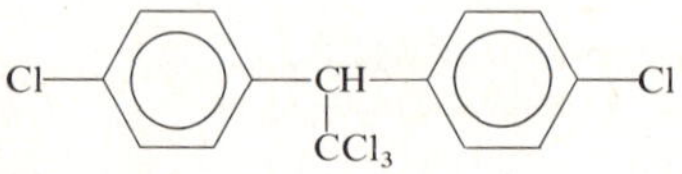

Chlorphenotan (DDT) MW 354,51

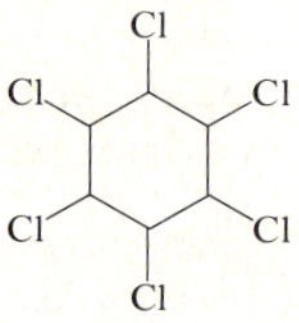

Hexachlorcyclohexan
MW 290,86

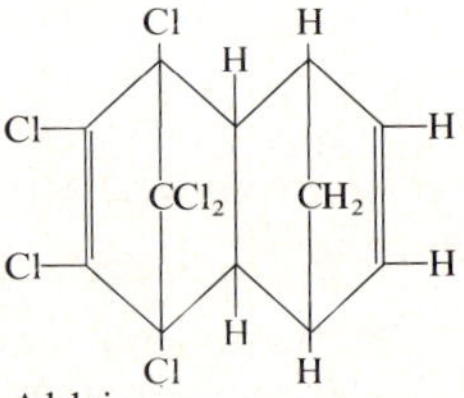

Aldrin
MW 364,94

(Wird die Konfiguration $-\underset{H}{C}=\underset{H}{C}-$ im Molekül durch die Konfiguration $-\underset{H}{C}\overset{O}{\diagup\!\!\!-\!\!\!\diagdown}\underset{H}{C}-$ ersetzt, so hat man die Formel von Dieldrin.)

Pharmakokinetik. Anreicherung in der Nahrungskette.
Resorption. Sie erfolgt sowohl aus dem Magen-Darm-Trakt als auch über die Lunge (nach Inhalation) und die Haut.
Verteilung. Wegen der großen Affinität zu Lipiden besteht bei allen Stoffen der Gruppe eine Anreicherungstendenz im Körperfett und in lipidhaltigen Organen (Gehirn, Leber, Herz, Gonaden). Diese Anreicherung hat in einigen Ländern inzwischen so bedrohliche Ausmaße schon bei Neugeborenen erreicht (die Stoffe passieren die Placentarschranke), daß der Gesetzgeber prophylaktisch aktiv werden mußte. Wegen der Lipophilie ist auch die Plasmaproteinbindung hoch.
Elimination. Sie erfolgt außerordentlich langsam. Die Stoffe werden teilweise in der Leber oxidiert.

Wirkungen

○ Nervensystem: Bei akuter Vergiftung Parästhesien, Tremor (sichtbar an Augenlidern, Kopf und Extremitäten), Ataxie, Sprachstörungen. Tod nach Krämpfen und zentraler Atemlähmung. Ob die an peripheren Neuronen gefundenen Störungen der Ionenpermeabilitäten nach Einwirkung von DDT einen Hinweis auch auf den Wirkungsmechanismus im ZNS geben, steht dahin.

- Leber: Im Tierversuch fettige Degeneration und Zellnekrosen.

Therapie der akuten Vergiftung. Die tödliche Dosis liegt bei 10–30 g. Rein symptomatisch, gegen Krämpfe Diazepam.

- Keine Catecholamine, denn als chlorierte Kohlenwasserstoffe labilisieren die Verbindungen das Herz ähnlich wie Halothan.

Vergiftungen durch Herbicide [119]

Bispyridinium-verbindungen

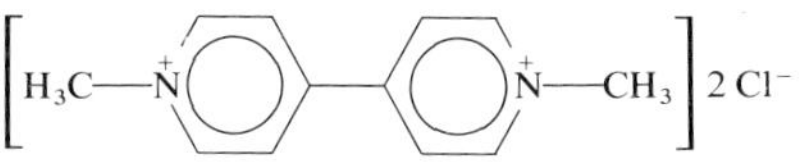

Paraquat
MW des Kations 186,26

Paraquat (in *Gramoxon, Gramixel, Duanti, Terraklene, Reglone*) ist eine der am meisten gefürchteten Substanzen der klinischen Toxikologie.

Pharmakokinetik. Paraquat wird wegen seiner Polarität nur zu 5–15% resorbiert. Über einen unbekannten Mechanismus reichert es sich stark in der Lunge an, und zwar in den Alveolarzellen Typ II ($K_n = 10^{-5}$ M). Über die Eliminationsgeschwindigkeit läßt sich wenig sagen, da die wenigsten Patienten eine Paraquatvergiftung überleben und Paraquat zudem die Nieren schädigt. Elimination nur über die Niere.

Toxische Wirkung. Paraquat führt zur Zerstörung der Alveolarzellen Typ II. Man diskutiert als Mechanismus eine Hemmung der Superoxiddismutase mit nachfolgender Lipidperoxidation in der Zellmembran. In der Folge kommt es zur „Hepatisierung" der Lunge mit förmlichem Zusammenbruch der Alveolen. Zusätzlich entwikkelt sich häufig ein Nierenversagen.

Prognose. Folgende Grenzkonzentrationen von Paraquat im Plasma wurden für das Überleben der Vergifteten angegeben:

2,0	0,6	0,3	0,16	0,1	mg Paraquat/l Plasma
4	6	10	16	24	h nach Paraquataufnahme.

Für den Erwachsenen ist eine Dosis von 30 mg/kg KG (das entspricht 10 ml handelsübliche Lösung) tödlich.

Therapie. Wegen Fehlens jeglicher spezifischer Therapie und der erfahrungsgemäß sehr schnell schlechter werdenden Prognose muß bei einem Vergifteten bereits vom Notarzt Erbrechen ausgelöst oder der Magen anderweitig geleert werden. Nach Überführung in ein Krankenhaus mit Hämoperfusionsmöglichkeit wird eine massive forcierte Diarrhoe eingeleitet und die Adsorption noch vorhandenen Paraquats mit *Bentonit* oder Aktivkohle versucht (Bentonit hat der Notarzt in der Regel nicht zur Verfügung). 10 mml heparinisier-

tes Blut oder EDTA-Blut und 50 ml Urin werden zur Analyse gegeben, und schon während der Analyse wird die Hämoperfusion vorbereitet. Bei stark positivem qualitativem Test im Urin beginnt man bereits mit der Hämoperfusion. Der Patient erhält täglich 1000 mg Prednisolon. Die Verätzungen im Mund und Oesophagus verlangen Pflege.
Jede Paraquatvergiftung erfordert ungeachtet des anfänglich noch guten subjektiven Befindens des Patienten maximalen ärztlichen, pflegerischen und analytischen Aufwand und Einsatz.

Deiquat ist eine andere Bispyridiniumverbindung, die in toxischen Dosen keine pulmonalen Veränderungen, sondern „nur" eine Niereninsuffizienz erzeugt.

Chlorierte Phenoxycarbonsäuren

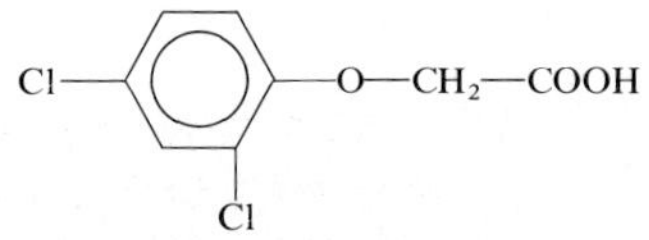

2,4-Dichlorphenoxyessigsäure (2,4-D)
Säure, pK_a 3,5, MW 221,05

2,4,5-Trichlorphenoxyessigsäure (2,4,5-T, agent orange) enthält in Position 5 ein zusätzliches Cl.

Die gut wasserlöslichen Verbindungen (Säuren!) werden nach oraler Aufnahme auch gut resorbiert, renal eliminiert und dabei tubulär zum Teil rückresorbiert. Nach Dauereinwirkung auf die Haut kann eine schwere Kontaktdermatitis entstehen. Teratogene und cancerogene Wirkungen in Tierversuchen lassen sich nicht auf Menschen übertragen, wenn man „sauberes" 2,4-D untersucht. Bei Menschen gibt es einen Anhalt für das vermehrte Auftreten von Hypospadie und Epispadie. Beim Menschen wirkt die orale Zufuhr von 3–4 g tödlich, wenn keine Therapie erfolgt. Durst und Erbrechen, danach Bewußtlosigkeit und Atemlähmung treten auf. In der Erholungsphase besteht eine erhebliche Muskelschwäche. Die Therapie ist rein symptomatisch. Durch forcierte alkalische Diurese kann die tubuläre Rückresorption der Verbindungen herabgesetzt und dadurch ihre Elimination beschleunigt werden.

2,3,7,8-Tetrachlorodibenzo-p-dioxin

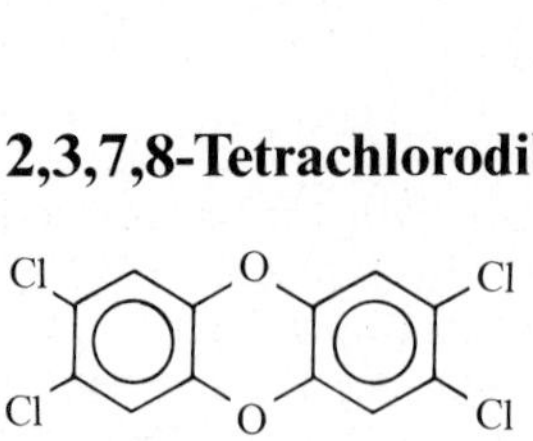

2,3,7,8-Tetrachlordibenzo-p-dioxin
TCDD, MW 324

Diese Verbindung gehört zur Klasse der Dibenzodioxine. Ähnlich wirken die Dibenzofurane. 2,3,7,8-TCDD entsteht bei der Synthese von 2,4,5-T oder von Hexachlorophen als Nebenprodukt. Es wurde in einer geschätzten Menge von 3–16 kg am 10.7. 1976 in Seveso durch einen Betriebsunfall freigesetzt. Seither wird die dort lebende Bevölkerung und die Bewohner eines anderen hochbelasteten Gebietes (Quail Run Mobile Home Park, Missouri, USA) beständig untersucht und beobachtet. Die Ergebnisse werden regelmäßig veröffentlicht.

Toxikokinetik Nach letzten Schätzungen des Center of Disease Control an Blutproben von Vietnam-Veteranen beträgt die Halbwertszeit im Serum etwa 7 Jahre. Das Verteilungsvolumen ist unbekannt, aber wegen der hohen Lipidlöslichkeit sicher sehr groß. Die Verbindung wird entgegen verbreiteter Meinung wenig metabolisiert, sondern zum größten Teil unverändert über die Faeces ausgeschieden. Ein entero-enteraler Kreislauf, der von verwandten Verbindungen bekannt ist, ist auch hier zu vermuten.

Wirkungsmechanismus [104, 107, 127, 366, 483] 2,3,7,8-TCDD wird an einen cytosolischen Receptor gebunden. Der Ligand-Receptorkomplex wandert zum Kern und bindet sich dort mit seiner Proteinseite an die DNA (dieser Mechanismus erinnert frappierend an den Wirkungsmechanismus der Steroidhormone). Eine bekannte Bindungsstelle liegt 5′-abwärts vom Genort für Cytochrom P 450. Die Bindung des Ligand-Receptor-Komplexes führt zu einer erheblichen Induktion wenigstens einiger Isoenzyme des Cytochrom P 450, u.a. der arylhydroxylierenden Enzyme (Ah-Hydroxylase), allgemeiner der Cytochrome P 450c und d. Dieser Wirkungsmechanismus unterliegt einer genetischen Variabilität aus zwei Gründen: erstens kann den Zellen ein „geeignetes“ Receptorprotein fehlen, zweitens kann die Bindungsstelle an der DNA verändert sein. – Durch die nunmehr erhöhte Transskription der DNA ist die mRNA für Cytochrom P 450 vermehrt. – Die beachtlichen Wirkungen von 2,3,7,8-TCDD im Immunsystem lassen erkennen, daß es außer der Beeinflussung der DNA-Expression für Cytochrom P 450 noch andere Folgen der Bindung des Ligand Receptorkomplexes an die DNA geben muß. Diese Wirkung auf das Immunsystem unterliegt auch der externen Modulation: Sie wird durch Schilddrüsenhormon gefördert.

Wirkungen [88, 121, 203, 245, 316, 386, 403, 412] Die Toxizität von 2,3,7,8-TCDD weist speciesabhängig extreme Unterschiede auf: Sie beträgt für das Meerschweinchen 1 μg/kg, für den Hamster 5 mg/kg. Nach den bisherigen Kenntnissen gehören die Menschen zum Glück zu den unempfindlichen Species. Eine vermehrte Sterblichkeit ist bisher im Gebiet von Seveso nicht erkennbar. 12 Jahre reichen aber für ein endgültiges Urteil nicht aus: Mädchen haben erst nach 16 Jahren (Pubertät) Scheidencarcinome bekommen, wenn ihre Mütter zu Beginn der Schwangerschaft hohe Dosen von Diäthylstilböstrol eingenommen hatten.

Man beobachtet beim Menschen folgende Wirkungen von 2,3,7,8-TCDD:

Chlorakne. Diese Wirkung fällt am meisten auf.

Abnahme der cellulären Immunabwehr durch Abnahme der Funktion hauptsächlich von T4-Lymphocyten. Diese Wirkung tritt bereits vor der Chlorakne auf. Sie ist auch bei höheren Dosen mäßig.

Leichte Zunahme der Leberenzymaktivität, besonders der γ-Glutamyltransferase und der Alanin-aminotransferase.

Promotor- oder Induktorwirkung? Für eine cancerogene Wirkung am Menschen fehlt bisher die Evidenz. Aus Tierversuchen haben die Gesundheitsbehörden verschiedener Länder unterschiedliche Schlüsse auf die Cancerogenität von 2,3,7,8-TCDD gezogen. In Europa geht man überwiegend von einer Promotor-Wirkung der Verbindung aus, wofür die Evidenz gut ist. Für die täglich erlaubte Aufnahme wurde mit dieser Annahme ein Wert von 1–10 pg/kg abgeschätzt.

Polyhalogenierte Biphenyle (PCBs) [239, 287, 304]

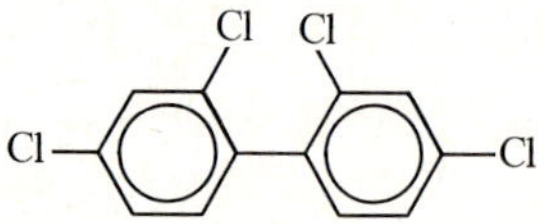

2,4,2′,4′ Tetrachlordiphenyl

Diese Verbindungen sind den Benzofuranen und Dioxinen erkennbar ähnlich. Sie werden im Transformatorenbau und zu anderen technischen Zwecken benutzt. Der chemischen Verwandtschaft entsprechen die Wirkungen: Immunsuppression, Enzyminduktion, Porphyrie, Promotoraktivität, und eine (bei TCDD nichtbeobachtete) östrogene Wirkung. Polyhalogenierte Biphenyle sind metabolisch extrem stabil, reichern sich in Nahrungsketten an, überdauern auch über Jahre im Boden.

Ethanol [145]

C_2H_5OH MW 46,06 Spez.Gew. 0,79 g/ml

Resorption Bereits im Magen werden etwa 20% der aufgenommenen Menge resorbiert, wobei die Resorption vom Füllungszustand des Magens abhängt und bei vollem Magen verzögert ist. 80% werden im oberen Dünndarm mit einer stark variablen Halbwertszeit von 30 min resorbiert. Die Resorption ist unabhängig vom Füllungszustand des Duodenums. Sie ist vollständig und je nach Dosis und Magenfüllungszustand in 1–2 h abgeschlossen.

Verteilung ***Verteilungsvolumen.*** Der Verteilungsquotient Wasser: Körperfett beträgt für Ethanol 30:1; deshalb entspricht die Ethanolverteilung nahezu der Wasserverteilung. Das Verteilungsvolumen beträgt für

Männer 0,68 l/kg KG, für Frauen und adipöse Personen kann es bis 0,55 l/kg KG abfallen.

- Die Verteilungsgeschwindigkeit bzw. die Einstellung des Verteilungsgleichgewichtes ist eine Funktion der Durchblutung des Gewebes. Organe mit starker Durchblutung (Gehirn, Leber, Niere) erreichen die Gleichgewichtskonzentration mit dem Blut schnell.
- Alkohol passiert die Placentarschranke.

Elimination [176, 177]

Eliminationsgeschwindigkeit. Die Elimination erfolgt im praktisch interessierenden Konzentrationsbereich linear mit einer konstanten Geschwindigkeit. Pro Stunde eliminiert der Mann 0,1 g Ethanol/kg KG und die Frau 0,085 g/kg KG.

Die Linearität des Ethanolabbaus ist die Folge des Umstands, daß die Abbaukapazität der Enzymsysteme nicht hoch ist und das Substrat Ethanol im Überschuß vorhanden ist. Erst bei sehr geringen Ethanolkonzentrationen wird der Ethanolabbau nichtlinear.

Wegen des linearen Verlaufs des Ethanolabbaus ist eine Zurückrechnung des Alkoholblutspiegels auf einen Zeitpunkt vor der Blutentnahme möglich.

Eliminationswege

- 90% des resorbierten Ethanols werden im Cytoplasma der Leberzelle oxidiert.

  Erster Schritt: $C_2H_5OH + NAD^+ \xrightarrow{\text{Alkohol-Dehydrogenase}} CH_3-CHO + NADH + H^+$.

  Die Reaktion kann genetisch bedingt besonders schnell ablaufen. Limitierend in dieser Reaktion ist die Menge des verfügbaren NAD^+ (aus Mitochondrien). Die Redaktion wird auch die ADH-Reaktion genannt (nach dem vermittelnden Enzym Alkoholdehydrogenase). Wird die ADH gehemmt (etwa durch Pyrazol), so sinkt der Alkoholabbau.

  Zweiter Schritt: $CH_3-CHO + H_2O + NAD^+ \xrightarrow{\text{Aldehyddehydrogenase}} CH_3-COOH + NADH + H^+$. Die Aldehyddehydrogenase kann durch Disulfiram (s. unten) blockiert werden. - Genetisch bedingt kann sie besonders langsam ablaufen.

  Das entstehende Acetat wird in den Citratcyclus eingebracht.

  Merke für die spätere Betrachtung der metabolischen Folgen dieser Reaktionen: Der Cofactor NAD^+ wird verbraucht, dafür entstehen große Mengen $NADH + H^+$. Durch Verbrauch von ATP entstehen 2 AMP.
- 5% des resorbierten Ethanols werden in den Mikrosomen mit dem sog. MEOS (microsome ethanol oxidizing system) oxidiert.
- 5% werden unmetabolisiert eliminiert, davon 3% renal und 2% pulmonal.
- Die Eliminationsgeschwindigkeit ändert sich bei chronischen Alkoholikern nicht so stark, daß sie wesentlich zur Erklärung der Gewöhnung herangezogen werden könnte.

Zeitlicher Verlauf der Konzentrationen Bei schneller Anflutung macht sich zunächst bemerkbar, daß die Gleichgewichtseinstellung in den Geweben von ihrer Durchblutung abhängt. Da das Gehirn gut durchblutet ist, kommt es dort zu einer „Wirkungsüberhöhung". Zum Absinken des Ethanolblutspiegels in der Initialphase trägt neben der Elimination des Alkohols auch noch seine Verteilung in die weniger gut durchbluteten Gewebe bei. Nach Einstellung des Verteilungsgleichgewichts erfolgt die Abnahme des Alkoholblutspiegels linear im Verlauf der Zeit mit einer für das Individuum konstanten Geschwindigkeit.

Energiegewinn Aus 1 g Ethanol werden 7,1 kcal gewonnen. Wegen der Erzeugung einer Lactatacidose und eines NADH-Überschusses wird Ethanol heute nicht mehr in der parenteralen Ernährung verwendet.

Wirkungen bei akuter Intoxikation

Zentralnervensystem

Sowohl inhibitorische als auch exicitatorische Neuronenverbände werden in ihrer Funktion beeinträchtigt. In der Regel sind die inhibitorischen Mechanismen empfindlicher, so daß die „Funktionssteigerungen" durch Disinhibition zunächst im Vordergrund stehen.

Bei Blutspiegeln bis 0,5‰

- Euphorie, Redseligkeit, Selbstwertgefühl steigt, Selbstkritik sinkt.
- Verlust von Hemmungen, Freisetzung von Aggressionen.
- Steigerung der Reflexe.
- Hemmung der Ausschüttung von antidiuretischem Hormon, dadurch vermehrte Diurese.

Bei Blutspiegeln von 0,5‰ bis 2‰ sind die Beeinträchtigungen auch excitatorischer Mechanismen deutlich:

- Abschwächung der Reflexe.
- Abnahme der Reaktionsgeschwindigkeit.
- Störungen der Muskelkoordination.
- Störungen des Raum- und Gleichgewichtssinns, besonders bei fehlender Korrekturmöglichkeit über die optische Wahrnehmung.
- Abnahme der Flacker-Verschmelzungsfrequenz.

Bei Konzentrationen über 2‰ im Blut besteht ein schwerer Rausch. Bei Konzentrationen über 4‰ besteht ein narkoseähnlicher Zustand und die Gefahr der Atemlähmung.

Gefäßsystem

Durch Depression des Vasomotorenzentrums im ZNS kommt es zu einer Dilatation der Hautgefäße.

- Die Gefahr der Auskühlung Betrunkener ist groß, da die Wärmeabgabe über die erweiterten Hautgefäße vermehrt erfolgt.

Es kommt nicht zu einer verbesserten Gehirndurchblutung.

Leber und Stoffwechsel

Die Wirkungen von Alkohol auf die Leber bei einmaliger akuter Intoxikation kommen durch das Zusammenspiel mehrerer Ursachen zustande.

Drei Ursachen sind wichtig:

- ● Verbrauch von Cofaktoren (NAD^+, $NADP^+$). Dies ist die wichtigste Ursache.
- ○ Ausschüttung von Adrenalin bei Erregungszuständen während des Rausches.
- ○ Entstehung von C_2-Bruchstücken (Aldehyd, Acetat) aus Ethanol. Dies hat folgende

Konsequenzen: *Acidose* durch vermehrte Reduktion von Pyruvat zu Lactat und von Acetoacetat zu Hydroxybutyrat; die Zunahme beider Reaktionen ist die Folge des erhöhten Verhältnisses von $(NADH + H^+)$: NAD^+. Die alkoholische *Hyperlactacidämie* ist auch die Ursache für die Kontraindikation einer Biguanid-Verordnung bei Alkoholismus.

- ○ *Hyperuricämie* als Folge der Hyperlactacidämie. Daher Alkoholverbot bei Gichtpatienten! Siehe aber auch [138].
- ○ *Erhöhte Triglyceridsynthese* aus folgendem Grund:
  Hemmung der Glykolyse bei der Reaktion

  $$\text{Glycerinaldehyd-3-phosphat} + NAD^+ \xrightarrow{\text{Glycerinaldehyd-Dehydrogenase}} \text{1,3-Diphosphoglycerat} + (NADH + H^+).$$

  Das vermehrt anfallende Glycerinaldehyd-3-phosphat wird zur vermehrten Synthese von Glycerin verwandt. Dadurch wird die vermehrte Synthese von Triglyceriden möglich. *Fettleber* bei chronischem Alkoholismus ist die Folge.
- ○ Hemmung der oxidativen Desminierung von Aminosäuren und der Gluconeogenese.
- ○ Hemmung der Proteinsynthese.
- ○ Hemmung der β-Oxidation der Fettsäuren, im Gegenteil Steigerung der Fettsäuresynthese und der Triglyceridsynthese in der Leber und Steigerung der Lipolyse in den Fettzellen.

Magen-Darm-Kanal

10%iger Alkohol steigert die Produktion von Magensäure, nur wenig die von Pepsin. Konzentrationen über 20 Prozent verhindern (!) die Magensäuresekretion zunehmend. Schon 40%iger Alkohol führt zur entzündlichen Reaktion der Schleimhaut.

Im Darm kommt es zu einer Hemmung des Aminosäuretransportes, wahrscheinlich durch eine Hemmung der Na^+-K^+-ATPase.

Wechselwirkungen bei akuter Intoxikation

Unter der Voraussetzung, daß Alkohol und andere Pharmaka gleichzeitig genommen werden, kommt es zu einer erheblichen Verstärkung der zentral-dämpfenden Wirkung bei Pharmaka wie Morphin, Barbituraten und anderen Hypnotica, Tranquilizern, Unverträglichkeit besteht auch mit Guanethidin, oralen Antidiabetica, INH und Hg^{2+}. Das „Antabus-Syndrom" beobachtet man nach Disulfiram, Kalkstickstoff-Inhalation, Schwefelkohlenstoff-Inhalation, nach Genuß einiger Pilzarten (Faltentintling) und nach

Applikation einiger Cephalosporine, von Metronidazol, Chlorpropamid, Tolbutamid, nach Inhalation von Tetraethylblei.

Therapie der akuten Intoxikation

Die berauschende und die tödliche Ethanoldosis liegen nahe beisammen. Der Tod kann nach schneller Zufuhr von 230 g Ethanol (entspricht 700 ml 40% Spirituosen) eintreten. Blutethanolkonzentrationen von mehr als 5‰ sind lebensgefährlich. Gewohnheitstrinker vertragen höhere Dosen.

Randalierende oder krampfende Vergiftete: Man injiziert Diazepam, muß aber wegen der Wirkungsverstärkung auf das Atemzentrum unbedingt den Patienten beaufsichtigen.

Nur bei randalierenden Vergifteten: 10 mg Apomorphin i.m. oder s.c. + 10 mg Norfenefrin *(Novodral)* i.m.

Bei Bewußtlosigkeit Differentialdiagnose auf intrakranielle Blutungen usw. nicht vergessen. Zur allgemeinen Therapie des bewußtlosen Vergifteten gehören Magenspülung (ohne Aktivkohle-Applikation), Katheterisierung der Blase, Blutzuckerbestimmung und gegebenenfalls Glucoseinfusion, Ausgleich der metabolischen Acidose durch Infusion von $NaHCO_3$-Lösung, Beatmung bei respiratorischer Insuffizienz. Stoffwechselstörungen des Patienten (z.B. ein entgleister Diabetes) können die schnelle Entfernung von Ethanol aus dem Organismus notwendig machen. In diesen Fällen und bei Konzentrationen $\geqq$5‰ ist die Hämodialyse indiziert und sehr gut wirksam.

- Kein Clomethiazol *(Distraneurin)* bei akuter Intoxikation!

Wirkungen bei chronischer Intoxikation [145, 276]

Toleranzentwicklung, die im wesentlichen eine Toleranzentwicklung des ZNS ist.

- Entwicklung *physischer Dependenz.*
  Die Entzugssymptome sind u.a.: morgendlicher Brechreiz, Tremor, schwere Verstimmung und neurotische Angst, Steigerung bis zu schweren deliranten Zuständen (Alkohol-Halluzinationen, Delirium tremens).
- *Gewichtsabnahme* durch unregelmäßige und zu geringe Nahrungsaufnahme, verschlechterter Resorption (besonders von Aminosäuren) und gestörten Stoffwechsel.
- Zeichen von *Avitaminosen,* besonders auch von B-Avitaminosen.
- Schwere *psychische Störungen,* die sowohl Ursache als auch Folge des Alkoholabusus sein können.
- Schwere Störungen des *Sozialverhaltens.*

Zentrales und peripheres Nervensystem

Biochemisch steht der Mangel an phosphoryliertem Thiamin (Vitamin B_1) im Vordergrund. Die Leber phosphoryliert nur noch einen Teil des Thiamins zum brauchbaren Cofaktor. Der Cofaktor wird jedoch im Hexosemonophosphatshunt für die Transketolase gebraucht. Die Funktion des Shunts ist Voraussetzung für die Lipid-

synthese; man nimmt an, daß auch die Myelinsynthese von der Funktion des Shunts abhängt. Bei ethanolbedingter Einschränkung kommt es sowohl im zentralen wie auch im peripheren Nervensystem zu Demyelinisierungen. Bereits vor Eintritt der irreversiblen, morphologisch faßbaren Veränderungen beobachtet man eine große Vielfalt neurologischer Erscheinungen. An ihnen ist eventuell eine andere biochemische Veränderung beteiligt, die gleichfalls durch Mangel an phosphoryliertem Thiamin bedingt ist: Wegen Abnahme der Aktivität der Pyruvatdecarboxylase sind die Pyruvat- und Lactatkonzentration im ZNS erhöht.
Klinisch: Durchschlafstörungen, Reizbarkeit, gastrointestinale Beschwerden, Appetitlosigkeit, Durst, Nachlassen vitaler Energien, psychische Einengung. Alkoholische Polyneuropathie mit Neuralgien, Paraesthesien, taktilen Hyperaesthesien, Hyperalgesien und gestörter Tiefensensibilität. Gangunsicherheit, Reflexverminderung. Die Störungen treten symmetrisch und bevorzugt an den Extremitäten auf.
Im fortgeschrittenen Stadium entwickeln sich morphologisch faßbare Störungen im ZNS: *Pseudoencephalitis haemorrhagica superior Wernicke:* Umschriebene Wucherungen der Gefäße. Blutungen, Gliaproliferation und Parenchymuntergang in der grauen Substanz rund um die Ventrikel des Hirnstamms und Diencephalons, wobei die Corpora mamillaria fast immer und der Oberwurm des Cerebellums (Purkinje-Zellen) häufig befallen sind. Funktionelle Folgen sind große Gedächtnislücken (Korsakow-Erkrankung), Nystagmus, Konzentrations-, Orientierungs- und Bewußtseinsstörungen, Ataxie, Nystagmus und Blickparesen. Die Zufuhr von Thiamin (bei gleichzeitiger Glucoseinfusion) und der Ethanolentzug sind indiziert.

- *Alkoholpsychosen.*

Leber. Die bereits bei der akuten Vergiftung beschriebenen Stoffwechselveränderungen führen zur Fettleber, die reversibel ist. Daneben entwickelt sich jedoch eine Hepatitis, die mit Zelldegeneration (Mallory-Körperchen) und diffuser Fibrose einhergeht. Eine Regeneration ist nach Abstinenz möglich, aber nicht sicher. Bei 10–30% der Alkoholiker entwickelt sich eine Cirrhose.

Alkoholische Cardiomyopathie, Begünstigung einer Hypertonie und einer Apoplexie [169, 390].

Fetales Alkoholsyndrom. Ethanol ist der bei weitem wichtigste fetotoxische Stoff. Während man bei vielen Arzneimitteln hinsichtlich der Teratogenität oder Fetotoxicität auf Mutmaßungen und Kasuistiken angewiesen ist, steht die schädliche Wirkung des Ethanols außerhalb jeden Zweifels. Das sog. fetale Alkoholsyndrom tritt bei 5 (oder mehr) von 1000 lebend geborenen Kindern auf. Es ist durch Mikrocephalie und schwere Wachstumsstörungen des Gesichtsschädels und der Gesichtsweichteile gekennzeichnet. Die geistige Leistungsfähigkeit dieser Alkoholopfer bleibt zeitlebens gering.

Therapie bei chronischem Alkoholismus [145, 276]

Alkoholabhängigkeit ist keineswegs immer leicht zu diagnostizieren. Ein Einzelsymptom kann nie zur Diagnose führen. Typische Verhaltensformen sind: Die Hände halten irgend etwas fest (Tisch, Stuhllehne, Taschen, Kragen), damit das Zittern unterdrückt wird, im Gespräch wird das Thema Alkohol vermieden oder bagatellisiert, der Kopf ist während des Sprechens oft abgewendet, um den Alkoholgeruch des Atems nicht deutlich werden zu lassen, Familienverhältnisse werden übertrieben rosig geschildert, über mangelnde Anerkennung am Arbeitsplatz wird geklagt. Der Alkoholabhängige ißt wenig, Obst verträgt er schlecht. Die Kleidung kann übertrieben korrekt sein, starke Duftmittel dienen der Kaschierung des Alkoholgeruchs.

Das diagnostische Vorgehen im Gespräch ist von entscheidender Bedeutung und kann hier nicht näher erörtert werden. Der Schwerpunkt der Therapie liegt unter gar keinen Umständen in der Verordnung von Medikamenten, sondern in einer mit dem Willen und nicht gegen den Willen des Patienten eingeleiteten und von Fachleuten durchzuführenden Psychotherapie, gekoppelt mit einer Entzugsbehandlung (stationär) und einer nachsorgenden ambulanten Psychotherapie und Sozialtherapie.

Ausdrücklich zu warnen ist vor einer unkritischen Verordnung von ***Disulfiram*** *(Antabus)*. Die heimliche Zufuhr von Disulfiram ohne Wissen des Patienten (etwa dadurch, daß die Ehefrau das Medikament dem Essen zusetzt) ist eine kriminelle Maßnahme, die das Leben des Patienten außerordentlich gefährdet. Disulfiram darf nur unter ärztlicher Aufsicht mit Wissen und Zustimmung des Patienten eingesetzt werden. Seine Verwendung kann in diesem Buch nicht empfohlen werden.

$$(C_2H_5)_2 = N-\underset{\underset{S}{\|}}{C}-S-S-\underset{\underset{S}{\|}}{C}-N = (C_2H_5)_2$$

Disulfiram

Disulfiram blockiert die Aldehyddehydrogenase, so daß Acetaldehyd sich im Gewebe anreichert, wenn Alkohol genossen wurde. Die Folgesymptome der Aldehyd-Anreicherung sind: Hautrötung, Schweißausbruch, Übelkeit, Erbrechen, Blutdruckabfall, Kollaps. Diese gravierenden Symptome sollen dem Alkoholabhängigen den Alkoholgenuß verleiden. Todesfälle durch Kombination von Disulfiram mit größeren Mengen Ethanol sind bekannt. Zudem zeigt Disulfiram mit vielen Medikamenten Interaktionen, so mit Anticoagulantien vom Dicumaroltyp und mit Phenytoin. Sie beruhen wohl z.T. darauf, daß Disulfiram auch das mikrosomale Oxidationssystem hemmt.

Disulfiram ist kontraindiziert bei Schäden der Herz- oder Kreislauffunktionen, bei Epilepsie, Diabetes und Thyreotoxikose, bei schweren Funktionsstörungen von Leber und Niere. Es verursacht Polyneuropathien.

Therapie des Entzugsdelirs Ein Entzugsdelir ist ein Ereignis, das man häufig auf Intensivstationen beobachten kann, wenn der Patient von der Alkoholzufuhr abgeschnitten ist. Die Symptome können 3, aber auch noch 14 Tage nach Ende der Alkoholzufuhr auftreten.

Symptome. Motorische Unruhe besonders in den oberen Extremitäten („Nesteln“) und in der Facialismuskulatur („Kauen“). Der Patient ist zeitlich und örtlich nicht mehr voll orientiert und leidet unter Halluzinationen vornehmlich optischer Art. Schwere Flüssigkeits- und Elektrolytverluste (Hypokaliämie), Hyperthermie, Hypotension mit Tachykardie gefährden den Patienten. Das Alkoholdelir ist ein lebensbedrohlicher Zustand.

Therapie. Clomethiazol *(Distraneurin)* in der auf S. 354 angegebenen Dosierung; zusätzlich Diazepam (s. S. 319) oder Haloperidol (s. S. 328), wenn bei dieser Dosierung die Bronchialsekretion zu groß wird oder die Dosierung nicht ausreicht. Strenge Überwachung des Flüssigkeits- und Elektrolythaushaltes mit sorgfältiger Nachführung von Wasser, Elektrolyten, Glucose. Thiamin (Betabion) täglich 4 × 200 mg oral oder 100 mg langsam i. v. Enterale Ernährung über eine Magensonde. EKG: Alkoholische Kardiomyopathie? Röntgen (Thorax): Pneumonie? Lungenödem? – Die Überwachung ist mehrere Tage nötig; wegen der gleichzeitig bestehenden Grundkrankheit, die zur Einweisung geführt hat, ist die Behandlung auf einer Intensiveinheit in der Regel unumgänglich.

Ethylendiglykol und Methanol

CH_2-CH_2 | | OH OH	CH_3-OH
Ethylen- diglykol MW 62,07	Methanol MW 32,03

Vergiftungsquellen Ethylendiglykol ist Bestandteil von Kühlerfrostschutzmitteln. Solche Mittel werden von Kindern getrunken. Methanol ist Lösungsmittel für Beizen, Lacke, Polituren usw.

Pharmakokinetik Resorption und Verteilung beider Stoffe: nahezu identisch mit Ethanol. Metabolismus: qualitativ identisch mit Ethanol, aber erheblich langsamerer Umsatz durch die Alkoholdehydrogenase.

Ursachen und Symptome der Vergiftung Methanol und Ethylendiglykol werden wie Ethanol zu den entsprechenden Aldehyden bzw. Säuren oxidiert, diese Folgeprodukte können jedoch entweder gar nicht weiterverwertet werden (Glyoxylsäure HCO-COOH und Oxalsäure HOOC-COOH aus Ethylendiglykol) oder die Weiterverwertung ist viel zu langsam (Ameisensäure aus Methanol). Die Folge ist eine schwere metabolische Acidose (pH unter 7,0). Zusätzlich können nach einer Methanolvergiftung eine Erblindung und nach einer Ethylendiglykolvergiftung eine tubuläre Nekrose und eine Hypocalciämie auftreten.

Tödliche Dosen Sie liegen für Ethylendiglykol bei 1,4 ml/kg KG, für Methanol etwa im gleichen Bereich.

Therapie Magenspülung bei frischer Intoxikation, danach Gabe von Ethanol. Wir bevorzugen die intravenöse Injektion, um möglichst schnell eine Ethanolplasmakonzentration von 0,1%-0,12% herzustellen. Man infundiert initial 0,5 g Ethanol/kg KG in 50%iger Lösung innerhalb 30 min i.v., danach erhält man die Konzentration mit einer Infusion von 0,25 g/kg KG und Stunde aufrecht. Die Plasmakonzentrationen von Methanol bzw. Ethylenglykol werden gaschromatographisch bestimmt, wobei man gleichzeitig die Höhe der durch Infusion eingestellten Ethanolplasmakonzentration mitbestimmt. Wenn die Konzentrationen von Methanol oder Ethylenglykol über 0,05% liegen, ist der Patient dialysepflichtig. Sowohl Methanol als auch Ethylenglykol werden gut durch Dialyse entfernt. Meist genügt eine einzige 6stündige Dialyse. Der Erfolg wird analytisch kontrolliert. Danach hält man die Ethanolplasmakonzentration so lange bei 0,1%, bis die Plasmakonzentrationen von Methanol oder Ethylenglykol auf Werte unter 0,02% abgefallen sind.
Durch Herstellung einer hohen Ethanolkonzentration im Plasma wird erreicht, daß Methanol und Ethylenglykol vom metabolisierenden System verdrängt werden. Sie werden in unveränderter Form langsam renal ausgeschieden. Die metabolische Acidose wird entweder durch Dialyse oder in leichteren Fällen durch Infusion von $NaHCO_3$-Lösung ausgeglichen.

Organische Lösemittel

Benzol ***Vorkommen.*** Benzol ist Reinigungsmittel und Lösemittel für Gummi, Harze und andere chemische Produkte. In der chemischen Industrie wird es häufig verwandt.

Pharmakokinetik. Die *Resorption* erfolgt meist durch Inhalation der Dämpfe, Resorption durch die Haut und über den Magen-Darm-Trakt ist möglich.
Verteilung. Anreicherung im Fettgewebe, im Knochenmark und im ZNS.
Elimination. 40% exhaliert, Rest hauptsächlich zu Phenol oxidiert und als Konjugat mit Schwefelsäure renal ausgeschieden.

Die Metabolisierung zu Phenol erfolgt über das Epoxid als Zwischenstufe. Dieses Epoxid kann als reaktiver Metabolit auch mit Zellbestandteilen (z.B. Nucleotidbasen) direkt reagieren. Man versucht, mit diesem Mechanismus die cancerogene Wirkung des Benzols zu erklären.

Bei akuter Vergiftung stehen ZNS-Wirkungen im Vordergrund: Es kann sehr schnell zu einem narkoseähnlichen Zustand, zu Krämpfen und zu Atemlähmung kommen. Im Prodromalstadium oder im Erholungsstadium besteht eine Vielfalt von Symptomen (Schwindel, Übelkeit, Kopfschmerz usw.).

Bei chronischer Vergiftung ist mit einer schweren Schädigung der Knochenmarksfunktion zu rechnen. Die Ursache scheint das entstehende Epoxid zu sein, das die RNA-Synthese stark reduziert. Symptomatisch: Reduktion der Erythropoese, Myelopoese, Thrombopoese. Ein Übergang in eine chronische myeloische Leukämie ist möglich.

Therapie. Allgemeine Therapie bei Vergiftungen mit Lösemitteln, keine speziellen Maßnahmen.

- *Keine Catecholamine!* Es besteht die Gefahr, daß durch sie Kammerflimmern ausgelöst werden kann.

Benzin

Vergiftungsmöglichkeiten. Hauptsächlich akzidentell, wenn Kinder Reinigungsmittel, Verdünnungsmittel oder Kraftstoff (Reservekanister!) trinken.
Man beachte in solchen Fällen, daß meist gleichzeitig Tetraäthylblei, Benzol oder andere Zusätze aufgenommen wurden.
Seltene Fälle von „Benzinschnüffeln“ sind als eine Form der psychischen Abhängigkeit bekannt geworden. Hierher gehört auch das „Klebstoff-Schnüffeln“ (n-Hexan, Hexandion, Methylbutylketon).

Wirkungen auf das Zentralnervensystem. Bei voller Vergiftung besteht ein tiefes Koma. Die aliphatischen Kohlenwasserstoffe bewirken Koma und Reflexdämpfung. Chronische Inhalation von n-Hexan löst weitgehend irreversible Polyneuropathien aus. Bei der akuten Vergiftung durch Inhalation hat die „Benzinpneumonie“ (ein durch Benzin bedingtes Lungenödem) nach unserer Erfahrung eine sehr schlechte Prognose. Zur Therapie stehen nur die allgemeinen Maßnahmen der Intensivtherapie zur Verfügung. Dem Lungenödem versucht man durch negative Bilanzierung, hohe Dosen von Glucocorticoiden und gegebenenfalls durch Senkung des pulmonalen Drukkes mit Glyceryltrinitrat vorzubeugen.

Halogenierte Kohlenwasserstoffe

Toxikologisch bedeutsame Vertreter:
Monochlormethan CH_3Cl (macht Myelindegeneration im ZNS);
Dichlormethan CH_2Cl_2 wird in arbeitsmedizinisch relevantem Ausmaß zu Kohlenmonoxid metabolisiert;

Trichlormethan (Chloroform) ist mäßig lebertoxisch;
Tetrachlormethan (Tetrachlorkohlenstoff) ist sehr lebertoxisch;
1,2-Dichloräthan ClH_2-CH_2Cl,1 *1,1,2-Trichloräthan* Cl_2HC-$CHCl_2$ und *1,1,2,2,-Tetrachloräthan* Cl_2HC-$CHCl_2$ sind sehr lebertoxisch;
Monochloräthylen $ClHC=CH_2$ (Vinylchlorid) erzeugt indirekt Tumoren (Angiosarkome in der Leber);
Dichloracetylen $ClC\equiv CCl$ erzeugt degenerative Prozesse in den Hirnnerven.

Pharmakokinetik

Resorption. Sie erfolgt sowohl aus dem Magen-Darm-Kanal als auch durch Inhalation der Dämpfe über die Lungen.
Verteilung. Gute Lipidlöslichkeit, Anreicherung im Knochenmark, in der Leber, im Körperfett.
Elimination. Sie erfolgt sehr langsam. Exhalation.

Wirkungen. Bei akuter Vergiftung: Narkoseähnlicher Zustand.
Bei chronischer Vergiftung oder nach Abklingen der akuten Vergiftungssymptome:

- ● Leber: Schädigung mikrosomaler Enzyme→Schädigung der Proteinsynthese→Schwellung der Leberzellen→Glykogenverlust→centrolobäre Nekrose.
- ○ Niere: Reabsorption von Tetrachlorkohlenstoff und Schädigung des distalen Tubulus. Zunächst Oligurie, dann Polyurie mit bedrohlichen Kalium- und Chloridverlusten.

Cancerogene Wirkung. Einige halogensubstituierte Ethylene, darunter Vinylchlorid werden in der Leber zum hochreaktiven Epoxid metabolisiert. Das Epoxid oder der Aldehyd kann mit Nucleotidbasen reagieren und dadurch cancerogen wirken.

Die Therapie ist rein symptomatisch, wie für Lösungsmittelvergiftungen beschrieben wurde. Die Verwendung von Catecholaminen ist streng kontraindiziert. Eine „Leberschutztherapie" erweist sich kaum als wirksam.

Säuren und Basen

Tabelle 41. Vergleich der Wirkungen von Säuren und Basen

	Säuren	Basen
Allgemeines:	Säuren führen zu einer Coagulation von Eiweiß. Die coagulierte Proteinschicht schützt das darunter liegende Gewebe, so daß die Gewebsdestruktion oberflächlich bleibt. Die Heilung erfolgt in der Regel im Vergleich zu Laugenverätzungen schnell.	Laugen führen zu einer Verflüssigung des Eiweißes, die entstehenden Zerstörungen dringen immer mehr in die Tiefe ein. Eine Neutralisationstherapie ist wegen der immer länger werdenden Diffusionsstrecke langwierig und nicht immer erfolgreich. Die entstehende Nekrose heißt Colliquationsnekrose. Die Heilung erfolgt entsprechend sehr langsam.
Haut:	Nach Abstoßung der Nekrosen Bildung von Narben mit hoher Tendenz zur Keloidbildung.	Bei geringen Konzentrationen: Erosionen und Ekzeme; bei höheren Konzentrationen: Ulcera ohne Schorfbildung (Colliquationsnekrose).
Cornea:	Verätzung, aber in der Regel keine Perforation.	Zerstörung der und Permeation durch die Cornea, danach Zerstörung tiefer liegender Strukturen.
Zähne:	Bereits bei Dampfeinwirkung (Säuredämpfe) werden die Zähne stumpf. Sehr störend bei Substitutionstherapie mit HCl bei Hypoacidität.	
Oesophagus:	Schleimhautverätzung mit Schorfbildung, Perforationsgefahr geringer als bei Laugenverätzungen.	Glasige Schwellung der Schleimhaut, danach langsame Colliquation der einzelnen Schichten, Durchbruch in das Mediastinum. Die Prognose ist sehr schlecht, die zeitige chirurgische Behandlung bei drohender Perforation oft unvermeidlich.
Bronchien:	Bei Inhalation starke Reizung, Krämpfe der Bronchialmuskulatur, Schleimhautschädigung.	
Systemisch:	Durch Resorption Acidose.	Alkalose kommt nur sehr selten vor.

Gemeinsames: Säuren- und Laugenverätzungen heilen unter Hinterlassung starker Narben; wegen der Strikturen muß später meist operativ vorgegangen werden.

Therapie ***Entgiftung durch Verdünnung!*** Dies ist das gemeinsame Prinzip für Säuren- und Laugenvergiftungen oder -verätzungen.
Allein und ausschließlich Verdünnungsprinzip am Auge!

Neutralisationstherapie. Nie am Auge! Bei Säurevergiftung Milch oder Eiweißlösungen trinken lassen. Bei Laugenverätzungen Versuch mit Zitronensaft. Hohe Dosen Glucocorticoide, Schockbehandlung, Antibiotica. Oesophagoskopie. Die Säure- oder Laugenverätzung beobachtet man vornehmlich bei Kindern!

Prognose schlecht

Schlangengifte

Chemische Bestandteile *Nichtenzymatische Polypeptide* wie Crotamin, Viperotoxin. Diese Bestandteile sind schnell wirksam, oft Neurotoxine.
Enzyme wie z.B. Hyaluronidase, Phospholipase.

Wirkungen Es können an dieser Stelle nur allgemeine Wirkungsprinzipien genannt werden, da die Vergiftungserscheinungen schon dann verschieden sein können, wenn das Gift von Schlangen verschiedener Subspecies stammt.

Starke lokale Reaktion durch Freisetzung von Histamin und Serotonin.

Die Blutgerinnung kann unterschiedlich beeinflußt sein. Entweder wird die Fibrinbildung durch eine thrombinähnliche Toxinkomponente gefördert: in diesem Fall ist der Therapieversuch mit Heparin nicht zu empfehlen. Oder man beobachtet eine Coagulationshemmung. Der Eingriff des Toxins in den Gerinnungsvorgang kann dabei wenigstens an fünf verschiedenen Stellen erfolgen. Der Einsatz von Heparin zur Verhinderung einer Verbrauchscoagulopathie kann hier sinnvoll sein, jedoch bereitet die Entscheidung selbst Experten auf dem Gebiet der Blutgerinnung große Schwierigkeiten.

Eine ***Hämolyse*** kann auftreten. Bei der sog. „direkten" Hämolyse wirkt ein basisches oberflächenaktives Polypeptid auf die Erythrocytenmembran und ermöglicht die Wirkung von Phospholipase A. Bei der „indirekten Hämolyse" entsteht durch die Phospholipase aus dem Lecithin des Serums Lysolecithin. Lysolecithin wirkt auf die Erythrocytenmembran und lagert dort die Oberflächenproteine so um, daß die Phospholipase A jetzt auch einen Angriffspunkt an der Erythrocytenmembran findet.

Nervensystem. Im Vordergrund steht die neuromusculäre Blockade. Sie kann entweder die Folge einer postsynaptischen Toxinwirkung (ähnlich der Curare-Wirkung, Beispiel: Cobra-Neurotoxin) oder einer präsynaptischen Toxinwirkung (Hemmung der Transmitterfreisetzung, Beispiel: β-Bungarotoxin) sein.

Therapie ***InDeutschland*** werden die Mehrzahl giftiger Schlangenbisse durch Kreuzottern verursacht. Spezifische Antidote sind in Form tierischer Antiseren erhältlich. Mit ihrer Verwendung ist man heute zurückhaltend, besonders wenn der Patient in einer Gegend wohnt, in der er noch mit weiteren Bissen zu rechnen hat. In diesem Fall kann bereits bei der zweiten Verwendung des Antiserums ein anaphylaktischer Schock mehr Schaden als das Antiserum Nutzen bringen. Deshalb gilt als *Differentialindikation:* Antiserum wird gegeben bei Kindern, bei Patienten mit Herz-Kreislauf-Erkrankungen, bei Nierenkranken, bei Bissen in gut durchblutete Gewebe. Die Bißstelle stellt man ruhig (Schiene) und legt einen venösen Zugang (nicht an der gebissenen Extremität), über den man Schockprophylaxe und -therapie betreibt. Gerinnungsstatus in kurzen Abständen!

Bisse ausländischer Giftschlangen. Zoologische Gärten haben die notwendigen Antiseren, private Schlangenbesitzer (die manchmal das Artenschutzgesetz umgehen) haben sie nicht immer. Eine Übersicht über die Antiserendepots in Europa und Ratschläge erhält man in Stuttgart unter Telefon 0711/54020. Die Schlange muß einwandfrei identifiziert werden. (Schreiben Sie Namen und Telefon-Nr. Ihres regionalen Experten hier auf den Rand!)

Therapie

Venöse Unterbindung zentral von der Bißstelle. Der Puls muß fühlbar bleiben. Alle 15 min kurzzeitig freigeben. In der Zwischenzeit wird bereits der Transport eingeleitet bzw. ein Antiserum besorgt.
Incision zur Eröffnung oberflächlicher Venen und Lymphgefäße, Aussaugen. Nutzen fraglich.
Immobilisation der gebissenen Extremität.
Antiserum zum frühest möglichen Zeitpunkt intravenös.
Schockbekämpfung.
Tetanusprophylaxe und Infektionsprophylaxe.

Pilzgifte

Bei weitem die größte praktische Bedeutung hat die ***Knollenblätterpilz***vergiftung. Ihre Prognose ist sehr schlecht, während die Prognose bei Vergiftung mit anderen Pilzen sehr viel besser ist.

Vergiftungen durch Knollenblätterpilze [250]

Grüne und weiße Knollenblätterpilze enthalten die Toxine α-***Amanitin*** und ***Phalloidin*** in etwa gleichem Mengenverhältnis. α-Amanitin bestimmt die Vergiftung.

α-Amanitin. Es handelt sich um ein Cyclopeptid sehr ungewöhnlicher Struktur. Durch Kochen wird es nicht zerstört. In aller Regel haben Knollenblätterpilzvergiftungen eine Latenzzeit von etwa einem Tag (Wirkungseintritt des Amanitins). Wurde jedoch eine große Menge der Knollenblätterpilze gegessen, so kann die Latenzzeit kürzer sein.
α-Amanitin hemmt die DNA-abhängige RNA-Polymerase. Dadurch kommt es zu einem starken Abfall der Proteinsynthese. Die Wirkung ist nicht sehr organspezifisch: Neben Veränderungen in der Leber kommt es auch zu degenerativen Veränderungen in der Niere und Nebenniere sowie in der Skelett- und Herzmuskulatur.

Klinischer Verlauf der Vergiftung. Nach einer Latenzzeit von etwa 12–48 Std. bilden sich zuerst heraus die
gastrointestinale Phase. Schwere choleraähnliche Durchfälle, Erbrechen, Wasserverlust und Störungen des Mineralienhaushaltes, besonders des Kaliumhaushaltes.

Der gastrointestinalen Phase schließt sich an die *hepato-renale Phase.* Ikterus, Albuminurie, die Durchfälle werden blutig. Die Leberfunktionsproben sind hochgradig pathologisch. Das Blutgerinnungssystem ist gestört. Die Hypoglykämie kann zu Krämpfen führen. Es besteht sowohl ein entero-hepatischer Kreislauf als auch eine starke tubuläre Rückresorption (tubuläre Anreicherung).

Diagnose der Vergiftung [212]

- Wann wurde die Pilzmahlzeit eingenommen?
- Wieviel andere Personen haben daran teilgenommen?
- Was haben diese Personen für Beschwerden?
- Pilze identifizieren. Die Identifikation der Pilze kann erfolgen: durch Befragen der Patienten (bei Ausländern Dolmetscher! Bildertafeln!); durch Wielands Test: Man zerdrückt einen rohen Pilz auf dem unbedruckten Rand einer Tageszeitung, trocknet den Fleck (Föhn erlaubt), beträufelt mit konzentrierter HCl (8–10 M) und sieht nach 10 min einen blauen Fleck, wenn der Test positiv ist; durch mikroskopische Untersuchung roher oder gekochter Pilzreste; durch Inspektion der Sammelstelle. (Schreiben Sie hier auf den Rand den Namen und die Telefon-Nr. Ihres regionalen Pilzexperten!) – Der Nachweis von Amanitin durch Radioimmunassay oder HPLC ist möglich.

Prognostische Abschätzung. Ein Knollenblätterpilz kann die für eine Person tödliche Menge Toxin enthalten.

Therapie nach Absicherung der Diagnose. Forcierte Diarrhoe über Tage, um Pilzreste aus dem Darm zu entfernen und den enterohepatischen Kreislauf des Amanitins zu verringern.
Forcierte Diurese über 5 Tage, um die tubuläre Rückresorption des Amanitins zu verringern. Mit diesem Verfahren haben wir eine beachtliche Mehrausscheidung von Amanitin gemessen. Hämodialyse und Hämoperfusion sind wirksam. Akzeptiert ist die Therapie mit Silibinin. Man infundiert eine Menge von jeweils 5 mg/kg in 4 Infusionen zu je 2 Stunden (4×5 mg/kg) während eines Tages. Silibinin hemmt die Aufnahme von α-Amanitin in die Leberzellen [94, 471, 141]. Zusätzlich allgemeine Intensivtherapie.

Clostridientoxine

Botulinustoxine Sie sind Produkte von Clostridium botulinum. Die Toxintypen A, B und E waren am häufigsten Ursache für Vergiftungen bei Menschen. Sie entstehen z. B. nach unsachgemäßer Abfüllung von Lebensmitteln aller Art in Konserven. Sie sind hochmolekulare Proteine, die durch Kochen zerstört werden. Botulinustoxin A hat ein Molekulargewicht von etwa 120000.

Pharmakokinetik. Botulinustoxine werden nach Aufnahme mit der Nahrung ungeachtet ihrer Proteinstruktur zu einem kleinen, aber ausreichenden Teil resorbiert.
Eine einmal eingetretene Vergiftung hält über Wochen an.

Wirkungsweise. Botulinustoxine hemmen die Freisetzung von Acetylcholin aus den präsynaptischen Terminalen aller (bisher untersuchten) Neurone. Für die Symptomatik ist die Wirkung auf die peripheren neuromusculären Synapsen und auf die Synapsen des Parasympathicus entscheidend.

Toxicität. Botulinustoxin A hat wahrscheinlich die höchste Toxicität unter den Botulinustoxinen und die höchste Toxicität unter allen bisher bekannten Stoffen! Bereits $1/100$ mg dürfte für den Menschen bei fehlender Behandlung tödlich sein.

Vergiftungsbild. Doppeltsehen (Abducenslähmung), Schlucklähmung, Sprechlähmung, Atemlähmung, starke Mydriasis.

Therapie. Sie ist rein symptomatisch. Eine Injektion von Botulinusantitoxin kann bereits wirkendes Toxin nicht wieder vom Wirkungsort entfernen, sondern nur die Bindung weiteren Toxins verhindern. Da die Symptome nach Bindung des Toxins mit einer gewissen Latenzzeit auftreten, erfolgt die Injektion des Antitoxins meist zu spät. Die weitere Intensivtherapie besteht in wochenlanger Beatmung, künstlicher Ernährung, Infektionsprophylaxe und den sonst üblichen Maßnahmen der Intensivpflege.

Prognose. Sie ist besonders bei Vergiftung mit Botulinustoxin A sehr ungünstig.

Tetanustoxin [480, 481]

Es stammt aus Clostridium tetani. Es wird nach einer Verletzung durch in den Körper eingedrungene Clostridien gebildet. Sein Molekulargewicht liegt in der Größenordnung von 150000.

Pharmakokinetik. Tetanustoxin breitet sich von seiner Bildungsstelle über den Blutweg im Organismus aus und ascendiert intraaxonal durch efferente periphere Nerven in das Zentralnervensystem. Es wird in der grauen Substanz, und zwar ganz besonders in den Vorderhörnern des Rückenmarkes fest gebunden. Die Elimination dauert sehr lange (Wochen).

Wirkungsweise. Tetanustoxin hebt die von spinalen Interneuronen auf die α-Motoneuronen, γ-Motoneuronen und sympathischen Seitenhornzellen ausgehende Hemmung auf, denn es reduziert die Freisetzung von Transmitter.

Vergiftungsbild. Bei generalisiertem Tetanus beginnt die Symptomatik meist in der Kopfmuskulatur (Schwierigkeiten, den Mund zu öffnen) und greift dann absteigend auf die restliche Skelettmuskulatur über. Wegen Ausfall der reziproken spinalen Hemmung kontra-

hieren sich während des Krampfes Flexoren und Extensoren gleichzeitig, und zwar mit der maximal möglichen Stärke, da recurrente Hemmung und autogene Hemmung gleichfalls ausgefallen sind. Die von Natur aus stärkere Muskulatur (Nacken, Rücken, Quadriceps, Gastrocnemius) setzt sich gegen die schwächeren Antagonisten durch: Der Patient liegt in überstreckter Lage mit maximal angespannter Gesichtsmuskulatur (Risus sardonicus). Gleichzeitig kommt es wegen eines Ausfalls der Inhibition auch auf die sympathischen präganglionären Seitenhornzellen zur Tachykardie und zum Blutdruckanstieg. Der Tod beim unbehandelten Patienten erfolgt an spastischer Atemlähmung.
In seltenen Fällen (tief in die Muskulatur penetrierende Verletzung, partielle Immunität des Patienten) kommt es zunächst zum sog. lokalen Tetanus: Nur die der Verletzung benachbarten Muskeln kontrahieren sich, da das Toxin zunächst nur in den regionalen Nerven in das Rückenmark ascendiert ist.

Prophylaxe. Sie erfolgt durch aktive Immunisierung (drei Impftermine, Auffrischung nach jeweils 10 Jahren) und garantiert, daß auch bei massiven Verletzungen Tetanus nicht auftritt.

Therapie. Nach intravenöser Injektion von Human-Antitoxin zum Abfangen noch nicht gebundenen Toxins und Excision der Verletzungsstelle: Versuch, durch Diazepam den Ausbruch von Krämpfen zu verhindern und den Patienten bei Spontanatmung zu halten. Fernhalten äußerer Reize. Ist dies nicht mehr ausreichend, Tracheotomie, Relaxation und künstliche Dauerbeatmung, künstliche Ernährung, Infektionsprophylaxe und andere übliche Maßnahmen der Intensivpflege. Beim Auftreten von Blutdruckkrisen Blockade der β- und α-Receptoren des Sympathicus.

Literaturverzeichnis

1. Abernethy DR, Greenblatt DJ (1986) Drug disposition in obese humans: an update. Clin Pharmacokinet 11 (3): 199–213
2. Abrams J (1986) Tolerance to organic nitrates. Circulation 74: 1181–1185
3. Abramson S, Korchak H, Ludewig R, Edelson H, Haines K, Levin RI, Herman R, Rider L, Kimmel S, Weissmann G (1985) Modes of action of aspirin-like drugs. Proc Nat Acad Sci USA 82 (21): 7227–7231
4. Adam D (1987) Enoxacin – Chinolon der zweiten Generation. Arzneimitteltherapie 5: 10–11
5. Adelstein RS, Sellers JR (1987) Effects of calcium on vascular smooth muscle contraction. Amer J Cardiol 59: 4B–10B
6. Aenishanslin W, Bergoz R, Capitaine Y, Egger G, Etienne A, Fumagalli I, Guller R, Hammer B, Kobler E, Leuthold E, Mattle W (1986) Ranitidine for duodenal ulcer – comparison of one-dose and 2-dose administration. Schweiz Med Wschr 116 (19): 637–641
7. Akil H, Watson SJ, Young E, Lewis ME, Khatchaturian H, Walker M (1984) Endogenous opioids: biology and function. Annual Rev Neurosci 7: 223–257
8. Alexander ER (1982) Salicylates and Reye's syndrome: epidemiologic data as a basis of action. JAMA 248 (6): 722–723
9. Amdisen A (1982) Lithium and drug interactions. Drugs 24: 133–139
10. Amitai G, Brown RD, Taylor P (1984) The relationship between α_1-adrenergic receptor occupation and the mobilization of intracellular calcium. J Biol Chem 259: 12519–12527
11. Ammon HPT (1981) Arzneimittelneben- und Wechselwirkungen; ein Handbuch zur umfassenden und raschen Information für Ärzte und Apotheker. Wissenschaftl Verlagsges Stgt
12. Anner BM (1985) The receptor function of the Na^+, K^+-activated adenosine triphosphatase system. Biochem J 227: 1–11
13. Antonaccio MJ (1982) Angiotensin converting enzyme (ECE) inhibitors. Annu Rev Pharmacol Toxicol 22: 57–87
14. Arroyo V, Gines P, Rimola A, Gaya J (1986) Renal effects of nonsteroidal antiinflammatory drugs. Amer J Med 81 (2 B): 104–122
15. Arzneimittelkommission der Deutschen Ärzteschaft (1986) Bei Verordnung von Gyrasehemmern auf ZNS-Reaktionen achten! Dtsch Ärzteblatt 83 (11): 676
16. Arzneimittelkommission der Deutschen Ärzteschaft (1987) Neue Risikoinformation zu Ofloxazin (Tarivid®). Dtsch Ärzteblatt 84 (5): A 207–A 210
17. Aschoff JC (1987) Klinische Pharmakologie der Neuroleptika und Antidepressiva. Arzneimitteltherapie 5: 22–27
18. Asmal AC, Marble A (1984) Oral hypoglycaemie agents: An update. Drugs 28 (1): 62–78
19. Avioli LV, Haddad JG (1984) The vitamin D familiy revisited. New Engl J Med 311 (1): 47–49
20. Baciewicz AM, Self TH (1984) Rifampicin drug interactions. Arch Internal Med 144: 1667–1671
21. de Backer W, Zachee P, Verpooten GA, Majelyne W, Vanheule A, de Broe ME (1982) Thallium intoxication treated with combined hemoperfusion-hemodialysis. J Toxicol Clin Toxicol 19: 259–264
22. Bagley AC, Krall J, Lynch RE (1986) Superoxide mediates the toxicity of paraquat for Chinese hamster ovary cells. Proc Nat Acad Sci (USA) 83: 3189–3193
23. Balis FM, Holcenberg JS, Bleyer WA (1983) Clinical pharmacokinetics of commonly used anticancer drugs. Clin Pharmacokin 8: 202–233

24. Balis FM (1986) Pharmacokinetic drug interactions of commonly used anticancer drugs. Clin Pharmacokinetics 11: 223-235
25. Baselt RC, Albertson TE (1982) Markedly prolonged theophylline halflife in liver failure. J Analyt Toxicol 6: 62-63
26. Bardin CW, Milgröm E, Mauvais-Jarvis P (1983) Progesterone and progestins (Intern. Symp., held in Paris, May 7-9, 1981). Raven Press, New York
27. Bartsocas CS, Schulman JD, Corash L (1982) Can acetaminophen cause hemolysis in G6PD deficiency. Acta Haematol 67 (3): 228
28. Baumelou E, Najean Y (1983) Why still prescribe chloramphenicol in 1983? Comparison of the clinical and biological hematologic effects of chloramphenicol and thiamphenicol. Blut 47: 317-321
29. Becker LC (1987) Is isoflurane dangerous for the patient with coronary artery disease? Anesthesiology 66: 259-261
30. Benalal D, Bachrach U (1985) Opiates and cultured neuroblastoma x glioma cells. Effect on cyclic AMP and polyamine levels and on ornithine decarboxylase and protein kinase activities. Biochem J 227: 389-395
31. Benfield P, Ward A (1986) Fluvoxamin: a review of its pharmacodynamic and pharmacokinetic properties, and therapeutic efficacy in depressive illness. Drugs 32: 313-334
32. Benowitz NL (1984) Effects of cardiac disease on pharmacokinetics. Pathophysiologic considerations in: Pharmacokinetic Basis for Drug Treatment. Eds Benet LZ, Massoud N, Gambertoglio JG. Raven Press N.Y.: 89-104
33. Berg G, Andersson RG, Ryden G (1985) β-adrenergic receptors in human myometrium during pregnancy: changes in the number of receptors after β-mimetic treatment. Amer J Obstet Gyn 151: 392-397
34. Bergeron JJM, Cruz J, Khan MN, Posner BI (1985) Uptake of insulin and other ligands into receptor-rich endocytic components of target cells: The endosomal apparatus. Annu Rev Physiol 47: 383-405
35. Berrige (1985) Calcium: an universal second messenger. Triangel 24: 79-90
36. Berufsgenossenschaft für Gesundheitsdienst und Wohlfahrtspflege: Sichere Handhabung von Zytostatika. Merkblatt M 620: jeweils letzte Ausgabe.
37. Bessen HA, Nieman JT (1986) Improvement of cardiac conduction after hyperventilation in tricyclic antidepressant overdose. J Toxicol Clin Toxicol 23: 537-546
38. Black M (1984) Acetaminiphen hepatotoxicity. Annu Rev Med 35: 577-593
39. Blackwell GJ, Carnuccio R, DiRosa M, Flower RJ, Langham CSJ, Parente L, Persico P, Russell-Smith NC, Stone D (1982) Glucocorticoids induce the formation and release of antiinflammatory and anti-phospholipase proteins into the peritoneal cavity of the rat. Brit J Pharmacol 76 (1): 185-194
40. Blackwood RK (1985) The Tetracyclines. In Handbook of Experimental Pharmacology 78. Springer, Berlin Heidelberg New York
41. Blaustein MP (1985) The cellular basis of cardiotonic steroid action. Trends Pharmacol Sci 6: 289-292
42. Block LH, Sutter PM, Mihatsch MJ (1983) Cyclosporin A. Pharmacologic activity on the immune system and effects in clinical organ transplantation. Klin Wschr 61 (21): 1053-1063
43. Blumberg JB (1986) Clinical significance of drug-nutrient interactions. Trend Pharmacol Sci 7 (1): 33-36
44. Bigger JT (1985) Digitalis toxicity. J Clin Pharmacol 25: 514-521
45. Boeckx RL (1986) Lead poisoning in children. Analyt Chem 58: A 274-A 290
46. Böning J, Schrappe O (1983) Benzodiazepin-Abhängigkeit: Ätiologie und Pathogenese der Entzugs-Syndrome. Dtsch Ärzteblatt 81: 211-218
47. Bomalaski JS, Hirata F, Clark MA (1986) Aspirin inhibits phospholipase C. Biochem Biophys Res Commun 139 (1): 115-121
48. Bonner TI, Buckley NJ, Young AC, Brann MR (1987) Identification of a family of muscarinic acetylcholine receptor genes. Science 237: 527-532

49. Bonneru JJ, Brun JP, Albanese J, Gonin F. Vecuronium or suxamethonium for rapid sequence intubation - which is better? Brit J Anesth 59: 1240-1245
50. Boobis AR, Davies DS (1984) Human cytochromes P-450. Xenobiotica 14 (1-2): 151-187
51. Borel JF (ed) (1986) Ciclosporin. Progress in Allergy Vol 38: Karger
52. Borsotto M, Barhanin J, Fosset M, Lazdunski M (1985) The 1,4-dihydropyridine receptor associated with the skeletal muscle voltage-dependet Ca^{2+} channel. J Biol Chem 260: 14255-14263
53. Bothwell TH, Charlton RW (1983) Iron Absorption. Annu Rev Med 34: 55-69
54. Braden NJ, Jackson JE, Walson PD (1986) Tricyclic antidepressant overdose. Pediat Clin North Amer 33: 287-298
55. Breese GR, Creese I (Eds) (1986) Neurobiology of central D1-dopamine receptors. Adv Exp Med Biol 204
56. Breitwieser GE, Szabo G (1985) Uncoupling of cardiac muscarinic and β-adrenergic receptors from ion channels by a guanine nucleotide analaogue. Nature 317 (6037): 538-540
57. Brimblecombe RW, Leslie GB, Walker TF (1985) Toxicology of cimetidine. Hum Toxicol 4 (1): 13-27
58. Brodde OE, Daul A, Stuka N, O'Hara N, Borchard U (1985) Effects of β-adrenoceptor antagonist administration on β_2-adrenoceptor density in human lymphocytes. The role of the „intrinsic sympathomimetic activity". Naunyn-Schmiedeberg's Arch Pharmacol 328: 417-422
59. Brogden RN, Carmine A, Heel RC, Speight TM, Avery GS (1982) Ranitidine: a review of its pharmacology and therapeutic use in peptic ulcer disease and other allied diseases. Drugs 24 (4): 267-303
60. Brogden RN, Heel RC, Speight TM, Avery GS (1984) Piroxicam: a reappraisal of its pharmacology and therapeutic efficacy. Drugs 28 (4): 292-232
61. Brogden RN, Heel RC, Speight TM, Avery GS (1981) Trazodone: a review of its pharmacological properties and therapeutic use in depression and anxiety. Drugs 21: 401-429
62. Brogden RN, Heel RC, Speight TM, Avery GS (1979) Neproxen up to date: a review of its pharmacological properties and therapeutic efficacy and use in rheumatic disease and pain states. Review Articles. Drugs 18: 241-277
63. Brogden RN, Heel RC, Speight TM, Avery GS (1984) Drug evaluations. Sucralfate: A review of its pharmacodynamic properties and therapeutic use in peptic ulcer disease. Drugs 27 (3): 194-209
64. Brogden RN, Todd PA (1987) Drug evaluations. Dysopyramide: a reappraisal of its pharmacodynamic and pharmacokinetic properties, and therapeutic use in cardiac arrhythmias. Drugs 34: 151-187
65. Brown MJ, Struthers AD, Burrin JM, Di Silva L, Brown DC (1985) The physiological and pharmacological role of presynaptic α- and β-adrenoceptors in man. Brit J Clin Pharmacol 20: 649-658
66. Bruni J, Albright PS (1984) The clinical pharmacology of antiepileptic drugs. Clin Neuropharmacol 7: 1-35
67. Burgoyne RD (1987) Phosphorylation of the muscarinic receptor. Trends Biochem Sci 12: 208-209
68. Burkhardt U, Mertens T (1987) Virostatika. Arzneimitteltherapie 5: 105-112
69. Bursztyn M, Tordjman K, Grossman E, Rosenthal T (1986) Hypertensive crisis associated with nifedipine withdrawal. Arch Intern Med 146: 397-402
70. Caird FI, Scott PJW (eds) (1985) Drug-induced disorders in the elderly. Drug-induced Disorders 2, Elsevier
71. Calignano A, Carnuccio R, Dirosa M, Ialenti A, Moncada S (1985) The anti-inflammatory effect of gluco-corticoid-induced phospholipase inhibitory proteins. Agents Actions 16 (1-2): 60-63
72. Came PE, Caliguiri LA (1982) Chemotherapy of viral infections. Handbook of Experimental Pharmacology 61. Springer: Berlin Heidelberg New York
73. Campese VM (1981) Minoxidil: a review of its pharmacological properties and therapeutic use. Drugs 22: 257-271

74. Campoli-Richards DM, Clissold SP (1986) Famotidine: pharmacodynamic and pharmacokinetic properties and a preliminary review of its therapeutic use in peptic ulcer disease and Zollinger Ellison syndrome. Drugs 32 (3): 197–221
75. Carmine AA, Brogden RN (1985) Pirenzepine: a review of its pharmacodynamic and pharmacokinetic properties and therapeutic efficacy in peptic ulcer disease and other allied diseases. Drugs 30: 85–126
76. Caron MG, Cerione RA, Benovic JL, Strulovici B, Staniszewski C (1985) Biochemical characterization of the adrenergic receptors – affinity labelling, purification, and reconstitution studies. Adv Cyclic Nucleotide Prot Phosphoryl Res 19: 1–12
77. Casteels R, Raeymackers L, Droogmans G, Wuytack F (1985) Na^+-K^+ ATPase, Na-Ca-exchange, and excitation-contraction coupling in smooth muscle. J Cardiovasc Pharmacol 7: 103–110
78. Casteels R, Droogmans G (1984) Cell membrane responsiveness and excitation-contraction coupling in smooth muscle. J Cardiovasc Pharmacol 6: 304–312
79. Cauvin C, Lukeman S, Cameron J, Hwang O, Meisheri K, Yamamoto H, van Breemen C (1985) Theoretical bases for vascular selectivity of Ca^{2+} antagonists. J Cardiovasc Pharmacol 6: 630–639
80. Cauvin C, Loutzenhiser R, van Breemen C (1983) Mechanism of calcium antagonist-induced vasodilation. Annual Rev Pharmacol Toxicol 23: 373–396
81. Centers for Disease Control, Atlanta (1983) Oral contraceptive use and the risk of ovarian cancer. JAMA 249 (12): 1596–1599
82. Centers for Disease Control, Atlanta (1983) Long-term oral contraceptive use and the risk of breast cancer. JAMA 249 (12): 1591–1595
83. Centers for Disease Control, Atlanta (1983) Oral contraceptive use and the risk of endometrial cancer. JAMA 249 (12): 1600–1605
84. Cerione RA, Codina J, Benovic JL, Lefkowitz RJ, Birnbaumer L, Caron MG (1984) The mammalian β_2-adrenergic receptor: reconstitution of functional interaction between pure receptor and pure stimulatory nucleotide binding protein of the adenylate cyclase system. Biochemistry 23: 4519–4525
85. Chaffman M, Brogden RN, Heel RC, Speight TM, Avery GS (1984) Auranofin. A preliminary review of its pharmacological properties and therapeutic use in rheumatoid arthritis. Drugs 27 (5): 378–424
86. Chaffman M, Brogden RN (1985) Drug evaluation: Diltiazem: a review of its pharmacological properties and therapeutic efficacy. Drugs 29: 387–454
87. Changeux JP, Devillers-Thiery A, Chemouilli P (1984) Acetylcholine receptor: an allosteric protein. Science 225: 1335–1345
88. Chastain JE, Pazdernik TL (1985) 2, 3, 7, 8-Tetrachlorodibenzo-p-dioxin (TCDD) – induced immunotoxicity. Int J Immunopharmacol 7: 849–856
89. Cheng Y, Dutschman E, Bastow KF, Sarngadharan MG, Ting RYC (1987) Human immunodeficiency virus reverse transscriptase. General properties and its interactions with nucleoside triphosphate analogs. J Biol Chem 262: 2187–2189
90. Chisholm jr JJ, Thomas DJ (1985) Use of 2, 3-dimercaptopropane-1-sulfonate in treatment of lead poisoning in children. J Pharmacol Exper Ther 235: 665–669
91. Choi DW, Farb DH, Fischbach GD (1981) Chlordiazepoxide selectively potentiates GABA conductance of spinal cord and sensory neurons in cell culture. J Neurophysiol 45: 621–631
92. Clark DWJ (1985) Genetically determined variability in acetylation and oxidation: therapeutic implications. Drugs 29 (4): 342–375
93. Clark PI, Slevin ML (1987) The clinical pharmacology of etoposide and teniposide. Clin Pharmacokin 12: 223–252
94. Clarmann M von, Zilker T (1983) Über die Anwendung von Silibinin bei der Knollenblätterpilzvergiftung. Dtsch Ärzteblatt 80 (32): 336
95. Cody RJ (1984) Haemodynamic responses to specific renin-angiotensin inhibitors in hypertension and congestive heart failure: a review. Drugs 28 (2): 144–169

96. Cohen P, Houslay MD (Eds) (1985) Molecular mechanisms of Transmembrane signalling - Mol. Aspects of Cellular Regulation Vol 4. Elsevier
97. Concepion M, Covino BG (1984) Rational use of local anaesthetics. Drugs 27: 256-270
98. Conti-Tronconi BM, Hunkapillar MW, Lindstrom JM, Raftery MA (1982) Subunit structure of the acetylcholine receptor from Electrophorus electricus. Proc Nat Acad Sci (USA) 79: 6489-6493
99. Cooper CL, Vandaele S, Barhanin J, Lazdunski M, Hosey MM (1987) Purification and characterization of the dihydropyridine-sensitive voltage-dependent calcium channel from cardiac tissue. J Biol Chem 262: 509-512
100. Cornell RC, Stoughton RB (1985) Corticosteroids - vasoconstriction models. Models in dermatology Vol 2, Dermatopharmacology and Toxicology. Maibah HI, Lowe NJ (ed) Karger
101. Costa E, Guidotti A (1985) Endogenous ligands for benzodiazepine recognition sites. Biochem Pharmacol 34: 3399-3404
102. Cowan JC (1986) Nitrate tolerance. Int J Cardiol 12: 1-20
103. Cowan JC, Holt DW, Bexton RS, Reid DS (1987) Flecainide - an intravenous infusion regimen. Eur J Clin Pharmacol 32: 195-198
104. Cresteil T, Jaiswal AK, Eisen HJ (1987) Transscriptional control of human cytochrome P_1-450 gene expression by 2,3,7,8-tetrachlorodibenzo-p-dioxin in human tissue culture cell lines. Arch Biochem Biophys 253: 233-240
105. Currie MG, Needleman P (1984) Renal arachidonic acid metabolism. Ann Rev Physiol 46: 327-341
106. Curtis BM, Catterall WA (1985) Phosphorylation of the calcium antagonist receptor of the voltage-sensitive calcium channel by cAMP-dependent protein kinase. Proc Nat Acad Sci (USA) 82: 2528-2532
107. Cuthill S, Poellinger L, Gustafsson JA (1987) The receptor for 2,3,7,8-tetrachlorodibenzo-p-dioxin in the mouse hepatoma cell line Hepa 1c1c7. A comparison with the glucocorticoid receptor and the mouse and rat hepatic dioxin receptors. J Biol Chem 262: 3477-3481
108. Czech MP (1985) The nature and regulation of the insulin receptor: structure and function. Annu Rev Physiol 47: 357-383
109. Czech MP (Ed) (1985) Molecular basis of insulin action. Plenum Press NY
110. Dale O, Brown jr BR (1987) Clinical pharmacokinetics of inhalational anaesthetics. Clin Pharmacokin 12: 145-167
111. Davies AO, Lefkowitz RJ (1984) Regulation of β-adrenergic receptors by steroid hormones. Annual Rev Physiol 46: 119-130
112. Davis BD, Chen L, Tai PC (1986) Misread protein creates membrane channels: an essential step in the bactericidal action of aminoglycosides. Proc Nat Acad Sci (USA) 83: 6164-6168
113. Dawson JR, Norbeck K, Anundi I, Moldeus P (1984) The effectiveness of N-acetylcysteine in isolated hepatocytes, against the toxicity of paracetamol, acrolein, and paraquat. Arch Toxicol 55 (1): 11-15
114. DeGaetano G, Cerletti C, Dejana E, Latini R (1985) Pharmacology of platelet inhibition in humans - implications of the salicylate - aspirin interaction. Circulation 72 (6): 1185-1193
115. Degroot G, Vanheist ANP, Vankesteren RG, Maes RAA (1985) An evaluation of the efficacy of charcoal haemoperfusion in the treatment of 3 cases of acute thallium poisoning. Arch Toxicol 57: 61-66
116. DeLuca HF, Schmoes HK (1983) Vitamin D: recent advances. Annu Rev Biochem 52: 411-441
117. Demain AL, Solomon NA (Eds) (1983) Antibiotics containing the beta-lactam structure. Handbook of Experimental Pharmacology 67. Springer: Berlin Heidelberg New York
118. Deutsche Diabetes-Gesellschaft (1986) Humaninsulin oder Rinderinsulin? Eine Stellungnahme. Dtsch Ärztebl 84 (5): B 174-175
119. Deutsche Forschungsgemeinschaft (1985) Mitteilung XIII der Kommission für Pflanzenschutz ... Zur Bewertung gesundheitlicher Gefahren für den Anwender von Pflanzenschutzmitteln. VCH Verlagsgesellschaft: Weinheim

120. Dibona GF (1986) Prostaglandins and nonsteroidal anti-inflammatory drugs: effects on renal hemodynamics. Amer J Med 80 (1 A): 12-22
121. Di Domenico A, Zapponi GA (1986) 2,3,7,8-tetrachlorodibenzo-p-dioxin (TCDD) in the environment: human health risk estimation and its application to the Seveso case as an example. Regul Toxicol Pharmacol 6: 248-260
122. Dixon RAF, Kobilka BK, Strader DJ, Benovic JL, Dohlman HG, Frielle T (1986) Cloning of the gene and cDNA for mammalian β-adrenergic receptor and homology with rhodopsin. Nature 321: 75-78
123. Doherty JE (1982) the digoxin-quinidine interaction. Annu Rev Med 33: 163-170
124. Dolly JO, Barnard EA (1984) Nicotinic acetylcholine receptors: an overview. Biochem Pharmacol 33: 841-858
125. Donnerer J, Oka K, Brossi A, Rice KC, Spector S (1986) Presence and formation of codeine and morphine in the rat. Proc Nat Acad Sci (USA) 83: 4556-4566
126. Dunn MJ, Patrono C, Cinotto GA (1983) Prostaglandins and the kidney; biochemistry, physiology, pharmacology, and clinical applications. New York, Plenum Medical Book Co
127. Durrin LK, Jones PBC, Fisher JM, Galeazzi DR, Whitlock jr JP (1987) 2,3,7,8-tetrachlorodibenzo-p-dioxin receptors regulate transscription of the cytochrome P_1-450 gene. J Cell Biochem 35: 153-161
128. Eger EI (1986) Uptake in distribution of inhaled anesthetics. In Miller RD (Ed) Anesthesia 2nd ed, vol 1: 625-631
129. Eger EI (1981) Isoflurane - a review. Anesthesiology 55: 559-576
130. Eger EI, Smuckler EA, Ferrell LD, Goldsmith CH, Johnson BH (1986) Is enflurane hepatotoxic? Anesth Analg 65: 21-30
131. Eggers HJ (1987) Chemotherapie von Viruskrankheiten. Dtsch Ärzteblatt 84: B 2163-B 2168
132. Eichelbaum M (1982) Defective oxidation of drugs: pharmacokinetic and therapeutic implications. Clin Pharmacokinetics 7 (1): 1-22
133. Eirikson CE, Brogden RN (1984) Lorcainide: a preliminary review of its pharmacodynamic properties and therapeutic efficacy. Drugs 27: 279-300
134. Eisner DA, Valdeolmillos M (1985) Na-Ca-exchange in cardiac muscle. In Lüttgau HC (Ed): Membrane Control of Cellular Activity. Fischer: Stuttgart
135. Eli Lilly GmbH: Praxisgerechtes Zubereiten und Entsorgen von Zytostatika. Firmenschrift
136. Erdmann E (1984) Stellenwert der Herzglycoside in der Therapie der chronischen Herzinsuffizienz. Klin Wschr 62: 507-511
137. Erdman E, Greef K, Skou JC (Eds) (1986) Cardiac Glycosides 1785-1985. Biochemistry-Pharmacology-Clinical Relevance. Dietrich Steinkopff Darmstadt
138. Faller J, Fox IH (1982) Ethanol-induced hyperuricemia: evidence for increased urate production by activation of adenine nucleotide turnover. New Engl J Med 307: 1598-1602
139. Farrell G, Prendergast D, Murray M (1985) Halothane hepatitis: detection of a constitutional susceptibility factor. New Engl J Med 313: 1310-1314
140. Fauci AS (1986) Current issues in developing a strategy for dealing with the acquired immunodeficiency syndrome. Proc Nat Acad Sci (USA) 83: 9278-9283
141. Faulstich H, Jahn W, Wieland Th (1980) Silibinin inhibition of amatoxin uptake in the perfused rat liver. Arzneimittelforsch 30: 452-454
142. Fearn JC, King AC (1985) EGF receptor affinity is regulated by intra-cellular calcium and protein kinase C. Cell 40 (4): 991-1000
143. Feely J, Wormsley KG (1983) New Drugs: H_2 receptor antagonists - cimetidine and ranitidine. Brit Med J 286 (6366): 695-698
144. Ferry DR, Goll A, Glossman H (1987) Photoaffinity labelling of the cardiac calcium channel. (−)-(^{3}H)-azidopine labels a 165 kDa polypeptide, and evidence against a (^{3}H)-1,4-dihydropyridine-isothiocyanate being a calcium-channel-specific affinity ligand. Biochem J 243: 127-135
145. Feuerlein W (Hrsg) (1984) Alkoholismus - Mißbrauch und Abhängigkeit; Entstehung, Folgen, Therapie. G Thieme Stuttgart

146. Fichtl B, Doering W (1983) The quinidine-digoxin interaction in perspective. Clin Pharmacokin 8 (2): 137–155
147. Fischl MA und Prüfungsgruppe (1987) The efficacy of azidothymidine (AZT) in the treatment of patients with AIDS and AIDS-related complex: a double-blind, placebo-controlled trial. New Engl J Med 317: 185–191
148. Flowers D, O'Gallagher D, Torres V, Mura D, Somberg JV (1985) Flecainide: Long-term treatment using a reduced dosing schedule. Amer J Cardiol 55: 79–83
149. Foster SJ, Mccormick ME (1985) The mechanism of the anti-inflammatory activity of glucocorticosteroids. Agents Actions 16 (1–2): 58–60
150. Fox BW, Fox M (Eds) (1984) Antitumor Drug Resistance. Handbook of Experimental Pharmacology 72. Springer Berlin Heidelberg New York
151. Franks NP, Lieb WR (1987) What is the molecular nature of general anaesthetic sites? Trends Pharmacol Sci 8: 169–173
152. Freerksen E (1986) Fixe Mehrfachkombinationen für ambulante Tuberkulosebehandlung. Dtsch Ärzteblatt 83 (11): 690–697
153. Fresenius (ed) (1986) Infusionstherapie und klinische Ernährung. Med wissenschaftl Abt d Fresenius AG Bad Homburg
154. Freundl G, Brossmann H (1985) Ovulationshemmer und Tumoren. Dtsch Med Wschr 110 (35): 1346–1349
155. Frey HH, Janz D (Eds) (1985) Antiepileptic Drugs. Springer Berlin Heidelberg New York
156. Friberg L, Elinder CG, Kjellström T, Nordberg GF (1986) Cadmium and Health. CRC Press: Boca Raton
157. Friberg L, Nordberg GF, Vouk VB (1986) Handbook on the toxicology of metals, Vol 1, 2nd Ed: General aspects. Elsevier Science Publ: Amsterdam
158. Friedman PA (1984) Vitamin-K dependent proteins. New Engl J Med 310 (22): 1458–1460
159. Frishman WH, Teicher M (1985) Beta-adrenergic blockade. An update. Cardiology 72: 280–296
160. Frommer DA, Kulig KW, Marx JA, Rumack B (1987) Tricyclic antidepressant overdose. J Amer Med Assoc 257: 521–526
161. Fulton M, Raab G, Thomson G, Laxen D, Hunter R, Hepburn W (1987) Influence of blood lead on the ability and attainment of children in Edinburgh. Lancet 8544 I: 1221–1225
162. Gallager DW, Lakoski JM, Gonsalves SF, Rauch SL (1984) Chronic benzodiazepine treatment decreases postsynaptic GABA sensitivity. Nature 308: 74–77
163. Gallus AS (1983) Indications for oral anticoagulant treatment. Drugs 26 (6): 543–549
164. Gammeltoft S, Van Obberghen E (1986) Protein kinase activity of the insulin receptor. Biochem J 235 (1): 1–11
165. Garfain OB (Ed) (1983) Clinical pharmacology of cardiac antiarrhythmic agents: classical and current concepts reevaluated. Annals NY Acad Sci 432
166. Garg DC, Weidler DJ, Eshelman FN (1983) Ranitidine bioavailability and kinetics in normal male subjects. Clin Pharmacol Ther 33 (4): 445–452
167. Gerber JG, Nies AS (1985) Beta adrenergic blocking drugs. Annual Rev Med 36: 145–165
168. Gerber MC, Tejwani GA, Gerber N, Bianchine JR (1985) Drug interactions with cimetidine: an update. Pharmacol Ther 27 (3): 353–370
169. Gill JS, Zezulka AV, Shipley MJ, Gill SK, Beevers DG (1986) Stroke and alcohol consumption. New Engl J Med 315: 1041–1045
170. Gillis RA, Gatti PJ, Quest JA (1985) Mechanism of the antihypertensive effect of alpha-agonists. J Cardiovasc Pharmacol 7: 38–44
171. Girling DJ (1982) Adverse effects of antituberculosis drugs. Drugs 23: 56–74
172. Glossman H, Ferry DR, Boschek CB (1983) Purification of the putative calcium channel from the skeletal muscle with the aid of ^{3}H-nimodipine binding. Naunyn-Schmiedebergs Arch Pharmacol 323: 1–11
173. Glossman H, Ferry DR, Goll A, Rombusch M (1984) Molecular pharmacology of the calcium channel: evidence for subtypes, multiple drug-receptor sites, channel subunits, and the de-

velopment of a radioiodinated 1,4-dihydropyridine calcium channel label (^{125}I)iodipine. J Cardiovasc Pharmacol 6: 608-621
174. Goa KL, Ward A (1986) Buspirone: a preliminary review of its pharmacological properties and therapeutic efficacy as an anxiolytic. Drugs 32: 114-129
175. Godfraind T, Miller R, Wibo M (1987) Calcium antagonism and calcium entry blockade. Pharmacol Rev 38: 321-416
176. Goedde HW, Agarwall DP (1981) Alkohol-metabolisierende Enzyme: Eigenschaften genetisch bedingte Heterogenität und Bedeutung für den Alkoholstoffwechsel des Menschen. J Clin Chem Clin Biochem 19: 179-189
177. Goedde HW, Agarwal DP (Eds) (1987) Genetics and Alcoholism. Alan R Liss: New York
178. Goldberg RJ, Capone RJ, Hunt JD (1985) Cardiac complications following tricyclic antidepressant overdose. J Amer Med Assoc 254: 1772-1775
179. Gram L, Drachman K (1985) Valproate: an updated review. Acta Neurol Scand 72: 129-139
180. Graybill JR, Craven PC (1983) Antifungal agents used in systemic mycoses: activity and therapeutic use. Drugs 25: 41-62
181. Green AR (1985) Antidepressant treatments and serotonin receptor number and function. Acta Pharmacol Toxicol 56: 128-138
182. Greenblatt DJ, Shader RI (1986) Long-term administration of benzodiazepines: pharmacokinetic versus pharmacodynamic tolerance. Psychopharm Bull 22: 416-423
183. Greger R, Schlatter E (1983) Cellular mechanism of the action of loop diuretics on the thick ascending limbs of Henle's loop. Klin Wschr 61 (20): 1019-1029
184. Griffiths EC, Bennetti GW (Eds) (1982) Thyrotropin-releasing hormone. Raven Press NY
185. de Groot H, Harnisch U, Noll T (1982) Suicidal inactivation of microsomal cytochrome P-450 by halothane under hypoxic conditions. Biochem Biophys Res Comm 107: 885-891
186. Habener JF, Rosenblatt M, Potts JT (1984) Parathyroid hormone: biochemical aspects of biosynthesis, secretion, action, and metabolism. Physiol Rev 64 (3): 985-1053
187. Halsey MJ (Ed) (1987) Symposium on adverse effects of drugs in anaesthesia. Brit J Anaest 59: (1)
188. Hammarström S (1983) Leukotrienes. Annu Rev Biochem 52: 355-379
189. Harinasuta T, Bunnag D, Lassere R, Leimer R, Vinijanont S (1985) Trials of mefloquine in vivax and of mefloquine plus ‚fansidar' in falciparum malaria. Lancet 8434: 885-889
190. Harris AL (1985) Aminoglutethimide - a new endocrine therapy in breast cancer. Exp Cell Biol 53: 1-8
191. Harrison DC (1986) Current classification of antiarrhythmic drugs as a guide to their rational clinical use. Drugs 31: 93-95
192. Hartmann GR (1983) On the molecular mechanism of action of rifampicin. Robert Koch Stiftung, Beiträge und Mitteilungen 6: 73-83
193. Harvey RG (ed) (1985) Polycyclic hydrocarbons and carcinogenesis ACS Symp Series, Vol 283 - Symp on polycyclic hydrocarbons and carcinogenesis. 188th Meetg Amer Chem Soc Philadelphia 1984. Amer Chemical Soc Wash
194. Hawai Y, Arinze IJ (1983) β-Adrenergic receptors in rabbit liver plasma membranes. Predominance of β_2-receptors and mediation of adrenergic regulation of hepatic glycogenolysis. J Biol Chem 258: 4364-4397
195. Heel RC, Brogden RN, Carmine A, Morley PA, Speight TM, Avery GS (1982) Ketoconazole: a review of its therapeutic efficacy in superficial and systemic fungal infections. Drugs 23: 1-36
196. Hempel V, Lenz G (1982) Lokalanaesthetika - Wirkungsweise, Eigenschaften, Pharmakokinetik und Toxizität. Anästhesiol Intensivmed 9: 337-340
197. Henny FC, Kleinbloesem CH, Moolenaar AJ, Paul LC, Breimer DD, van Es LA (1985) Pharmacokinetics and nephrotoxicity of cyclosporine in renal transplant recipients. Transplantation 40 (3): 261-265
198. Hescheler J, Pelzer D, Trube G, Trautwein W (1982) Does the organic calcium channel blocker D 600 act from inside or outside in the cardiac cell membrane. Pflügers Arch 393: 287-291

199. Higgs GA, Mugridge KG, Moncada S (1985) Arachidonic acid metabolism and calcium flux. In Calcium entry blockers and tissue protection. Godfraind T, Vanhoutte PM, Govoni S, Paoletti R (eds) Raven Press NY: 51-58
200. Hirasawa K, Nishizuka Y (1985) Phosphatidylinositol turnover in receptor mechanism and signal transduction. Annu Rev Pharmacol Toxicol 25: 147-170
201. Höffler D (1982) Die Dosierung wichtiger Arzneimittel bei Niereninsuffizienz. Dtsch Ärztebl 79 (44): 45-55
202. Höllt V (1986) Opioid peptide processing and receptor selectivity. Annual Rev Pharmacol Toxicol 26: 59-77
203. Hoffman RE, Stehr-Green PA, Webb KB, Evans RG, Knutsen AP, Schramm WF (1986) Health effects of long-term exposure to 2,3,7,8-tetrachlorodibenzo-p-dioxin. J Amer Med Assoc 255: 2031-2038
204. Hoffmeister H (Hrsg) (1979) Carbon monoxide and cardiovascular disease. Dietrich Reimer: Berlin
205. Hokin LE (1985) Receptor and phosphoinositide-generated second messengers. Annu Rev Biochem 54: 205-236
206. Hollenberg MD (1985) Receptor regulation, Part 1: examples of homospecific and heterospecific receptor regulation. Trend Pharmacol Sci 6 (6): 242-250
207. Hollenberg MD (1985) Receptor regulation Part 2: Biochemical mechanism of receptor regulation. Trend Pharmacol Sci 6 (7): 299-301
208. Holman BL, Gibson RE, Hill TC, Eckelman WC, Alber M, Reba RC (1985) Muscarinic acetylcholine receptors and Alzheimer's disease. J Amer Med Assoc 21: 3063-3066
209. Holmes B, Brogden RN, Richards DM (1985) Norfloxazin: a review of its antibacterial activity, pharmacokinetic properties and therapeutic use. Drugs 30: 482-513
210. Holmes B, Heel RC (1985) Flecainide: a preliminary review of its pharmacodynamic and therapeutic efficacy. Drugs 29: 1-33
211. Holmes B, Sorkin EM (1986) Indoramin: a review of its pharmacodynamic and pharmacokinetic properties and therapeutic efficacy in hypertension and related vascular, cardiovascular and airway diseases. Drugs 31: 467-499
212. Homan J, Rawer P, Bleyl H, Matthes KJ, Heinrich D (1986) Early detection of amatoxins in human mushroom poisoning. Arch Toxicol 59: 190-191
213. Honerjäger P (1986) Die inotrope Digitaliswirkung auf molekularer und zellulärer Ebene. Dtsch Ärzteblatt 84: 535-540
214. Hoss W, Messer jr W (1986) Multiple muscarinic receptors in the CNS. Significance and prospects for future research. Biochem Pharmacol 35: 3895-3902
215. Horita A, Carino MA, Lai H (1986) Pharmacology of thyrotropin-releasing hormone. Ann Rev Pharmacol Toxicol 26: 311-332
216. Hoylaerts M, Lijnen HR, Collen D (1981) Studies on the mechanism of the antifibrinolytic action of tranexamic acid. Biochim Biophys Acta 673 (1): 75-85
217. Huganir RL, Delcour AH, Greengard P, Hess G (1986) Phosphorylation of the nicotinic acetylcholine receptor regulates its rate of desensitization. Nature 321 (6072): 774-775
218. Hurwitz L (1986) Pharmacology of calcium channels and smooth muscle. Annual Rev Pharmacol Toxicol 26: 225-258
219. Immonen P, Linkola A, Waris E (1981) 3 cases of severe verapamil poisoning. Int J Cardiol 1: 101-105
220. Jacobs DB, Jung CY (1985) Sulfonylurea potentiates insulin-induced recruitment of glucose transport carrier in rat adipocytes. J Biol Chem 260 (5): 2593-2597
221. Jänne OA, Bardin CW (1984) Androgen and antidrogen receptor binding. Ann Rev Physiol 46: 107-118
222. Jakobs KH, Minuth M, Bauer S, Grandt R, Greiner C, Zubin P (1986) Dual regulation of adenylate cyclase - a signal transduction mechanism of membrane receptors. Basic Res Cardiol 81 (1): 1-9
223. Jeffries DJ (1986) Acyclovir update. Brit Med J 293: 1523

224. Johnson TS, Rock PB, Fulco CS, Trad LA, Spark RF, Maher JT (1984) Prevention of acute mountain sickness by dexamethasone. New Engl J Med 310 (11): 683-686
225. Kacew S, Reasor MJ (eds) (1984) Toxicology and the newborn. Elsevier
226. Kahlmeter G, Dahlager JI (1984) Aminoglycoside toxicity - a review of clinical studies published between 1975 and 1982. J Antimicrob Chemother 13 Suppl A: 9-22
227. Kahn CR (1985) The molecular mechanism of insulin action. Annu Rev Med 36: 429-453
228. Kaiser C, Jain T (1985) Dopamine receptors: functions, subtypes and emerging concepts. Med Res Rev 5: 145-230
229. Kaiser H (1984) Cortison-Therapie in der Praxis. Thieme Stgt
230. Kalow W (1982) Ethnic Differences in Drug Metabolism. Clin Pharmacokinet 7 (5): 373-400
231. Kaplowitz N, Aw TY, Ookhtens M (1985) The regulation of hepatic gluathione. Ann Rev Pharmacol Toxicol 25: 715-44
232. Karlin A, Kao PN, DiPaola M (1986) Molecular pharmacology of the nicotinic acetylcholine receptor. Trends Pharmacol Sci 7: 304-307
233. Katz M (1986) Anthelmintics: current concepts in the treatment of helminthic infections. Drugs 32: 358-371
234. Kebabian JW, Agui T, van Oene JC, Shigematsu K, Saavedra JM (1986) The D_1 dopamine receptor: new perspectives. Trends Pharmacol Sci 7: 96-99
235. Keith DA, Gundberg CM, Japour A, Aronoff J, Alvarez N, Gallop PM (1983) Vitamin K-dependent proteins and anticonvulsant medication. Clin Pharmacol Ther 34 (4): 529-532
236. Kelly J, O'Malley K (1984) Adrenoceptor function and ageing. Clin Sci 66: 509-515
237. Kelly E, Willcocks AL, Nahorski SR (1987) Neurochemical and behavioural evidence that dopamine D-2 receptors in striatum couple to the N_1 regulatory protein and inhibition of cyclic AMP accumulation. Naunyn-Schmiedebergs Arch Pharmacol 335: 618-623
238. Kennedy JW, Gensini GG, Timmis GC, Maynard C (1985) Acute myocardial infarction treated with intracoronary streptokinase: a report of the society for cardiac angiography. Amer J Cardiol 55 (8): 871-878
239. Kimbrough RD (1987) Human health effects of polychlorinated biphenyls (PCBs) and polybrominated biphenyls (PBBs). Annual Rev Pharmacol Toxicol 27: 87-112
240. Kirch W, Hoensch H, Janisch HD (1984) Interactions and non-interactions with ranitidine. Clin Pharmacokin 9 (6): 493-510
241. Kitchen I (1985) Endogenous opioid nomenclature: light at the end of the tunnel. Gen Pharmacol 16: 79-84
242. Klotz U (1984) Klinische Pharmakokinetic 2. Aufl Fischer Stgt
243. Klotz U (1985) Tranquilantien, therapeutischer Einsatz und Pharmakologie. Wissenschaftliche Verlagsgesellschaft Stuttgart
244. Klysner R, Geisler A, Andersen PH (1985) Comparison of the influence of various antidepressant treatments on beta-adrenergic receptors. Acta Pharmacol Toxicol 56: 35-43
245. Knutsen AP, Roodman ST, Evans RG, Müller KR, Webb KB, Stehrgreen P, Hoffman RE, Schramm WF (1987) Immune studies in dioxin-exposed Missouri residents - Quail Run. Bull Environm Contam Toxicol 39: 481-490
246. Knutson VP, Ronnett GV, Lane MD (1983) Rapid, reversible internalization of cell surface receptors. Correlation with insulin-induced down-regulation. J Biol Chem 258 (20): 12139-12142
247. Kobilka BK, Matsui H, Kobilka TS, Yang-Feng TL, Francke U, Caron MG, Lefkowitz RJ, Regan JW (1987) Cloning, sequencing and expression of the gene coding for the human platelet α_2-adrenergic receptor. Science 238: 650-656
248. Köppel C, Ibe K, Tenczer J (1987) Clinical symptomatology of diphenhydramin overdose: an evaluation of 136 cases in 1982 to 1985
249. Koski G, Klee WA (1981) Opiates inhibit adenylate cyclase by stimulating GTP hydrolysis. Proc Nat Acad Sci (USA) 78: 4185-4189
250. Kröncke KD, Fricker G, Meier PJ, Gerok W, Wieland T, Kurz G (1986) α-Amanitin uptake

into hepatocytes, identification of hepatic membrane transport systems used by amatoxins. J Biol Chem 261: 12562-12567

251. Kuehl FA Jr, Dougherty HW, Ham EA (1984) Interactions between prostaglandins and leukotrienes. Biochem Pharmacol 33 (1): 1-5
252. Kühnau J (1981) β-Rezeptorenblocker bei Diabetes mellitus? Dtsch Med Wschr 106: 820-821
253. Kuemmerle HP (ed), Brendel K (1984) Clinical pharmacology in pregnancy; fundamentals and rational pharmacotherapy. Thieme NY
254. Kufe DW, Griffin JD, Spriggs DR (1985) Molecular pharmacology of cytosine arabinoside. In Gale RP, Golde DW (Eds): Leukemia: Recent Advances in Biology and Treatment. UCLA Symp Mol Cell Biol New Ser 28
255. Kuhl-Johnson Ch, Kokenge F, Kolenda KD (1983) Serumspiegel von Digoxin und Digitoxin und glomeruläre Filtrationsrate bei Hypo- und Hyperthyreose. Dtsch Med Wschr 108: 378-383
256. Lambie DG, Johnson RH (1985) Drugs and fotale metabolism. Drugs 30 (2): 145-155
257. Langemeijer JJM, de Wildt D, de Groot G, Sangster B (1986) Centrally induced respiratory arrest: main cause of death in β-adrenoceptor antagonist intoxication. Human Toxicol 5: 65
258. Langer SZ, Duval N, Massingham R (1985) Pharmacological and therapeutic significance of α-adrenoceptors. J Cardiovasc Pharmacol 7: 1-8
259. Langer SZ, Tahraoui L, Raisman R, Arbilla S, Najar M, Dedek J (1984) H^3-Desipramine labels a site associated with the neuronal uptake of noradrenaline in the peripheral and central nervous system: In Felming WW, Langer SZ, Graefe KH, Weiner N (Eds): Neuronal and extraneuronal events in autonomic pharmacology. Raven Press New York
260. Lant A (1985) Diuretics. Clinical pharmacology and therapeutic use, Part I. Drugs 29 (1): 57-87
261. Lant A (1985) Diuretics: Clinical pharmacology and therapeutic use, Part II. Drugs 29 (2): 162-188
262. Larner J, Cheng K (1985) Intracellular mediators of insulin action. Annu Rev Physiol 47: 405-425
263. Larsson A, Orrenius S, Holmgren A, Mannervik B (1983) Functions of glutathione: biochemical physiological, toxicological and clinical aspects. Raven Press NY
264. Lee CO, Abete P, Pecker M, Sonn JK, Vasalle M (1985) Strophanthidin inotropy: role of intracellular sodium ion activity and sodium-calcium exchange. J Mol Cell Cardiol 17: 1025-1027
265. Lee JJ, Fasco MJ (1984) Metabolism of vitamin K and vitamin K 2,3-epoxide via interaction with a common disulfide. Biochem USA 23 (10): 2246-2252
266. Lee, KS, Tsien RW (1983) Mechanism of calcium channel blockade by verapamil, D 600, diltiazem and nitrendipine in single dialysed heart cells. Nature 302: 790-794
267. Lee MR (1981) The renin/angiotensin system. In British Journal of Clinical Pharmacology 12 (5): 605-612
268. Lefebvre PJ (Ed) (1983) glucagon I - Handbook of experimental pharmacology Vol 66 Part 1. Springer Berlin Heidelberg New York
269. Lefebvre PJ (Ed) (1984) Glucagon II - Handbook of experimental pharmacology Vol 66 Part 2. Springer Berlin Heidelberg New York
270. Lefer AM (1986) Leukotrienes as mediators of ischemia and shock. Biochem Pharmacol 35 (2): 123-128
271. Lefkowitz RJ, Stadel JM, Caron MG (1983) Adenylate cyclase-coupled beta-adrenergic receptors: structure and mechanisms of activation and desensitization. Annu Rev Biochem 52: 159-187
272. Leier CV, Unverferth DV (1983) Drugs fife years later: Dobutamine. Annals Internal Med 99: 490-497
273. Lemberger L, Fuller RW, Zerbe RL (1985) Use of specific serotonin uptake inhibitors as antidepressants. Clin Neuropharmacol 8: 299-317
274. Lemmer B (Ed) (1984) Chronopharmakologie; Tagesrhythmen und Arzneimittelwirkung - 2. überarb u erw Auf Wissenschaftl Verlagsges Stgt
275. Lennard MS, Silas JH, Freestone S, Ramsay LE, Tucker GT, Woods HF (1982) Oxidation phe-

notype - A major determinant of metoprolol metabolism and response. N Engl J Med 307 (25): 1558-1560

276. Lesch OM (1985) Chronischer Alkoholismus. Typen und ihr Verlauf. Eine Langzeitstudie. G Thieme Stuttgart
277. Lesko LJ (1984) Nonlinear kinetics and theophylline elimination. In Bent LZ, Massoud N, Gambertoglio JG (Eds) Pharmacokinetic Basis for Drug Treatment. Raven Press New York
278. Levens NR, Peach MJ, Carey RM (1981) Brief reviews: role of the intrarenal renin-angiotensin system in the control of renal function. Circulation Res 48 (2): 157-167
279. Levine MN, Raskob G, Hirsh J (1985) Research Review: Risk of haemorrhage associated with long term anticoagulant therapy. Drugs 30 (5): 444-460
280. Levitt B (1985) Clinical use of digitalis materials. J Clin Pharmacol 25: 507-513
281. Levitzki A (1978) Catecholamine Receptors. Rev Physiol Biochem Pharmacol 82: 1-26
282. Levitzki A (1986) β-adrenergic receptors and their mode of coupling to adenylate cyclase. Physiol Rev 66 (3): 819-854
283. Lewis JG (1983) Adverse reactions to calcium antagonists. Drugs 25: 196-222
284. Lieberman AN, Goldstein M (1985) Bromocryptine in Parkinson disease. Pharmacol Rev 37: 217-227
285. Logothetis DE, Kurachi Y, Neer EJ, Clapham DE (1987) The βγ subunits of the GTP-binding proteins activate the muscarinic K^+ channel in the heart. Nature 325: 321-325
286. Lohse MJ, Klotz KN, Jakobs KH, Schwabe U (1985) Barbiturates are selective antagonists at A_1 adenosine receptors. J Neurochem 45: 1761-1770
287. Lubet RA, Lemaire BN, Avery D, Kouri RE (1986) Induction of immunotoxicity in mice by polyhalogenated biphenyls. Arch Toxicol 59: 71-77
288. Ludomirsky A, Klein HO, Sarelli P, Becker B, Hoffman S, Taitelman U, Barzilai J, Lang R, David D, Disegni E, Kaplinski E (1982) Q-T prolongation and polymorphous (torsade de pointes) ventricular arrhythmias associated with organophosphorus insecticide poisoning. Amer J Cardiol 49: 1654-1658
289. Lux G, Daniel EE (Eds) (1985) Muscarinic receptor subtypes in the GI tract. Symposium in Berlin 1985. Springer Berlin Heidelberg New York
290. Mactutus BH, Kim RC (1984) Prenatal exposure to carbon monoxide: learning and memory deficits. Science 223: 409-411
291. Maisel AS, Motulsky HJ, Insel PA (1987) Life cycles of cardiac α_1- and β-adrenergic receptors. Biochem Pharmacol 36: 1-6
292. Maitland PC, Lamont SV, Barrit GJ (1982) Evidence that the concentrations of ouabain which induce positive inotropic effects on the perfused guinea-pig heart increase the amount of calcium in a rapidly-exchangeable compartment. Biochem Pharmacol 31: 2471-78
293. Maj J, Klimek V, Nowak G (1985) Antidepressant drugs given repeatedly increase binding to α_1-adrenoceptors in the rat cortex. Eur J Pharmacol 119: 113-116
294. Mamalaki C, Stephenson FA, Barnard EA (1987) The $GABA_A$/benzodiazepine receptor is a heterotetramer of homologous α and β subunits. Embo J 6: 561-566
295. Mannering GJ (1985) Drug metabolism in the newborn. Fed Proc 44 (7): 2302-2309
296. Mannier DH, Gillespie DD, Steranka LR, Sulser F (1984) A pivotal role for serotonin (5HT) in the regulation of β-receptors by antidepressants: reversibility of the action of parachlorophenylalanine by 5-hydrxytryptophan. Experientia 40: 1223-1226
297. Markman M, Shiedler V, Ettinger DS, Quaskey SA, Mellits ED (1984) Antiemetic efficacy of dexamethasone: randomized, double-blind, crossover study with prochlorperazine in patients receiving cancer chemotherapy. New Engl J Med 311 (9): 549-552
298. Marquardt H, Todaro GJ, Shoyab M (1986) Complete amino acid sequences of bovine and human endozepines. Homology with rat diazepam binding inhibitor. J Biol Chem 261: 9727-9731
299. Marthieu D, Nolf M, Durocher A, Saulnier F, Frimat P, Furon D, Wattel F (1985) Acute carbon monoxide poisoning, risk of late sequelae and treatment by hyperbaric oxygen. J Toxicol Clin Toxicol 23: 315-324

300. Martin IL (1987) The benzodiazepines and their receptors: 25 years of progress. Neuropharmacol 26: 957-970
301. Martin WR (1983) Pharmacology of opioids. Pharmacol Rev 35: 283-323
302. Mason RP (1982) Free-radical intermediates in the metabolism of toxic chemicals. In Free Radicals in Biology Vol 5, 161 (1982) Ed Pryor WA. Academic Press NY
303. Mason RP, Fischer V (1986) Free radicals of acetaminophen: their subsequent reactions and toxicological significance. Fed Proc 45 (10): 2493-2499
304. Matthews HB, Dedrick RL (1983) Pharmacokinetics of PCBs. Annual Rev Pharmacol Toxicol 24: 85-103
305. McCarthy MP, Earnest JP, Young EF, Choe S, Stroud RN (1986) The molecular neurobiology of the acetylcholine receptor. Annual Rev Neurosci 9: 383-414
306. McKinney M, Richelson E (1984) the coupling of the neuronal muscarinic receptor to responses. Annual Rev Pharmacol Toxicol 24: 121-146
307. McNeil JJ, Mihaly GW, Anderson A, Marshall AW, Smallwood RA, Louis WJ (1981) Pharmacokinetics of the H_2-receptor antagonist ranitidine in man. Brit J Clin Pharmacol 12 (3): 411-415
308. McQueen EG (1981) the long term safety of hormonal steroid contraceptives. Drugs 21 (6): 460-463
309. Merian G, Geldmacher M, Machata G, Nürnberg HW, Schlipköter HW, Stumm W (Eds) (1985) Metalle in der Umwelt. Verteilung, Analytik und biologische Relevanz. Verlag Chemie Weinheim
310. Merlie JP, Isenberg K, Carlin B, Olson EN (1984) Regulation of synthesis of acetylcholine receptors. Trend Pharmacol Sci 5: 377-379
311. Merlie JP, Sebbane R (1981) Acetylcholine receptor subunits transit a precursor pool before acquiring α-bungarotoxin binding activity. J Biol Chem 256: 3605-3608
312. Michel T, Hoffman BB, Lefkowitz RJ (1982) Regulation of adenylate cyclase by adrenergic receptors. In Litwack G (Ed) Biochemical Actions of Hormones 9: 43. Academic Press New York
313. Milton AS (1982) Pyretics and antipyretics. Handbook of experimental pharmacology Vol 60. Springer Berlin Heidelberg New York
314. Miners JO, Attwood J, Birkett DJ (1984) Determinants of acetaminophen metabolism: Effect of inducers and inhibitors of drug metabolism on acetaminophen's metabolic pathways. Clin Pharmacol Ther 35 (4): 480-486
315. Minocherhomjee AM, Roufogalis BD (1982) Mechanism of coupling of the β-adrenergic receptor to adenylate cyclase - an overview. Gen Pharmacol 13: 87-93
316. Mocarelli P, Marocchi A, Brambilla P, Gerthoux P, Young DS, Mantel N (1986) Clinical laboratory manifestations of exposure to dioxin in children. J Amer Med Assoc 256: 2687-2695
317. Moellering RC, Siegenthaler WEC (Eds) (1986) Aminoglycoside therapy - the new decade: a worldwide perspective. Amer J Med 80: 6 B
318. Mofenson HC, Caraccio TR, Schauben J (1986) Poisoning by antidysrhythmic drugs. Pediat Clin North Amer 33: 723-738
319. Monk JP, Campoli-Richards DM (1987) Ofloxacin: a review of its antibacterial activity, pharmacokinetic properties and therapeutic use. Drugs 33: 346-391
320. Moore RD (1983) Erffects of insulin upon ion transport (BBA 85237). Biochim Biophys Acta 737 (1): 1-51
321. Motulsky HJ, Insel PA (1982) Adrenergic receptors in man: direct identification, physiologic regulation, and clinical alterations. New Engl J Med 307: 18-29
322. Mügge A (1985) Alpha-Adrenozeptoren am Myocard: Vorkommen und funktionelle Bedeutung. Klin Wschr 63: 1087-1097
323. Mügge A, Posselt D, Reimer U, Schmitz W, Scholz H (1985) Effects of the $beta_2$-adrenoceptor agonists fenoterol and salbutamol on force of contraction in isolated human ventricular myocardium. Klin Wschr 63: 26-31

324. Mügge A, Reupcke C, Scholz H (1985) Increased myocardial α_1-receptor density in rats chronically treated with propranolol. Eur J Pharmacol 112: 249–252
325. Müller-Oerlinghausen B, Greil W (1986) Die Lithiumtherapie – Nutzen, Risiken, Alternativen. Springer Berlin Heidelberg New York
326. Müller-Schweinitzer E (1984) What is known about the action of dihydroergotamine on the vasculature in man? Int J Clin Pharmacol Ther Toxicol 22: 677–682
327. Mulder AH, Schoffelmeer ANM (1985) Catecholamine and opioid receptors. Presynaptic inhibition of CNS neurotransmitter release, and adenylate cyclase. Adv Cyclic Nucleotide Prot Phosphoryl Res 19: 273–286
328. Murad F, Rapoport RM, Fiscus R (1985) Role of cyclic GMP in relaxation of vascular smooth muscle. J Cardiovasc Pharmacol 7: 111–118
329. Nadig J, Knutti R, Hany A (1985) DMSP-Behandlung bei einer akuten Sublimat-(Quecksilberchlorid-)Vergiftung. Schweiz Med Wschr 115: 507–511
330. Nagy A, Reilly M, Lajtha A (1984) β-adrenergic and muscarinic cholinergic receptors: overlap in their genetic determination. J Neurosci Res 12: 607–614
331. Nahorski SR (1985) Inositolphospholipid hydrolysis as a primary response to receptors not linked to adenylate cyclase. Arzneimittel Forsch Drug Res 35-2 (12 A): 1886–1889
332. Nathanson NM (1987) Molecular properties of the muscarinic acetylcholine receptor. Annual Rev Neurosci 10: 195–236
333. Needleman P, Turk J, Jakschik BA, Morrison AR, Lefkowitch JB (1986) Arachidonic acid metabolism. Annu Rev Biochem 55: 69–102
334. Neff MS, Goldberg J, Slifkin RF, Eiser AR, Calamia V, Kaplan M, Baez A, Gupta S, Mattoo N (1981) A comparison of androgens for anemia in patients on hemodialysis. N Engl J Med 304 (15): 871–875
335. Neidle S, Waring MJ (Eds) (1983) Molecular aspects of anti-cancer drug action. VCH Verlagsgesellschaft Weinheim
336. Neu HC (1982) The in vitro activity, human pharmacology, and clinical effectiveness of new β-lactam antibiotics. Annual Rev Pharmacol Toxicol 22: 599–642
337. Neuberger J, Kenna JG (1987) Halothane hepatitis: a model of immune mediated hepatotoxicity. Clin Sci 72: 263–270
338. Neuberger J, Williams R (1984) Halothane anaesthesia and liver damage. Brit Med J 289: 1136–1139
339. Nimgaonkar VL, Goodwin GM, Davies CL, Green AR (1985) Down-regulation of β-receptors in rat cortex by repeated administration of desipramine, electroconvulsive shock and clenbuterol requires 5-HT neurones but not 5-HT. Neuropharmacology 24: 279–284
340. Ninan PT, Insel TM, Cohen RM, Cook JM, Skolnick P, Paul S (1982) Benzodiazepine receptor-mediated experimental „anxiety" in primates. Science 218: 1332–1334
341. Noble JT, Barza M (1985) Pharmacokinetic properties of the newer cephalosporins: a valid basis for drug selection? Drugs 30: 175–181
342. Nogue S, Mas A, Pares P, Nadal P, Bertran A, Milla J, Carrera M, To J, Pazos MR, Corbella J (1983) Acute thallium poisoning: an evaluation of different forms of treatment. J Toxicol Clin Toxicol 19: 1015–1023
343. Noma A (1986) GTP-binding proteins couple cardiac muscarinic receptors to potassium channels. Trends Neurosci 9: 142–143
344. Norris RM (1985) β-adrenoceptor blockers: an update on their role in acute myocardial infarction. Drugs 29: 97–104
345. Nowak D, Radenbach D, Magnussen H (1987) Chemotherapie der Lungentuberkulose. Dtsch Med Wschr 112: 1367–1370
346. Nowycky MC, Fox AP, Tsien RW (1985) Long-opening mode of gating of neuronal calcium channels and its promotion by the dihydropyridine calcium agonist Bay K 8644. Proc Nat Acad Sci (USA) 82: 2178–2182
347. Nun JF (chairman) (1984) Review of volatile inhalation anaesthetic agents. Brit J Anaesth 56: 1S

348. Olivieri NF, Buncic JR, Chew E, Gallant T, Harrison RV, Keenan N, Logan W, Mitchell D, Ricci G, Skarf B, Taylor M, Freedman MH (1986) Visual and auditory neurotoxicity in patients receiving subcutaneous deferoxamine infusions. N Engl J Med 314 (14): 869-873
349. Olsen RW, Venter JC (Eds) (1986) Benzodiazepine/GABA receptors and chloride channels. Structural and functional properties. Receptor Biochemistry and Methodology Series 5: Alan R Liss New York
350. Oppenheimer JH, Samuels HH (1983) Molecular basis of thyroid hormone action. Academic Press NY
351. Owen H, Spence AA (1984) Etomidate (Editorial). Brit J Anesthesia 56: 555-557
352. Parke DV, Ionanides C (1984) Active metabolites in toxicology - the role of cytochrome-P-448 and flavoprotein oxidases. Arch Toxicol S 7: 183-193
353. Patrono C, Ciabattoni G, Patrignani P, Pugliese F, Filabozzi P, Catella F, Davi G (1985) Clinical pharmacology of platelet cyclooxygenase inhibition. Circulation 72 (6): 1177-1184
354. Payvar F, Wrange O, Carlstedtduke J, Okret S, Gustafsson JA, Yamamoto KR (1981) Purified glucocorticoid receptors bind selectively in vitro to a cloned DNA fragment whose transcription is regulated by glucocorticoids in vivo. Proc Natl Acad Sci USA Biol Sci 78 (11): 6628-6632
355. Peach JM (1981) Molecular actions of angiotensin. Biochem Pharmacol 30 (20): 2745-2751
356. Pedersen KE (1985) Digoxin interactions - the influence of quinidine and verapamil on the pharmacokinetics and receptor binding of digitalis glycosides. Acta Med Scand Suppl 697: 7-40
357. Pelzer D, Trautwein W, McDonald TF (1982) Calcium channel block and recovery from block in mammalian ventricular muscle treated with organic channel inhibitors. Pflügers Arch 394: 97-105
358. Peper K, Bradley RJ, Dreyer F (1982) The acetylcholine receptor at the neuromuscular junction. Physiol Rev 62: 1271-1340
359. Perry MC, Yarbro JW (1984) Toxicity of chemotherapy. Clinical Oncology Monographs. Grune & Stratton New York
360. Peters HD, Fink U, Schmoll HJ (1986) Richtlinien für die Lagerung, Lösung und Weiterverdünnung antineoplastischer Substanzen. In Schmoll HJ, Peters HD, Fink U: Kompendium Internistische Onkologie Teil 1. Springer Berlin Heidelberg New York
361. Peters W, Hall AP (1985) The treatment of severe falciparum malaria. Brit Med J 291: 1146-1147
362. Peters W, Richards WHG (1984) Antimalarial drugs. Current antimalarials and new drug developments. Springer New York
363. Pfaffinger PJ, Martin JM, Hunter DD, Nathanson NM, Hille B (1985) GTP-binding proteins couple cardiac muscarinic receptors to a K channel. Nature 317 (6037): 536-538
364. Pike MC et al. (1983) Breast cancer and oral contraceptives. Lancet 2 (8356): 926-929
365. Pinder RM, Fink M (1982) Mianserin. In Lehmann HE (Ed) Non-tricyclic and non-monoamine oxidase inhibitors. Modern Problems of Pharmacopsychiatry 18: 70-101
366. Poland A, Kimbrough RD (Eds) (1984) Biological mechanisms of dioxin action. Banbury Report 18: Int Conf Cold Spring Harb Lab
367. Pond SM, Tong TG, Kaysen GA, Menke DJ, Galinsky RE, Roberts S, Levy G (1982) Massive intoxication with acetaminophen and propoxyphene: unexpected survival and unusual pharmacokinetics of acetaminophen. J Toxicol Clin Toxicol 19 (1): 1-16
368. Prescott LF (1983) Paracetamol overdosage: pharmacological considerations and clinical management. Drugs 25 (3): 290-314
369. Prescott LF, Critchley AJH (1983) Clinical toxicology and drug interactions. The treatment of acetaminophen poisioning. Annu Rev Pharmacol Toxicol 23: 87-101
370. Propper R, Nathan D (1982) Clinical removal of iron. Annu Rev Med 33: 509-519
371. Rasmussen H, Barrett PQ (1984) Calcium messenger system: an integrad view. Physiol Rev 64 (3): 938-984

372. Reeves WB, Foley RJ, Weinman EJ (1984) Renal dysfunction from nonsteroids anti-inflammatory drugs. Arch Intern Med 144 (10): 1943–1944
373. Reidenberg MM, Drayer DE (1984) Alteration of drug-protein binding in renal disease. Clin Pharmacokinet 9 Supp 1: 18–26
374. Reilly CS, Nimmo WS (1987) New intravenous anaesthetics and neuromuscular blocking drugs: a review of their properties and clinical use. Drugs 34: 98–135
375. Richards CD (1983) Actions of general anaesthetics on synaptic transmission in the CNS. Brit J Anaesth 55: 201–207
376. Richards DM, Carmine AA, Brogden RN, Heel RC, Speight TM, Avery GS (1983) Acyclovir. A review of its pharmacodynamic properties and therapeutic efficacy. Drugs 26: 378–438
377. Richman DD und Prüfungsgruppe (1987) The toxicity of azidothymidine (AZT) in the treatment of patients with AIDS and AIDS-related complex: a double-blind, placebo-controlled trial. New Engl J Med 317: 192–196
378. Rietbrock N, Kleinfelder H (1982) Digitalistherapie bei Nieren- und Leberinsuffizienz. Viehweg & Sohn Braunschweig
379. Roberts CJC (1984) Clinical pharmacokinetics of ranitidine. Clin Pharmacokinetics 9 (3): 211–221
380. Rosen GM, Singletary WV Jr, Rauckman EJ, Killenberg PG (1983) Acetaminophen hepatoxicity. An alternative mechanism. Biochem Pharmacol 32 (13): 2053–2059
381. van Rossum JM, Maes RAA (1985) Pharmacokinetics: Classic and Modern Report IV of the Senate Commission for Clinical-Toxicological Analysis. Ver Verlagsges Weinheim
382. Roth GJ, Siok CJ (1978) Acetylation of the NH_2-terminal serine of prostaglandine synthetase by aspirin. J Biol Chem 253: 3782–3784
383. Rothe KF, Guggenberger H (1984) Ergebnisse der Therapie schwerer metabolischer Alkalosen mit Salzsäureinfusion. Anästh Intensivther Notfallmed 19: 60–65
384. Rotmensch HH, Rotmensch S, Elkayam U (1987) Management of cardiac arrhythmias during pregnancy: current concepts. Drugs 33: 623–633
385. Roy S, Loh HH (1987) Biological activity of mu opioid receptor. Neuropharmacol 26: 917–921
386. Safe SH (1986) Comparative toxicology and mechanism of action of polychlorinated dibenzo-p-dioxins and dibenzofurans. Annual Rev Pharmacol Toxicol 26: 371–399
387. Sakmann B, Methfessel C, Mishina M, Numa S, Takahashi T, Takai T, Kurasaki M, Fukuda K (1985) Role of acetylcholine receptor subunits in gating of the channel. Nature 318: 538–543
388. Samloff IM, O'Dell C (1985) Inhibition of peptic activity by sucralfate. Amer J Med 79 (2c): 15–18
389. Sasaki K, Sato M (1987) A single GTP-binding protein regulates K^+ channels coupled with dopamine, histamine and acetylcholine receptors. Nature 325: 259–261
390. Saunders JB (1987) Alcohol: an important cause of hypertension. Brit Med J 294: 1045
391. Schaumann W, Kaufmann B, Neubert P, Smolarz A (1986) Kinetics of the Fab fragments of digoxin antibodies and of bound digoxin in patients with severe digoxin intoxication. Eur J Clin Pharmacol 30: 527–534
392. Scheinmann F, Ackroyd J (eds) (1984) Leukotriene synthesis: a new class of biologically active compounds including SRS-A. Raven Press NY
393. Scherbel G, Dierschel G, Pohl M, Wurzer J (1986) Praxis der zentralen Zytostatikazubereitung in de Krankenhausapotheke. Krankenhauspharmazie 7: 226–234
394. Schindler R (ed) (1985) Ciclosporin in autoimmune diseases. Intern Symp on Ciclosporin in autoimmune diseases 1st Basle 1985: Springer Berlin Heidelberg New York
395. Schmucker DL (1985) Aging and drug disposition – an update. Pharmacol Rev 37 (2): 133–148
396. Schofield PR, Darlison MG, Fujita N, Burt DR, Stephenson FA, Rodriguez H, Rhee LM, Ramachandran J, Reale V, Glencorse TA, Seeburg PH, Barnard EA (1987) Sequence and functional expression of the GABA receptor shows a ligand-gated receptor super-family. Nature 328: 221–226
397. Scholz H (1981) Therapie der Arrhythmien. Neue Antiarrhythmica. Verh Dtsch Ges Herz- u Kreislaufforsch 47: 18–33

398. Scholz W, Fricke U (eds) (1984) Arzneimittelwechselwirkungen (Scholz-Liste). Thieme Stgt
399. Schrey A (Ed) (1985) Prostaglandin E, Therapie der arteriellen Verschlußkrankheit. Uni-Drukkerei u Verlag Dr C Wolf u Sohn München
400. Schultz G, Rosenthal W (1985) Prinzipien der transmembranären Signalumsetzung bei der Wirkung von Hormonen und Neurotransmittern. Arzneim Forsch/Drug Res 35 (II) Nr 12 A: 1879-1885
401. Schulze-Röbbecke R (1986) Malariaprophylaxe - Stand 1986. Dtsch Ärzteblatt 83: 2351-2360
402. Schwarz RD, Kellar KJ (1983) Nicotinic cholinergic receptor binding sites in the brain: regulation in vivo. Science 220: 214-216
403. Scientific Review Committee of the American Academy of Clinical Toxicology (1985) Commentary on 2,3,7,8-tetrachlorodibenzo-para-dioxin (TCDD). J Toxicol Clin Toxicol 23: 191-204
404. Seeman P, Grigoriades D (1987) Dopamine receptors in brain and periphery. Neurochem Internat 10: 1-25
405. Seeman P (1987) Dopamine receptors and the dopamine hypothesis of schizophrenia. Synapse 1: 133-152
406. Serrou B, Schein PS, Imbach JL (1981) Nitrosoureas in cancer treatment. Inserm Symp Ser 19: Elsevier North Holland Amsterdam
407. Shalit I, Marks MI (1984) Chloramphenicol in the 1980s. Drugs 28: 281-291
408. Shapiro S, Kelly JP, Rosenberg L, Kaufman DW, Helmrich SP, Rosensheim NB, Lewis JL, Knapp RC, Stolley PD, Schottenfeld DM (1985) Risk of localized and widespread endometrial cancer in relation to recent and discontinued use of conjugated estrogens. N Engl J Med 313 (16): 969-973
409. Shen LL, Pernet AG (1985) Mechanism of inhibition of DNA gyrase by analogues of nalidixic acid: the target of the drugs is DNA. Proc Nat Acad Sci (USA) 82: 307-311
410. Sherman SE, Gibson D, Wang AH-J, Lippard SJ (1985) X-ray structure of the major adduct of the anticancer drug displatin with DNA: cis-[Pt$(NH_3)_2${d(pGpG)}]. Science 230: 412-417
411. Shoyab M, Gentry LE, Marquardt H, Todaro GJ (1986) Isolation and characterization of a putative endogenous benzodiazepineoid (endozepine) from bovine and human brain. J Biol Chem 261: 11968-11973
412. Shu HP, Paustenbach DJ, Murray FJ (1987) A critical evaluation of the use of mutagenesis, carcinogenesis and tumor promotion data in a cancer risk assessment of 2,3,7,8-terachlorodibenzo-p-dioxin. Regul Toxicol Pharmacol 7: 57-88
413. Sibley DR, Lefkowitz RJ (1985) Molecular mechanisms of receptor desensitization using the β-adrenergic receptor-coupled adenylate cyclase system as a model. Nature 317 (6033): 124-129
414. Simon B, Müller P, Dammann HG (1984) Cimetidin, Ranitidin und Famotidin: eine vergleichende Wertung. Inn Med 11 (2): 81-84
415. Singh BN, Deedwania P, Nademanee K, Ward A, Sorkin EM (1987) Sotalol: a review of its pharmacodynamic and pharmacokinetic properties and therapeutic use. Drugs 34: 311-349
416. Sirois P (1985) Pharmacology of the leukotrienes. Advances in Lipid Research Vol 21. Paoletti R, Kritchevsky D (eds). Academic Press NY
417. Skolnick P, Havoundjian H, Paul SM (1985) Modulation of the benzodiazepine-GABA receptor chloride ionophore complex by multiple allosteric sites - Evidence for a barbiturate receptor. In Dahl SG, Gram LF, Paul SM, Potter WZ (Eds) Clinical pharmacology in psychiatry. Selectivity in psychotropic drug actions - promises or problems? Psychopharmacol Series 3: 29-36
418. Sladeczek F, Homburger V, Mauger JP, Gozlan H, Lucas M, Bouhelal Pantaloni C, Bockaert J (1984) Turnover of adrenergic receptors under normal and desensitized conditions. J Receptor Res 4: 69-90
419. Snell CR, Moses MA, Hughes DG (1984) Tolerance and withdrawal are associated with ligand dependent receptor regulation in vitro and in vivo. Neuropeptides 5: 23-26
420. Smith U (1983) Adrenergic control of lipid metabolism. Acta Med Scand Suppl 672: 41-44
421. Smith CB, Hollingsworth PJ (1984) Alpha-2 adrenoreceptors and the mechanism of action of

tricyclic antidepressant drugs. In Felming WW, Langer SZ, Graefe KH, Weiner N (Eds) Neuronal and extraneuronal events in autonomic pharmacology. Raven Press New York
422. Smolarz A (1986) Kinetics of the Fab fragments of digoxin antibodies and of bound digoxin in patients with severe digoxin intoxication. Eur J Clin Pharmacol 30: 527-534
423. Snyder PJ (1984) Clinical use of androgens. Annu Rev Med 35: 207-217
424. Sonntag O (1985) Arzneimittelinterferenzen. Thieme Stgt
425. Sorkin EM, Brogden RN, Romankiewicz JA (1984) Intravenous glyceryltrinitrate (Nitroglycerin): a review of its pharmacological properties and therapeutic efficacy. Drugs 27: 45-80
426. Sorkin EM, Clissold SP, Brogden RN (1985) Nifedipine: a review of its pharmacodynamic and pharmacokinetic properties, and therapeutic efficacy, in ischemic heart disease, hypertension and related cardiovascular disorders. Drugs 30: 182-274
427. Sorkin EM, Heel RC (1986) Guanfacine: a review of its pharmacodynamic and pharmacokinetic properties, and therapeutic efficacy in the treatment of hypertension. Drugs 31: 301-336
428. Soward AL, Vanhaleweyk GLJ, Serruys PW (1986) The haemodynamic effects of nifedipine, verapamil, and diltiazem in patients with coronary artey disease: a review. Drugs 32: 66-101
429. Spiegel AM, Gierschik P, Levine MA, Downs RW (1985) Clinical implications of guanine nucleotide-binding proteins as receptor-effector couplers. In Seminars in Medicine of the Beth Israel Hospital Boston USA Eds Flier JS, Underhill LH. N Engl J Med 312 (1): 26-33
430. Stadel BV, Rubin GL, Webster L, Schlesselman JJ, Wingo P (1985) Oral contraceptives and breast cancer in young women. Lancet 8462 Vol II: 970-973
431. Stahlmann R (1987) Ciprofloxacin - neues Fluorochinolon zur Behandlung systemischer Infektionen. Arzneimitteltherapie 5: 6-9
432. Stahlmann R, Lode H (1986) Neue Cephalosporine, Carbapeneme und Monobactame. Arzneimitteltherapie 4: 112-117
433. Stanley EF, Drachman DB (1983) Rapid degradation of a „new" acetylcholine receptor at neuromuscular junctions. Science 222: 67-69
434. Starke K (1981) Presynaptic receptors. Annual Rev Pharmacol Toxicol 21: 7-30
435. Sterns RH, Riggs JE, Schochet SS (1986) Osmotic demyelination syndrome following correction of hyponatremia. N Engl J Med 314 (24): 1535-1541
436. Stevenson JC, Evans IMA (1981) Pharmacology and therapeutic use of calcitonin. Drugs 21 (4): 257-272
437. Stiles GL, Caron MG, Lefkowitz RJ (1983) The beta-adrenergic receptor - structure, function and regulation. In Singer TP, Mansour TE (Eds) Mechanism of Drug Action 37-49. Academic Press Orlando
438. Stillman MT, Napier J, Blackshear JL (1984) Adverse effects of nonsteroidal anti-inflammatory drugs on the kidney. Med Clin N Amer 68 (2): 371-385
439. Stock JGL, Strunin L (1985) Review article: unexplained hepatitis following halothane. Anesthesiology 63: 424-440
440. Strandhoy JW (1985) Role of alpha-2 receptors in the regulation of renal function. J Cardiovasc Pharmacol 7: 28-33
441. Strange PG (1986) Current awareness: isolation and characterization of D_2 dopamine receptors. Trends Pharmacol Sci 7: 253
442. Study RE, Barker JL (1981) Diazepam and (−)-pentobarbital: fluctuation analysis reveals different mechanisms for potentiation of γ-aminobutyric acid responses in cultured central neurons. Proc Nat Acad Sci (USA) 78: 7180-7184
443. Sugrue MF (1983) Do antidepressants possess a common mechanism of action? Biochem Pharmacol 32: 1811-1817
444. Sugrue MF (1983) Chronic antidepressant therapy and associated changes in central monoaminergic receptor functioning. Pharmacol & Ther 21: 1-33
445. Suttie JW (1985) Vitamin K-dependent carboxylase. Annu Rev Biochem 54: 459-478
446. Suzdak PD, Glowa JR, Crawley JN, Schwartz RD, Skolnick P, Paul SM (1986) A selective imidazobenzodiazepine antagonist of ethanol in the rat. Science 234: 1243-1247
447. Svec F (1985) Minireview: Glucocorticoid receptor regulation. Life Sci 36 (25): 2359-2366

448. Symposium (1986) Optimization of β-blockers for cardiovascular care, International Bisoprodol Symposium. J Cardiovasc Pharmacol 8: Suppl 11
449. Tallman JF, Gallage DW (1985) The GABA-ergic system: a locus of benzodiazepine action. Annual Rev Neurosci 8: 21–45
450. Tas PNL, Kress HG, Koschel K (1987) General anesthetics can competitively interfere with sensitive membrane proteins. Proc Nat Acad Sci (USA) 84: 5972–5975
451. Taubert HD, Kuhl H (1982) Kontrazeption mit Hormonen; ein Leitfaden für die Praxis. Thieme Stuttgart
452. Tauchert M, Jansen W, Osterspey A: Nitrate, Nitratdosen, Toleranz. In Borchard U, Rafflenbeul W, Schrey A (1985) Mononitrat. Wolf & Sohn München
453. Tfelft-Hansen P (1986) The effect of ergotamine on the arterial system in man. Acta Pharmacol Toxicol 59 (S3): 1–30
454. Thoma K, Schubert OE (1987) Darreichungsformen in der onkologischen Therapie. Pharmazeutische Zeitung 132: 2481
455. Tillement JP, Houin G, Zini R, Urien S, Albemges E, Barre J, Lecomte M, O'Athis P, Sebille B (1984) The binding of drugs to blood plasma macromolecules: Recent advances and therapeutic significance. In Advances in drug research V 13 Testa B (ed). Academic Press London 59–94
456. Tipper DJ (1985) Mode of action of β-lactam antibiotics. Pharmacol Ther 27: 1–36
457. Titmarsh S, Monk JP (1987) Terazosin: a review of its pharmacodynamic and pharmacokinetic properties, and therapeutic efficacy in essential hypertension. Drugs 33: 461–477
458. Todd PA, Heel RC (1986) Enalapril: a review of its pharmacodynamic and pharmacokinetic properties and therapeutic use in hypertension and congestive heart failure. Drugs 31 (3): 198–248
459. Trautwein W (1985) Kalziumkanäle in der Herzzellmembran: Physiologische und pharmakologische Kontrolle. Triangel 24: 101–114
460. Trendelenburg U (1963) Supersensitivity to sympathomimetic amines. Pharmacol Rev 15: 225–276
461. Triggle DJ, Janis RA (1987) Calcium channel ligands. Annual Rev Pharmacol Toxicol 27: 347–370
462. Trush MA, Minnaugh EG, Gram TE (1982) Activation of pharmacologic agents to radical intermediates. Implications for the role of free radicals in drug action and toxicity. Biochemical Pharmacology Pergamon Press Vol 31 (21): 3335–3346
463. Tsien RW, Bean BP, Hess P, Lansman JB, Nilius B, Nowycky MC (1986) Mechanisms of calcium channel modulation by β-adrenergic agents and dihydropyridine calcium antagonists. J Mol Cell Cardiol 18: 691–710
464. Umezawa H, Hooper IR (Eds) (1982) Aminoglycoside Antibiotics. Handbook of Experimental Pharmacology 82: Springer Berlin Heidelberg New York
465. Uprichard DC, Mitrius JC, Kahr DJ, Perry BD (1983) Adrenergic receptors: subtypes and regulation. The alpha$_2$-adrenergic receptor-multiple affinity states and regulation of a receptor inversely coupled to adenylate cyclase. Adv Biochem Psychopharmacol 36: 53–73
466. Upton RA, Thiercelin JF, Guentert TW, Wallace SM, Powell JR, Samson L, Riegelman S (1982) Intraindividual variability in theophylline pharmacokinetics – statistical verification in 39 of 60 healthy young adults. J Pharmacokinetics Biopharm 10: 123–134
467. Vasken Aposhian H (1983) DMSA and DMPS – water soluble antidotes for heavy metal poisoning. Annual Rev Pharmacol Toxicol 23: 193–215
468. Venter JC, Horne P, Eddy B, Greguski R, Fraser CM (1984) Alpha$_1$-adrenergic receptor structure. Mol Pharmacol 26: 196–205
469. Verstraeten M (1985) Clinical application of inhibitors of fibrinolysis. Drugs 29 (3): 236–261
470. Vessey MP et al. (1983) Neoplasia of the cervix uteri and contraceptives. Lancet 2 (8356): 930–934
471. Vogel G, Tuchweber B, Trost W, Mengs U (1984) Protection by silibinin against amanita phalloides intoxication in beagles. Toxicol Appl Pharmacol 73: 355–362
472. Vogt W (1985) Drugs and the complement system. Trend Pharmacol Sci 6 (3): 114–119

473. Ward A, Chaffman MO, Sorkin EM (1986) Dantrolene: a review of its pharmacodynamic and pharmacokinetic properties and therapeutic use in malignant hyperthermia, the neuroleptic malignant syndrome, and an update of its use in muscle spasticity. Drugs 32: 130–168
474. Warner A (1986) Review: Drug use in the neonate: interrelationships of pharmacokinetics, toxicity, and biochemical maturity. Clin Chem 32 (5): 721–727
475. Watson M, Roeske WR, Vickroy TW, Smith TL, Akiyama K, Gulya K, Duckles SP, Serra M, Adem A, Nordberg A, Gehlert DR, Wansley JK, Yamamura HI (1986) Biochemical and functional basis of putative muscarinic receptor subtypes and its implications. Trends Pharmacol Sci Suppl
476. Weck ALD, Bundgaard H (1983) Allergic reaction to drugs – Handbook of eperimental pharmacol Vol 63: Springer Berlin Heidelberg New York
477. Weigel HJ, Ilge D, Elmadfa I, Jager HJ (1987) Availability and toxicological effects of low levels of biologically bound cadmium. Arch Environment Contam Toxicol 16: 85–94
478. Weitz CJ, Lowney LI, Faull KF, Feistner G, Goldstein A (1986) Morphine and codeine from mammalian brain. Proc Nat Acad Sci USA 83: 9784–9788
479. Weling LL, Brown SR, Cox BM (1987) Opioid receptor regulation of the release of norepinephrine in brain. Neuropharmacol 26: 987–996
480. Wellhöner HH (1982) Tetanus Neurotoxin. Reviews Pharmacol Physiol Biochem 93. Springer Berlin Heidelberg New York: 1–68
481. Wellhöner HH, Neville jr DM (1987) Tetanus toxin binds with high affinity to neuroblastoma x glioma hybrid cells NG 108-15 and impairs their stimulated acetylcholine release. J Biol Chem 262: 7374–7378
482. Welling PG (1984) Effects of gastrointestinal disease on drug absorption. In Pharmacokinetic Basis for Drug Treatment. Eds Benet LZ, Massoud N, Gambertoglio JG. Raven Press NY
483. Whitlock jr JP (1987) The regulation of the gene expression by 2,3,7,8-tetrachlorodibenzo-paradioxin. Pharmacol Rev 39: 147–161
484. Whitlock Jr JP (1986) The regulation of cytochrome P-450 gene expression. Ann Rev Pharmacol Toxicol 26: 333–369
485. Wilkinson GR, Branch RA (1984) Effects of hepatic disease on clinical pharmacokinetics. In Pharmacokinetic Basis for Drug Treatment. Eds Benet LZ, Massoud N, Gambertoglio JG. Raven Press NY 49–62
486. Williams EMV (1984) A classification of antiarrhythmic actions reassessed after a decade of new drugs. J Clin Pharmacol 24: 129–147
487. Winniford MD, Kennedy PL, Wells PJ, Hillis LD (1986) Potentiation of nitroglycerin-induced coronary dilatation by N-acetylcysteine. Circulation 73: 138–143
488. Wischnik A (1985) Kombinierte β-Mimetikatherapie in der Schwangerschaft. Urban & Schwarzenberg München
489. Wissenschaftlicher Beirat der Bundesärztekammer und Arzneimittelkommission der deutschen Ärzteschaft. Hinweise zur Verordnung oraler Kontrazeptiva. Dtsch Ärztebl Heft 43, 81 Jg: 3170–3172
490. Witschi HP, Brain JD (Eds) (1985) Toxicology of inhaled materials; general principles of inhalation toxicology. Springer Berlin Heidelberg New York
491. Wong EHF, Snowman AM, Leeb-Lundberg LMF, Olsen RW (1984) Barbiturates allosterically inhibit Gaba antagonist and benzodiazepine inverse agonist binding. Eur J Pharmacol 102: 205–212
492. Woo OF, Pond SM, Benowitz NL, Olson KR (1985) Benefit of hemoperfusion in acute theophylline intoxication. J Toxicol Clin Toxicol 22: 411–424
493. Woodruff GN (1986) Meeting report: dwindling dopamine receptors. Trends Pharmacol Sci 1: 252
494. Woosley RL, Roden DM (1983) Importance of metabolites in antiarrhythmic therapy. Amer J Cardiol 52 (6): 3C–7C
495. Wormser GP, Keusch GD, Heel RC (1982) Co-trimoxazole (trimethoprim-sulfamethoxazole): an updated review of its antibacterial activity and clinical efficacy. Drugs 24: 459–518

496. Wüster M, Schulz R, Herz A (1985) Opioid tolerance and dependence: re-evaluating the unitary hypothesis. Trends Pharmacol Sci 6: 64–68
497. Wüster M (1986) Adaptationsvorgänge bei zentral wirksamen Pharmaka. In Frölich JC (Ed) Plasmaspiegel-Wirkungsbeziehungen von Pharmaka: 99–112 Fischer Stuttgart
498. Yarchoan R, Broder S (1987) Development of antiretroviral therapy for the acquired immunodeficiency syndrome and related disorders: a progress report. New Engl J Med 316: 557–564
499. Young EF, Ralston E, Blake J, Ramachandran J, Hall ZW, Stroud RM (1985) Topological mapping of acetylcholine receptor: evidence for a model with five transmembrane segments and a cytoplasmic COOH-terminal peptide. Proc Nat Acad Sci USA 82: 626–630
500. Young RSK, Torretti D, Williams RH, Hendriksen D, Wood M (1984) Reye's Syndrom associated with long-term aspirin therapy. JAMA 251 (6): 754–756
501. Zabrecky JR, Raftery MA (1985) The role of lipids in the function of the acetylcholine receptor. J Recept Res 5 (5–6): 397–418
502. Zech R, Chemnitius JM (1987) Neurotoxicant sensitive esterase. Enzymology and Pathophysiology of organophosphorus ester-induced delayed neuropathy. Prog Neurobiol 29: 193–218
503. Zeldis JB, Friedman LS, Isselbacher KJ (1983) Drug therapy: ranitidine – a new H_2-receptor antagonist. New Engl J Med 309 (22): 1368–1374
504. Ziegler R (1984) Östrogen gegen Osteoporose in der Postmenopause. Moku ärztl Fortb 34 Heft 8: 37–42
505. Ziemen M (1984) Thrombocytenfunktion und plasmatische Gerinnung nach Intoxikation mit Organophosphaten. Klin Wschr 62: 814–820
506. Zukin RS (1984) Opiate receptors – current issues and methodologies. In Marangos PJ, Campbell IC, Cohen RM (Eds) Brain Receptor Methodologies, Pt B, Aminoacids, Peptides, Psychoactive Drugs. Academic Press Orlando
507. Zukun S, Tempel A (1986) Neurochemical correlates of opiate receptor regulation. Biochem Pharmacol 35: 1623–1628
508. van Zwieten PA, Timmermans PB (1984) Central and peripheral Alpha-adrenoceptors. Pharmacological aspects and clinical potential. Adv Drug Res 13: 209–254

Sachverzeichnis